U0218749

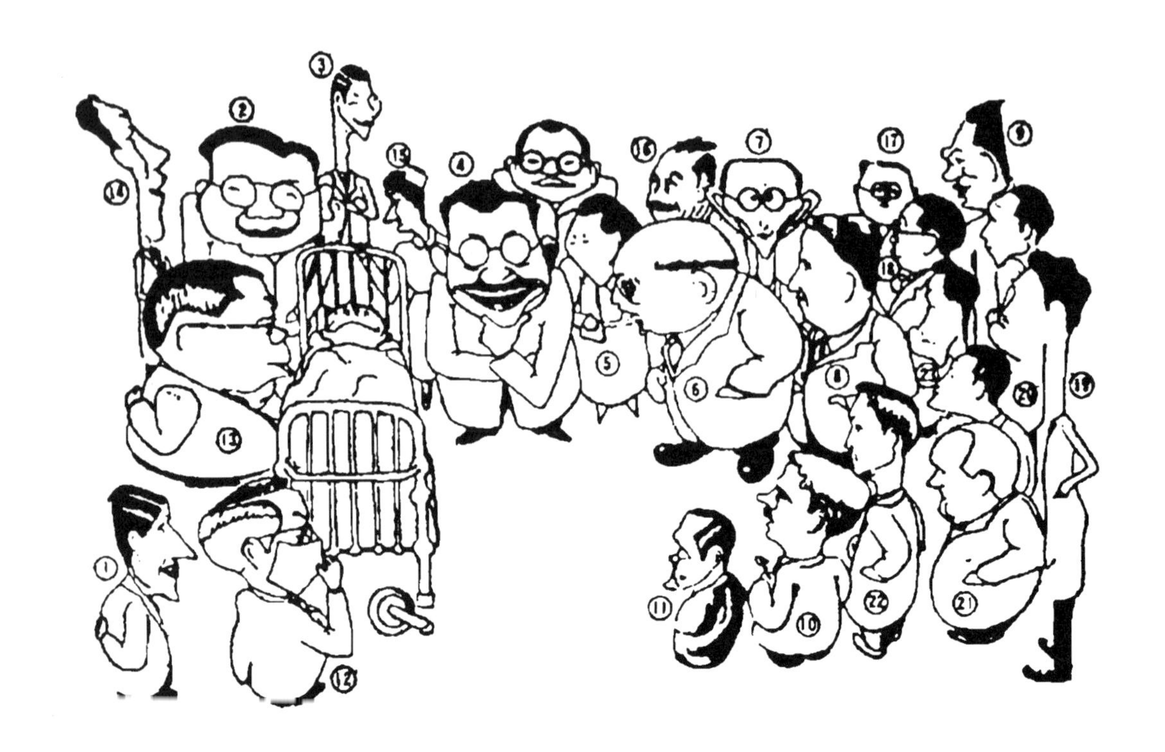

内科 G-3 病房大巡诊

此漫画为1940届北京协和医学院毕业生林俊卿所绘，以幽默和传神的笔墨勾勒出当时北京协和医院内科大查房的盛况，画面中展示了20多名协和医护人员，大查房的气氛跃然纸上，高手云集，巨擘荟萃。

①朱宪彝（内科） ②刘士豪（内科） ③李洪迥（皮肤科） ④傅瑞思（皮肤科）
⑤郁采蘩（内科） ⑥斯乃博（内科） ⑦诸福棠（内科） ⑧麦考里（儿科）
⑨谢志光（放射科） ⑩希尔（神经精神科） ⑪许雨阶（寄生虫科）
⑫董承琅（内科） ⑬钟惠澜（内科） ⑭张光璧（内科） ⑮美籍护士长（内科）
⑯魏毓麟（神经精神科） ⑰许建良（放射科） ⑱王叔咸（内科） ⑲范权（儿科）
⑳王季午（内科） ㉑阿斯布兰德（内科） ㉒卞万年（内科） ㉓邓家栋（内科）

协和
内分泌科大查房

XIEHE NEIFENMIKE DACHAFANG

夏维波　李玉秀　李　梅　主　编

中国协和医科大学出版社
北　京

图书在版编目（CIP）数据

协和内分泌科大查房 / 夏维波，李玉秀，李梅主编. —北京：中国协和医科大学出版社，2021.6（2025.1 重印）.
ISBN 978-7-5679-1734-7

Ⅰ.①协… Ⅱ.①夏… ②李… ③李… Ⅲ.①内分泌病－诊疗 Ⅳ.①R58

中国版本图书馆CIP数据核字（2021）第086664号

协和内分泌科大查房

主　　编：夏维波　李玉秀　李　梅
策　　划：杨　帆
封面题签：李乃适
责任编辑：王　霞
封面设计：许晓晨
责任校对：张　麓
责任印制：黄艳霞

出版发行：中国协和医科大学出版社
（北京市东城区东单三条9号　邮编100730　电话010-65260431）
网　　址：www.pumcp.com
经　　销：新华书店总店北京发行所
印　　刷：三河市龙大印装有限公司

开　　本：787mm×1092mm　1/16
印　　张：29
字　　数：592千字
版　　次：2021年6月第1版
印　　次：2025年1月第3次印刷
定　　价：169.00元

ISBN 978-7-5679-1734-7

协和内分泌科大查房

编委会

主　编　夏维波　李玉秀　李　梅

副主编　张化冰　朱惠娟　连小兰　童安莉　伍学焱

编　委　（以姓氏笔画为序）

于　淼　马婉璐　王　鸥　王　曦　王林杰　邓明群

平　凡　卢　琳　付　勇　付俊玲　朱惠娟　伍学焱

刘　赫　刘　巍　刘艺文　池　玥　许岭翎　许建萍

孙　旭　阳洪波　李　冉　李　伟　李　响　李　梅

李玉秀　李淑颖　李路娇　连小兰　肖新华　余　洁

张化冰　陈　适　茅江峰　周　颋　郑文彬　赵宇星

胡　静　段　炼　姜　艳　袁　涛　聂　敏　贾觉睿智

夏维波　柴晓峰　崔云英　童安莉　翟　笑　黎　明

潘　慧

序

PREFACE

2021年是北京协和医院的百年华诞。一百年来，协和人秉持“严谨、求精、勤奋、奉献”的协和精神，始终践行“以人民为中心，一切为了患者”的使命，创造了诸多辉煌，连续多年蝉联“中国医院排行榜”第一。“看别人看不了的病，出别人出不了的成果”是协和各学科发展的追求。我国第一例胰岛素瘤、第一例肿瘤性骨软化症、第一例心脏嗜铬细胞瘤等疑难罕见内分泌代谢疾病，均在北京协和医院内分泌科率先得到准确诊治并报道。内分泌科无论是在患者口中，还是在同行眼里，均享有很高的声誉。作为解决临床上疑难问题的传统项目——内分泌科大查房，坚持不懈，传承至今。内分泌科大查房一贯严谨，从病例选择、病例汇报、主治医师分析、专业组讨论、临床与实验室结合和多科会诊，环环相扣，抽丝剥茧，拨开迷雾，准确诊疗。大查房所体现的不仅是解决临床疑难问题的重要场景，也是同行学习和青年医生培养的重要学堂。其魅力会吸引本科内外甚至院内外的同行竞相参加。大查房的部分案例在学术会议交流或在专业期刊上发表，也深受同行欢迎。

为了让更多专业同人分享到这些宝贵的大查房案例、让青年医生从中学习临床思维方法，内分泌科同人编著了《协和内分泌科大查房》。该书包含43例疑难罕见内分泌代谢疾病案例，每个案例均配有详细的病例介绍、严谨的逐层分析和精彩的临床查房，内容翔实，直击临床诊疗问题。我有理由相信，该书一定会成为广大同人临床学习的重要参考。成为许多内分泌科医生的案头必备。同时，也期待内分泌科不断积累、认真总结，将更多的临床案例分享给国内外同人，为造福人民健康作出更大的贡献。

北京协和医院院长 张抒扬

2021年6月

前　言

PREFACE

1940届北京协和医学院毕业生林俊卿大夫的漫画《内科G-3病房大巡诊》，以幽默和传神的笔墨勾勒出当时北京协和医院内科大查房的盛况，画面中描绘了20多名协和医护人员，大查房的气氛跃然纸上，高手云集，巨擘荟萃。其中人物标注为①和②者正是中国内分泌学的先驱和创始人朱宪彝教授和刘士豪教授。内分泌专业的查房一直是协和内科大查房的重要组成。1958年内分泌科独立成科之后，病历书写和查房一直以严谨著称。

20世纪80～90年代，史轶蘩院士非常重视大查房，教授们每次查房前都认真地复习病历、亲自查看患者、复习文献。据前辈们回忆，协和内科大查房由各个专业组选择病例，各个专业的教授均参加讨论。著名的医学大家、长期担任内科主任的张孝骞教授几乎是无所不能，对各专业的疾病均能提出缜密的诊疗意见。内分泌学家和临床生化学家刘士豪教授总是第一个发言，见解独到。查房时不同亚专业组的医师紧密结合临床，不分长幼，各抒己见，遵循真理。住院医师需要认真准备、背诵病历；主治医师代表诊疗小组分析病情，提出诊疗意见。由于众多的教授在场，上级大夫的严格要求，经常会出现住院医师紧张得声音发抖、主治医师大汗淋漓的情景；有时会出现本科室医师或本科室与兄弟科室的同仁争论得面红耳赤的场景；有时某位教授会娓娓道来，从临床表现、辅助检查、诊断和鉴别诊断、治疗预后等系统分析，让大家如同通读某种疾病的专著；有时某位教授会如数家珍，说出某年某月，住在几床的病人，来自何方，和今天查房的患者非常相似，是如何诊断、怎么治疗的，经验独到……就这样，协和内分泌大查房如定期的学术盛宴，使得院内外同行接踵而来。

内分泌科大查房作为传统项目保留至今。每周三下午，具有百年历史的协和老楼10楼223阶梯教室，午饭后就有人来提前占座，查房时座无虚席，甚至走廊和窗台上均坐着人。现代的声像设备助力了查房效果，住院医师病例汇报的PPT清晰明了；主治医师的分析引经据典，特别是最新文献的复习，既解决了临床问题，又综述了学术前沿；亚专业组的发言通常能为临床诊疗进一步指明方向，拍板定调。内分泌科大查房正是这样不断解决临床疑难问题，不断训练青年医师的临床思维，促使了一代又一代内分泌医师不断成长。

如何总结内分泌科大查房病例，使更多期望参加但又没有机会参加协和内分泌科大查房的同人获益，一直是我们思考的问题。在一次出国开会参观专业书展时，一本由印度学者Anil Bhansali和Yashpal Gogate编著的《内分泌临床查房》（*Clinical Rounds in Endocrinology*）让我爱不释手。这本书的特点是首先进行病例介绍，其后是逐层分析，最后是临床查房，这和协和内分泌科大查房异曲同工。于是我产生了将近年来众多的查房病例按照这样的模式总结成册的想法，书名拟定为《协和内分泌科大查房》。这一想法很快得到了全科同人的鼎力支持，在科室主管医疗的李玉秀副主任的组织下、在被青年医师称作"问不倒"的张化冰教授的协助下，不到半年的时间就完成了本书的编写。在此我要向内分泌科的各位同人和中国协和医科大学出版社的编辑老师表示衷心感谢！

按照计划，《协和内分泌科大查房》将系列推出，为了使我们的工作不断完善，让我们的临床水平不断提高，使更多的患者得到正确的诊断和精准的治疗，我们期待广大同人、各位读者对本书的缺点和错误及时指正，您的帮助和鼓励是我们进步的动力，衷心地感谢各位同人。

2021年正值北京协和医院迎来百年华诞，谨以此书献给百年协和，并向各位内分泌前辈和老师们致以崇高的敬意。向曾在协和医院内分泌科就诊过的每一位患者——临床学习的源泉，致以深深的谢意！

夏维波

2021年4月

目　录

CONTENTS

病例1 皮肤颜色加深、高血糖、严重胰岛素抵抗、非肥胖

一、病历摘要

患儿，女性，9岁10个月。因“皮肤颜色加深4年余，发现血糖高2个月”入院。

（一）现病史

患儿系第1胎第1产，足月顺产，出生体重2.5kg，身长不详，出生时体毛多，皮肤偏黑。母乳喂养，无喂养困难，7个月出牙，8个月会说话，9个月能走，按时添加辅食（具体不详）。5岁时无明显诱因出现皮肤颜色加深，尤其皮肤皱褶处明显。平时活泼好动，学习成绩在全班处于中等水平。近2年身高增长相对较快（具体不详）。9岁时乳房发育，无阴毛、腋毛生长，无月经来潮。皮肤颜色逐渐加深。2个月前被他人用板凳击中鼻部致鼻部外伤，鼻骨骨折，于当地医院住院，术前检查发现空腹血糖8.59mmol/L，糖化血红蛋白8.1%，建议饮食控制、加强运动。出院后患者控制饮食，餐后运动半小时左右，未检测血糖。现为进一步诊治入院。

自发病以来，患儿精神、体力、睡眠可，食欲好，性格外向，活泼爱动，学习成绩在全班处于中等水平。否认睡眠打鼾。否认听力、嗅觉异常。否认有反复口腔溃疡、关节疼痛。否认视力下降、视野缺损。否认皮肤游走性红斑。否认腹泻、便秘交替。每天排便1次，夜尿0～1次。近2个月控制饮食后体重减轻4kg（39kg→35kg），身高未增长，皮肤颜色较前变浅。

（二）既往史

“鼻窦炎”4年余，2个月前外伤致“左侧鼻骨骨折、左侧上颌骨额突骨折”，于当地医院全麻下行鼻骨骨折整复术。

（三）家族史

爷爷患糖尿病（＞50岁患病），父母否认近亲结婚。

（四）体格检查

体重35kg（同年龄女童的第75百分位数）、身高139cm（同年龄女童的第50百分

位数）、腰围65cm。体型匀称，全身皮肤色黑，牙龈、颊黏膜未见色素沉着，颈部、腋下、腹股沟处可见黑棘皮征。毛发浓密，发际低，眉毛浓密，背部毳毛多。无腋毛。皮肤干燥、粗糙，无皮下脂肪减少。下颌不突，腭弓不高，牙列整齐。甲状腺无肿大。双乳对称Ⅲ～Ⅳ期，乳晕颜色浅，乳距不宽，无触发泌乳。脊柱、四肢无畸形，第四掌骨不短，指甲无异常，无肘外翻，阴毛Ⅰ期，幼女外阴，阴蒂不大，可见少量白色分泌物。

（五）辅助检查

［**常规检查**］血常规、尿常规、便常规＋OB（－）。肝肾功能、电解质均在正常范围内，UA 340μmol/L，TC 3.09mmol/L、TG 0.36mmol/L、HDL-C 1.51mmol/L、LDL-C 1.26mmol/L、hsCRP 0.31mg/L、FFA 511μmol/L。肿瘤标志物均在正常范围内。

［**内分泌相关检查**］

1. **血糖相关检查** 糖化血红蛋白5.7%、糖化白蛋白（GA%）11.8%。尿白蛋白肌酐比10mg/g。1型糖尿病相关抗体，ICA（－）、GAD-Ab（－）、抗IA2（－）。OGTT结果见表1-1。胰岛素耐量试验（胰岛素按照2.0U/kg注射）各点血糖分别为起始3.7mmol/L、30分钟3.4mmol/L、60分钟4.0mmol/L、120分钟4.0mmol/L、180分钟3.8mmol/L。

表1-1 OGTT结果

项　目	起始	30分钟	60分钟	120分钟	180分钟
血糖（mmol/L）	4.6	12.4	14.2	14.1	12.9
胰岛素（mU/L）	291	1750	2598	＞3000	＞3000
C肽［nmol/L（ng/ml）］	1.7（5.2）	7.9（23.7）	10.8（32.4）	13.6（40.9）	15.9（47.7）

2. **肾上腺功能相关检查** ACTH（8am）4.6pmol/L（20.7pg/ml）、血皮质醇332.58nmol/L（12.05μg/dl）。GH 0.005nmol/L（0.1ng/ml）、IGF-1 427μg/L。

3. **甲状腺功能相关检查** FT_3 6.22pmol/L（4.04pg/ml）、FT_4 13.92pmol/L（1.08ng/dl）、T_3 2.19nmol/L（1.42ng/ml）、T_4 107.07nmol/L（8.30μg/dl）、TSH 3.009mU/L、anti-TPOAb 8.79U/ml、anti-TgAb＜10.00U/ml。DS 80.7μg/dl。

4. **性激素六项检查** LH 0.22U/L、FSH 1.67U/L、E_2 18.3pmol/L（5.0pg/ml）、孕酮1.36nmol/L（0.43ng/ml）、睾酮＜0.35nmol/L（0.1ng/ml）、PRL 12.91ng/ml。β-HCG 0.21U/L。

［**影像学检查**］子宫双附件超声（经腹）：子宫2.6cm×2.6cm×1.8cm，宫颈长约2.0cm，左侧卵巢3.1cm×2.0cm×1.8cm，右侧卵巢3.5cm×2.5cm×1.8cm，双侧卵巢内均可见多个卵泡，右侧最多切面13个，左侧最多切面8个。双肾、输尿管、膀胱超声：双肾、输尿管、膀胱未见明显异常。肝胆胰脾超声：肝胆胰脾未见明显异常。骨

龄相（手、肘、跟骨）：骨龄与实际年龄基本相符，请结合临床。

［**基因检测**］结果：c.3602G＞A　rs121913156（文献报道过），c.3559T＞G（无报道）。

（六）诊断

考虑糖尿病，A型胰岛素抵抗，鼻窦炎，鼻骨骨折术后。

（七）治疗

患者10岁以后开始间断服用二甲双胍0.5g，每日2～3次，同时控制饮食，适当运动。目前已随访4年，半年前（患者14岁）来我院复查，身高158cm，体重47.5kg，空腹血糖5.5mmol/L，空腹胰岛素237.5mU/L、C肽1.5nmol/L（4.6ng/ml）；餐后2小时血糖7.6mmol/L，餐后2小时胰岛素＞300mU/L、C肽4.8nmol/L（14.3ng/ml）；患者目前尚未初潮，测血睾酮3.99nmol/L［1.15ng/ml（参考范围0.10～0.75ng/ml）］、FSH 4.71U/L、LH 4.89U/L、E_2 267pmol/L（73pg/ml）。

二、病例分析

总结本病例特点：患者存在高血糖、高胰岛素血症、严重胰岛素抵抗，胰岛素耐量试验时未出现低血糖，查体可见黑棘皮征，无性早熟表现，自幼生长发育尚属正常范围，无自身免疫性疾病的临床表现。有糖尿病家族史。

由于患者存在有明显的胰岛素抵抗、高胰岛素血症，儿童期常见的糖尿病类型如1型糖尿病，特殊类型糖尿病中的青少年发病的成人型糖尿病（MODY）、线粒体糖尿病等胰岛功能障碍所致的糖尿病均可以排除。

2型糖尿病患者体内常存在胰岛素抵抗，且该患者有糖尿病家族史，外院也曾考虑诊断为“2型糖尿病”。但2型糖尿病通常于成年后起病，儿童期起病较少见，且大多数同时伴有超重/肥胖、高脂血症、高血压、高尿酸血症以及脂肪肝等多项代谢异常。本例患者体重为同龄女童的第75百分位数，即使按照未减重之前的体重来评估也未达到肥胖标准，且检查结果提示血脂、尿酸浓度多数在正常范围内，尤其TG水平略低于正常，血压正常，超声未见脂肪肝征象，故其2型糖尿病的危险因素较少，采用2型糖尿病的诊断似乎不能解释疾病的全貌。又由于在明确2型糖尿病的诊断之前，亦需要排除其他特殊类型糖尿病的可能。根据《Joslin糖尿病学》，非肥胖者如果空腹胰岛素高于30～50mU/L和/或餐后或葡萄糖负荷后胰岛素水平超过200mU/L，则应进行进一步的评估；如果胰岛素需要量超过1.5～2.0U/kg便提示严重胰岛素抵抗。患者空腹胰岛素水平为291mU/L，葡萄糖负荷后胰岛素水平大于3000mU/L，胰岛素耐量试验（胰岛素按照2.0U/kg注射）血糖无明显下降，故本例患者存在严重胰岛素抵抗，不可诊断为2型糖尿病。

极度肥胖的患者常出现严重胰岛素抵抗，但本例患者临床表现为非肥胖。非肥胖且存在严重胰岛素抵抗的疾病主要有3种：A型胰岛素抵抗、B型胰岛素抵抗和脂肪萎缩性糖尿病。其中A型胰岛素抵抗的主要表现为严重胰岛素抵抗、黑棘皮征、高雄激素血症，非肥胖并且无脂肪萎缩。本例患者起病时符合以上4条中的3条，即严重胰岛素抵抗、黑棘皮征、非肥胖并且无脂肪萎缩。末次随访时检验结果提示高雄激素血症，故本例患者最终符合所有A型胰岛素抵抗的主要临床表现。B型胰岛素抵抗也被称为胰岛素受体自身免疫病，其病因为体内产生胰岛素受体抗体，抗体与胰岛素受体结合后阻断胰岛素受体的生物学效应，同时抗体-受体复合物内化，导致细胞表面胰岛素受体数量减少，从而发生严重的胰岛素抵抗；另外，也可以发生抗体与受体结合后激活受体酪氨酸磷酸化，从而发生低血糖。B型胰岛素抵抗多见于中年女性（占所报道病例的80%），大多数伴有其他自身免疫性疾病（最常见的为系统性红斑狼疮），且自身免疫病常在B型胰岛素抵抗发生之前出现，游离脂肪酸明显升高，而TG浓度偏低。本例患者为女童，临床上无自身免疫性疾病征象，游离脂肪酸浓度在正常范围，起病年龄、生化检查结果等均不支持B型胰岛素抵抗，可以除外本病。脂肪萎缩性糖尿病临床上可以见到明显的脂肪萎缩，本例患者无脂肪萎缩的临床证据，故亦可除外。综上，临床上考虑A型胰岛素抵抗可能性大。

A型胰岛素抵抗的发病机制为胰岛素受体基因突变，导致正常结构的胰岛素无法与胰岛素受体结合从而发挥降糖作用。进一步基因检测也证实了本例患者确实存在胰岛素受体的基因突变。一般来说，A型胰岛素抵抗患者体内至少还残余25%正常的胰岛素受体功能，因此需要超大剂量的胰岛素才能使血糖维持在正常范围内，这也是其发生严重胰岛素抵抗的原因。

A型胰岛素抵抗目前没有有效的治疗方法，文献报道可予二甲双胍和噻唑烷二酮类药物治疗。A型胰岛素抵抗的女性患者多数同时存在高雄激素血症、月经不规律甚至闭经等多囊卵巢综合征（polycystic ovary syndrome，PCOS）的临床表现，PCOS是骨质疏松性骨折的高危因素，因此使用噻唑烷二酮类药物之前需要进行谨慎地评估，明确其总体风险-获益比。2015年美国内分泌学会多囊卵巢综合征诊治指南认为总体风险-获益比并无优势。从所查阅的文献中也可以看到，近3～4年的文献中治疗基本以二甲双胍为主。近年来也有学者尝试采用重组人胰岛素样生长因子-1（insulin-like growth factor 1，IGF-1）进行短期治疗，有一定的效果，但远期疗效尚不明确。本例患者采用二甲双胍、饮食与运动综合治疗后血糖可控制在正常范围，但仍存在明显的高胰岛素血症。对于月经不规律和闭经的年轻患者，如无禁忌证，可常规给予口服避孕药。抗雄激素治疗，常与口服避孕药联用，用以控制高雄激素血症，改善痤疮、多毛等症状。

三、临床查房

1. 什么是胰岛素抵抗?

胰岛素抵抗广义上是指机体对正常胰岛素浓度的生物学反应低于正常水平。顾名思义，胰岛素抵抗可能涉及胰岛素在体内多种组织中的多种生物学作用。然而在临床实践中，胰岛素抵抗通常指的是一种状态，即给定的胰岛素浓度会产生低于正常水平的葡萄糖反应。

2. 胰岛素抵抗见于哪些情况?

（1）遗传性靶细胞抵抗：包括Donohue综合征、Rabson-Mendenhall综合征以及A型胰岛素抵抗。

（2）继发性胰岛素抵抗：包括肥胖，应激、感染等致升糖激素升高时，药物（如糖皮质激素、HIV抗反转录病毒药物、口服避孕药等），制动，妊娠，免疫介导（如体内出现胰岛素抗体、胰岛素受体抗体的B型胰岛素抵抗），其他特殊情况（如饥饿、尿毒症、酮症酸中毒等）。

（3）胰岛素抵抗的后果：包括2型糖尿病、PCOS、心血管疾病如高血压、代谢综合征，以及肥胖相关癌症。

3. 如何判断非肥胖者存在严重胰岛素抵抗?

如果血糖正常，且体质指数[（body mass index，BMI），以体重/身高^{2}即kg/m^{2}表示]＜30，空腹胰岛素浓度＞150pmol/L和/或OGTT时胰岛素峰值＞1500pmol/L，需要考虑严重胰岛素抵抗。

如果患者完全需要依赖外源性胰岛素控制血糖，且BMI＜30，每日胰岛素需要量超过3U/kg，则考虑其存在有严重胰岛素抵抗。

如果患者糖尿病已有一段时间，且BMI＞30，体内的胰岛素浓度受多种因素的影响，如肥胖相关的胰岛素抵抗、糖毒性、胰岛功能受损，以及外源性胰岛素等。此时主要根据临床病史和体征综合判断：是否存在黑棘皮征？是否存在卵巢来源的高雄激素血症和/或月经不规律？是否存在脂肪萎缩？

4. 评价胰岛素抵抗程度的检查有哪些?

包括高胰岛素正常血糖钳夹试验、胰岛素耐量试验（insulin tolerance test，ITT）、静脉输注葡萄糖耐量试验、葡萄糖/胰岛素比值、胰岛素抵抗的稳态模型评估（homeostasis model assessment of insulin resistance，HOMA-IR）、定量胰岛素敏感性检测指数（quantitative insulin sensitivity check index，QUICKI）等。其中高胰岛素正常血糖钳夹试验被认为是“金标准”。

5. 什么是胰岛素受体基因?

人胰岛素受体基因位于染色体19p13.2～p13.3，全长超过150kD，包含22个外显子，21个内含子，其中1～11号外显子编码α亚基，12～22号外显子编码β亚基。外显子11编码位于α亚基C末端含有12个氨基酸的片段，经组织特异性选择性剪接，在人类和较低等哺乳动物间剪接方式高度类似（保守）。

胰岛素与细胞表面特异的受体α亚基结合后，受体构象改变，酪氨酸残基自身磷酸化，酪氨酸激酶催化域被激活，催化含酪氨酸残基的胰岛素受体底物（insulin receptor substrate，IRS）并使其磷酸化，被激活的IRS引起磷酸化级联反应，最终影响基因的转录。

6. 胰岛素受体突变可导致哪些功能障碍?

（1）胰岛素受体生物合成减少。

（2）胰岛素受体向细胞表面的运输受损。

（3）胰岛素受体与胰岛素结合亲和力降低。

（4）酪氨酸激酶活性抑制，胰岛素受体β-亚基内的基因突变（亦可能存在于某些2型糖尿病患者中）通常会导致酪氨酸激酶活性的丧失或减弱。

（5）加速胰岛素受体的降解。

7. 胰岛素受体基因突变的疾病有哪些?

按照胰岛素受体基因突变的严重程度来分，从最严重到中度依次为Donohue综合征、Rabson-Mendenhall综合征以及A型胰岛素抵抗。其中Donohue综合征患者体内胰岛素受体功能几乎完全丧失，是胰岛素受体缺陷所致严重胰岛素抵抗疾病中最严重的一种，患者通常表现为高血糖症、高胰岛素血症、出生前和出生后生长迟缓、明显的畸形、黑棘皮征，多数患者在出生后的前2年死亡。而Rabson-Mendenhall综合征患者体内尚残留有一小部分胰岛素受体功能，与Donohue综合征相比，Rabson-Mendenhall综合征患者的表型较轻，但由于胰岛B细胞衰竭和严重的糖尿病酮症酸中毒，很少能存活过儿童期。

也有学者将HAIR-AN综合征纳入胰岛素受体基因突变所致的疾病，但HAIR-AN综合征患者除了胰岛素受体突变之外，还常有其他基因缺陷，更多属于多基因病范畴。

8. 胰岛素受体基因突变疾病的遗传方式?

多数属于常染色体显性遗传病，但也有少数常染色体隐性遗传病例报道，存在表现型的差异。临床表现的异质性可能与突变的类型、突变位点的差异以及是否合并其他基因缺陷有关。

9. 什么是黑棘皮征?

其主要特征为皮肤出现天鹅绒样色素沉着过度斑块。摩擦部位是常见的受累部位，如颈部和腋窝；在较少见情况下，黑棘皮征也会在黏膜表面或其他部位的皮肤上出现。

10. 黑棘皮征可见于哪些疾病?

黑棘皮征可以分为获得性或遗传性。绝大多数黑棘皮征患者存在下列某种疾病：①肥胖；②内分泌以及代谢性疾病，尤其是与胰岛素抵抗有关的疾病；③伴黑棘皮征的遗传性综合征；④家族性黑棘皮征；⑤恶性肿瘤；⑥药物副作用。

其中，肥胖、糖尿病和PCOS是最常见的与黑棘皮征有关的躯体疾病。以胰岛素抵抗为特征且有黑棘皮征临床表现的遗传性综合征包括唐氏综合征、Donohue综合征、Rabson-Mendenhall综合征、先天性全身性脂肪营养不良（Berardinelli-Seip综合征）、家族性局部脂肪营养不良以及Alstrom综合征等。

在少数情况下，黑棘皮征可作为副肿瘤综合征的一种表现，多见于腹腔腺癌（尤其是胃腺癌）患者。

在少数情况下，黑棘皮征可能是某些药物的副作用，尤其是使用可能会促发高胰岛素血症的药物时最常见。可导致黑棘皮征有关的药物包括全身性糖皮质激素、胰岛素、口服避孕药、烟酸、蛋白酶抑制剂、帕利夫明（用于治疗严重化疗所致黏膜炎的重组人角质形成细胞生长因子）、睾酮和阿立哌唑等。

11. A型胰岛素抵抗的临床特点有哪些？

A型胰岛素抵抗患者在婴儿和儿童期的生长发育一般是正常的，智力不存在缺陷。高血糖通常不是A型胰岛素抵抗最早出现的临床表现，黑棘皮征、低血糖以及对于女性来说高雄激素相关的症状、体征是最早出现的临床表现。女性高雄激素血症的临床表现为月经稀发、闭经，超声提示双侧卵巢多囊样改变以及多毛等。对于男性来说，则可能因黑棘皮征、低血糖（餐后或者空腹均常见）或者餐后高血糖就诊。A型胰岛素抵抗者体内胰岛素受体残留一定的功能，因此发病较Donohue综合征和Rabson-Mendenhall综合征晚一些，文献报道A型胰岛素抵抗者通常在青春期前后就诊。

另外，A型胰岛素抵抗患者血脂水平通常在正常范围内，尤其是TG，很多患者空腹TG浓度在正常范围低限甚至略低于正常。与脂肪萎缩和胰岛素信号转换子AKT2突变不同的是，绝大多数A型胰岛素抵抗患者没有脂肪肝的表现，提示患者体内仍然存在一些正常的胰岛素传导信号驱动肝脏脂肪的合成与分泌。

与肥胖相关的严重胰岛素抵抗不同的是，A型胰岛素抵抗者仅少数患者出现“假性肢端肥大症”的表现。与Donohue综合征和Rabson-Mendenhall综合征不同，A型胰岛素抵抗者一般不会出现短身材与畸形，但出生时小于胎龄儿的发生率较正常人高。

12. A型胰岛素抵抗与HAIR-AN综合征怎么鉴别？

与A型胰岛素抵抗的临床表现类似，HAIR-AN综合征也表现为高雄激素血症、严重胰岛素抵抗和黑棘皮征，且常在青春期前后就诊。与A型胰岛素抵抗不同的是，HAIR-AN综合征患者多数有肥胖，被认为是PCOS中的一个亚型，多数基因检测证实为多基因疾病。

13. 儿童青少年时期起病的严重胰岛素抵抗，需要考虑哪些疾病？

（1）其他胰岛素受体缺陷所致的严重胰岛素抵抗：除了A型胰岛素抵抗外，Donohue综合征和Rabson-Mendenhall综合征常于婴幼儿或儿童时期确诊，二者均表现为常染色体隐性遗传的胰岛素受体缺陷所致的严重胰岛素抵抗。

（2）先天性全身性脂肪萎缩（congenital generalized lipodystrophy，CGL）通常在婴儿时期，乃至在出生后数周之内发病。临床可见严重脂肪肝和高甘油三酯血症。

（3）其他：Alström综合征（主要表现为视锥细胞营养不良，耳聋，心肌病，肺、肝、肾功能障碍，严重脂肪肝和血脂异常）、Majewski 2型的骨增生异常性原始侏儒症（身材矮小、小头畸形、骨发育异常，Moyamoya血管异常、严重脂肪肝和血脂异常）；DNA损伤修复疾病，包括Werner综合征（早衰、骨质疏松、白内障、动脉粥样硬化、癌症易感性、肢体挛缩、严重脂肪肝和血脂异常）、Bloom综合征（毛细血管扩张性红斑，光敏性，身材矮小，免疫缺陷，对癌症的易感性增加、严重脂肪肝和血脂异常），以及下颌骨发育不良（出生后发育迟缓、颅面和骨骼异常、皮肤色素沉着、严重脂肪肝和血脂异常）等。

14. 青春期多囊卵巢综合征的诊断标准?

持续存在雄激素过多症和无排卵是确诊青春期PCOS的必需条件：①卵巢功能障碍所致的月经异常，持续时间为1～2年；②雄激素过多的临床表现或者生化指标证据，中度至重度多毛，血中总的或者游离睾酮升高，并达到相应的年龄和发育阶段的适当标准。

青春期专用的PCOS诊断标准很重要，因为成人PCOS的诊断标准不适用于青春期，原因如下：①无排卵性月经周期在正常青春期女性中很常见，伴有相应的月经不规则。②雄激素过多的皮肤表现为多毛和痤疮，多毛和痤疮是成人雄激素过多的常见体征，但用于青春期时可靠性下降，因为多毛可能是青春发育期的表现，并且寻常痤疮本就常见。一般来说，围初潮期存在中度或更严重炎性痤疮（面部病灶＞10个），或是痤疮持续存在并且局部皮肤治疗效果欠佳提示可能存在雄激素过多症。③青春期测定睾酮浓度不够准确，因为无排卵性周期中血清睾酮浓度会升高，青春期女性的雄激素水平无可靠标准，并且青春期雄激素过多对于成年后雄激素过多的预测作用尚不明确。④基于成人标准判定的卵巢多囊样改变在正常青春期女性中常见。

15. 青春期多囊卵巢综合征的治疗方案有哪些?

青春期PCOS的治疗主要为对症治疗，针对其主要临床表现进行。一线治疗通常是使用雌激素-孕激素复方口服避孕药（combination oral contraceptive，COC），因其可纠正月经异常和雄激素过多症。如果通过美容手段和COC治疗无法满意地控制多毛，则可加用抗雄激素药物（如螺内酯、醋酸环丙孕酮、氯他胺、非那雄胺等）和/或直接脱毛治疗。健康的生活方式、保持理想体重可以有效地减轻胰岛素抵抗，如果减重不能使代谢综合征的糖耐量异常或血脂异常恢复至正常，主要目标是排卵，或患者不愿使用COC，可以使用二甲双胍。由于有效性有限及对体重增加和药物副作用的顾虑，目前的指南不推荐对青春期PCOS患者使用噻唑烷二酮类药物，除非是用于治疗糖尿病。胰高血糖素样肽-1（glucagon-like peptide 1，GLP-1）受体激动剂减重效果肯定，但缺乏长期使用的临床研究。

16. A型胰岛素抵抗的治疗方案有哪些?

饮食治疗贯穿A型胰岛素抵抗的始终，根据所处的不同时期（如青春期、妊娠期、哺乳期等）制订不同的饮食治疗方案，避免高碳水化合物饮食，同时需要监测体重变化、血糖、青少年的生长发育情况、生化指标等，并根据情况进行适当调整。

二甲双胍和胰岛素增敏剂在疾病的早期可能有一定疗效，但胰岛素增敏剂需要注意其在骨代谢和增加膀胱肿瘤等方面的副作用，使用前需进行仔细评估，权衡用药的收益。

大剂量胰岛素通常用于改善高血糖的状态、微血管和大血管并发症的情况。

由于IGF-1与胰岛素、胰岛素原的结构相似性，以及IGF-1受体与胰岛素受体的相似性，近年来有报道使用重组人IGF-1（rhIGF-1）治疗严重胰岛素抵抗。20世纪90年代报道，对于严重胰岛素抵抗（其中多数受试者为A型胰岛素抵抗）的患者予IGF-1试验性治疗，予rhIGF-1单剂量100μg/(kg·d) 静脉注射后，发现相当一部分病例出现血糖、糖化血红蛋白、血浆胰岛素、C肽和GH浓度下降。以后又有一些研究报道了A型胰岛素抵抗的病例接受100～200μg/(kg·d) 的rhIGF-1治疗，疗程从数天至16个月，均有不同程度的疗效。

17. A型胰岛素抵抗的预后如何？

研究发现A型胰岛素抵抗者体内可能存在一定的代偿机制，血总脂连蛋白（脂联素）、瘦素、IGF结合蛋白-1（IGFBP-1）和IGFBP-2水平与正常人相似，高分子量脂连蛋白比例、IGF-1、IGF-2和游离IGF-1浓度升高，因此有学者推测本症患者成年后罹患心脑血管疾病的风险可能小于其他严重胰岛素抵抗者。

A型胰岛素抵抗者月经稀发，乃至闭经，推测骨质疏松发病年龄可能会提前，但目前尚没有相关文献报道。

另外，有报道A型胰岛素抵抗者体内大量的胰岛素是诱发自主分泌雄激素的肿瘤的危险因素，因此在随诊时强调监测雄激素水平，必要时需要筛查是否存在分泌雄激素的肿瘤。

四、推荐阅读

[1] SEMPLE RK, SAVAGE DB, COCHRAN EK, et al. Genetic syndromes of severe insulin resistance [J]. Endocr Rev, 2011, 32 (4): 498-514.

[2] ALZAHRANI AS, ZOU M, BAITEI EY, et al. Molecular characterization of a novel p. R118C mutation in the insulin receptor gene from patients with severe insulin resistance [J]. Clin Endocrinol (Oxf), 2012, 76 (4): 540-547.

[3] PARKER VE, SEMPLE RK. Genetics in endocrinology: genetic forms of severe insulin resistance: what endocrinologists should know [J]. Eur J Endocrinol, 2013, 169 (4): 71-80.

[4] KEI TAKASAWA, ATSUMI TSUJI-HOSOKAWA, SHIGRU TAKISHIMA, et al. Clinical characteristics of adolescent cases with Type A insulin resistance syndrome caused by heterozygous mutations in the β-subunit of the insulin receptor (INSR) gene [J]. J Diabetes, 2019, 11 (1): 46-54.

[5] MELVIN A, O'RAHILLY S, SAVAGE DB. Genetic syndromes of severe insulin resistance [J]. Curr Opin Genet Dev, 2018, 50: 60-67.

（许岭翎）

病例2 间断空腹心悸、乏力、月经紊乱、痤疮，自身免疫指标异常

一、病历摘要

患者，女性，37岁。因“间断空腹心悸、乏力，月经紊乱、痤疮7个月”入院。

（一）现病史

患者于7个月前无明显诱因出现早餐前心悸、多汗、乏力，不能起床，呼之能应，无头痛、意识障碍，平卧半小时后好转，每个月发作2～3次，均为早餐前发作。同时出现月经周期延长，每2个月1次，经量较前明显减少，无痛经，乳晕变淡，无触发泌乳。面部多发痤疮，毳毛增多。伴畏寒、皮肤干燥粗糙，较苍白、少光泽、少弹性。有排便习惯改变，每天排便1～3次，呈稀水样黄便，未特殊诊治。

患者于4个月前早餐前突发神志不清、呼之不应，伴大汗、手抖，无眼球上翻、四肢搐搦、尿便失禁、舌咬伤、摔伤等，持续不能缓解，就诊外院。查体：HR 78次/分、BP 120/80mmHg，血糖（BG）0.8mmol/L，静点葡萄糖治疗后神志恢复正常，复查BG 15.9mmol/L，血浆白蛋白（Alb）25.5g/L，头部MRI及上腹部增强CT未见明显异常。此后反复发作心悸、多汗，仍均为早餐前出现，每周2～3次，发作时查BG约2.2mmol/L，口服葡萄糖后好转，睡前加餐能减少发作。1个月前患者症状发作较前频繁，每周3～4次，同时出现双下肢中度可凹性水肿、腹胀，眼睑无水肿，伴频繁恶心、呕吐胃内容物，多于喝糖水或喝汤后出现，排便仍每天1～3次，无发热、腹痛、呕血、尿量减少、肉眼血尿等，就诊外院查尿常规：BLD（＋），PRO（＋＋）；Alb 7～10.9g/L，余肝肾功能、电解质正常；甲状腺功能：FT_3、FT_4正常，TSH 0.008mU/L，TPOAb＞600U/ml；ACTH 1.21pmol/L（5.49pg/ml），血皮质醇（4pm）47nmol/L（17ng/ml）；性腺激素：LH 22.53U/L，FSH 1.41U/L，E_2 443pmol/L（121pg/ml），孕酮0.13nmol/L（0.04ng/ml），PRL 22.47ng/ml，睾酮0.67nmol/L（19.43ng/dl）。妇科B超示“右侧卵巢多囊改变”，胸腹部CT示“双侧胸腔积液及腹水，腹壁皮下软组织水肿”。考虑“垂体功能减退、低血糖症”，给予泼尼松10mg，每日2次，治疗1周，上述症状无好转，患者自行停药。

患者于入院前3天起又自行服用泼尼松10mg，每日2次至今。自发病以来，患者无骨痛、肾结石、身高变矮，精神、睡眠尚可，自觉反应力、记忆力下降，食欲减退，食量约为原来的1/4，小便正常，近7个月每天排便1～3次，近1周腹泻，每天7～8次，

水样便，量大，偶伴腹痛，无发热、黏液脓血便、黑便等，体重减轻约6kg。

（二）既往史

15年前有人工流产术后大出血病史，此后月经正常，腋毛逐渐脱落，9年前产下1女，母乳喂养，无服用可疑降糖药物或胰岛素注射病史。

（三）体格检查

全身皮肤干燥粗糙，较苍白、少光泽、少弹性，面部多发痤疮，毳毛增多，甲状腺Ⅲ度肿大，双乳对称Ⅴ期，乳晕变淡，无触发泌乳，双肺呼吸音清，未闻及干、湿啰音，心音正常，腹部膨隆，移动性浊音（＋），双下肢中度可凹性水肿，眉毛稀疏，腋毛脱落，阴毛Ⅱ期。

（四）辅助检查

［**常规检查**］血常规＋网织红细胞计数：WBC（1.77～3.81）$\times 10^9$/L，Hb 67～89g/L，PLT 169$\times 10^9$/L，Ret 0.44%～0.78%；尿常规＋沉渣：BLD 80～200cells/μl，PRO 0.3～3g/L，RBC 77.3/μl，异形RBC 100%；24小时尿蛋白9.19g，尿蛋白电泳提示98.5%为小球源性蛋白，尿β_2微球蛋白12.400mg/L；便常规＋OB＋苏丹Ⅲ染色（－）。Alb 8～9g/L，AST 38U/L，Cr(E) 76μmol/L。NT-proBNP 282～335pg/ml，CK 75U/L，CK-MBmass 0.1μg/L，cTnI 0.02μg/L。LDL-C 1.38mmol/L，HDL 1.2mmol/L，TC 3.65mmol/L，TG 2.54mmol/L。K^+ 3.7mmol/L，Na^+ 143mmol/L，Cl^- 113mmol/L，Ca^{2+} 1.67mmol/L，HPO_4^{2-} 1.56mmol/L。ESR 85mm/h；hsCRP 10.70mg/L。APTT 33.0～64.3秒，PT 10.3秒，Fbg 2.8g/L，D-Dimer 5.67mg/L。Fe 4.6μmol/L(25.9μg/dl)，TIBC 7μmol/L(41μg/dl)，IS 62.9%，Fer 904μg/L。α_1 6.0%，α_2 18.5%，Alb% 32.3%，β_1 2.8%，β_2 9.0%，γ 31.4%，A/G 0.5；血尿免疫固定电泳：(－)。

［**肿瘤标志物检查**］CA125 217.9U/ml，AFP、CEA、CA15-3、NSE、促胃液素均正常。

［**免疫相关检查**］免疫球蛋白及补体：IgA 4.06g/L，C3 0.160g/L，C4 0.056g/L；抗核抗体谱：ANA（＋）S1：1280，DNA-ELISA 546U/ml，DNA-IF（＋）1∶20，ANuA(WB)（＋＋），Ro 52（＋＋＋），AHA强（＋＋＋），AMA-M2(WB)（＋＋＋），RNP(WB)（＋＋＋），Sm(WB)（＋＋），SSA(WB)（＋＋＋），rRNP（＋＋＋）；ANCA（－），狼疮抗凝物、抗磷脂抗体谱均正常；Coombs试验：IgG（＋），抗GBM抗体（－）。AIA（－）。

［**内分泌相关检查**］24hUFC 10.36μg，ACTH 4.5pmol/L(20.5pg/ml)；性激素：FSH 7.3U/L，E_2 58.9pmol/L(16.1pg/ml)，LH 0.60U/L，PRL 20.03ng/ml，睾酮0，硫酸脱氢表雄酮1.1μmol/L(41.5μg/dl)，17α-羟孕酮0.88nmol/L(0.29ng/ml)；甲状腺功能：TSH 3.0mU/L，FT_4 21.41pmol/L(1.66ng/dl)，FT_3 5.85pmol/L(3.80pg/ml)，T_3 2.17pmol/L(1.41ng/ml)，T_4 127.71nmol/L(9.90μg/dl)，anti-TPOAb＞600.0U/ml， anti-TGAb＞4000U/ml；PTH 55.7ng/L；HbA1c 7.9%。

入院后患者频繁发作低血糖，表现为心悸、大汗、乏力，意识不清、呼之不应等，急查血，结果见表2-1，发作时予静脉推注葡萄糖后症状迅速缓解。胰岛素受体抗体（ELISA）：6100ng/L（参考范围200～5000ng/L）。

表2-1　入院血像检查结果

日期	血糖（mmol/L）	胰岛素（mU/L）	C肽［nmol/L（ng/ml）］	生长激素［nmol/L（ng/ml）］	血皮质醇［nmol/L（μg/dl）］
12-13	0.9	10.35	0.17（0.50）		56.30（2.04）
12-13	1.3	7.37	0.17（0.50）	0.4（7.8）	260.54（9.44）
12-14	1.2	4.12	0.13（0.40）	0.6（12.6）	428.08（15.51）
12-18	2.0	24.23	0.32（0.97）		

［**影像学检查**］甲状腺及颈部淋巴结超声示“甲状腺回声欠均匀，血流信号较丰富，考虑炎症，甲状腺多发中高回声结节，桥本结节？”子宫、双附件B超未见明显异常。垂体平扫＋动态增强MRI示“垂体左翼强化不均，请结合临床；鼻窦炎；透明隔囊肿；左侧乳突T2加权像信号增高，炎症可能”。生长抑素受体显像未见明显异常。

（五）诊断

考虑发作性低血糖，原因待查。

（六）治疗

入院后患者腹泻明显，伴呕吐、食欲减退，给予止泻、补液、肠内营养支持。患者血白蛋白较低，存在多浆膜腔积液，全身水肿明显，给予补充白蛋白及利尿，同时给予抗凝（伊诺肝素4000U，每日1次）治疗。入院后2天患者出现发热、咳嗽，无咳痰，考虑院内感染可能，给予静脉滴注头孢他啶、甲硝唑抗感染，同时给予化痰、雾化治疗。考虑患者系统性红斑狼疮诊断明确，加用糖皮质激素（静脉滴注甲泼尼龙1000mg，每日1次×3天→口服甲泼尼龙80mg，每日1次×14天→口服甲泼尼龙48mg，每日1次，之后逐渐规律减量）、口服羟氯喹（0.2g，每日2次）治疗。因白细胞减少未使用环磷酰胺，加用吗替麦考酚酯1.0g每日2次口服。激素治疗约5天后又发作1次低血糖，之后未再有低血糖发作，腹泻、水肿等症状也逐渐缓解。

二、病例分析

患者为青年女性，亚急性病程，短期病程。主要症状特点为发作性空腹心悸、多汗、乏力，严重时意识不清，症状发作时静脉血糖最低达0.8mmol/L，口服及静推葡萄糖后可缓解。同时伴有面部痤疮、月经紊乱、皮肤干燥、双下肢水肿、恶心呕吐、食欲减退、腹胀、腹泻等多系统症状。实验室检查也提示有白细胞和红细胞减少、低蛋白血症、尿潜血及大量蛋白尿、多浆膜腔积液等多器官系统受累表现。

患者以“低血糖症原因待查”收入内分泌科病房，患者具有典型的Whipple三联征表现。在低血糖症的鉴别诊断中，从病因来看，可以初步分为功能性低血糖症和器质性低血糖症。一般来说，功能性低血糖症常出现在餐后，症状多较轻，主要以交感神经兴奋症状为主，很少出现意识障碍等中枢神经低血糖症状；而器质性低血糖症症状多为空腹发病，症状较为严重。因此从该患者临床表现来看，是器质性低血糖症的可能性更大。

在器质性低血糖症的病因中，根据低血糖时胰岛素水平的高低，可以分为胰源性低血糖和非胰源性低血糖［根据2019年美国内分泌学会成人低血糖症指南，血糖＜3.0mmol/L（55mg/dl），胰岛素≥3.0mU/L，C肽≥0.2nmol/L（0.6ng/ml），胰岛素原≥5.0pmol/L则支持内源性高胰岛素血症］。该患者血糖低于3.0mmol/L时胰岛素水平＞3.0mU/L，C肽水平有三次＜0.2nmol/L，一次＞0.2nmol/L，有部分胰源性低血糖的特点。在胰源性低血糖的病因中，主要有胰岛B细胞肿瘤、增生以及因胰岛素自身抗体导致的自身免疫性低血糖症、药物性低血糖症。该患者初步的影像学检查中未见到胰岛素瘤的证据，也未见到在因胰岛素自身抗体导致的自身免疫性低血糖症中常出现的胰岛素水平极度升高和胰岛素C肽分离现象，AIA（－），也无相关药物的用药史。在非胰源性低血糖症病因中，患者虽有人工流产术后大出血病史，但此后月经正常，而且促性腺激素水平不低，而且低血糖时血皮质醇、GH水平均不低，用糖皮质激素后低血糖短期内也无明显缓解，基本不考虑腺垂体功能减低；此外患者肝肾功能正常，也未发现明显肿瘤存在，基本可排除肝肾源性低血糖、非胰岛细胞肿瘤分泌IGF-2所致的低血糖症。

这些常见的低血糖症原因方面并无明确线索，而患者在频繁发生低血糖症的同时，还伴有多系统损害证据，根据美国风湿病学会1997年系统性红斑狼疮（systemic lupus erythematosus，SLE）分类标准，患者存在浆膜炎、肾脏病变、血液学改变、抗核抗体、抗dsDNA抗体和抗Sm抗体阳性，可以诊断SLE。另外，SLE活动度指数（SLEDAI）达15分，为重度活动。

那么低血糖症和SLE之间到底存在什么样的关联呢？可以用一元论来解释吗？患者是自身免疫性低血糖症吗？在之前的分析中，我们基本排除了胰岛素自身抗体导致的自身免疫性低血糖症，那么还有其他抗体导致的自身免疫性低血糖症吗？我们想到了一种少见的病因，即是否存在胰岛素受体抗体（insulin receptor antibody，IRA）？最终我们通过检测证实了患者体内存在抗IRA。

虽然据报道SLE患者中IRA阳性的检出率约为3.8%，但真正因IRA导致低血糖症的病例却很罕见。截止到患者住院时，我们通过文献检索，共检索到13例SLE合并IRA所致低血糖症的报道，其中3例以低血糖症为首发表现。这13例患者的平均年龄41岁（20～60岁）；性别方面，男性2例，女性8例，性别不明3例；种族分布方面，黄种人5例，白种人1例，黑种人2例，种族不明5例；低血糖症的病程在0～10年；除低血糖症状外还伴有SLE的其他临床表现，如多关节痛、红斑、心包炎、发热等。有9例患者病程中除低血糖外，还曾出现过高血糖表现；13例患者均检测到IRA阳性，1例患者同时检测到AIA阳性。泼尼松的剂量为每日30～120mg，一般平行于临床症状的缓解，IRA由阳转阴，其他还有使用环磷酰胺、羟氯喹和利妥昔单抗等药物的报道。文献中还提到由于SLE患者经常会出现头痛、癫痫、幻觉等神经精神症状，应该与低血糖症所致的神经精神表现相鉴别。

三、临床查房

1. 低血糖症、低血糖、低血糖反应三者的概念、区别和联系是什么？

低血糖症：是一个临床综合征，是指血糖水平低于2.8mmol/L，同时有临床症状。多数患者属于此类，即血糖过低的同时伴有轻重不等、表现各异的临床症状，其病因有多种。

低血糖：是一个生化概念，指血糖水平低于2.8mmol/L（50mg/dl）的情况，此时患者多有症状，但亦可无症状和体征，后面这种情况可称为无症状性低血糖。如果血糖过低的程度不严重，但下降速度较为缓慢，低血糖持续时间很久，患者可在某种程度上对低血糖产生适应，临床上无症状及体征。

低血糖反应：是一个症状学名词，指患者有与低血糖相应的临床症状及体征。此时患者的血糖多低于2.8mmol/L，但亦可不低，可将此种情况称为低血糖反应，以区别前两种情况。低血糖反应易发生于血糖迅速下降之时，如血糖从20mmol/L以上迅速下降至5mmol/L以下时，血糖虽未降低至正常水平之下，但由于下降速度较快，患者也会发生类似低血糖时的临床表现。

上述三种情况常反映不同的病理或生理机制，可能代表着不同的临床意义，但临床上以三种情况同时存在较为多见。

2. 低血糖症的症状和体征有哪些？

临床表现因不同病因、血糖下降程度和速度、个体反应性和耐受性而表现多样化。如果血糖中等程度下降，但是下降迅速，则以交感神经兴奋为主，而无神经低血糖表现；如果血糖下降缓慢，则以脑功能障碍症状为主。

（1）交感神经过度兴奋症状：因释放大量肾上腺素，临床多表现为出汗、颤抖、心悸、饥饿、焦虑、紧张、软弱无力、面色苍白、流涎、血压轻度升高等。

（2）神经低血糖症状：葡萄糖为脑部主要能量来源，但脑细胞存糖量有限，仅能维持脑细胞活动数分钟，因此，一旦发生低血糖即可出现脑功能障碍症状。受累部位从大脑皮质开始，表现为精神不集中、头晕、迟钝、视物模糊、步态不稳，也可出现幻觉、躁动、行为怪异等精神失常表现；随后波及皮质下中枢、中脑、延髓等，表现为神志不清、幼稚动作、舞蹈样动作，甚至阵挛性、张力性痉挛，锥体束征阳性，乃至昏迷、血压下降。

3. 血糖调节的机制有哪些？

（1）激素的调节：激素是维持血糖稳定的最重要调节因素，包括降糖激素与升糖激素，其对糖代谢的调节过程极其复杂，受到血糖水平的直接影响。

降糖激素的调节：包括胰岛素、GH、IGF、Amylin等，其中胰岛素是最重要的降糖激素。胰岛素刺激肝和外周组织摄取、储存和利用葡萄糖，增加糖原的合成；抑制糖原的分解，抑制或减少糖异生，减少内源性葡萄糖的生产。GH可促进IGF-1的生成、促进糖的利用，因此，在急性使用外源性GH时发挥胰岛素样的降糖作用。IGF-1作用于IGF-1受体和胰岛素受体，增加糖的利用。Amylin具有增加糖利用的作用，可降低餐后血糖。

升糖激素的调节：主要包括胰高血糖素、肾上腺素、GH、皮质醇。胰高血糖素有胰岛A细胞分泌，在血中葡萄糖浓度降低时促进肝糖原和脂肪分解，糖异生增多，葡萄糖生成迅速增多，血糖上升。胰高血糖素升高血糖的作用迅速，但作用短暂。肾上腺素通过β_2肾上腺素能受体促进糖原分解和肝糖异生，直接升高血糖。通过α肾上腺素能受体促进肝糖异生，但该作用较弱。通过α肾上腺素能受体抑制胰岛素的分泌，通过β肾上腺素能受体刺激胰高血糖素的释放，从而间接升高血糖。在生理情况下，肾上腺素刺激胰高血糖素分泌的作用很弱。GH具有类胰岛素作用，降低血糖，数小时后又升高血糖，因此具有双向调节作用。糖皮质激素可调节肾上腺素β受体与G蛋白偶联，从而活化腺苷环化酶，促进β受体磷酸化，升高血糖水平。

（2）神经系统的调节：低血糖抑制胰岛素的分泌，刺激胰高血糖素、肾上腺素、GH、皮质醇等激素的释放，同时也刺激交感神经、副交感神经节后神经元释放去甲肾上腺素、乙酰胆碱。低血糖时胰岛素和胰高血糖素水平的变化不受中枢神经系统的影响，但是去甲肾上腺素、肾上腺素、GH、皮质醇的分泌则受到下丘脑和垂体的调节。

4. 低血糖时各激素调节的顺序如何？

低血糖时各激素反应的血糖阈值如图2-1，可见阻止血糖降低的第一道防线就是胰岛素分泌的减少。在众多抑制调节因子中，胰高血糖素的升高扮演了关键的角色。当胰高血糖素分泌不足时，低血糖状态很难恢复。胰高血糖素是防止血糖浓度降低的第二道防线。肾上腺素虽然参与了这一过程，但并非扮演重要角色。但是当胰高血糖素不足时，其将发挥重要的作用。因此肾上腺素是防止低血糖的第三道防线。当胰高血糖素和肾上腺素均缺乏时，而又持续分泌胰岛素时，不论其他血糖抑制调节因子的作

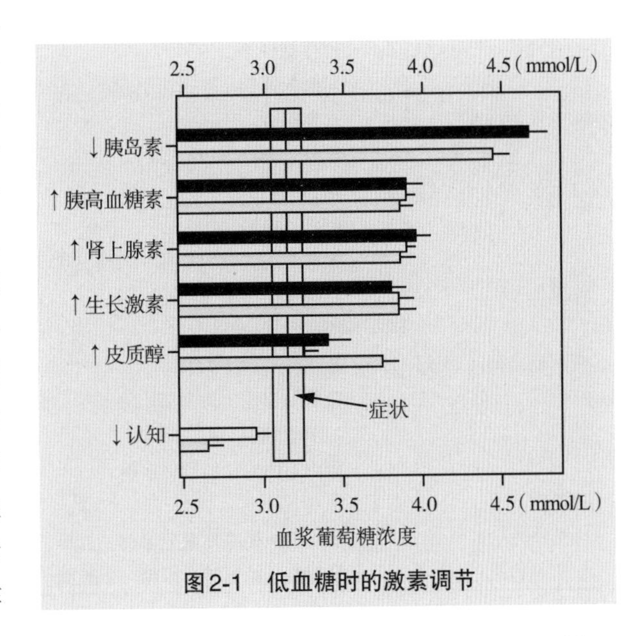

图2-1　低血糖时的激素调节

用如何，都将发生低血糖情况。

5. **低血糖症的分类有哪些?**

低血糖症的分类方法很多，如按照病因可分为器质性及功能性，按照发病机制可分为血糖利用过度和血糖生成不足等。但是，通常根据临床特点把低血糖症分为空腹（吸收后）低血糖和餐后（反应性）低血糖比较实用，并且有助于寻找病因。不过值得注意的是，这种分类方法并非绝对准确，例如胰岛素瘤患者的典型表现为空腹低血糖，也可表现为餐后低血糖；胃旁路术后患者的典型表现为餐后低血糖，也可在空腹时出现症状。

6. **低血糖症的病因有哪些?**

不同的病因会导致不同类型的低血糖症，见表2-2。

表2-2 低血糖症的病因

分类	病因
空腹低血糖	
胰岛源性	胰岛素瘤、腺瘤、癌
	胰岛B细胞增生
	胰岛A细胞分泌胰高血糖素过少或不足
胰外肿瘤	中胚层肿瘤：纤维肉瘤、平滑肌肉瘤、间皮细胞瘤、骨骼肌肉瘤、脂肪肉瘤、神经纤维肉瘤、网状细胞肉瘤等
	腺癌：肝细胞癌、胆管细胞癌、胃癌、盲肠及结肠癌、胰腺癌、肺癌、乳腺癌等
内分泌性	腺垂体功能减退
	肾上腺皮质功能减退
	甲状腺功能减退
	多腺体功能减退
肝源性	严重肝损害、重症肝炎、肝硬化晚期、肝癌、肝淤血（心力衰竭）、胆管性肝炎等
	肝酶系异常，糖原贮积症、半乳糖血症、遗传性果糖不耐受、果糖-1,6-二磷酸酶缺乏、糖异生酶缺乏、糖原合成酶缺乏等
肾源性	肾性糖尿
	肾衰竭晚期（非透析引起）
过度消耗及摄入不足	长期饥饿
	剧烈运动
	透析失糖
	哺乳、妊娠
	慢性腹泻、吸收不良、长期发热
其他	自身免疫性低血糖
	酮症性低血糖
餐后低血糖	
	倾倒综合征：胃大部切除术后、胃肠运动功能异常综合征
	2型糖尿病早期
	原因不明的功能性低血糖
外源性	
药物性	胰岛素、促胰岛素分泌药、乙醇、喷他脒、奎宁、水杨酸、普萘洛尔等
营养物质	亮氨酸、精氨酸、果糖、半乳糖等

7. 什么是Whipple三联征？它的意义是什么？

Whipple三联征是指：①低血糖症状、昏迷及其精神神经症状；②发作时血糖低于2.8mmol/L；③口服或静脉注射葡萄糖后，症状可立即消失。

一般推荐的低血糖症的诊断和治疗只适用于有Whipple三联征的患者，这是因为临床低血糖是指血浆（或血清）葡萄糖浓度低至足以产生包括大脑功能受损在内的症状和/或体征。低血糖的临床表现没有特异性，不能单凭一次血糖浓度即诊断低血糖，而且这也有可能是人为假象。因此，应当通过Whipple三联征来确定低血糖症的诊断，这样做的最大好处是提高证据的可靠性。

8. 什么是胰岛素抵抗？什么是严重胰岛素抵抗？

胰岛素抵抗广义上是指机体对正常胰岛素浓度的生物学反应低于正常水平，涉及胰岛素在体内多种组织中的多种生物学作用。然而，通常在临床实践中，胰岛素抵抗指的是一种状态，即给定的胰岛素浓度会产生低于正常水平的葡萄糖反应。当每日外源性胰岛素需要量超过2U/kg体重或超过200U时，称之为严重胰岛素抵抗，代表了胰岛素抵抗疾病谱中的极端。一般来说，严重胰岛素抵抗的产生是由于胰岛素作用通路的基因缺陷，或与胰岛素作用通路有交叉的其他通路的缺陷，或出现胰岛素受体自身抗体影响受体功能，或出现胰岛素本身的自身抗体。

9. 什么是B型胰岛素抵抗综合征？

B型胰岛素抵抗综合征是一种循环中存在针对胰岛素受体的抗体的自身免疫综合征，可引起靶细胞胰岛素抵抗和内源性高胰岛素血症，大多发生于40～60岁。像其他自身免疫性疾病一样，女性易患B型胰岛素抵抗综合征，且常伴有其他自身免疫现象，如血沉增快、γ球蛋白增高以及核抗原或DNA的自身抗体阳性。实际上，有高达1/3的患者合并SLE或干燥综合征。本病的某些临床特征如黑棘皮征，其严重程度与胰岛素抵抗的程度相关。

如前所述，B型胰岛素抵抗综合征的临床异质性很大，包括了从严重胰岛素抵抗到低血糖状态。这种情况的发生是由于循环中游离自身抗体的数量和活性的变化，这种变化对胰岛素在靶组织中的作用产生了不同的效应。

10. 什么是胰岛素受体抗体？可见于哪些疾病？

胰岛素受体抗体（IRA）是Kahn等于1976年在研究合并黑棘皮征和B型胰岛素抵抗的糖尿病患者时发现的，此抗体可与存在于机体细胞膜上的胰岛素受体结合，使受体对胰岛素的亲和性降低。1982年Taylor等报道了第一例因IRA导致低血糖的病例。IRA已被报道可在糖尿病伴黑棘皮征、桥本甲状腺炎、原发性胆汁性肝硬化、进行性系统性硬化病、多发性骨髓瘤、霍奇金淋巴瘤、干燥综合征和SLE等患者中检测到，其中SLE是最常见的并发IRA的自身免疫性疾病。

11. 胰岛素受体抗体的生物学功能是什么？

IRA的生物学功能具有多样性，与胰岛素受体结合后可表现为激动作用或拮抗作用，从而出现血糖降低或升高的临床表现。同一患者在疾病的不同时间也可有不同的临床表现。有研究认为，这种对胰岛素受体的激动或拮抗作用与抗体的滴度有关。在高抗体滴度时，表现为拮抗作用；而在低滴度时，则表现为激动作用。

12. 在胰岛素受体抗体导致出现低血糖的患者中，胰岛素和C肽的水平是怎样的？

在导致出现低血糖的病例中，胰岛素水平通常高于血糖水平的预计值，类似于胰岛素瘤的表现，但C肽水平通常部分或完全受抑制，这可能与受体介导的内吞作用使循环胰岛素清除率下降有关。

13. 胰岛素受体抗体如何测定？

IRA的测定目前还没有可用的商品化试剂盒，但专业化的临床实验室可采用几种方法来检测IRA的存在。这些方法包括胰岛素受体结合抑制测定、免疫沉淀测定和血清γ球蛋白部分的胰岛素样活性测定。结合抑制测定法是在培养的人类淋巴样干细胞中测定抗体对胰岛素与其受体结合的抑制能力。免疫沉淀测定法是将患者血清与亲和标记的胰岛素受体孵育，然后分离免疫复合物而得到阳性结果。流式细胞仪则用于测定基于抗体的胰岛素样活性。

14. B型胰岛素抵抗的血脂变化有何特点？

B型胰岛素抵抗与肥胖、2型糖尿病或代谢综合征相关的胰岛素抵抗不同的一个主要特征就是较低或正常的TG水平。TG升高常见于受体后胰岛素抵抗，这是因为胰岛素持续刺激肝脏新生脂肪的生成。与之相反，在受体水平的胰岛素抵抗中，包括B型胰岛素抵抗，所有的胰岛素信号通路都被阻断，而新生脂质生成没有受到刺激。因此，在B型胰岛素抵抗的患者中尽管胰岛素抵抗极度严重，但TG水平正常或偏低，并且即使病情缓解后TG水平也没有显著变化。

15. B型胰岛素抵抗患者的预后如何？

与胰岛素抗体所致的胰岛素自身免疫综合征相对良性的病程相反，B型胰岛素抵抗患者有更高的死亡率，死因包括低血糖、SLE、心肌梗死、终末期肾病、乳腺癌、卒中等。

16. B型胰岛素抵抗综合征治疗目标是什么？

B型胰岛素抵抗综合征的治疗应包括两方面的目标。患者通常处于严重的分解代谢状态，明显的体重减轻，或交替出现严重的低血糖。因此，治疗的第一个目标应该是改善血糖异常，而第二个治疗目标应该是自身免疫反应。

17. B型胰岛素抵抗综合征高血糖阶段如何使用胰岛素治疗？

高血糖阶段治疗的最初目标应该集中在改善分解代谢状态和避免进一步的体重减轻，而不是实现血糖正常化，因为在高血糖阶段这样做通常是非常困难的。经常需要使用非常大剂量的外源性胰岛素，据报道所需的平均胰岛素剂量为5100U/d，某些患者甚至多达30 000U/d。为了安全使用大剂量胰岛素，通常需要在住院环境中开始静脉注射胰岛素。有的地区可获得U-500的浓缩常规人胰岛素，可作为首选胰岛素配方。值得注意的是，外源性胰岛素注入体内后将被胰岛素受体降解，但由于IRA的存在，外源性胰岛素的半衰期将变得极其不规律并延长。因此，U-500型胰岛素治疗的患者应密切监测血糖的变化。虽然文献上并没有为此对U-500型胰岛素的滴定提供具体的指导，但是根据经验来看U-500型胰岛素似乎有较好的疗效和良好的耐受性。胰岛素剂量滴定的目标，是达到相对正常的空腹血糖值，为避免空腹出现低血糖，餐后高血糖可“耐受”就行。一旦空腹血糖“达标”，胰岛素剂量应主动减少，首先应减少晚餐和午餐的剂量。空腹血糖正常表明抗体滴度已有下降，并可能开始作为受体的部分激动剂，促进低血糖的发生。

18. B型胰岛素抵抗综合征低血糖阶段如何治疗?

由B型胰岛素抵抗引起的低血糖应改变饮食，包括定期进食、夜间零食，以保持血糖在正常范围内。大剂量皮质类固醇通常是维持正常血糖所必需的，剂量相当于泼尼松20～150mg，然而最佳疗程尚不清楚，大剂量皮质类固醇通常能在给药24小时内逆转低血糖。

19. B型胰岛素抵抗综合征如何使用免疫抑制治疗?

免疫调节药物的选择历来取决于相关自身免疫性疾病的治疗。对这种罕见疾病，还没有大型的安慰剂对照研究来指导治疗。在病例报告或小宗病例研究中报道了血浆置换、静脉注射免疫球蛋白疗法，但结果相互矛盾。吗替麦考酚酯、环磷酰胺、硫唑嘌呤和各种糖皮质激素方案作为单一疗法或组合也没有显示出一致的明确效益。

美国国立卫生研究院（NIH）曾提出一种标准化的治疗方案，包括利妥昔单抗、每月大剂量糖皮质激素冲击和环磷酰胺。利妥昔单抗是一种抗B细胞表达的细胞表面分子CD20的单克隆抗体，可抑制新的IRA的产生，是该方案的骨干用药。糖皮质激素抑制先前存在的浆细胞的活性，口服冲击剂量（地塞米松每日40mg，共服4日）被认为优于连续给药，因后者往往会加重高血糖，并可能导致慢性类固醇使用的其他副作用。环磷酰胺用于增强对B细胞和T细胞功能的抑制。在不能耐受环磷酰胺的患者中，环孢素可考虑作为一种替代方法。一旦在不需要外源性胰岛素治疗和正常空腹胰岛素浓度的情况下血糖正常，那么个体就进入了缓解状态，硫唑嘌呤是在缓解开始时加用的一种维持免疫治疗。这一时期低血糖风险很高，可以通过饮食改变来管理。该项纳入22例B型胰岛素抵抗患者的队列研究显示，经过平均5个月的治疗后，高血糖的缓解率为86.4%（历史对照队列缓解率为41%），所有的患者均停用了胰岛素。在平均随访72个月后，13.6%的患者病情有复发，发生在初次缓解后平均24个月，但再次治疗仍有反应。这种联合免疫抑制疗法已经改变了这种疾病的自然病史，从54%的死亡率变成了一种可以治愈的糖尿病。但是对于以低血糖为首发表现的B型胰岛素抵抗患者，尚未用该方案进行正式研究。因此，目前尚不清楚这些患者是否会受益，但有一例报告表明，利妥昔单抗治疗复发性低血糖是有效的。

四、推荐阅读

[1] KAHN CR，FLIER JS，BAR RS，et al. The syndromes of insulin resistance and acanthosis nigricans. In-

sulin-receptor disorders in man [J]. N Engl J Med, 1976, 294 (14): 739–745.

[2] TAYLOR SI, GRUNBERGER G, MARCUS-SAMUELS B, et al. Hypoglycemia associated with antibodies to the insulin receptor [J]. N Engl J Med, 1982, 307 (23): 1422–1426.

[3] MALEK R, CHONG AY, LUPSA BC, et al. Treatment of type B insulin resistance: a novel approach to reduce insulin receptor autoantibodies [J]. J Clin Endocrinol Metab, 2010, 95 (8): 3641–3647.

[4] WILLARD DL, STEVENSONM, STEENKAMP D. Type B insulin resistance syndrome [J]. Curr Opin Endocrinol Diabetes Obes, 2016, 23 (4): 318–323.

[5] KLUBO-GWIEZDZINSKA J, LANGE M, COCHRAN E, et al. Combined Immunosuppressive Therapy Induces Remission in Patients With Severe Type B Insulin Resistance: A Prospective Cohort Study [J]. Diabetes Care, 2018, 41 (11): 2353–2360.

[6] SUI Y, GUOQING Y, JINGTAO D, et al. Comparison of Two Autoimmune Dysglycemia Syndromes: Insulin Autoimmune Syndrome (IAS) and Type B Insulin Resistance Syndrome (B-IRS) [J]. Horm Metab Res, 2019, 51 (11): 723–728.

[7] CENSI S, MIAN C, BETTERLE C. Insulin autoimmune syndrome: from diagnosis to clinical management [J]. Ann Transl Med, 2018, 6 (17): 335.

[8] CRYER PE, AXELROD L, GROSSMAN AB, et al. Evaluation and management of adult hypoglycemic disorders: an Endocrine Society Clinical Practice Guideline [J]. J Clin Endocrinol Metab, 2009, 94 (3): 709–728.

[9] MELMED S, AUCHUS RJ, GOLDFINE AB, et al. Williams textbook of endocrinology [M] 14th. Amsterdam: Elsevier, 2019.

[10] RONALD KAHN, GORDON C WEIR, GEORGE L KING, et al. Joslin's Diabetes MellitusFourteenth Edition [J]. Lippincott Williams &Wilkins, 2005: 1209.

（李　伟）

病例3 血糖高半年，加重3天，肿瘤化疗中

一、病历摘要

患者，女性，64岁。因“发现血糖高半年，加重3天”于2019年6月19日就诊。

（一）现病史

患者于2013年被诊断为胆管癌，在外院曾先后行手术、化疗数个疗程（具体不详），当时血糖水平不详。2018年12月因胆管癌复发，行放射治疗期间常规检查发现血糖升高，多次查空腹血糖7～8mmol/L，餐后2小时血糖未测，无明显口渴、多饮、多尿及体重减轻（体型一直正常，否认肥胖史）。曾予二甲双胍0.5g，每日1次，口服，10余天后患者因乏力、恶心而停用二甲双胍。给予单纯控制饮食、适量运动控制饮食，监测指血空腹血糖7～9mmol/L，随机血糖9～10mmol/L。2019年3月28日曾查血，肝肾功能正常，ALT 23U/L（参考范围9～50U/L），AST 27U/L（参考范围15～40U/L），血清Cr 55μmol/L（参考范围59～104μmol/L），空腹血糖8.73mmol/L（参考范围3.9～6.1mmol/L），HbA1c 7.0%（参考范围4.5%～6.3%）。4月19日予利格列汀（二肽基肽酶4抑制剂）5mg，每日1次，口服，服药后监测空腹血糖6.5～7.0mmol/L。未测餐后2小时血糖。6月3日因胆管癌复发开始应用程序化死亡-1（programmed death 1，PD-1）单克隆抗体抗肿瘤治疗。6月16日自测空腹血糖为16.8mmol/L，未查餐后2小时血糖。6月17日患者出现头晕，无腹痛、呕吐，就诊于急诊，查空腹血糖为30.9mmol/L，诊断糖尿病酮症酸中毒，开始胰岛素治疗。

（二）既往史

高血压病史，服用血管紧张素受体阻断剂联合钙离子通道阻滞剂治疗，血压控制在小于140/90mmHg。高脂血症，服用他汀类降脂药物，血脂控制满意。

（三）生育史

否认巨大儿分娩史。

（四）家族史

否认糖尿病家族史。

（五）体格检查

身高156cm，体重60kg，BMI 24，BP 130/80mmHg，HR 70次/分，心肺腹部查体无阳性体征。

（六）辅助检查

6月19日查空腹C肽0.03nmol/L（0.09ng/ml），空腹胰岛素＜0.2mU/L（参考范围5.2～17.2mU/L），HbA1c 7.1%。谷氨酸脱羧酶抗体（glutamic acid decarboxylase antibody，GADA）、胰岛细胞抗体（islet cell antibody，ICA）和胰岛素自身抗体（insulin auto-antibody，IAA）均为阴性。甲状腺功能（T_3、T_4、TSH）正常，TgAb 201U/ml（参考范围0～60U/ml），TSH受体抗体正常。

（七）诊断

考虑PD-1致糖尿病，胆管癌术后、化疗后、放疗后复发。

（八）治疗

停止使用PD-1单克隆抗体。降糖治疗调整胰岛素治疗方案为：赖脯胰岛素12U（早）、5U（午）、7U（晚），三餐前皮下注射，甘精胰岛素30U，睡前皮下注射，联合阿卡波糖（α糖苷酶抑制剂）50mg，每日3次，口服，西格列汀（二肽基肽酶4抑制剂）100mg，每日1次，口服，血糖控制不佳，波动大，经常出现低血糖症状。监测指血空腹血糖为11.2～17.2mmol/L，餐后2小时血糖为11～15mmol/L。8月2日复查HbA1c 8.1%。

二、病例分析

本例患者为老年女性，基础疾病为胆管癌。起病隐匿，放疗过程中查体发现血糖升高，无明显糖尿病口渴、多饮、多尿、体重减轻的症状。体型一直不胖，无巨大儿分娩史，否认糖尿病家族史。因对二甲双胍不耐受，血糖水平轻度升高，单纯生活方式干预治疗，血糖控制基本达标（HbA1c＜7.0%），无酮症酸中毒等急性并发症发生。综合上述特点，考虑患者起病时糖尿病分型诊断为2型糖尿病。

因胆管癌复发，应用抗肿瘤免疫治疗药物PD-1抑制剂14天后，血糖骤然升高、发生酮症酸中毒（糖尿病急性并发症），胰岛B细胞功能衰竭，空腹胰岛素、C肽水平很低，胰岛细胞自身抗体阴性。需要依赖胰岛素治疗。血糖难以控制。此时血糖水平突然变化，不符合2型糖尿病常见病程进展特点，要考虑到是否与应用了新的治疗肿瘤药物有关。

恶性肿瘤的免疫治疗正成为肿瘤治疗的热点之一。T细胞介导的抑制性信号通路使肿瘤生长并诱导肿瘤抗原耐受。免疫检查点抑制剂（immune checkpoint inhibitors，ICI）正成为肿瘤标准治疗的一部分，包括细胞毒性T淋巴细胞抗原4（cytotoxic T lymphocyte antigen 4，CTLA-4）抑制剂、PD-1抑制剂、程序化死亡配体1（programmed death ligand 1，PD-L1）抑制剂。1996年首次发现CTLA-4是肿瘤免疫治疗的靶向分子，此后又发现了不同的T细胞受体，包括PD-1、PD-L1等也成为开发新的治疗肿瘤药物的可能靶点。近几年，国内外已有多种新药获批上市治疗肿瘤，这些药物都被称为ICI，其能够阻断免疫检查点分子，破坏肿瘤相关的抗原免疫耐受，激活免疫系统清除肿瘤细胞，但是也增加自身免疫性疾病的风险，导致一些免疫相关不良反应（immune related adverse events，irAE）。文献报道各器官和系统均会发生自身免疫性损伤，受累器官和严重程度有很大的异质性。部分免疫治疗相关的自身免疫性疾病需要停用ICI，并应用糖皮质激素或其他免疫抑制剂治疗。

IrAE对内分泌系统的影响，主要累及垂体（常见于抗CTLA-4制剂）和甲状腺（常见于抗PD-1/PD-L1制剂）。新发糖尿病罕见，2018年报道的最大宗使用抗PD-1或抗PD-L1抗体诱发的胰岛素依赖性糖尿病系列病例，包括的病例数为27例，发生率为0.9%。2015年首次报道抗PD-1治疗诱发糖尿病，迄今已有40余例，虽然罕见，但是均为胰岛素依赖性糖尿病，应引起临床医师高度重视。这种胰岛素依赖性糖尿病，可伴有或无自身免疫抗体阳性，在PD-1/PD-L1抑制剂单用或联合应用抗CTLA-4抗体时发生，而在单独使用抗CTLA-4抗体时未见报道。最常见的原发病肿瘤为黑色素瘤，最常用的ICI是PD-1或PD-L1单克隆抗体。81%的病例发生糖尿病酮症酸中毒，来自两个中心的系列报道，全部使用ICI治疗的患者中，随访6年期间，糖尿病的发病率为0.9%。这些新发糖尿病患者的临床和生化特征与散发性1型糖尿病相似，中位数发病年龄为66岁，起始ICI治疗至发生糖尿病的平均时间为6.2周（1～52周）。从正常血糖到高血糖的快速进展是因为B细胞的快速破坏，88%的患者高血糖发生时C肽水平很低或检测不到，HbA1c水平与新发1型糖尿病患者类似。ICI诱发的糖尿病可能为永久的，目前尚未有糖尿病自发缓解的报道，应用糖皮质激素治疗（泼尼松大剂量50mg/d或小剂量20mg/d）均无效。

2018年法国发表了一项免疫治疗诱发糖尿病的专家共识，建议接受PD-1或PD-L1治疗的患者，出现多尿、多饮、体重减轻或酮症酸中毒临床症状时，立即检测血糖和HbA1c，筛查GADA，如果表现为暴发型糖尿病，应该检测血清脂肪酶。胰岛素强化治疗为一线治疗，控制HbA1c目标值为＜8%。推荐在起始免疫治疗前，检测空腹血糖和HbA1c，以发现已经存在的糖尿病。开始免疫治疗后，要教育患者关注高血糖和酮症酸中毒的临床症状，并在治疗的前3个月内，每次治疗前均检测空腹血糖，此后每3个月或有高血糖症状时及时检测空腹血糖。对于免疫治疗前已诊断糖尿病的患者，要指导患者进行自我血糖监测。免疫检查点抑制剂诱发糖尿病的发病机制及病理生理学基础尚不明确，40%（8/20）的患者人类白细胞抗原（human leukocyte antigen，HLA）-DR4阳性，抗GAD-65抗体阳性率（47%）高于普通人群（12.7%）。因为抗

PD-1和抗PD-L1制剂在肿瘤治疗领域应用逐渐增多，临床需要发现一些生物标志物来识别发生糖尿病的高危人群，以便于尽早采取干预措施保留胰岛细胞功能并预防酮症酸中毒。

本例患者在原有2型糖尿病的基础上，使用PD-1抗体治疗后2周发生酮症酸中毒，C肽水平很低，说明胰岛细胞破坏严重，GADA和ICA阴性，与文献中报道的新发糖尿病相似，类似为1型糖尿病临床特征。提示在2型糖尿病患者开始肿瘤免疫治疗后，应定期监测血糖，发现血糖骤然升高时，建议立即检测胰岛细胞自身抗体和血清C肽水平来明确诊断，并尽早开始胰岛素治疗控制高血糖，以避免发生严重的急性并发症。目前ICI抗肿瘤治疗诱发的糖尿病，尚无有效的预测因子，临床医师认识并及时诊断和治疗是改善预后的关键。

三、临床查房

1. 什么是ICI？

ICI正成为肿瘤标准治疗的一部分，包括CTLA-4抑制剂、PD-1抑制剂、PD-L1抑制剂。ICI抗肿瘤机制见图3-1。PD-1/PD-L1抑制剂和抗-CTLA-4抗体作用的机制不同，PD-1/PD-L1通路在肿瘤微环境和外周组织调节炎症反应，该通路的激活发生在免疫反应的后期；CTLA-4参与T细胞针对抗原反应的早期。因此，不同的ICI导致的内分泌病变发生率是有差异的。

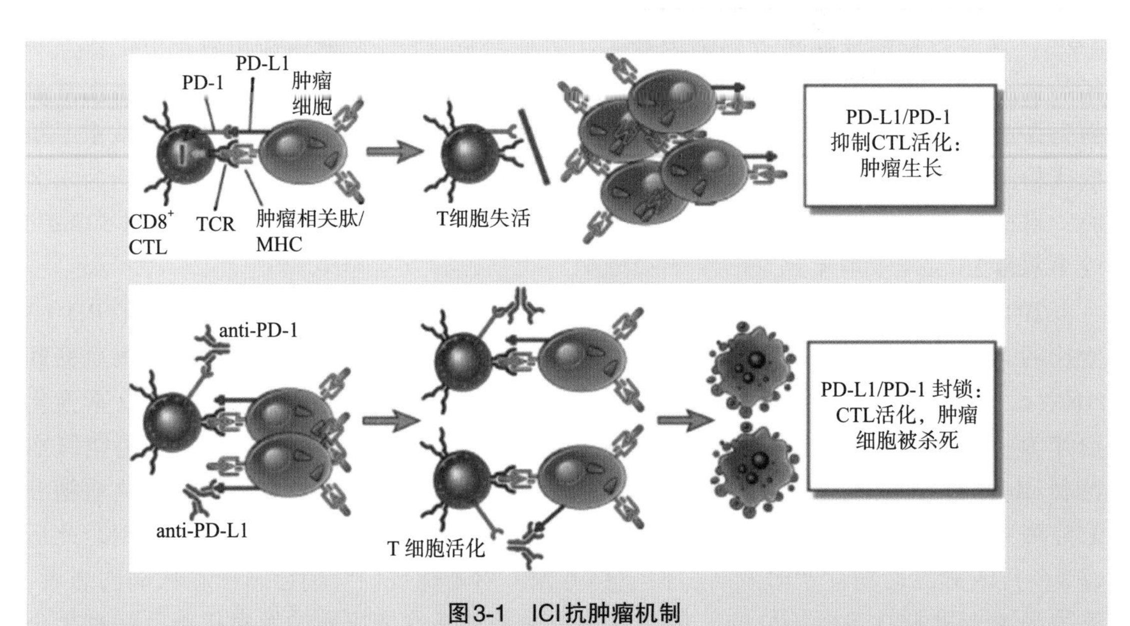

图3-1 ICI抗肿瘤机制

注：CTL，细胞毒性T细胞；TCR，T细胞受体；MHC，主要组织相容复合体。肿瘤细胞上调CD8 T细胞上抑制性受体PD-L1和PD-1的表达躲避免疫系统。阻断这些受体（抗-PD-1和抗-PD-L1抗体）可以实现免疫识别和抗肿瘤效应。

2. ICI常用于治疗哪些肿瘤？

抗PD-1抗体在多种肿瘤中均有疗效，包括霍奇金淋巴瘤、食管癌和胃癌、小细胞肺癌、非小细胞肺癌、肾癌、肝细胞癌、膀胱癌、头颈部癌和乳腺癌。其他类ICI正在研究用于治疗实体肿瘤和血液肿瘤。

3. ICI治疗的主要不良反应有哪些？

ICI，能够阻断免疫检查点分子，破坏肿瘤相关的抗原免疫耐受，激活免疫系统清除肿瘤细胞，但是也增加自身免疫性疾病的风险，导致一些irAE。文献报道各器官和系统均会发生自身免疫性损伤，受累器官和严重程度有很大的异质性。每一个器官（肌肉、皮肤、肺、心脏、内分泌组织、肝、肾、中枢神经系统和眼睛）都可能被ICI破坏，因为它们会激活免疫细胞对抗自身抗原，尽管大多数irAE的确切机制尚未明确。临床试验报道7%～19%的治疗患者出现抗PD-1/PD-L1抗体相关的3～5级不良事件。抗PD-1/PD-L1抗体停药率为3%～8%，伊匹单抗停药率可达15%，纳武单抗和伊匹单抗联合用药停药率更高（36%）。

4. IrAE对内分泌系统的影响有哪些？

一篇系统评价/meta分析纳入38项随机试验总计7551例患者，结果显示，ICI治疗患者中有临床意义内分泌疾病的总体发生率约为10%。联合应用抗CTLA-4抗体和抗PD-1抗体，irAE的发生率为30%。IrAE对内分泌系统的影响主要累及垂体（常见于抗CTLA-4制剂）和甲状腺（常见于抗PD-1/PD-L1制剂），垂体炎通常表现为乏力、头痛等，根据垂体产生的激素水平低可建立诊断；自身免疫性甲状腺疾病可表现为继发于破坏性甲状腺炎的原发性甲减、无痛性甲状腺炎、甲状腺毒症，或者表现为与Graves病相关的甲亢；肾上腺功能减退症罕见，随机临床试验报道，在接受ICI治疗患者中发生率为0.7%；新发糖尿病罕见，2018年报道的最大宗使用抗PD-1或抗PD-L1抗体诱发的胰岛素依赖性糖尿病的发生率为0.9%。

5. 免疫检查点抑制剂诱发糖尿病的临床特点是什么？

迄今为止，文献中报道免疫检查点抑制剂诱发糖尿病均为胰岛素依赖性糖尿病，应引起临床医师高度重视。这种胰岛素依赖性糖尿病，可伴有/无自身免疫抗体阳性，在PD-1/PD-L1抑制剂单用或联合抗CTLA-4抗体时发生，而在单独使用抗CTLA-4抗体时未见报道。81%的病例发生糖尿病酮症酸中毒。这些新发糖尿病患者的临床和生化特征与散发性1型糖尿病相似，中位数发病年龄为66岁，起始ICI治疗至发生糖尿病的平均时间为6.2周（1～52周）。从正常血糖到高血糖的快速进展是因为胰岛B细胞的快速破坏，88%的患者高血糖发生时C肽水平很低或检测不到，HbA1c水平与新发1型糖尿病患者类似。ICI诱发的糖尿病可能为永久的，目前尚未有糖尿病自发缓解的报道，应用糖皮质激素治疗（泼尼松大剂量50mg/d或小剂量20mg/d）均无效。

6. 免疫检查点抑制剂诱发糖尿病的发病机制及病理生理学基础是什么？

免疫检查点抑制剂诱发糖尿病的发病机制及病理生理学基础尚不明确，文献中报道40%（8/20）的患者HLA-DR4阳性，抗GAD65抗体阳性率（47%）高于普通人群

（12.7%）。关于PD-1/PD-L1抑制剂和/或抗CTLA-4作用下糖尿病发生的分子机制的实验数据很少。PD-L1在胰岛中表达，PD-1/PD-L1相互作用似乎对自身免疫性糖尿病具有保护作用，抑制自身反应T细胞的激活。PD-1抑制剂参与自身免疫性糖尿病的发病在非肥胖糖尿病（non-obese diabetic，NOD）小鼠模型中得到证实，该模型常用于研究自身免疫性糖尿病。NOD小鼠在4～5周龄发生胰岛炎，选择性破坏胰岛B细胞，在12周龄时发生糖尿病。40周时，雌鼠60%～80%和雄鼠20%～30%发生糖尿病。在自身免疫性糖尿病中，PD-1及其配体PD-L1在调节T细胞活化和外周耐受中发挥重要作用。确切的病理生理学基础鲜为人知；CTLA-4在免疫应答的早期降低T细胞的活化，而PD-1在后期抑制外周组织的T细胞。有趣的是，抗PD-1或抗PD-L1抗体平均在注射后几天内触发NOD小鼠的糖尿病发生；在10周龄时，分别有82.4%和76.5%的NOD雌性小鼠在注射抗PD-L1和抗PD-1抗体后6天出现糖尿病，相比之下，未注射药物的对照组小鼠只有20%发生糖尿病。在同一项研究中，注射抗CTLA-4抗体后，没有小鼠发生糖尿病。在雄鼠中，所有抗体（PD-1、PD-L1或CTLA-4）的结果相似。胰腺的组织学分析发现，在接受抗PD-1或抗PD-L1抗体的NOD小鼠中，出现了严重的破坏性的胰岛炎，而同年龄的对照组仅出现了轻微的胰岛炎症。糖尿病的发病与抗胰岛素自身抗体的存在无关。

7. 如何筛查和诊断免疫检查点抑制剂诱发糖尿病？

2018年法国发表了一篇免疫治疗诱发糖尿病的专家意见，供临床参考。

（1）接受抗PD-1或抗PD-L1治疗的患者，出现多尿、多饮、体重减轻或酮症酸中毒临床症状时，立即检测血糖和HbA1c。为明确是否为自身免疫来源的糖尿病，首先筛查GAD抗体，如果阴性，再筛查IA2和ZnT8抗体。如果临床表现为暴发型糖尿病，应该检测血清脂肪酶。诊断时不推荐检查胰腺影像学。

（2）推荐在起始抗PD-1或抗PD-L1免疫治疗前，检测空腹血糖和HbA1c，以发现已经存在的糖尿病。如果空腹血糖＞7mmol/L，和/或随机血糖＞11.1mmol/L，伴有多尿，和/或HbA1c≥6.5%，可诊断糖尿病。

（3）接受抗PD-1或抗PD-L1免疫治疗的患者，应该保证进行适当的教育，认识糖尿病（多饮、多尿、体重减轻）或酮症酸中毒（呕吐、消化道异常）的症状。

（4）接受抗PD-1或抗PD-L1免疫治疗的患者，在治疗的前3个月内，每次治疗前均检测空腹血糖，此后每3个月或有高血糖症状时及时检测空腹血糖。

（5）对于抗PD-1或抗PD-L1免疫治疗前已诊断糖尿病的患者，要指导患者进行自我血糖监测。

（6）考虑到免疫治疗诱发糖尿病的自身特点，在免疫治疗结束后也应该继续坚持治疗和监测。

（7）在单用抗CTLA-4治疗的患者（未联合抗PD-1/PD-L1），不推荐监测血糖。

8. 如何治疗免疫检查点抑制剂诱发糖尿病？

一旦诊断为免疫检查点抑制剂诱发糖尿病，胰岛素强化治疗为一线治疗，应该立即开始胰岛素治疗，每日多次注射胰岛素，并应该在专业的治疗中心或糖尿病团队进行。控制HbA1c目标值应满足个体化治疗需求，可适当放宽为＜8%。对于免疫治疗诱发的糖尿病的治疗，不考虑其他选择。

9. 免疫检查点抑制剂诱发糖尿病有危险因素吗？

免疫检查点抑制剂诱发糖尿病发病的危险因素尚不清楚。对453例接受伊匹单抗治疗的黑色素瘤患者的研究发现，基因型和自身免疫不良反应之间没有关联。需要更大规模的基因组相关性研究来确定遗传因素和自身免疫不良反应之间的关系。在大多数报道的病例中，治疗前患者血糖是正常的。同时存在其他自身免疫性疾病也并不能预示糖尿病的发生。

10. 免疫检查点抑制剂诱发垂体炎的临床特征是什么？

垂体自身免疫性炎症通常引起结构改变和腺体肿大，导致头痛（头痛是其最初症状之一）和激素紊乱。测量到的垂体大小变化约为5mm。常见症状如厌食、疲劳、腹泻、虚弱和恶心是非特异性的，可能与垂体功能障碍或非内分泌相关的不良事件有关，而视觉症状很少见。其他症状包括意识模糊、性欲减退、幻觉、多尿、多饮、记忆丧失、勃起功能障碍、畏寒、失眠和头晕。如果出现非特异性症状，特别是低钠血症、低血压或低血糖，则必须进行内分泌功能评估。由于未经治疗的肾上腺皮质功能减退可能致命，这些患者应立即进行评估。内分泌不良事件的发生时间约为治疗开始后9周（5～36周），也可长达19个月后。ACTH和/或TSH缺乏是最常见的表现，而腺垂体功能低下比尿崩症更为常见。有报道催乳素水平升高或降低，也可能出现促性腺激素水平和IGF-1水平降低。男性和年龄较大被认为是ICI相关垂体炎的危险因素。

11. 免疫检查点抑制剂诱发甲状腺异常的临床特征？

在抗CTLA-4抗体治疗的患者中，1%～6%的患者报道了甲状腺疾病（如甲状腺功能减退、甲状腺毒症、无痛性甲状腺炎，甚至是甲状腺危象），是第二常见的irAE。应用PD-1抗体的患者中39.0%～54.2%至少发生一个irAE。最常见的是甲状腺功能减退（发生率约5.9%），而只有1.0%～4.7%的患者出现甲状腺功能亢进。最近，一项系统综述和meta分析分析了抗CTLA-4、抗PD-1或抗PD-L1药物引起的不良内分泌事件的发生率。PD-1/PD-L1抑制剂甲状腺功能障碍发生率较高，尤其是甲状腺功能减退（派姆单抗，8.5%；纳武单抗，8.0%；伊匹单抗，3.8%；PD-L1，5.5%）。甲状腺功能正常型Graves眼病和其他罕见的内分泌副作用也有报道。甲状腺功能功能障碍通常没有体征和/或症状，只有常规生化检查才能发现，但有时新发甲状腺炎患者主诉咽喉痛、心动过速、心悸和其他甲状腺功能亢进症状。在开始ICI治疗前，应评估甲状腺功能，然后在整个治疗期间每8周重新评估1次。

12. 免疫检查点抑制剂诱发肾上腺异常的临床特征有哪些？

免疫检查点抑制剂诱发肾上腺皮质功能减退症罕见，随机临床试验报道发生率为0.7%。在256例应用伊匹单抗的患者中，有2例原发性肾上腺皮质功能减退，而另一篇文章报道了1例低钠血症是由纳武单抗诱发的原发性肾上腺皮质功能衰竭而致。患者的

PET-CT显示双侧肾上腺FDG活性增加，符合自身免疫性肾上腺炎。肾上腺皮质功能减退症可导致脱水、低血压和电解质紊乱（高钾血症和低钠血症），还可能造成肾上腺危象。怀疑肾上腺危象时，需要静脉给予糖皮质激素，请内分泌科医师会诊、积极补液和评估脓毒症也至关重要。低钠血症可由ACTH缺乏引起，也可由原发性肾上腺皮质功能减退引起，因此，建议同时检测血ACTH、皮质醇和肾素、醛固酮评估肾上腺功能。

13. ICI诱发的其他免疫相关不良事件包括哪些?

（1）皮肤和黏膜毒性：皮疹和/或瘙痒、脱发、口腔黏膜炎和/或口干等。

（2）腹泻/结肠炎：最常在开始治疗后约6周出现，晚于皮肤毒性。

（3）肝毒性：CTLA-4阻断和PD-1阻断都可发生血清肝酶（AST和ALT）水平升高。大多数发作表现为无症状的实验室检查结果异常，但有时伴发热。偶见总胆红素升高，通常与长期的AST和ALT增高有关。肝有关毒性最常于开始治疗后的8～12周发生，但也有早发或迟发的情况。肝功能试验结果异常的患者影像学检查通常无异常发现。

（4）肺炎：是检查点抑制剂免疫治疗的少见并发症，但可能为重度或致死性。药物性肺炎是排除性诊断，需要排除感染和恶性肿瘤等。

（5）较少见的免疫相关不良事件：肾、外分泌胰腺、神经系统、心血管毒性，血液系统、眼和风湿性疾病，肌肉、骨骼受累。

14. ICI诱发的内分泌系统不良反应预后如何?

内分泌系统损害常为不可逆的，有研究报道垂体-甲状腺轴和垂体-性腺轴的恢复率可达到50%～60%，垂体-肾上腺轴的恢复只有数例报道。ICI诱发的糖尿病可能为永久的，目前尚未有糖尿病自发缓解的报道，应用糖皮质激素治疗（泼尼松大剂量50mg/d或小剂量20mg/d）均无效。

15. 免疫检查点抑制剂诱发糖尿病后是否能继续应用ICI？

2018年法国发表的专家意见提出，抗PD-1或抗PD-L1免疫治疗诱发糖尿病后，并不是继续治疗的禁忌，虽然有可能在病情严重的情况下停止治疗数日。还应该根据患者的病情个体化确定治疗方案。考虑到免疫治疗诱发糖尿病的自身特点，在免疫治疗结束后也应该继续坚持治疗和监测。

四、推荐阅读

[1] MARCHAND L，THIVOLET A，DALLE S，et al. Diabetes mellitus induced by PD-1 and PD-L1 inhibitors：description of pancreatic endocrine and exocrine phenotype［J］. Acta Diabetologica，2019，56（4）：441-448.

[2] STAMATOULI AM，QUANDT Z，PERDIGOTO AL，et al. Collateral damage：insulin-dependent diabetes induced with checkpoint inhibitors［J］. Diabetes，2018，67（8）：1471-1480.

[3] LEACH DR，KRUMMEL MF，ALLISON JP. Enhancement of antitumor immunity by CTLA-4 blockade

[J]. Science, 1996, 271 (5256): 1734-1736.

[4] NAIDOO J, PAGE DB, WOLCHOK JD. Immune checkpoint blockade [J]. Hematology/Oncology Clinics of North America, 2014, 28 (3): 585-600.

[5] FERRARI SM, FALLAHI P, ELIA G, et al. Autoimmune endocrine dysfunctions associated with cancer immunotherapies [J]. International Journal of Molecular Sciences, 2019, 20 (10): 2560.

[6] HUGHES J, VUDATTU N, SZNOL M, et al. Precipitation of autoimmune diabetes with anti-PD-1 immunotherapy [J]. Diabetes Care, 2015, 38 (4): 55-57.

[7] SMATI S, BUFFIER P, BOUILLET B, et al. Expert opinion on immunotherapy induced diabetes [J]. Annales d'Endocrinologie, 2018, 79 (5): 545-549.

[8] GREENBAUM CJ, BEAM CA, BOULWARE D, et al. Fall in C-peptide during first 2 years from diagnosis: evidence of at least two distinct phases from composite Type 1 Diabetes TrialNet data [J]. Diabetes, 2012, 61 (8): 2066-2073.

[9] ALHUSSEINI M, SAMANTRAY J.Autoimmune diabetes superimposed on type 2 diabetes in a patient initiated on immunotherapy for lung cancer [J] .Diabetes & Metabolism, 2017, 43 (1): 86–88.

（袁　涛）

病例4 面容改变，血糖、血脂高

一、病历摘要

患者，女性，30岁。因“发现脂肪萎缩20年，血糖、血脂高9年余”入院。

（一）现病史

患者20年前发现躯干、双上肢肌肉发达，脂肪减少，喜运动，特别是在铅球、跑步比赛中成绩突出。17年前出现面部脂肪萎缩，双下颌角变突，面容变丑，皮肤粗糙。14年前开始发现双下肢脂肪明显增多。10年前因“女性男性化6年”就诊当地医院，发现血糖高，无口渴、多饮、多尿，主食每日750g，不喜甜食，肉类每日250g左右。

转至我院查体发现臀部以上皮下脂肪变薄，臀部以下皮下脂肪增厚，乳房Ⅴ期，阴毛Ⅲ～Ⅳ期，阴蒂肥大；空腹血糖为7.4mmol/L，糖化血红蛋白6.8％，3hOGTT（0、30分钟、60分钟、120分钟、180分钟）：血糖分别为9.7mmol/L、13.9mmol/L、15.2mmol/L、18.2mmol/L、13.9mmol/L，胰岛素水平分别为60.2mU/L、105.4mU/L、110.6mU/L、189.6mU/L、140.5mU/L；TG 30.8mmol/L，CHO 6.4mmol/L，LDL-C 1.7mmol/L，ALT 72U/L；性激素：睾酮1.4nmol/L，E_2 402pmol/L，FSH 3.5mU/L，LH 3.1U/L；ACTH兴奋试验（0、30分钟、60分钟、120分钟）：17α-羟孕酮分别为0.6nmol/L、0.9nmol/L、1.2nmol/L、1.0nmol/L（2.1ng/dl、3.1ng/dl、4.0ng/dl、3.4ng/dl），皮质醇分别为0.4nmol/L、0.6nmol/L、0.7nmol/L、0.8nmol/L（15.5ng/dl、21.3ng/dl、26.3ng/dl、27.5ng/dl）；染色体：46,XX。肾上腺CT未见异常。尿常规：蛋白、酮体（－）。B超：脂肪肝、脾厚，子宫附件未见异常，眼底未见异常，给予饮食控制至主食每日400g，给予非诺贝特0.2g，每晚1次，二甲双胍0.25g，每日3次，可控制空腹血糖6.1～8.3mmol/L，TG 3.1～3.5mg/dl，下肢脂肪逐渐变薄。近9年未监测血糖。

2周前因“发热、支气管炎”就诊，发现空腹血糖15～19mmol/L，餐后2小时血糖16～21mmol/L。畏热、多汗，无心悸、气促。声音低沉，无唇上小须、发际后退。月经规则，经量偏少。无眉弓突出、鼻翼变大、嘴唇变厚、手指变粗、睡眠打鼾。无记忆力减退。近2年感视力下降，左足趾麻木，无间歇性跛行、走路踩棉花样感，无泡沫尿、颜面双下肢水肿。否认皮肤紫纹、瘀点、瘀斑。否认四肢发麻、软瘫发作。否认阵发性心悸、出汗、面色苍白。患者精神、食欲、睡眠均好，近期夜尿达每夜1～2次，大便可。发病体重最高达69kg，现逐渐减至58kg。

（二）既往史

既往体健，出生体重3.5～4.0kg，平时身高在同龄儿中为中上水平。

（三）月经史

月经规律，未婚未育。

（四）家族史

父亲及大伯因“肝硬化”去世，否认糖尿病家族史，否认其他家族遗传病史。

（五）体格检查

身高165cm、体重58kg、BMI 21.3、BP 125/80mmHg，颈后可见黑棘皮征；双颊、双颞侧、躯干、上肢皮下脂肪薄，双下肢、臀部脂肪较薄，双手掌、足底脂肪无明显萎缩；双下颌角外突，眉弓无突出。嘴唇不厚，舌体无肥厚，唇上无小须，甲状腺未触及肿大。乳房Ⅴ期，乳晕较深，无触发泌乳。心肺（-）。肝肋下2cm可触及，脾肋下未触及。阴毛Ⅲ～Ⅳ期，阴蒂长4cm，周径4cm。

（六）辅助检查

［**常规检查**］血常规、尿常规、便常规＋OB（-）。GLU 12.7mmol/L，ALT 71U/L，AST39U/L，UA 413μmol/L，TG 5.68mmol/L，其余项目均正常。

［**内分泌相关检查**］ACTH4.9pmol/L（22.1pg/ml），皮质醇（8am、4am、0am）分别为491nmol/L、243nmol/L、38nmol/L（17.8μg/dl、8.81μg/dl、1.39μg/dl）；HbA1c 7.0%，8小时微量白蛋白96.8μg/min；ICA、IAA、GAD（-）；甲状腺功能：正常；性激素：睾酮1.69nmol/L，E_2 536.86pmol/L，FSH 6.02U/L，LH 12.69U/L。

［**免疫相关检查**］血清蛋白电泳、血清免疫电泳（-），C30.47g/L（正常值0.60～1.50g/L），C4、总补体活性正常；免疫球蛋白M2.84g/L，其余正常；ANA、dsDNA、ANCA、ENA均（-）。

［**影像学检查**］X线：心肺膈未见明显异常。B超：双颈动脉、双肾动脉、双下肢动脉未见异常，脂肪肝、肝内多发低回声，双肾增大，皮质回声稍增强，左肾盂增宽。全身MRI（图4-1）：双侧面部及颈部（除颈根部）、

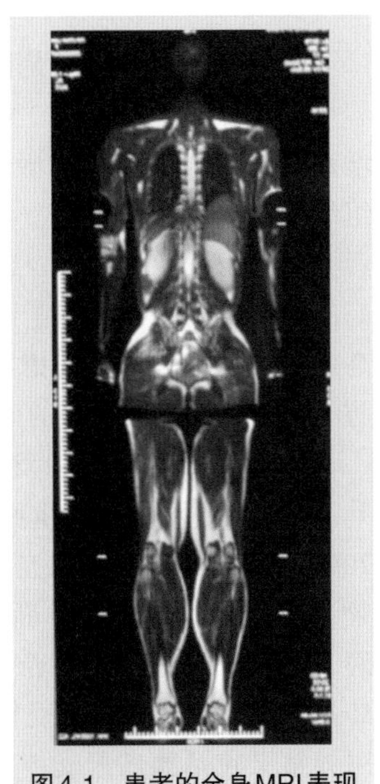

图4-1 患者的全身MRI表现

躯干（腰部以上、腋以下）及双上肢皮下脂肪变薄。腹部CT：肝饱满，脂肪肝；双肾略饱满，密度略低；腹腔及皮下脂肪极少，肠系膜、肾周及双臀皮下可见少量脂肪影；可符合全身脂肪萎缩改变。肾血流图：双肾血流灌注及功能正常，双侧肾盂引流不畅。

［**其他检查**］心电图：T波Ⅱ、Ⅲ、AVF、$V_{4\sim6}$低平；UCG：（－）；肌电图：（－）。

（七）诊断

考虑部分性获得性脂肪萎缩性糖尿病，糖尿病性肾病（Ⅲ期），脂肪肝，高脂血症。

（八）治疗

患者入院后先后给予二甲双胍0.5g，每日3次；吡格列酮45mg，每日1次；胰岛素每日74U降糖，其间监测血糖对胰岛素不敏感，停用胰岛素，血糖基本达标。因血脂高，给予非诺贝特降血脂。复查血脂：HDL-C 0.66mmol/L，TG 1.32mmol/L，TC 3.49mmol/L，LDL-C 2.54mmol/L；复查C3 0.23g/L。

患者出院后长期使用二甲双胍0.5g，每日3次；吡格列酮30mg，每日1次；非诺贝特缓释片200mg，每日1次。查血糖：空腹血糖5～6mmol/L、餐后血糖6～10mmol/L，TG正常。体重稳定于60kg，自觉面部及下肢脂肪稍有增加，无水肿。

二、病例分析

患者最初就诊原因是因为从10岁左右开始出现面容改变，出现双下颌角变突、面容变丑，当时曾经考虑“女性男性化”。但患者完善雄激素相关检查，并未发现雄激素增高，没有卵巢分泌雄激素或肾上腺分泌雄激素的证据，染色体为46,XX，没有睾丸组织分泌雄激素的证据。女性出现面容偏向男性化的表现，还有可能为肢端肥大症或者类肢端肥大症的面容。患者查血IGF-1正常，没有肢大的证据。类肢大面容是由于过高的血胰岛素水平作用于细胞的IGF-1受体，起到类似于IGF-1的作用，患者存在明显高胰岛素血症，因此考虑特殊的面容改变可能为类肢大面容，同时患者存在面部的脂肪萎缩，共同造成独特的面容。

患者在检查过程中发现糖脂代谢异常，表现为糖尿病、严重胰岛素抵抗及明显升高的血TG水平。严重胰岛素抵抗的定义为每日胰岛素用量超过2U/kg或每日超过200U，或非肥胖患者血空腹胰岛素大于150pmol/L（21.4mU/L），患者空腹胰岛素最高曾达62.2mU/L，可以诊断严重胰岛素抵抗。20岁患者出现严重胰岛素抵抗造成的糖尿病，同时又没有明显肥胖，需要考虑特殊类型糖尿病，病因包括单基因疾病引起的胰岛素作用异常和胰岛素受体抗体/胰岛素抗体等原因。其中单基因疾病引起的胰岛素作用异常又包括胰岛素受体基因突变、脂肪萎缩性糖尿病等。区别胰岛素受体基因突变和脂肪萎缩性糖尿病非常重要的证据是血TG水平和是否存在脂肪肝。胰岛素受体基因突变患者血TG水平是正常的，同时也不存在脂肪肝，而脂肪萎缩性糖尿病存在高甘油三酯血症和脂肪肝。患者血TG水平很高，同时有明显的脂肪肝。另外，患者血胰岛素水平和C肽水平是同步升高的，不支持胰岛素抗体造成的严重胰岛素抵抗。没有合并红斑狼疮等自身免疫病，不支持胰岛素受体抗体造成的严重胰岛素抵抗，同时胰岛素受体抗体造成的严重胰岛素抵抗患者血TG水平正常且不存在脂肪肝，与患者不符。

综合以上分析，结合患者存在明显上半身脂肪减少，考虑诊断为脂肪萎缩性糖尿病。

脂肪萎缩可根据萎缩累及的范围分为全身性和部分性脂肪萎缩，根据病因是否由单基因突变造成分为遗传性和部分性脂肪萎缩，联合起来主要可分为4种类型，包括遗传性全身性脂肪萎缩（congenital generalized lipodystrophy，CGL）、遗传性部分性脂肪萎缩（congenital partial lipodystrophy，CPL）、获得性全身性脂肪萎缩（acquired generalized lipodystrophy，AGL）和获得性部分性脂肪萎缩（acquired partial lipodystrophy，APL）。不同类型脂肪萎缩存在特异的临床表现。患者从10岁左右起病，表现为从上至下的脂肪萎缩，下肢脂肪得到保留，符合APL。APL的诊断标准详见本例“三、临床查房”，患者符合面、颈、上肢、胸及腹部皮下脂肪逐渐起始对称性丢失，下肢不受影响，皮下脂肪丢失始于儿童期和青少年期，没有脂肪萎缩家族史，血补体C3水平低，以及有记录的典型的身体脂肪分布（CT或MRI证实），因此可以明确诊断APL。患者血补体C3水平降低，同时其他补体水平包括C4、CH50等正常，是APL的特征，存在于约74%的患者，而系统性红斑狼疮患者补体C3、C4、CH50的水平都是降低的，与患者不符。

APL的病因目前尚不明确，有个别报道部分患者有*LMNB2*基因突变，但本例患者已行该基因检查未见突变。由于脂肪萎缩使TG储存于残存脂肪组织受限，血TG水平升高。血中游离的脂肪酸增多可以造成脂毒性，多余的TG可能会堆积在肝和骨骼肌，同时由于脂肪组织减少，不能合成和释放足够的能减少胰岛素抵抗的脂肪因子，包括瘦素和脂连蛋白（又称脂联素），这些都可以造成胰岛素抵抗，同时脂毒性可以损害B细胞功能，造成糖尿病。严重胰岛素抵抗引起的高胰岛素血症可以引起雄激素升高、月经失调等多囊卵巢综合征的表现，还可以引起类肢大表现。

APL糖尿病的治疗包括生活方式干预，控制饮食、适当运动，目标是给容受力已经不足的脂肪组织减负，减少血中的游离脂肪酸，避免脂肪在肝和肌肉的异位沉积。药物方面二甲双胍和噻唑烷二酮等减少胰岛素抵抗的药物会是更好的选择，特别是噻唑烷二酮类药物可能增加脂肪组织的容受力，为优先推荐。而患者多对胰岛素不敏感，给予极大量的胰岛素仍效果不佳。国外有报道瘦素可在脂肪萎缩患者中取得较好效果，但国内目前尚未批准瘦素用于临床。合并高甘油三酯血症的患者可以使用非诺贝特等降TG的药物。

本例患者经过二甲双胍、噻唑烷二酮和非诺贝特的联合治疗，配合生活方式干预，血糖和血脂都得到了良好的控制。APL患者由于还有部分正常脂肪组织存在，其预后相对较好，有少部分患者存在系膜增殖性肾小球肾炎则预后较差，本例患者血糖控制好转后尿微量白蛋白降至正常，今后还需要定期复查。

三、临床查房

1. 什么是脂肪萎缩综合征？

脂肪萎缩综合征，或称为脂肪营养不良综合征，是一组罕见的疾病，在不存在营养缺乏或分解代谢的情况下，有脂肪组织的选择性缺乏。

2. 脂肪萎缩综合征患者的肌肉也有萎缩吗？

需要注意的是在多数情况下脂肪萎缩综合征不合并存在肌肉组织的萎缩，反而由于过高的胰岛素水平作用于IGF-1受体或肌肉异位脂肪沉积，表现为肌肉组织肥大。并且由于肌肉表面脂肪减少，体检时肌肉组织肥大更加明显。但是有些脂肪萎缩的病因可以同时影响脂肪和肌肉组织，如皮肌炎或早老综合征，也可以出现肌肉的萎缩。

3. 脂肪萎缩综合征的临床分型有哪些？

脂肪萎缩可根据萎缩累及的范围分为全身性和部分性脂肪萎缩，根据病因是否由单基因突变造成分为遗传性和获得性脂肪萎缩，联合起来主要可分为4种类型，包括CGL、CPL、AGL和APL。另外，还有艾滋病患者合并的部分性脂肪萎缩和局限性脂肪萎缩（多数由于局部注射药物造成）。

4. 脂肪萎缩综合征有哪些临床表现？

脂肪萎缩综合征的患者除了外观上存在脂肪萎缩的表现，还容易出现胰岛素抵抗及其相关并发症，包括糖尿病、血脂异常、脂肪肝、黑棘皮征和多囊卵巢综合征。

5. 脂肪萎缩综合征主要的致死原因有哪些？

脂肪萎缩综合征死亡的主要原因包括心脏病（心肌病、心力衰竭、心肌梗死、心律失常）、消化系统疾病（肝衰竭、胃肠道出血、肝细胞癌）、肾衰竭、急性胰腺炎和败血症。

6. 如何诊断脂肪萎缩综合征？

体检发现局部或全身脂肪组织缺乏超出正常范围的患者应怀疑脂肪萎缩综合征，可通过人体测量、双能X射线吸收测定（DXA）和全身MRI进行支持。在部分性脂肪萎缩的患者中发现皮下脂肪的丢失尤其具有挑战性，特别是在男性，因为在男性低体脂肪与正常范围重叠，脂肪萎缩的代谢表现也不那么严重。在遗传性和获得性脂肪萎缩中，脂肪的丢失可能是逐渐出现的，从而延迟诊断。脂肪萎缩综合征的诊断流程见图4-2。

7. 如何鉴别遗传性和获得性的脂肪萎缩？

家系分析可提示遗传性和获得性脂肪萎缩。回顾婴儿时期的照片可以区分CGL和AGL，因为婴儿通常在CGL中显示无脂肪，在AGL中显示正常脂肪。但是也有在出生后的头几个月内就出现脂肪减少的AGL病例。AGL患者缺乏家族史，但可与任何类型

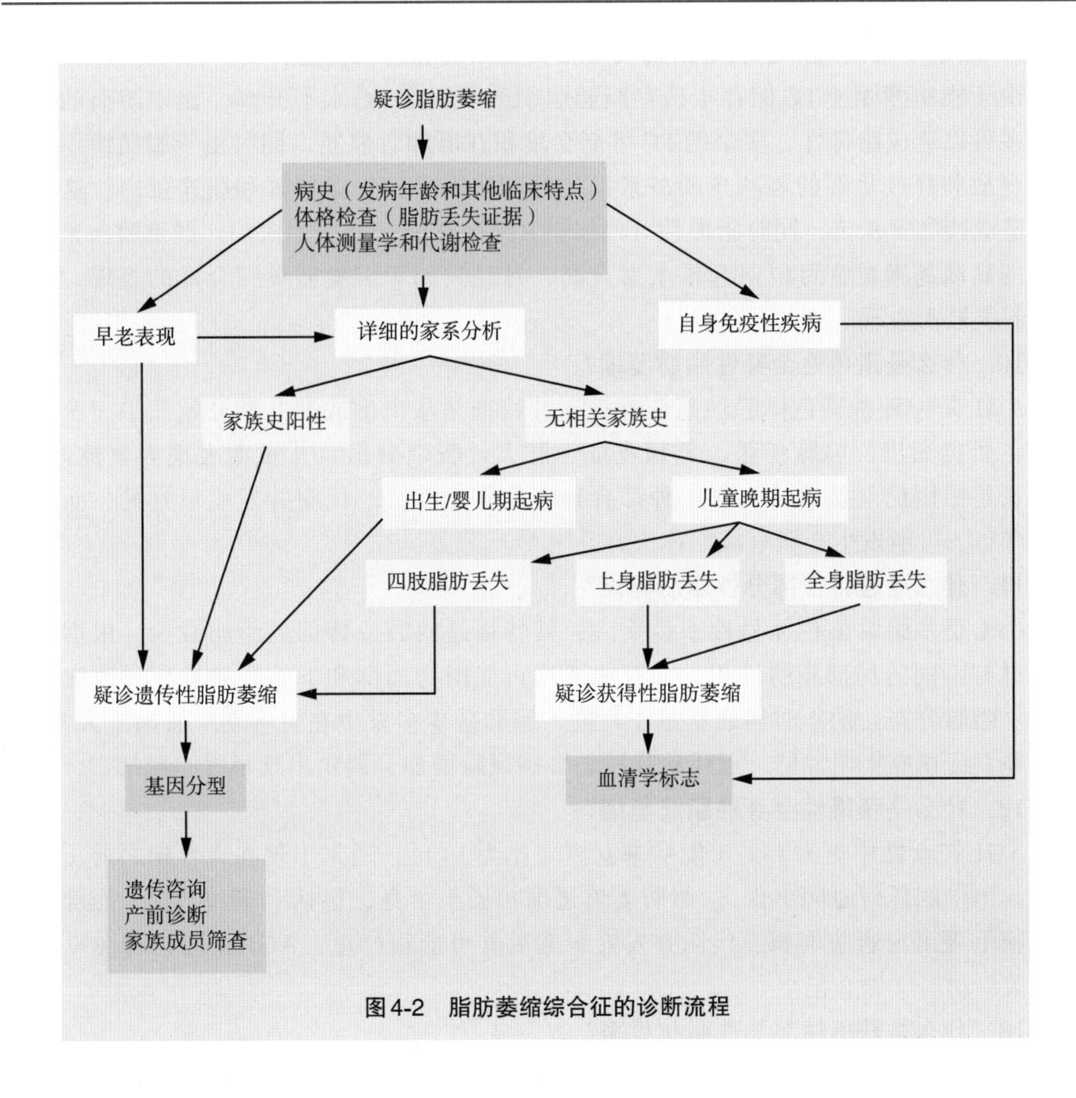

图4-2　脂肪萎缩综合征的诊断流程

的遗传性脂肪萎缩相混淆，尤其是新发突变的遗传性脂肪萎缩。自身免疫性疾病（肌炎、自身免疫性肝炎等）、1型糖尿病的存在增加了获得性脂肪萎缩的可能性。在APL中，低血清C3、C3肾炎因子、蛋白尿或经活检证实的系膜增殖性肾小球肾炎支持诊断。

8. 如何在体检时判断是否存在脂肪萎缩?

脂肪萎缩，在原来脂肪相对较多的部位会更加明显，因此是在体检时判断是否存在脂肪萎缩的重要部位。面部双颊为面部脂肪分布较多的部位，如面部脂肪萎缩可出现双颊凹陷。上肢的脂肪萎缩可清晰地看到三角肌、肱二头肌、肱三头肌之间的肌间沟。腹部脂肪萎缩则腹肌形态更加明显。臀部脂肪萎缩可以清楚地看到臀大肌和臀中肌之间的肌间沟，下肢的脂肪萎缩通常在大腿内侧比较突出。小腿脂肪在一部分正常人中亦不多见，有时难以判断是否存在脂肪萎缩。另外，正常的皮下静脉行进在皮下脂肪中，如皮下脂肪足够，静脉在皮肤上突出显露就不明显，而局部脂肪萎缩后局部的静脉可以突出显示。

9. 脂肪萎缩造成严重胰岛素抵抗及相关临床表现的机制是什么？

由于脂肪萎缩使TG储存于残存脂肪组织受限，血TG水平升高。血中游离的脂肪酸增多可以造成脂毒性，多余的TG可能会堆积在肝和骨骼肌，同时由于脂肪组织减少不能合成和释放足够的能减少胰岛素抵抗的脂肪因子，包括瘦素和脂连蛋白，这些都可以造成胰岛素抵抗，同时脂毒性可以损害B细胞功能，造成糖尿病。严重胰岛素抵抗引起的高胰岛素血症可以引起雄激素升高、月经失调等多囊卵巢综合征的表现，还可以引起类肢大表现。

10. 什么是遗传性全身性脂肪萎缩？

AGL是一种常染色体隐性遗传疾病，其特征是从出生或婴儿期开始几乎完全缺乏脂肪，肌肉突出、静脉扩张、黑棘皮征、肝大、脐带突出，儿童期表现为食欲旺盛。多种遗传原因已经被确认，每一种都有独特的临床特征。代谢并发症很常见，而且可能很严重。可能发生心肌病或心律失常。

11. 什么是遗传性部分性脂肪萎缩？

CPL是一组常染色体显性遗传疾病，其特征是四肢或臀部的脂肪减少。根据病因不同可有不同的局部脂肪堆积，如有些亚型可能因为面部和下颌脂肪堆积导致库欣样外观。脂肪分布在幼年时期通常是正常的，脂肪减少多发生在青春期。肌肉肥大常见。代谢并发症在成年期常见，冠状动脉性心脏病风险增加，偶尔出现早发心肌病。

12. 什么是获得性全身性脂肪萎缩？

AGL在女性中更为常见（发病率女男之比为3∶1），通常出现在青春期之前（但也可在一生中的任何时间出现），脂肪萎缩逐渐扩展至全身，包括手掌和足掌。面部、颈部或腋下可出现脂肪堆积。代谢并发症很常见并可能很严重。AGL常与自身免疫性疾病有关。

13. 什么是获得性部分性脂肪萎缩？

APL在女性中更为常见（发病率女男之比为4∶1），通常始于儿童期或青春期。脂肪的丢失遵循从头部向腰骶部发展的趋势，逐渐影响面部、颈部、肩部、手臂和躯干。臀部和腿部可出现脂肪堆积。APL患者可合并自身免疫性疾病，特别是20%患者可合并系膜增殖性肾小球肾炎。多数患者血清补体C3水平较低，部分患者存在C3肾炎因子。代谢并发症相对于其他几种类型的脂肪萎缩轻，但有些患者可较严重。

14. 获得性部分性脂肪萎缩的病因是什么？

APL的病因目前尚不清楚，部分患者存在诱发因素如感染，最常见的是麻疹。部分患者与自身免疫相关，血中可检测到C3肾炎因子，并可合并其他自身免疫病。有个别报道患者存在*LMNB2*基因的突变。

15. 为什么获得性部分性脂肪萎缩患者上半身脂肪萎缩，但是下半身脂肪不萎缩？

目前原因还不清楚，有学者认为可能上半身脂肪可以合成补体C3激活通路的相关因子而下半身不能合成，因此免疫仅攻击破坏上半身脂肪。但没有明确的证据能支持上述假设。

16. 如何诊断获得性部分性脂肪萎缩?

获得性部分性脂肪萎缩的诊断标准为：

（1）首要标准：面、颈、上肢、胸及腹部皮下脂肪逐渐起始对称性丢失，下肢不受影响。

（2）支持标准

1）临床：①皮下脂肪丢失始于儿童期和青少年期；②没有脂肪萎缩家族史；③存在其他自身免疫病。

2）实验室：①血补体C3水平低；②血中存在C3肾炎因子；③蛋白尿；④肾穿刺时可以看见系膜增殖性肾小球肾炎；⑤有记录的典型的身体脂肪分布，皮褶厚度测量、CT或MRI（可确定诊断）。

17. 获得性部分性脂肪萎缩患者的预后如何?

APL患者还有部分正常脂肪组织存在，既往认为相对预后较好，但近期文献报道有部分患者可以出现比较明显的代谢异常和微血管、大血管并发症。有少部分患者存在系膜增殖性肾小球肾炎则预后较差，因此定期监测肾功能和尿检有助于早期发现和及时治疗。

18. 如何治疗脂肪萎缩?

脂肪萎缩性糖尿病的治疗包括生活方式干预，控制饮食、适当运动，目标是给容受力已经不足的脂肪组织减负，减少血中的游离脂肪酸，避免脂肪在肝和肌肉的异位沉积。药物方面二甲双胍和噻唑烷二酮等减少胰岛素抵抗的药物会是更好的选择，特别是噻唑烷二酮类药物可能增加脂肪组织的容受力，为优先推荐。噻唑烷二酮类药物在尚存正常脂肪组织的部分性脂肪萎缩患者中效果更好，可以促进干细胞分化为脂肪细胞，局部脂肪可以增加，但不能增加已完全破坏不存在脂肪干细胞部位的脂肪，因此对于完全性脂肪萎缩的患者效果欠佳。患者多对胰岛素不敏感，给予极大量的胰岛素仍效果不佳。国外有报道瘦素可在脂肪萎缩患者中取得较好效果，但国内目前尚未批准瘦素用于临床。合并高甘油三酯血症的患者可以使用非诺贝特等降TG的药物。

19. 什么是严重胰岛素抵抗?

严重胰岛素抵抗目前没有公认的定义，常被引用的定义为使用胰岛素的患者每日胰岛素用量超过2U/kg或每日超过200U，或没有使用胰岛素的非肥胖患者血空腹胰岛素大于150pmol/L（21.4mU/L）或餐后胰岛素高峰大于1500pmol/L（214mU/L）。

20. 严重胰岛素抵抗的病因有哪些?

严重胰岛素抵抗的病因包括：

（1）生理性：青春期、妊娠、老年。

（2）肥胖、能量过剩。

（3）单基因病

1）胰岛素受体及受体后代谢通路障碍：①胰岛素受体基因突变，如Donohue综合征、Rabson-Mendenhall综合征、A型胰岛素抵抗；②胰岛素受体抗体改变，如B型胰岛素抵抗；③受体后代谢通路障碍，如SHORT综合征、AKT突变、*TBC1D4*基因突变等。

2）脂肪萎缩综合征。

3）特殊综合征：Alstrom综合征、Bloom综合征、早老综合征等。

（4）胰岛素抗体。

（5）其他：血糖控制不佳、糖尿病酮症酸中毒、某些内分泌疾病、某些药物、应激、炎症、低体温等。

21. 有哪些实验室检查对严重胰岛素抵抗的鉴别诊断有帮助？

区别胰岛素受体基因突变/胰岛素受体抗体和脂肪萎缩性糖尿病的非常重要的证据，是血TG水平、是否存在脂肪肝和血脂连蛋白水平。胰岛素受体基因突变/胰岛素受体抗体患者血TG水平是正常的，不存在脂肪肝，同时血脂连蛋白水平正常甚至偏高；而脂肪萎缩性糖尿病存在高甘油三酯血症和脂肪肝，血脂连蛋白水平明显降低。另外，胰岛素抗体造成的严重胰岛素抵抗患者血胰岛素水平和C肽水平存在分离现象，即胰岛素水平的升高明显高于C肽水平的升高。

22. 什么是类肢大面容？

类肢大面容是由于在严重胰岛素抵抗的患者中过高的血胰岛素水平作用于细胞的IGF-1受体，起到类似于IGF-1的作用，产生类似肢端肥大症的面容改变。

四、推荐阅读

[1] HUSSAIN I，GARG A. Lipodystrophy syndromes [J]. Endocrinol Metab Clin North Am，2016，45（4）：783-797.

[2] BROWN RJ，ARAUJO-VILAR D，CHEUNG PT，et al. The diagnosis and management of lipodystrophy syndromes：a multi-society practice guideline [J]. J Clin Endocrinol Metab，2016，101（12）：4500-4511.

[3] LIGHTBOURNE M，BROWN RJ. Genetics of lipodystrophy [J]. Endocrinol Metab Clin North Am，2017，46（2）：539-554.

[4] SEMPLE RK. EJE PRIZE 2015：How does insulin resistance arise，and how does it cause disease? Human genetic lessons [J]. Eur J Endocrinol，2016，174（5）：R209-R223.

[5] MISRA A，PEETHAMBARAM A，GARG A. Clinical features and metabolic and autoimmune derangements in acquired partial lipodystrophy：Report of 35 cases and review of the literature [J]. Medicine（Baltimore），2004，83（1）：18-34.

（张化冰）

病例5 停经、血糖升高，心肌病变

一、病历摘要

患者，女性，21岁。因“停经3年，乏力、多饮、多尿1月余”入院。

（一）现病史

患者12岁初潮，1年后月经规律，周期30天，经期5～7天，经量正常，伴痛经。3年前无明显诱因停经，白带量及颜色未见明显异常，否认腹痛、头痛、视野缺损、溢乳等，未诊治。患者1个月余前无明显诱因出现乏力，随即出现口渴、多饮，喜食冷饮、甜食，每天饮水量2～3L，尿量与饮水量相当。1个月前乏力加重，伴嗜睡、食欲减退、恶心及呕吐，呕吐物为胃内容物。遂于当地医院住院治疗，查尿糖（＋＋＋），尿酮体（＋＋＋），静脉血血糖33.3mmol/L，血气结果不详，诊断为“糖尿病酮症酸中毒”，给予补液、消酮、降糖等对症治疗后，症状逐渐好转。

在患者住院期间查血常规：WBC 8.96×10^9/L，Hb 114g/L，PLT 185×10^9/L；HbA1c 12.3%；C肽0.05nmol/L（0.15ng/ml）；性激素：睾酮0.62nmol/L（0.18ng/ml），E_2＜36.6pmol/L（10pg/ml），FSH 0.43U/L，LH 0.11U/L，PRL 5.90ng/ml；甲状腺功能：TT_3 0.60nmol/L（0.39ng/ml），TT_4 47.47nmol/L（3.68μg/dl），TSH 1.25mU/L；ACTH（8am）1.46pmol/L（6.65ng/L），血清皮质醇结果未见。盆腔B超：子宫体积偏小，宫腔少量积液，盆腔积液；垂体增强MRI：动脉早期垂体底部偏右侧弱强化结节，约0.45cm，病灶延迟强化，考虑垂体微腺瘤可能。考虑“1型糖尿病”，出院后给予门冬胰岛素三餐时8～10U及甘精胰岛素睡前14U皮下注射，行降糖治疗，检测空腹血糖5～6mmol/L，餐后2小时血糖7～8mmol/L，睡前及夜间偶有心悸、出汗，发作时测血糖最低2.9mmol/L。病程中，否认尿中泡沫、夜尿增多，否认肢端麻木、间歇性跛行。皮肤颜色较前稍加深，脱发较前增多，光照后皮肤发红，否认反复口腔、外阴溃疡及关节疼痛。否认畏寒、水肿、手足搐搦、骨痛、便秘等。近期睡眠、饮食、精神可，二便正常，体重无明显变化。

（二）既往史

自幼易“感冒”；3年前诊断“左侧卵巢占位”，行手术切除（具体不详）；3年前因外伤行右侧胫骨骨折后复位内固定术。否认输血史。

（三）个人史

自幼生长发育与同龄人相似，未婚未育。

（四）家族史

否认父母近亲结婚，否认糖尿病家族史，否认其他家族遗传病史。

（五）体格检查

身高168cm，体重49kg，BMI 17.36，BP 100/70mmHg，双手肤色稍黑，双手掌纹色素沉着，无腋毛，唇黏膜及牙龈未见色素沉着，双乳对称Ⅴ期，无乳晕色素沉着，无触发泌乳，阴毛Ⅲ期，甲状腺未触及肿大，心肺（－），腹软，肝肋下三横指，质软，无触痛，肝区无叩痛，脾肋下未触及，双下肢不肿。

（六）辅助检查

［**常规检查**］血常规：WBC 3.85×10^9/L，Hb 122g/L，PLT 158×10^9/L；尿常规、便常规＋OB（－）。ALT 48U/L，AST 54U/L，ALP 155U/L，Glu 7.1mmol/L，胆红素、血淀粉酶、肾功能、电解质、凝血功能（－）。血清铁45.9μmol/L（256.2μg/dl），铁蛋白2582μg/L（24～336μg/L），转铁蛋白饱和度96.9%（25%～50%）。酸溶血试验及抗人球蛋白试验（－），叶酸、维生素B_{12}（－）。抗核抗体谱、ANCA、抗ENA均（－）。

［**肿瘤标志物检查**］CA19-9 74.7U/ml，CEA 11.44ng/ml。

［**病理学检查**］骨髓涂片：增生活跃，大致正常骨髓象。铁染色：细胞外铁（＋＋），细胞内铁计数100个有核细胞，见少许含铁红细胞，环形铁为0。

［**内分泌相关检查**］C肽（空腹）0.03nmol/L（0.1ng/ml），C肽（餐后2小时）0.02nmol/L（0.05ng/ml），糖尿病自身抗体均（－）。ACTH（8am）1.4pmol/L（6.2pg/ml），皮质醇节律（8am-4pm-0am）分别为439.67nmol/L（15.93μg/dl）、233.22nmol/L（8.45μg/dl）、253.64nmol/L（9.19μg/dl）；复查ACTH（8am）＜1.1pmol/L（5.0pg/ml）；皮质醇（8am）16.16μg/dl。生长激素：GH 2.7ng/ml，IGF-1 138ng/ml。甲状腺功能：FT_3 5.30pmol/L（3.44pg/ml），FT_4 13.03pmol/L（1.01ng/dl），TSH 1.419mU/L，TgAb、TPOAb（－）。性腺轴：睾酮0.62nmol/L（0.18ng/ml），FSH 0.90U/L，LH 0.07U/L，E_2 37.33pmol/L（10.20pg/ml），PRL 6.69ng/ml，孕酮0.00。曲普瑞林试验：起始，FSH 0.79U/L，LH 0.08U/L；60分钟，FSH 1.15U/L，LH 0.35U/L。

［**影像学检查**］胸部正侧位X线片、双下肢动脉B超、眼底检查及泌尿系统B超（－）。超声心动图：心肌病变，左心扩大，心室收缩功能减低。经腹子宫双附件B超：子宫及右卵巢偏小；乳腺B超：双侧乳腺增生；甲状腺B超：（－）。肝平扫MRI（图5-1）：肝、胰腺及心脏信号减低，可符合血色素沉积表现；肝、胰腺铁沉积为重度铁

过载水平，心肌铁沉积为中度铁过载水平。垂体增强MRI（图5-2）：垂体强化欠均匀，双侧苍白球短T1信号，其余指标为阴性。骨密度：腰椎骨质疏松（腰2～腰4 Z值-2.5）；双足、双手X线片：均提示骨质疏松。

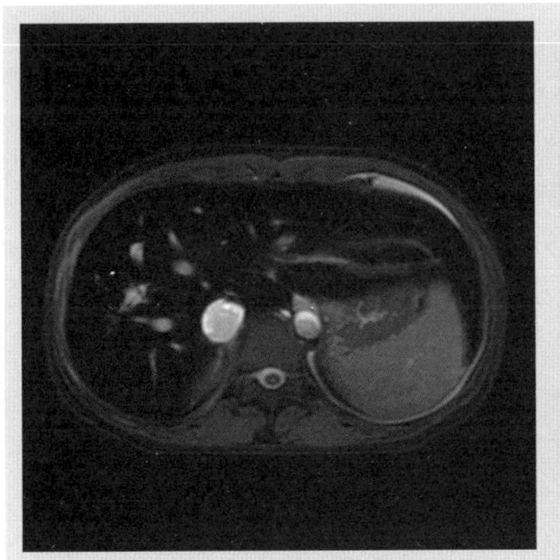

图5-1 患者肝MRI表现

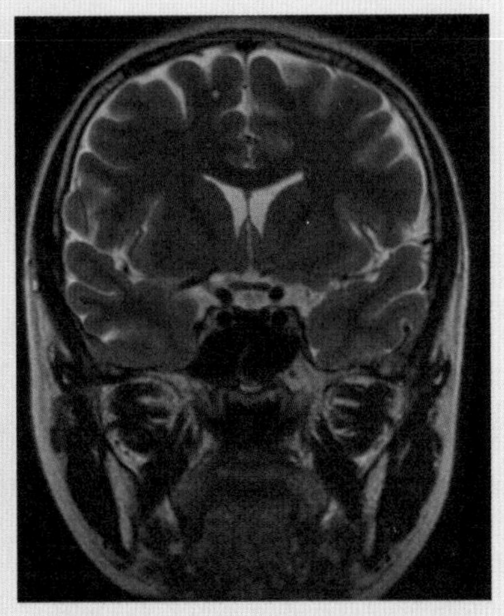

图5-2 患者垂体增强MRI表现

（七）诊断

遗传性血色病（hereditary hemochromatosis，HHC），低促性腺激素性性腺功能减退症，特殊类型糖尿病，骨质疏松症，心肌病变，肝功能损伤。

（八）治疗

患者入院后给予门冬胰岛素三餐时4U-2U-4U及甘精胰岛素睡前14U皮下注射；给予口服维生素D 600mg，每日1次；骨化三醇0.25μg，每日1次；雌激素1mg，每日1次。完善血色病相关基因检测：*HJV*基因复合杂合突变（c.338 del T，c.962 G＞A，c.963 C＞A）。遵血液科医师会诊意见，给予去铁胺静脉泵入；遵心内科医师会诊意见，给予口服美托洛尔12.5mg，每12小时1次。

二、病例分析

患者为青年女性，首发症状为停经，但未诊治，后因出现乏力、多饮、多尿等症状就诊。患者停经6个月以上，闭经诊断明确。闭经病因方面，患者既往月经规律，暂不考虑子宫性及下生殖道发育异常性闭经。患者无应激、长期剧烈运动、过度节食、营养不良等相关病史，无口服避孕药、抗抑郁药等特殊药物服用史，考虑下丘脑性闭经可能性不大。雄激素水平正常，没有卵巢分泌雄激素或肾上腺分泌雄激素的证据，暂不考虑多囊卵巢综合征（PCOS）、先天性肾上腺皮质增生症（CAH）等雄激素增多疾病所致的月经异常；甲状腺功能正常，暂不考虑甲状腺功能异常所致的月经异常。性激素提示LH、FSH明显降低，GnRH兴奋试验FSH、LH未被兴奋，垂体MRI无垂体占位，符合垂体性闭经。患者在无感染、应激的情况下，多次测血糖超过11.1mmol/L，伴多饮、多尿症状，糖尿病诊断明确。分型方面，患者青年起病，体型消瘦，糖尿病酮症酸中毒（diabetic ketoacidosis，DKA）起病，依赖胰岛素治疗，无糖尿病家族史及其他代谢综合征组分，考虑1型糖尿病可能性大。同时，患者入院前查ACTH、TT_3及TT_4降低，需除外合并其他内分泌轴功能减低。

诊断需首先除外自身免疫性多内分泌腺病综合征（autoimmune polyendocrine syndrome，APS）。APS是免疫耐受缺失引起的多发性内分泌腺体功能障碍综合征，分为APS-1和APS-2两个亚型。APS-1较为罕见，是一种常染色体隐性单基因遗传病，典型的三联征为皮肤黏膜慢性念珠菌感染、原发性肾上腺皮质功能减退症及原发性甲状腺功能减退症。APS-2更为常见，与基因多态性有关，遗传背景相对复杂，主要临床表现是原发性肾上腺皮质功能减退症、1型糖尿病及自身免疫性甲状腺疾病，亦可伴发性腺功能减退症、自身免疫性垂体炎、恶性贫血、脱发等。该患者糖尿病自身抗体均阴性，且甲状腺功能、肾上腺皮质功能正常，无其他自身免疫病证据，APS诊断暂不成立。

患者除存在性腺功能减退症及糖尿病外，还有皮肤颜色加深、血清铁、铁蛋白及转铁蛋白饱和度明显升高等非内分泌疾病表现，需高度警惕系统性疾病所致的内分泌腺体功能异常。铁负荷过多的疾病包括反复输血、高铁饮食、酗酒及HHC等。HHC是一类常染色体遗传性疾病，是由于基因突变导致铁代谢异常，铁在组织器官中过量沉积，从而造成多种器官功能障碍。根据发病年龄、临床表现、致病基因及遗传方式的不同，将HHC分为4类。因遗传方式的不同，HHC患者的临床表现差异较大。患者可仅有轻度生化异常、乏力或关节疼痛，亦可出现严重的器官功能障碍，如心肌病、糖尿病、肝硬化及肝细胞癌等。结合该患者病例特点，考虑HHC可能性大。完善MRI，提示肝、胰腺、心肌铁过载；完善各内分泌轴功能、骨密度等系统受累情况评估，明确有垂体、胰腺内分泌腺、骨受累；完善基因检测示*HJV*基因突变，HHC（ⅡA型）诊断明确。

该病主要的治疗方法为放血治疗和/或铁螯合治疗，对其所致的内分泌功能障碍应予以相应的激素替代治疗。本例患者予铁螯合治疗，联合外源性胰岛素、雌激素、钙剂和维生素D补充，仍需长期随访患者月经、血糖情况，同时密切检测甲状腺、肾上腺皮质功能、铁蛋白等指标。同时，应对患者的一级亲属进行筛查，从而在不可逆的器官损伤发生之前进行早期诊断。

三、临床查房

1. 什么是遗传性血色病？

遗传性血色病（HHC）是一类常染色体遗传性疾病，是由于基因突变导致铁代谢异常，铁在组织器官中过量沉积，从而造成多种器官功能障碍。该病起病隐匿，通常在疾病晚期、并发症出现时被诊断。

2. 遗传性血色病的发病率如何？

欧洲HHC患者中，83%～100%的患者携带*HFE*基因C282Y纯合型，在青少年血色病患者中广泛分布了*HJV*基因G320V突变。*HFE*相关HHC的患病率在欧洲及美国、澳大利亚等国类似，为1/400～1/200人。但是，关于亚洲人HHC发病率及基因诊断分型数据较少。

3. 遗传性血色病的发病机制是什么？

铁调素是一种由肝产生的肽类激素，在机体内铁平衡的调节中起到负性调节的作用。铁调素可以与细胞膜上唯一外向转运铁元素的铁转运蛋白结合，诱导细胞通过内吞作用下调铁转运蛋白数量，从而导致肠道铁吸收能力下降，以及巨噬细胞向循环中释放铁的减少。铁调素的合成受一些蛋白的调节，这些蛋白在肝细胞中表达，包括遗传性血色病蛋白（HFE）、转铁蛋白受体2（transferring receptor2，TfR-2）、铁调素调节蛋白（hemojuvelin，HJV）和膜铁转运蛋白。参与铁代谢的特定基因发生突变或缺失，可导致铁代谢的异常。

4. 遗传性血色病有哪些分型？

根据发病年龄、临床表现、致病基因及遗传方式的不同，将HHC分为4类，见表5-1。

表5-1 遗传性血色病分型

分型	基因	蛋白	遗传方式	发病年龄
Ⅰ型	*HFE*	遗传性血色病蛋白	常染色体隐性遗传	成年
ⅡA型	*HJV*（*HFE2*）	铁调素调节蛋白	常染色体隐性遗传	儿童或青少年
ⅡB型	*HAMP*	铁调素	常染色体隐性遗传	儿童或青少年
Ⅲ型	*TFR2*	转铁蛋白受体2	常染色体隐性遗传	青年或成年
ⅣA型	*FPN/SLC40A1*	膜铁转运蛋白	常染色体显性遗传	成年
ⅣB型	*FPN/SLC40A1*	膜铁转运蛋白	常染色体显性遗传	成年

5. 遗传性血色病有哪些临床表现？

除罕见的青少年血色病（Ⅱ型HHC）外，HHC患者症状多出现于几年甚至几十年后。该病男性患者的外显率高于女性患者，女性患者因月经或生育丢失部分铁，故其铁过载的程度较男性患者轻。因遗传方式的不同，HHC患者的临床表现差异较大。患者可仅有轻度生化异常、乏力或关节疼痛，亦可出现严重的器官功能障碍，如心肌病、糖尿病、肝硬化及肝细胞癌等。Ⅱ型HHC患者铁调素几乎完全缺失，血清铁水平显著增高，铁在组织器官中沉积速度快。因此，患者发病年龄小、临床表现严重，性腺功能减退及心肌病等器官功能障碍可能是Ⅱ型HHC患者的初始症状。

6. **何时怀疑存在遗传性血色病?**

因为既往未诊断的HHC可最终导致心脏、肝和多个内分泌器官出现衰竭，所以如果患者有以下1个或多个体征和症状，则临床医师应怀疑存在HHC的可能性，并进行必要的检查：①不明原因的肝功能异常、慢性肝脏疾病或肝硬化；②伴或不伴心力衰竭或传导障碍的心脏增大；③糖尿病；④性腺功能减退症，表现为男性患者出现性欲减退和勃起功能障碍；⑤皮肤色素沉着过度；⑥不明原因的疲乏；⑦关节病，尤其累及第二和第三掌指关节；⑧铁过载阳性家族史。

7. **如何诊断遗传性血色病?**

当患者的转铁蛋白饱和度大于45%，男性和绝经后女性血清铁蛋白水平大于300μg/L，绝经前女性血清铁蛋白水平大于200μg/L时，需疑诊HHC。需要结合患者的病史以及其他辅助检查，以除外缺氧及炎症等因素的影响。肝活检可评估肝脏铁浓度及肝脏受累程度，起初被用于确诊HHC。但目前更多的依赖无创方法，采用增强MRI评估心脏、肝、胰腺等器官铁过载程度，再通过基因检测作出基因诊断。

8. **遗传性血色病需要与哪些疾病相鉴别?**

在HHC的鉴别诊断方面，转铁蛋白饱和度有重要作用。在HHC患者中，转铁蛋白饱和度通常是升高的。如果患者血清铁蛋白明显升高，但转铁蛋白饱和度正常或下降，需与缺氧、炎症、感染以及脂肪肝等疾病相鉴别。在除外上述情况下仍无法明确诊断，需考虑少见疾病如遗传性铜蓝蛋白缺乏症等。

9. **遗传性血色病所致糖代谢异常的特点有哪些?**

HHC患者胰腺受累可继发糖耐量异常或糖尿病的发生。HHC致糖尿病的发病机制尚未明确，目前公认的主要机制包括胰岛素分泌缺陷和继发于肝损害的胰岛素抵抗。胰腺铁沉积引起胰岛B细胞氧化应激增加，从而导致胰岛B细胞凋亡、胰岛素分泌不足。由于肝脏铁过载，肝对胰岛素抵抗增加，也加速了糖尿病的发生。与早期2型糖尿病不同，HHC患者胰岛B细胞分泌胰岛素的量远不足以满足其对胰岛素的需求。

10. **遗传性血色病引起性腺功能减退的原因有哪些?**

HHC患者性腺功能减退的病因涉及多种因素，直接因素包括垂体铁过载、睾丸内铁沉积，间接因素包括糖尿病及肝硬化等。铁沉积多发生在腺垂体，神经垂体受累者罕见。性腺功能减退主要继发于垂体促性腺激素细胞中铁沉积过量所致的促性腺激素分泌减少，即低促性腺激素性性腺功能减退症。由于垂体铁过载，HHC患者基础促性腺激素浓度低，性激素水平明显下降；且经促性腺激素释放激素刺激后，FSH和LH仍无反应，垂体MRI可有铁过载的影像学表现。男性患者常见的症状为体毛减少，性欲减退和勃起功能障碍，甚至出现不同程度的睾丸萎缩。女性表现为继发性闭经，性欲减低和不孕。

11. 遗传性血色病患者骨代谢异常的表现如何?

HHC可导致骨量减少或骨质疏松，主要与性腺功能减退以及铁过载程度有关。铁过载可抑制成骨细胞活性，并不直接影响骨吸收；当合并性腺功能减退时，破骨细胞对甲状旁腺素的敏感性增加，骨吸收增强、骨形成受到抑制。Ⅱ型HHC患者铁过载发生迅速、程度严重，且常合并性腺功能减退，故Ⅱ型HHC患者几乎均发生骨质疏松。

12. 遗传性血色病还可导致哪些内分泌腺体受累?

HHC患者甲状腺及肾上腺受累者少见，其可能的机制为TSH细胞或ACTH细胞铁沉积所继发的甲状腺或肾上腺功能减退；或是由于铁在甲状腺或肾上腺中沉积所致的原发性腺体功能异常。虽然过多的铁可在促性腺激素细胞、促甲状腺激素细胞、促肾上腺激素细胞、生长激素细胞及催乳素细胞中沉积，但其在促性腺激素细胞中沉积更为常见。亦有少数HHC所致甲状旁腺功能减退症的病例报道，其发病机制与铁在甲状旁腺沉积引起的腺体浸润性破坏有关。

13. 如何治疗遗传性血色病?

对于有症状的HHC患者、存在终末器官损伤的HHC患者及血清铁蛋白水平和/或转铁蛋白饱和度进行性升高的HHC患者，推荐静脉放血治疗或铁螯合治疗。同时，对其所致的内分泌功能障碍应予以相应的激素替代治疗。研究表明，放血治疗可延缓HHC器官功能障碍的进展。早期诊断和治疗HHC，对改善胰岛素的分泌及性腺功能的恢复亦有一定的帮助。但对于年龄较大、病程较长的HHC患者，器官功能的损伤则不可逆转。

14. 遗传性血色病患者该如何随访?

在HHC确诊后，应由血液科医师根据患者铁蛋白的水平及器官受损严重程度为患者制订治疗方案。在祛铁治疗过程中，应每月检查1次血清铁蛋白水平，直到达到目标水平50～100μg/L。同时，在治疗过程中应密切关注受累脏器功能恢复情况，以及其他可能受累的脏器功能情况，警惕新出现的系统损害。对于已经存在肝硬化的患者，应密切监测肿瘤标志物及肝影像学变化，警惕肝癌的发生。

15. 遗传性血色病患者的预后如何?

HHC患者预后的关键因素为诊断时是否存在不可逆的器官功能损害，如肝硬化、心肌病等。对于不合并严重器官功能障碍的患者，生存率与普通人群无明显差异，但对于诊断时即存在重要器官不可逆的损害的HHC患者，生存率明显下降。因此，在HHC诊断后，需评价患者各系统受累情况，并早期有针对性的治疗。同时，应对HHC患者的一级亲属进行筛查，从而在不可逆的器官损伤发生之前进行早期诊断。

四、推荐阅读

[1] PELUSI C, GASPARINI DI, BIANCHI N, et al. Endocrine dysfunction in hereditary hemochromatosis [J]. J Endocrinol Invest, 2016, 39: 837-847.

[2] POWELL LW, SECKINGTON RC, DEUGNIER Y. Haemochromatosis [J]. Lancet, 2016, 388: 706-716.

[3] BRISSOT P, PIETRANGELO A, ADAMS PC, et al. Haemochromatosis [J]. Nat Rev Dis Primers, 2018, 4: 18019.

[4] KOWDLEY KV, BROWN KE, AHN J, et al. ACG clinical guideline: hereditary hemochromatosis [J]. Am J Gastroenterol, 2019, 114 (8): 1202-1218.

[5] KAWABATA H. The mechanisms of systemic iron homeostasis and etiology, diagnosis, and treatment of hereditary hemochromatosis [J]. Int J Hematol, 2018, 107: 31-43.

（于　淼）

病例6 血糖高，胰岛素治疗，反复低血糖

一、病历摘要

患者，女性，52岁。因“多尿、多饮、消瘦4年，反复心悸、出汗2年”入院。

（一）现病史

患者于2015年出现多尿、多饮、口干伴体重减轻，每日饮水量3.0～3.5L，尿量相当，伴体重减轻（半年内从60kg→50kg），否认恶心、呕吐，在当地医院查空腹血糖12.7mmol/L，空腹C肽0.33nmol/L（0.99ng/ml），空腹胰岛素31.2pmol/L，HbA1c 12%；1型糖尿病相关抗体：IAA、GADA、ICA均为阴性，当时诊为2型糖尿病，先后用门冬胰岛素、甘精胰岛素、精蛋白重组人胰岛素30R皮下注射控制血糖，并加强饮食运动管理，血糖平稳下降，多尿、多饮症状缓解。1个月后无明显诱因血糖再次升高，复查空腹血糖13.2mmol/L，空腹C肽、餐后1小时及2小时C肽均＜0.003nmol/L（0.01ng/ml）；复查1型糖尿病相关抗体，IAA转为（＋），GADA、ICA（－），随后将方案调整为门冬胰岛素三餐前8U、6U、8U＋甘精胰岛素早晚10U、10U皮下注射，联合阿卡波糖50mg，每日3次，血糖仍有波动。2016年11月复查空腹血糖12.4mmol/L，空腹C肽＜0.003nmol/L（0.01ng/ml）。

2017年1月，患者无明显诱因出现反复发作性心悸、出汗，伴头晕、手抖、乏力，并伴注射局部的荨麻疹、风团和瘙痒，更换胰岛素种类效果不佳，发作时测血糖最低达2.0mmol/L，进食后症状缓解，每日发作4～6次，自述发作无规律且与进餐种类无关。2017年7月在当地医院住院查血糖3.4mmol/L；空腹胰岛素＞3000mU/L（高于可测上限），空腹C肽＜0.003nmol/L（0.01ng/ml）；抗核抗体（ANA）阴性，胰腺CT检查未发现占位性病变，诊断为“1型糖尿病，自身免疫性低血糖”，给予泼尼松10mg，每日2次，治疗后低血糖发作减少，但减量或停药后症状反复，后因不能耐受糖皮质激素副作用而自行停药。于2017年10月在当地医院行血浆置换，效果仍不佳。2018年8月来北京协和医院治疗。

（二）既往史

患者既往甲状腺结节史，高脂血症并使用他汀类药物治疗，否认巨大儿分娩史，月经规律。

（三）家族史

否认糖尿病家族史。

（四）体格检查

入院查体BP 130/87mmHg，P 88次/分，BMI 24.14，腰围88cm，甲状腺Ⅰ度肿大，质软，无触痛，双下肢无水肿，双足背动脉搏动减弱。双下肢皮肤浅感觉稍减退，双下肢音叉震动觉减退。

（五）辅助检查

评估肝肾功能、腺垂体功能、钙磷代谢指标未见异常，查HbA1c 5.8%，IAA＞400RU/ml，ICA、GADA、IA2-Ab（－），腹部MRI提示胰腺萎缩（图6-1），胰岛素注射局部出现荨麻疹、风团伴瘙痒并可持续4小时以上，餐前及夜间频发低血糖，血糖最低为2.2mmol/L。历次同步测定血糖、胰岛素、胰岛素原、C肽及IAA测定结果比较见表6-1，同时发现总IgE 151kU/L（＜60kU/L）。

表6-1　病程不同时期胰岛素、C肽及胰岛素原的测定数值

日期	血糖（mmol/L）	胰岛素（pmol/L）	C肽（pmol/L）	胰岛素原（pmol/L）	IAA	备　注
2015-03	12.7	31.2	329.7	NA	－	起病初
2015-04	13.2	NA	＜30	NA	＋	门冬胰岛素＋甘精胰岛素强化治疗1个月后
2017-10	NA	21521.5	＜30	NA	＋	赖脯胰岛素泵入＋泼尼松 20mg/d
2018-3	3.4	657.3	＜30	＜0.2	＋	常规人胰岛素＋NPH原液皮下注射
2018-8	4.4	823.2[a] ＜3[b] ＜3[c] 150[d]	＜30	＜0.2	＋	门冬胰岛素稀释泵入 10～20U/ml
2019-7-10	4.1	830.4	＜30	＜0.2	＋	门冬胰岛素稀释泵入1年后
2019-8-5	9.9	＜3	＜30	＜0.2	＋	谷赖胰岛素胰岛素稀释泵入

注：[a]化学发光法；[b]酶联免疫法（ELISA）；[c]ELISA＋PEG沉淀；[d]ELISA＋酸化后。

（六）诊断

考虑诊断为外源性胰岛素自身免疫综合征（exogenous insulin autoimmune syndrome，EIAS），局部脂肪萎缩以及胰岛素过敏。

（七）治疗

患者既不能停用外源性胰岛素（内源性胰岛功能完全缺乏），也不能接受长期免疫抑制剂治疗。遂将门冬胰岛素用生理盐水稀释为1/10原液（10U/ml）后皮下持续泵入，并联用达格列净10mg，每日1次；阿卡波糖100mg，每日3次，患者血糖控制平稳。出院后患者逐渐将稀释倍数减少，但给予1/5原液（20U/ml）泵入时，再次出现频发低血糖及皮疹、风团伴瘙痒的症状。同时发现胰岛素注射局部的脂肪萎缩（图6-2），外用糖皮质激素药膏无效。患者2019年3月再次间断出现低血糖，多在夜间发作，2019年7月再次入院，将门冬胰岛素稀释10倍，嘱其规律睡前加用生玉米淀粉，夜间低血糖发作次数较前明显减少，遂将门冬胰岛素改为谷赖胰岛素皮下稀释泵入（仍予生理盐水稀释10倍），并加用西替利嗪10mg，每日1次，抗过敏治疗，患者血糖逐步平稳（图6-3、图6-4），未再出现低血糖、胰岛素过敏现象及新的注射部位脂肪萎缩，改用谷赖胰岛素稀释后复查胰岛素水平较前明显下降（表6-1），之后出院2个月后随访患者述血

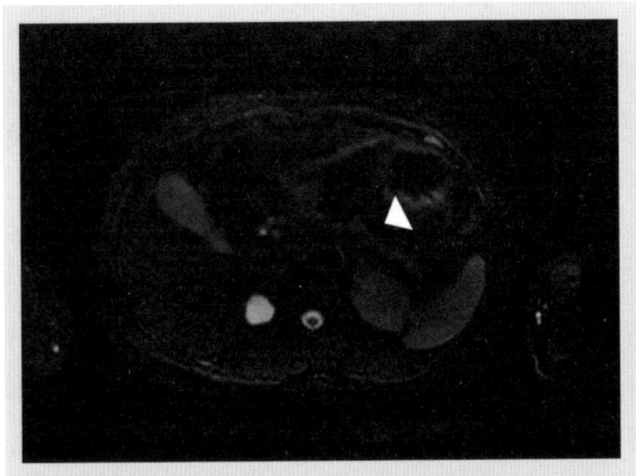

图6-1　胰腺萎缩（白色箭头所示）

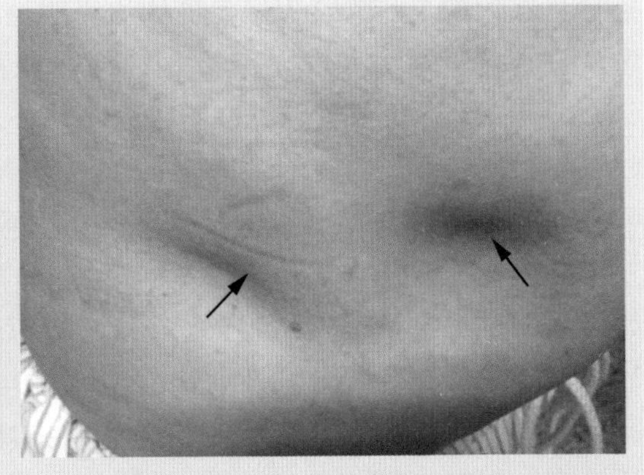

图6-2　胰岛素注射部位脂肪萎缩（黑色箭头所示）

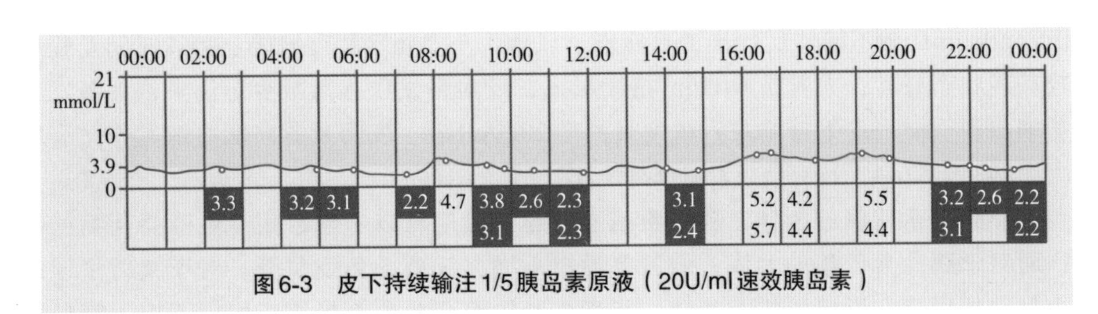

图6-3　皮下持续输注1/5胰岛素原液（20U/ml速效胰岛素）

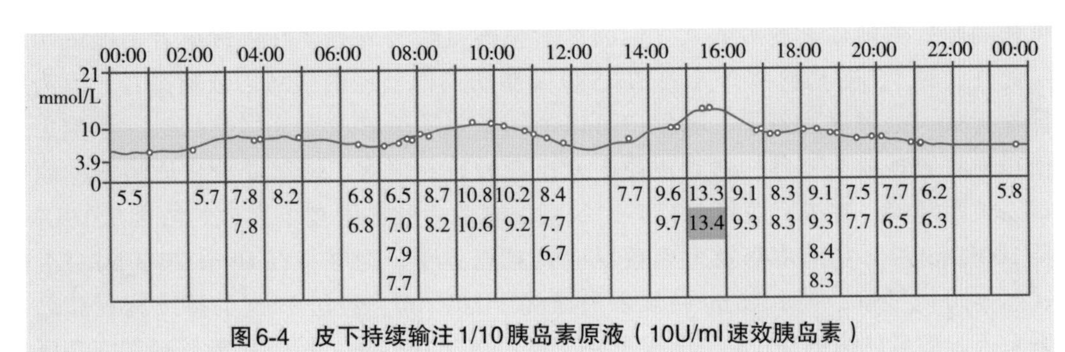

图6-4　皮下持续输注1/10胰岛素原液（10U/ml速效胰岛素）

糖控制好，未再发生低血糖、胰岛素过敏，无新发脂肪萎缩，既往脂肪萎缩部位无变化。

（八）出院诊断

1型糖尿病、EIAS、局部脂肪萎缩、胰岛素过敏、胰腺萎缩。

二、病例分析

患者为中年女性，缓慢起病，主要表现为多尿、多饮、体重减轻等典型高糖毒性症状且伴空腹血糖＞7mmol/L，糖尿病诊断明确。对于糖尿病分型方面，起病初C肽0.33nmol/L（0.99ng/dl），提示虽胰岛功能受损但内源性胰岛素分泌功能仍有保留，包括IAA在内的1型糖尿病相关抗体均为阴性，起病初符合2型糖尿病的临床诊断。然而患者在应用胰岛素强化治疗后，起初血糖控制可，1个月后却再次出现血糖升高，且C肽处于持续不可测状态，IAA转为阳性。之后血糖高低波动且出现了胰岛素注射局部的瘙痒、硬结、风团等不良反应。

比较在基线状态（胰岛素原液皮下注射）、持续皮下泵入用生理盐水稀释后的胰岛素（终浓度为10～20U/ml）约1年后，体内IgE抗体滴度下降，而IAA（一般是IgG）始终强阳性，而胰岛素水平除改用谷赖胰岛素稀释泵入后测不出外，其余时间点均明显高于正常上限，而C肽及胰岛素原水平均在可测值以下。提示上述表现源于外源性胰岛素诱导产生的胰岛素自身抗体，该抗体不仅会导致变态反应，也会带来血糖的高低波动，同时还可能会进一步攻击胰岛B细胞，从而造成B细胞的快速下降至消耗殆尽，从而呈现为快速进展的1型糖尿病表型。经过约1年的持续胰岛素类似物稀释液（10～20U/ml）皮下输注后，局部荨麻疹、风团大小及瘙痒程度减轻、持续时间及程度均较基线状态好转；尤其是10U/ml持续泵入，低血糖发作逐渐减少至消失，无新发脂肪萎缩出现。而当皮下持续泵入浓度升高至20U/ml后，夜间及餐前低血糖发作又有增多（图6-3、图6-4）且有新发脂肪萎缩出现。

在非胰岛素依赖的个体，胰岛素诱发的超敏反应可以考虑改用口服降糖药物的方案；而对于胰岛素依赖的个体，则需要通过不同方法诱导免疫耐受。对于胰岛素导致的Ⅰ型超敏反应，可应用脱敏疗法，北京协和医院李乃适等报道应用持续皮下胰岛素泵可作为较好的胰岛素脱敏方案，但胰岛素原液持续泵入方案在该例患者不能成功脱敏。此外，对于IgG型抗体介导的EIAS以及脂肪局部萎缩的胰岛素依赖患者，因为脱敏治疗无效，处理更为棘手，有报道可以使用糖皮质激素及血浆置换疗法。本例患者曾使用血浆置换效果不佳，对糖皮质激素反应较好，但因不能接受糖皮质激素的副作用难以长期坚持。在进行脱敏治疗时，我们发现患者胰岛素皮下泵入的浓度从10U/ml升至100U/ml时，局部皮疹及低血糖反应就难以耐受，而维持在10～20U/ml时上述症状基本可以缓解，但10U/ml的效果明显优于20U/ml。经过52周的持续稀释胰岛素皮下泵入，患者体内的IgE水平明显下降，虽IAA未能转阴，但低血糖及局部变态反应均明显缓解，且体重减轻，中心性肥胖也得到改善。

胰岛素持续稀释皮下泵入期间，用化学发光（CL）法测定血清胰岛素水平，同步用酶联免疫吸附试验（ELISA）测定聚乙二醇（polyethylene glycol，PEG）沉淀前后、酸化前后胰岛素水平。发现上述方法胰岛素测定结果差异较大，用CL法检测胰岛素水平为823.2pmol/L，同步ELISA检测则小于最小可测值（＜3pmol/L），PEG沉淀后仍＜3pmol/L，但酸化处理（解离抗原抗体结合，释放出游离胰岛素后），可以测出胰岛素为150pmol/L。CL法测定门冬胰岛素稀释泵入及谷赖胰岛素稀释泵入（稀释倍数和泵入胰岛素剂量保持一致）时，在血糖稳定的前提下，前者血清胰岛素检测浓度为830.4pmol/L，后者则为＜3pmol/L。究其原因，笔者推测胰岛素自身抗体会显著影响到胰岛素的测定。在接受门冬胰岛素稀释液注射期间，笔者分别用CL法和ELISA法同步对患者的胰岛素水平进行了检测，结果CL法能够测到832.2pmol/L，ELISA法却小于可测范围。推测是胰岛素自身抗体可能完全遮挡了ELISA试剂盒中检测抗体的胰岛素结合位点，而CL试剂盒中的检测抗体识别位点则没有或不是完全被遮挡。PEG的作用是沉淀大分子蛋白，PEG沉淀后该患者的胰岛素浓度仍小于可测范围，提示患者血清中的胰岛素可能完全被抗体结合，因此PEG沉淀后仍不能测出。酸化处理的作用是迫使胰岛素和胰岛素抗体解离，游离胰岛素被释放出，此时胰岛素能够被ELISA法测出，进一步证明了胰岛素抗体的存在。将胰岛素更换为谷赖胰岛素且血糖稳定的前提下（稀释倍数和泵入胰岛素剂量与门冬胰岛素保持一致），CL法测定的胰岛素水平则从830.4pmol/L下降至＜3pmol/L，提示不同胰岛素类似物的抗原识别表位可能存在不同。

用PCR-SBT检测人类白细胞抗原（human leukocyte antigen,HLA）基因，该患者HLA分型结果如下：HLA-A11：01/11：01、HLA-B13：01/55：12、HLA-C01：02/03：04、HLA-DRB104：05/15：01、HLA-DQB104：01/04：01，而其中HLA-DRB104：05-DQB104：01既是EIAS，也是暴发性1型糖尿病主要易感单倍体型，也是胰岛素过敏的易感基因型。

三、临床查房

1. 什么是胰岛素自身免疫综合征（insulin autoimmune syndrome，IAS）？

IAS是引起低血糖的重要原因，这个概念由Hirata首先提出，又称Hirata病。一般是指没有外源性胰岛素使用史的患者出现了高滴度的胰岛素自身抗体（IAA），通常由含巯基类的药物以及一些自身免疫性疾病诱发。该病有较大的种族差异，日本2017～2018年的全国调查提示IAS是内源性高胰岛素性低血糖的第五大病因，但在亚裔以外的人群中却少有报道。

2. 外源性胰岛素可以导致IAS吗？

近年来发现，由外源性胰岛素所诱发的自身抗体引起的反复低血糖，也应该属于IAS的范畴，并将其命名为EIAS。

3. EIAS如何发现并确诊?

EIAS的诊断需要首先与胰岛素本身引起的低血糖进行鉴别。在停用外源性胰岛素或类似物后，尤其当停药时间超过5个药物半衰期后，仍有反复发作低血糖的患者，且低血糖的发生与胰岛素注射时间、剂量及饮食运动均无关时，应该考虑EIAS的可能性。

在进一步排除了胰岛素瘤内分泌以及肝肾疾病后，同时测定IAA滴度超过参考范围4～10倍以上，可考虑是EIAS。但对于那些内源性胰岛素水平极度缺乏、不能停用外源性胰岛素的个体，该类疾病的诊断将更为棘手。除了测定血中的IAA水平外，可以考虑行OGTT或者在低血糖发作时同步测定血糖、C肽、胰岛素以及胰岛素原的水平，并可以考虑用不同的检测方法来测定胰岛素的水平，并结合PEG沉淀、酸化处理等方法。若血液中胰岛素的水平明显升高，且胰岛素/C肽的比值（换算成相同单位后）大于1，且用不同的测定方法胰岛素的水平差别较大时，需要考虑EIAS的可能性。

4. 除了低血糖外，外源性胰岛素还可以引起哪些自身免疫反应?

随着高度纯化的重组人胰岛素、胰岛素类似物的广泛应用，大大降低了IgG及Ig型胰岛素抗体的产生，但却未能完全消除外源性胰岛素引起的超敏反应——包括胰岛素过敏、局部脂肪萎缩及EIAS，一般认为胰岛素过敏主要表现为风团、荨麻疹以及局部瘙痒，主要由IgE介导；而局部脂肪萎缩以及EIAS主要由IgG介导。

5. EIAS是否存在基因易感性?

EIAS的报道非常少见，而病例总结中发现主要集中在亚裔人种，这与非外源性胰岛素所致IAS的人种分布一致，提示该病可能存在基因易感性。

IILA-DRD104:05-DQD104.01单倍体型被报道为各种1型糖尿病的高危类型，包括缓慢起病的1型糖尿病、快速起病的1型糖尿病及暴发性1型糖尿病的高危型，同时也被报道为EIAS的易感基因型，也与药物诱发的一系列自身免疫性疾病相关（如药物诱发的SLE）。

国内已有妊娠期糖尿病使用胰岛素发生Ⅰ型超敏反应后诱发暴发性1型糖尿病的报道。在携带1型糖尿病或EIAS易感基因的2型糖尿病个体过早开启胰岛素治疗，有可能诱导IAA产生而进一步触发B细胞的快速破坏从而引起1型糖尿病的快速暴发。因此有必要早期识别胰岛素的治疗反应，必要时结合*HLA*基因分型，对该类患者进行预警并避免胰岛素干预诱发的严重不良反应。

6. 胰岛素引起EIAS的发病机制有哪些?

动物与人胰岛素在1型糖尿病患者中引起IAA的阳性率分别为29%和10%，提示外源性人胰岛素虽一级结构和内源性胰岛素相同，但仍具有一定免疫原性，这可能与给药途径与生理状态不同，三维结构在高浓度状态下发生改变有关。而目前使用的各类短效胰岛素类似物，是将胰岛素的氨基酸b3、b28～30、a21的序列进行修改或添加侧链，从而影响其皮下形成多聚体的能力而缩短或延长作用时间。但由于a1～3、 a19、b12、b23～25对于胰岛素的抗原性较为重要，而这些位点在目前的类似物中基本无改变，因此它们的抗原性与人胰岛素基本无差异。

7. 胰岛素的自身抗体是否均具有致病性？

有些患者虽然能测出IAA的阳性，但临床上并没有明显的低血糖症状。因此，胰岛素自身抗体的生化性质与致病性可能存在重要的相关性。用Scatchard分析法，能将多克隆的IAA根据其与胰岛素的亲和力以及结合容量分为两种类型：第一种为低亲和力且高结合容量的抗体，第二种为高亲和力且低结合容量的抗体。前者的致病性较大，是因为该类抗体可使胰岛素这类大分子充分结合在未结合的抗体剩余空间上，但并不紧密，易于解离，因此造就了该类患者血糖的不稳定性。胰岛素抗体不饱和时外源性胰岛素可以与其结合而表现为胰岛素抵抗和高血糖，当抗体的结合能力达到饱和或由于某种原因，如高糖刺激，促进抗原抗体突然解离，则可出现严重的低血糖，这是在OGTT中会出现糖负荷后早期高血糖和糖负荷后晚期低血糖的原因。

8. EIAS的常规治疗方法还有哪些？

对于EIAS，对于胰岛素非依赖患者，停用胰岛素是最佳选择。而对于内源性胰岛功能缺乏的患者，约50%的患者在改换胰岛素剂型、加用改善胰岛素敏感性的口服降糖药物减少胰岛素总用量及单次注射量后低血糖逐渐缓解。在口服降糖药物中，首先推荐α糖苷酶抑制剂应用。该类药物的作用机制考虑为延缓食物的吸收，既可以避免进一步刺激内源性胰岛素的产生，同时又可以延长食物吸收入血的时间，从而起到削峰去谷的作用。而另外50%的患者则需通过使用糖皮质激素、免疫抑制剂或血浆置换的方法才能使低血糖得到缓解，是否需要使用类固醇激素与IAA的滴度并无明确相关性。

9. 生理盐水稀释后的皮下胰岛素持续泵入的方法是否能够保证有效性和安全性？

早在2012年时，Beata等就报道了一个儿童病例，患儿为2.5岁（身材矮小，体重小于同龄儿的第3百分位数），糖尿病病史1年，每日胰岛素剂量为4.0～6.5U，其中18%～25%作为基础率，血糖波动较大，因低血糖频发有时需要停泵治疗。而后将赖脯胰岛素用生理盐水稀释至10U/ml，每3日更换1次泵内胰岛素，患者血糖波幅明显减轻，后随访20个月的时间，患儿有追赶生长。此后Diabetologia在2015年刊载了一篇RCT研究，在11例3～6岁的1型糖尿病患儿中进行自身对照的研究，比较门冬胰岛素原液（100U/ml）和用生理盐水稀释5倍至20U/ml后放置入闭环胰岛素输注系统，发现两组之间在药代动力学上没有差异，然而吸收的变异度（T_{max}）在胰岛素稀释组要好于胰岛素原液组。这一研究充分说明了生理盐水稀释胰岛素皮下持续泵入的可行性。

10. 本例患者在长期应用皮下稀释胰岛素泵入后近期及远期效果如何？

本例患者经过超过52周的持续稀释胰岛素皮下泵入，在IAA持续阳性的情况下血清总IgE浓度明显下降，血清胰岛素水平在同类型胰岛素使用前后无明显变化，C肽及胰岛素原仍然低于可测下限，提示胰岛素自身抗体仍然存在且内源性胰岛功能完全丧失。患者52周内未使用任何免疫抑制剂，间断服用H_1受体阻断剂（盐酸西替利嗪）的情况下，临床症状得到明显改善：①注射局部瘙痒、风团及硬结IAA基本消失；②夜间低血糖频率下降至每月1次，且不低于2.8mmol/L；③糖化血红蛋白数值较前改善，体重及腰围较前下降；④无新增脂肪萎缩，原局部脂肪萎缩部位较前变浅（图6-5）。

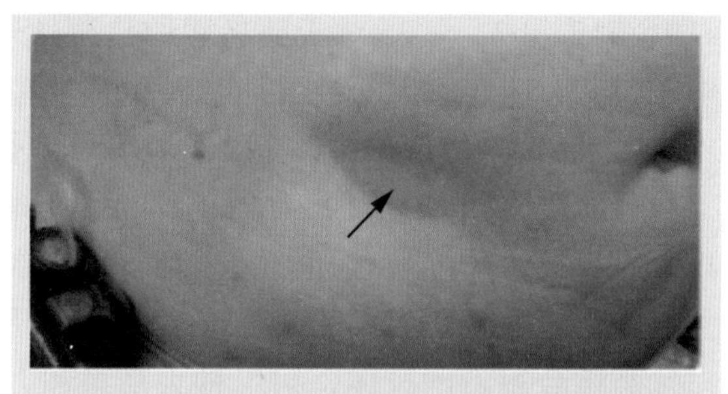

图6-5　患者治疗后局部脂肪萎缩部位变浅

11. 是否存在外源性胰岛素诱发的1型糖尿病?

该例患者在应用胰岛素强化治疗后1个月出现IAA阳性，同时C肽从329.7pmol/L降低至不可测，提示IAA可能破坏了内源性B细胞的功能。早在2008年就有日本学者Nakamura报道了在3例2型糖尿病患者中，给予外源性胰岛素后迅速产生的胰岛素自身抗体，快速破坏了胰岛功能，快速进展为胰岛素依赖性糖尿病，称为胰岛素诱导的1型糖尿病（insulin-triggered T1DM）。

12. 外源性胰岛素诱导的胰岛素依赖性糖尿病有什么临床特点?

2014年日本学者又在JCEM杂志上报道了6例外源性胰岛素诱导的1型糖尿病，6例中有4例男性，2例女性。其中，5例起病时表现为2型糖尿病，1例为IGT状态；病程最短为2年，最长为30年；BMI 17.1 ～ 27.8，6例中4例有一级亲属糖尿病家族史。从胰岛素注射到发生C肽缺乏的时间最短为2个月，最长为17个月，平均为7.7个月，均短于本例患者，且6例中3例均合并胰岛素过敏。测定1型糖尿病自身抗体（ICA、GADA、IA2 Ab及ZnT8 Ab）发现，6例中有3例≥1项自身阳性，而其余3例均为阴性。IAA测定提示均为高滴度阳性。

13. 哪些外源性胰岛素有可能诱导胰岛素依赖性糖尿病?

在日本学者报道的6例患者中，有使用常规人胰岛素、低精蛋白中效胰岛素、预混人胰岛素以及速效胰岛素，而该例患者最初使用的是甘精胰岛素和门冬胰岛素，之后又更换了多种胰岛素，但自身免疫反应无明显改善，因此目前没有发现哪一种特异性胰岛素更容易造成该类疾病。

14. 外源性胰岛素诱导的胰岛素依赖性糖尿病有什么遗传背景?

日本学者报道的6例患者，均进行了*HLA*的分型，并进行了胰岛素基因的可变数目串联重复序列（variable number of tandem repeats，VNTR）多态性。发现50%的患者携带有DRB104：05-DQB104：01单倍体型（HLA-DR4），而另50%的患者则携带DRB109：01-DQB103：03单倍体型（HLA-DR9）。这两种单倍体型均为1型糖尿病的高危单倍体型。而前述HLA-DR4对EIAS的发生同样有重要意义，携带该基因型的患者可能由于EIAS的发生而因外源性胰岛素的使用诱发了1型糖尿病。此外，VNTR多态性虽然不影响胰岛素分子的氨基酸顺序，但却影响胰岛素在胸腺中的表达水平，该

6例患者的VNTR均为Ⅰ类等位基因，该类等位基因会导致胰岛素特异性自身反应性T细胞在胸腺内的清除不力，因此可能难以抑制T细胞介导的自身免疫反应。

15. 该例患者的诊治给临床带来什么启示?

对于一些外源性胰岛素过敏或者自身免疫性低血糖的患者，存在基因易感性，且上述反应可能导致胰岛功能的快速丢失。因此存在该类现象的患者，如果有条件，应该进行高危基因鉴定，如果存在高位基因型或基因监测不能开展，则应该尽量使用其他降糖手段。一旦发生胰岛素缺乏的情况，则一方面必须给予胰岛素补充，另一方面则需要克服自身免疫反应相关的症状，除了给予免疫抑制剂（如糖皮质激素）外，可以考虑长期生理盐水稀释胰岛素皮下泵入的方法，对于减轻临床症状同时避免药物副反应有较好的疗效。

四、推荐阅读

[1] FINEBERG SE，KAWABATA TT，FINCO-KENT D，et al. Immunological responses to exogenous insulin [J]. Endocrine Reviews，2007，28（6）：625-652.

[2] YAMADA Y，KITAYAMA K，OYACHI M，et al. Nationwide survey of endogenous hyperinsulinemic hypoglycemia in Japan（2017-2018）：Congenital hyperinsulinism，insulinoma，non-insulinoma pancreatogenous hypoglycemia syndrome and insulin autoimmune syndrome（Hirata's disease）[J]. J Diabetes Investig，2020，11（6）：554-563.

[3] NAKAMURA M，NISHIDA W，YAMADA Y，et al. Insulin administration may trigger pancreatic β-cell destruction in patients with type 2 diabetes [J]. Diabetes Res Clin Pract，2008，79（2）：220-229.

[4] NISHIDA W，NAGATA M，IMAGAWA A，et al. Insulin administration may trigger type 1 diabetes in Japanese type 2 diabetes patients with type 1 diabetes high-risk HLA class Ⅱ and the insulin gene VNTR genotype [J]. J Clin Endocrinol Metab，2014，99（9）：1793-1797.

[5] YOSHIDA M，ASAI M，MIYATA M，et al. Combination therapy with liraglutide and sulfonylurea for a type 2 diabetic patient with high titer of anti-insulin antibodies produced by insulin therapy [J]. Diabetes Research and Clinical Practice，2012，96（3）：55-56.

[6] YOSHIDA M，MURAKAMI M，OGAWA K，et al. Repeated hypoglycemia caused by the overproduction of anti-insulin antibodies and isolated ACTH deficiency in a type 2 diabetic patient receiving insulin Therapy [J]. Diabetes Care，2013，36（2）：22.

[7] 郭伟红，崔瑾，杨玲，等. 妊娠后期胰岛素过敏合并暴发性1型糖尿病一例 [J]. 中华糖尿病杂志，2019，11（9）：630-632.

[8] 李伟，李路娇，张茜，等. 聚乙二醇沉淀法和凝胶层析分离法在糖尿病患者使用外源性胰岛素所致低血糖鉴别诊断中的应用价值初探 [J]. 中华糖尿病杂志，2016，8（12）：758-762.

[9] YUAN T，ZHAO WG，WANG LL，et al. Continuous subcutaneous insulin infusion as an effective method of desensitization therapy for diabetic patients with insulinaAllergy：A 4-year single-center experience [J]. Clin Ther，2016，38（11）：2489-2494.

[10] WENG AT，ZACHARIAE C，CHRISTENSEN KB，et al. Five-month follow-up shows no improvement in dermatological complications in children with type 1 diabetes using continuous glucose monitoring systems and insulin pumps [J]. J Diabetes Sci Technol，2021，15（2）：317-323.

［11］平凡，张化冰，王林杰，等．外源性胰岛素诱发的自身免疫性低血糖病例总结并文献复习［J］．中华糖尿病杂志，2013，5（6）：347-350.

［12］MIANOWSKA B，SZADKOWSKA A，FENDLER W，et al．Use of lispro insulin diluted with normal saline to 10 U/ml in an insulin pump：Case Report［J］．J Diabetes Sci Technol，2012，6（5）：1238-1239.

［13］RUAN Y，ELLERI D，ALLEN JM，et al．Pharmacokinetics of diluted（U20）insulin aspart compared with standard（U100）in children aged 3-6 years with type 1 diabetes during closed-loop insulin delivery：a randomized clinical trial［J］．Diabetologia，2015，58：687-690.

［14］YUAN T，LI JP，LI M，et al．Insulin autoimmune syndrome diagnosis and therapy in a single chinese center［J］．Clin Ther，2019，41（5）：920-928.

［15］SHEN YM，SONG XX，REN YZ．Insulin autoimmune syndrome induced by exogenous insulin injection：a four-case series［J］．BMC Endocr Disord，2019，19：148.

（平　凡　黎　明）

病例7 反复意识不清，低胰岛素水平

一、病历摘要

患者，男性，73岁。因“反复意识不清6周”入院。

（一）现病史

患者于6周前早晨7时无明显诱因出现全身大汗，家人发现后呼之不应，用力推动唤醒后反应迟缓，神志恍惚，问答不切题。当时无手足搐搦，无二便失禁、口吐白沫、角弓反张。进食后清醒，无法回忆当时发生的事情，醒后无不适感觉，无头晕、头痛、肢体活动障碍、流涎。到医院检查血糖3.02mmol/L，血钾3.37mmol/L。午餐后复测血糖5.5mmol/L，血钾4.29mmol/L。同时测肝、肾功能（-），血常规（-），甲状腺功能（-）。腹部超声：下腹部略高回声包块；肝囊肿，胆囊壁粗糙，脾大，双肾囊肿。腹部CT：前列腺癌术后改变，腹盆腔内占位，考虑为恶性。全身骨显像：右侧胸锁关节局部骨代谢增强，考虑骨关节病；第4腰椎局部骨代谢增强。未明确低血糖原因，未予特殊处理。

此后每日均于晨起出现意识不清，且持续时间逐渐延长，甚至达晚餐前，家人唤醒后给予糖水及进食后可完全清醒。意识不清时曾伴有尿失禁，恶心呕吐2～3次。醒后恢复常态，均无不适感觉。5周前到当地医院复查血糖2.11mmol/L，血钾4.29mmol/L，PSA-T 0。24天前当地医院超声引导下腹部肿物穿刺，病理显示：恶性肿瘤。22天前于当地医院住院（检查情况不详），诊断为“低血糖症”，出院后开始规律加餐，夜间约每3小时饮葡萄糖水，1次300～400ml，晨起意识不清较前减少。在北京协和医院门诊查血钾3.4mmol/L，血糖1.2mmol/L。患者自发病以来，自觉反应较前迟钝、记忆力减退，体力、睡眠不佳；平时不易感冒，食欲佳，无恶心、呕吐，无皮肤颜色改变；无头痛、视力下降、视物模糊、视野缺损；无畏寒、手胀，间断有下肢水肿；无乏力、发作性松弛性瘫痪。每日排便1次，夜尿1～3次，体重无明显变化。

（二）既往史

9年前确诊前列腺原位癌，行前列腺摘除术及双侧睾丸切除术。高血压病史3～4年，最高血压150/90mmHg，现服用氨氯地平5mg，每日1次，平日血压（140～150）/（80～90）mmHg。

（三）个人史

吸烟10年，每日4～5支。

（四）婚育史、家族史

无特殊。

（五）体格检查

身高170cm，体重75kg，BMI 25.9，BP 145/80mmHg，体型中等稍偏胖，神志清楚，言语流利，反应稍迟钝，问答切题。肤色不黑，掌纹、牙龈无色素沉着，黑棘皮征（－）。甲状腺无肿大。双肺呼吸音清，未闻及干湿啰音。心率86次/分，律齐，未闻及病理性杂音。腹软，无压痛、反跳痛，肝脾肋下未及，移动性浊音（－），耻骨联合上叩诊实音，双下肢水肿（＋）。

（六）辅助检查

［**常规检查**］血、尿常规（－），便常规＋OB（－），ESR（－）、凝血功能（－），肝、肾功能、血钙磷、血脂（－），血钾3.9mmol/L，血钠143mmol/L。pH 7.41，PO_2 81.1mmHg，PCO_2 43.3mmHg，HCO_3^- 27mmol/L。

［**心电图**］窦性心律，心电图不正常，左室肥厚。

［**内分泌相关检查**］入院后监测血糖在1.2～9mmol/L，低血糖时测胰岛素、C肽、胰岛素原水平，结果见表7-1。行4小时OGTT试验，结果见表7-2。

表7-1　患者低血糖时胰岛素、C肽、胰岛素原水平

测血糖时间	血糖（mmol/L）	胰岛素（mU/L）	C肽［nmol/L（ng/ml）］	胰岛素原（pmol/L）
入院第1天10pm	1.7	0	0	＜0.1
入院第2天3am	1.4	0	0.2（0.6）	＜0.1
入院第2天7am	1.2	0	0	＜0.1

表7-2　患者4小时OGTT结果

服糖时间（分钟）	血糖（mmol/L）	胰岛素（mU/L）	胰岛素原（pmol/L）	C肽（ng/ml）
0	1.1	0.70	＜0.1	0.10
30	5.0	0.78	＜0.1	0.00
60	8.2	19.78	＜0.1	1.35
120	3.3	1.29	＜0.1	0.58
180	1.2	0.33	＜0.1	0.18
240	1.3	0.47	＜0.1	0.04

PRL 5.5ng/ml；血ACTH 20.5pmol/L（93.1pg/ml，当时血糖1.3mmol/L），24hUFC 174.6μg；GH 1.1ng/ml（当时血糖1.1mmol/L），IGF-1 34ng/ml；甲状腺功能（－）、24小时尿儿茶酚胺（－），血醛固酮、肾素活性（－）。ICA、GADA、IAA（－）。

［**肿瘤标志物检查**］CEA、CA242、CA19-9正常，血AFP 5.2μg/L，细胞角蛋白片段2.57μg/L，组织多肽抗原1.92μg/L，神经烯醇化酶4.51μg/L，血PSA-F＜0.01μg/L，PSA-T 0。

［**免疫相关检查**］Vimentin（＋）、CD99（＋）、CD56（散在＋）、NSE（－）、PSA（－）、P504（－）、syn（－）、CgA（－）、S100（－）、AE1/AE3（－）、Insulin（－）、Ki-67 20%。

［**影像学检查**］B超：脂肪肝；肝多发囊肿；脾大；双肾多发囊肿；盆腹腔内可见大小约30cm×30cm×12cm低或无回声，考虑盆腹腔巨大实性占位。胸部CT平扫＋增强：双肺间质性纹理增多；双肺下叶及左肺上叶舌段示斑片样及索条样密度增高影；双侧胸膜局部增厚；甲状腺左叶及右叶区病变。腹部及盆腔CT（图7-1）：下腹部及腹壁肿物，多个分叶状，向下延伸至盆腔，不均匀中度强化，考虑恶性，转移不除外；双侧腹股沟多发小淋巴结；肝囊肿；双肾囊肿。奥曲肽显像：腹部异常所见，性质待定，请结合临床。全身骨显像：颅骨、四肢长骨异常所见，性质待定。双肩、双腕、双踝及双手小关节异常所见，考虑退行性变；余全身骨骼未见异常。

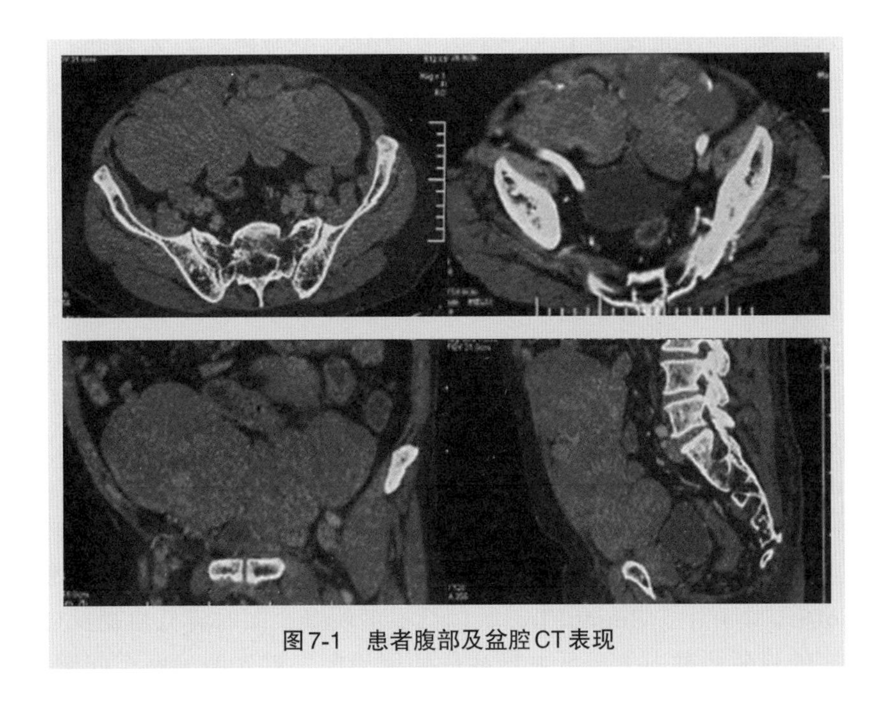

图7-1　患者腹部及盆腔CT表现

［**病理学检查**］B超引导下盆腔肿物穿刺病理：小细胞肿瘤，结合免疫组化，考虑为原始神经外胚层肿瘤（PNET）。

（七）诊断

低血糖症，非胰岛细胞肿瘤性低血糖，腹腔原始神经外胚层肿瘤，高血压病，甲状腺结节，肝囊肿，双肾囊肿，脂肪肝。

（八）治疗

入院后嘱患者定时加餐，夜间2～3小时加餐1次，血糖较前升高，但仍反复有低血糖发作。多科会诊：建议首选手术治疗，若外科无法手术完整切除，可以考虑化疗。患者年龄大，肿瘤巨大，手术风险大，向患者家属充分交代病情，患者家属不愿手术，要求化疗。转入肿瘤内科，化疗前评估，复查血气：PO_2 64mmHg，PCO_2 58mmHg，呼吸内科会诊考虑不除外睡眠呼吸暂停综合征，但患者肺功能恐难以耐受化疗，建议睡眠多导图监测和呼吸机治疗。经肿瘤科专业组查房，认为患者化疗风险巨大，且化疗效果预期很差，不建议化疗。与患者家属交代病情，同意不行化疗，要求出院行中医治疗。出院后定时加餐，血糖维持在3～9mmol/L。

二、病例分析

本例患者为老年男性，病程较短。主要的临床表现为“晨起意识不清，反复发作多汗，进食后缓解”，体重变化不大，平时食欲佳，不易感冒，无畏寒、手胀，间断下肢水肿。既往：前列腺原位癌切除术后。查体：BMI 25.9，营养良好，反应慢，下腹部叩诊实音。在意识不清发作时测血糖1～2mmol/L，血糖低时血胰岛素、C肽、胰岛素原水平均明显降低，同时在低血糖时ACTH、24小时尿皮质醇升高，而GH不高，IGF-1低于正常，IAA（－），测甲状腺功能（－），尿儿茶酚胺（－）。血钾水平正常或稍低于正常，肿瘤指标PSA-T、PSA-F（－），CEA、CA242、CA19-9（－），肺癌筛查：基本正常。ALB、TG、CHO、Hb均在正常范围。影像学检查：CT、奥曲肽显像和超声均提示下腹及盆腔巨大占位。胸部CT示双肺纹理增多，可见斑片及索条影。肿物穿刺病理：小细胞肿瘤，结合免疫组化，考虑为原始神经外胚层肿瘤（primitive neuroectodermal tumor，PNET）。免疫组化：Vimentin（＋）、CD99（＋）、CD56（散在＋）、Insulin（－）、Ki-67 20%。

患者有明确的低血糖的临床表现，包括心悸、大汗等交感神经兴奋表现；也有神志不清、昏迷等中枢神经抑制的表现，所以存在低血糖反应，有上述症状时测血糖多次均＜3mmol/L，多在1～2mmol/L，所以低血糖明确，同时有低血糖反应和低血糖，考虑低血糖症的诊断明确。关于低血糖症的病因诊断，首先明确两个问题：①是否成人，如果是儿童尤其是新生儿应注意遗传性疾病引起低血糖；②是否糖尿病患者，如果是应首先除外降糖药物引起的低血糖。患者不存在上述两方面问题。考虑为成人非糖尿病低血糖症。根据血糖低时胰岛素、C肽、胰岛素原水平，可以将低血糖症分为两种类型。当血糖＜3mmol/L时，胰岛素≥3.0mU/L（18pmol/L）、C肽≥0.2nmol/L（0.6ng/ml）、胰岛素原≥5.0pmol/L时，考虑由胰岛素升高引起低血糖，其又可分为两类，肿瘤引起（主要由胰岛素瘤引起，另外较少见的原因可为恶性胰岛素瘤、异位胰岛素瘤、其他肿瘤分泌胰岛素或其前体）和非肿瘤引起（包括自身免疫性低血糖、反应性低血糖、非胰岛素瘤胰源性低血糖）。本例患者血糖低时，胰岛素、C肽、胰岛素原水平均明显降低，所以不考虑上述疾病。

血糖＜3mmol/L时，胰岛素、C肽、胰岛素原水平不高于上述界值时考虑非胰岛素升高引起的低血糖，考虑有以下几个方面原因：①升糖激素减少引起，主要见于皮质醇或甲状腺素水平明显降低，患者无相关临床表现，检查相关激素不低，可除外；②危重疾病、营养不良、严重肝病，可由于糖异生的底物有限和糖原耗竭导致低血糖。本例患者肝功能正常，无酗酒史，营养状况良好，也不支持此种情况；③分泌IGF-2肿瘤致低血糖，为非胰岛细胞肿瘤性低血糖（non-islet-cell tumor hypoglycemia，NICTH）的主要原因，是一种较为少见的肿瘤伴随综合征。相关病例最早在1929年由Nadler等首次发现1例肝癌患者出现严重低血糖；1988年由Daughaday等首先报道了1例平滑肌肉瘤，分泌IGF-2引起严重的低血糖；1989年Lowe等提出肿瘤组织与IGF-2的分泌有关，并提出GH-IGF-1轴在诊断中占据重要价值。IGF-2与胰岛素具有同源性，与胰岛素有交叉反应，可同时作用在胰岛素受体上，发挥胰岛素的降糖作用。正常状态下，细胞外液中IGF-2含量很低，不会发生明显降糖作用。肿瘤组织可分泌大量IGF-2，产生低血糖。同时，患者受低血糖抑制，胰岛素不分泌，所以血浆胰岛素、C肽和胰岛素原水平极低。临床上，分泌IGF-2肿瘤致低血糖的患者多表现为持续性极低的血糖，中枢神经抑制的症状明显。由于肿瘤多较大，多有肿瘤局部的压迫、疼痛等症状。本类疾病主要发生在恶性肿瘤中，由于肿瘤的消耗，患者常有体重减轻，此点有别于胰岛素瘤患者多有体重增加。

本例患者有明确的腹盆腔肿瘤，穿刺病理考虑为PNET，多次测GH、IGF-1明显低于正常，IAA（－），一般营养状况尚好，虽未测IGF-2，但不支持其他原因引起低血糖，考虑分泌IGF-2肿瘤致低血糖诊断。在治疗方面，因肿瘤多为恶性，如果手术能完整切除肿瘤，术后血糖多可恢复正常。但本例患者由于年龄较大，肺部有基础病变，肿瘤巨大，病理提示预后不佳，经多科会诊考虑手术、化疗效果均不佳，未能采取手术、化疗等针对原发病的治疗，给予了内科缓解低血糖的治疗。

三、临床查房

1. 低血糖症的临床表现有哪些？

主要包括两方面：

（1）自主神经兴奋的表现，包括心悸、焦虑、发汗、手抖、饥饿感，多为出现低血糖早期的表现。

（2）神经低血糖症状，包括头晕、无力、嗜睡、意识模糊，严重者可引起昏迷。多为持续性低血糖不能缓解时的表现。

2. 低血糖、低血糖反应和低血糖症三者的区别是什么？

低血糖：指实验室检查结果，血糖＜3mmol/L（55mg/dl）时即为低血糖。

低血糖反应：指患者有上述低血糖临床表现相关的症状，主要为自主神经兴奋的表现，如心悸、焦虑、发汗等，此时患者不一定血糖低，如血糖由高值快速下降时，一些其他系统疾病如餐后综合征、心脏疾病等也可表现为自主神经症状。

低血糖症：指患者同时存在低血糖反应（临床表现）和低血糖（实验室检查）。

3. 成人非糖尿病低血糖症分类有哪些？

根据低血糖时胰岛素（或C肽、胰岛素原）水平分为两大类：胰岛素介导性和非胰岛素介导性。

当血糖＜3mmol/L时，胰岛素≥3.0mU/L（18pmol/L）、C肽≥0.2nmol/L（0.6ng/ml）、胰岛素原≥5.0pmol/L时，考虑为胰岛素介导性低血糖；胰岛素、C肽、胰岛素原水平小于上述值时考虑为非胰岛素介导性低血糖。

胰岛素介导性低血糖可分为两类：肿瘤引起（主要由胰岛素瘤）和非肿瘤引起（包括自身免疫性低血糖、反应性低血糖、非胰岛素瘤胰源性低血糖）。

非胰岛素介导性低血糖主要分为三类：①升糖激素减少引起（主要见于皮质醇明显降低）；②危重疾病、营养不良、严重肝病，可由于糖异生的底物有限和糖原耗竭导致低血糖；③分泌IGF-2肿瘤致低血糖。

4. 什么是非胰岛细胞肿瘤性低血糖？

非胰岛细胞肿瘤性低血糖（NICTH）。多种肿瘤可导致低血糖，包括胰岛细胞肿瘤和非胰岛细胞肿瘤，NICTH指胰岛细胞肿瘤以外其他肿瘤引起的低血糖，多为恶性肿瘤。引起低血糖最常见的原因为肿瘤产生大量的加工不完全的IGF-2（big IGF-2），与胰岛素受体结合使葡萄糖利用增加，产生低血糖。另外，少见的原因是产生抗胰岛素或胰岛素受体自身抗体，或肿瘤广泛浸润导致肾上腺或肝破坏引起低血糖，多见于间叶性肿瘤、纤维瘤、肝细胞癌和结直肠癌患者。故分泌IGF-2肿瘤致低血糖为NICTH的主要原因。

5. 分泌IGF-2肿瘤致低血糖主要临床表现是什么？

主要有两方面的临床表现：低血糖症状和肿瘤的症状。约50%的患者以低血糖症状就诊，低血糖多为持续性严重的低血糖，更常见于空腹状态，多有中枢神经抑制的表现，部分患者以昏迷作为低血糖的初始表现。另有50%的患者首先出现肿瘤的症状，表现为肿瘤区域疼痛、压迫，后发现低血糖，10%～20%的患者既往有肿瘤切除术史，但之前无低血糖。其他临床表现可有体重减轻，约50%的患者出现低钾血症。

6. IGF家族的成员和作用是什么？

IGF家族包括胰岛素、IGF-1、IGF-2，它们在结构上具有同源性。其中胰岛素主要受血糖调控，血糖升高会刺激胰岛素分泌达到降糖效果；IGF-1主要受GH调控，在

GH的作用下，肝和周围组织分泌IGF-1，产生促进躯体生长的效果；IGF-2主要受IGF-2印记基因和相关抑癌基因的调控，肝和周围组织产生IGF-2，其与胚胎生长发育有关。Insulin、IGF-1、IGF-2，分别作用在靶细胞胰岛素受体和IGF受体上发挥作用，因其在结构上的同源性，所以作用在受体上有交叉反应。

7. IGF-2引起低血糖的原因是什么？

血清IGF-2为7.5kD的单链多肽，67个氨基酸组成，包括B、C、A、D四个结构域，其与胰岛素具有同源性，与胰岛素有交叉反应，可同时作用在胰岛素受体上，发挥胰岛素的降糖作用，肿瘤分泌IFG-2的数量巨大，所以会引起持久的低血糖。

8. 为何在分泌IGF-2肿瘤致低血糖患者中测定血IGF-2多在正常范围？

正常状态下，细胞外液中IGF-2含量很低，不会发生明显降糖作用。在血管中绝大多数的IGF-2与IGF结合蛋白3（IGF binding proteins 3，IGFBP3）和酸敏感亚单位（acid labile subunit，ALS）结合成150kD三聚体，分子量较大，不易透过毛细血管内皮，不会引起低血糖。测定的IGF-2一般为这一部分。肿瘤分泌的为高分子量的IGF-2，11～18kD，称为big IGF-2。big IGF-2由IGF-2的前体pro IGF-2 E结构域21位残基O端糖基化而来。big IGF-2不易与IGFBP3和ALS形成三聚体，能穿过毛细血管，到达有胰岛素受体的细胞，引起低血糖。所以患者血液中形成三聚体的普通分子量的IGF-2多不高，如能测定big IGF-2，则会明显高于正常。

9. 分泌IGF-2肿瘤致低血糖患者GH、IGF-1降低的原因是什么？

在低血糖的应激下，正常情况会刺激GH分泌增多，进一步会引起IGF-1的升高，但分泌IGF-2肿瘤致低血糖患者肿瘤分泌的大量的IGF-2能抑制垂体分泌GH，引起GH、IGF-1水平下降。作为升糖激素之一的GH下降，会进一步加重低血糖。肿瘤切除后GH、IGF-1水平会恢复正常。

10. 分泌IGF-2肿瘤致低血糖患者低钾血症的原因是什么？

约50%的患者会出现血钾轻中度的下降，其与IGF-2与胰岛素受体结合，发挥类似胰岛素的作用有关，使葡萄糖和血液中钾离子，转移到细胞内而引起细胞外低钾。

11. 分泌IGF-2肿瘤致低血糖与胰岛素瘤患者临床表现有何异同？

相同点：两者均可以引起血糖的持续性降低，均有典型的低血糖临床表现，包括自主神经兴奋和神经低血糖症状。

不同点：①分泌IGF-2肿瘤致低血糖多为持续性严重的低血糖，更常见于空腹状态；而胰岛素瘤引起低血糖既可以表现为空腹状态出现，又可以表现为空腹和餐后均出现，有少部分胰岛素瘤患者仅表现为餐后出现低血糖。②分泌IGF-2肿瘤致低血糖多有相关肿瘤的症状，表现为肿瘤区域疼痛、压迫，部分有肿瘤切除史；胰岛素瘤多数为良性肿瘤，瘤体小，不易被发现，所以多数无肿瘤相关症状。③分泌IGF-2肿瘤致低血糖由于多存在较大肿瘤，且持续时间不短，由于肿瘤的消耗，多数有体重减轻，部分可表现为恶病质；胰岛素瘤多为良性，瘤体小，胰岛素有促进脂肪、蛋白质合成的作用，加之为预防低血糖患者进食较前增多，所以大部分患者体重会明显增加。

12. **如何鉴别分泌IGF-2肿瘤致低血糖与其他胰岛素不高的低血糖症?**

其他胰岛素不高的低血糖症主要包括两方面：①升糖激素减少引起，主要为肾上腺皮质功能减退和甲状腺功能减退。前者临床会有消瘦、食欲减退、恶心、低血压等表现，后者会有畏寒、水肿、手胀等相关临床表现。实验室检查，皮质醇或甲状腺素低于正常。②危重疾病、营养不良、严重肝病，可由于糖异生的底物有限和糖原耗竭导致低血糖，临床上会有明显其他基础疾病、恶病质或肝功能异常等表现。上述两种情况除腺垂体功能减退引起的继发肾上腺皮质功能减退外，低血糖会刺激GH分泌增多，所以检查GH、IGF-1不低。而分泌IGF-2肿瘤致低血糖患者GH、IGF-1水平低于正常，也无上述两类疾病的临床表现及实验室检查异常，同时多会发现较大肿瘤，不难鉴别上述疾病。

13. **如何诊断分泌IGF-2肿瘤致低血糖?**

目前尚无统一的诊断标准，多具备以下特征：①持续而严重的低血糖症；②为非胰岛素升高引起的低血糖，血糖＜3mmol/L时，胰岛素＜3.0mU/L（18pmol/L）、C肽＜0.2nmol/L（0.6ng/ml）、胰岛素原＜5.0pmol/L；③血GH、IGF-1低于正常；④血清IGF-2/IGF-1＞10或IGF-2高于正常；⑤检测到血清中高水平的big IGF-2可确诊；⑥影像学检查多可发现较大肿瘤；⑦排除其他原因引起低血糖。

14. **分泌IGF-2肿瘤致低血糖的肿瘤的病理表现是什么?**

肿瘤大多较大，重量达2～4kg，70%的肿瘤大于10cm。主要发生在恶性肿瘤中，多为来源于间叶组织和上皮细胞的肿瘤。在上皮细胞来源的肿瘤中，肝细胞癌最为常见，其他较多见的为胃癌、间皮瘤、平滑肌肉瘤、血管内皮细胞瘤、肠道肿瘤等。

15. **分泌IGF-2肿瘤致低血糖如何治疗?**

主要分两方面：原发病肿瘤的治疗和低血糖的内科治疗。

（1）肿瘤治疗：本类疾病治疗的主要部分是治疗引起低血糖的原发肿瘤，如果手术能完整切除肿瘤，术后血糖可恢复正常，复查IGF-1正常，GH-IGF-1轴恢复；若肿瘤不可切除，条件允许下，可实施减瘤手术；根据肿瘤类型，可选择化疗、放疗、冷冻消融、射频消融或选择性栓塞肿瘤滋养血管来控制肿瘤，从而达到改善低血糖的目的。

（2）内科治疗：无法治疗潜在恶性肿瘤的情况下，可用内科治疗缓解低血糖，包括增加热量摄入（包括定时加餐及静脉输注葡萄糖）。如果仍出现低血糖，可考虑糖皮质激素治疗，常用药物为泼尼松每日30～60mg（口服）。如果低血糖持续存在，可试用胰高血糖素治疗。不推荐GH治疗，因其会促进肿瘤生长。

四、推荐阅读

[1] FUKUDA I，HIZUKA N，ISHIKAWA Y，et al. Clinical features of insulin-like growth factor-Ⅱ producing non-islet-cell tumor hypoglycemia [J]. Growth Horm IGF Res，2006，16：211-216.

[2] SCOTT K. Non-islet cell tumor hypoglycemia [J]. J Pain Symptom Manage，2009，37 (4)：1-3.

[3] BODNAR TW，ACEVEDO MJ，PIETROPAOLO M. Management of non-islet-cell tumor hypoglycemia：a clinical review [J]. J Clin Endocrinol Metab，2014，99 (3)：713-722.

[4] DYNKEVICH Y，ROTHER KI，WHITFORD I，et al. Tumors，IGF-2，and hypoglycemia：insights from the clinic，the laboratory，and the historical archive [J]. Endocr Rev，2013，34 (6)：798-826.

[5] NAUCK MA，REINECKE M，PERREN A，et al. Hypoglycemia due to paraneoplastic secretion of insulin-like growth factor-Ⅰ in a patient with metastasizing large-cell carcinoma of the lung [J]. J Clin Endocrinol Metab，2007，92 (5)：1600-1605.

[6] SCHOVANEK J，CIBICKOVA L，CTVRTLIK F，et al. Hypoglycemia as a symptom of neoplastic disease，with a focus on iInsulin-like growth factors producing tumors [J]. J Cancer，2019，10 (26)：6475-6480.

[7] FUKUDA I，ASAI A，NAGAMINE T，et al. Levels of glucose-regulatory hormones in patients with non-islet cell tumor hypoglycemia：including a review of the literature [J]. Endocr J，2017，64 (7)：719-726.

[8] GARLA V，SONANI H，PALABINDALA V，et al. Non-islet cell hypoglycemia：case series and review of the literature [J]. Front Endocrinol (Lausanne)，2019，10：316.

（付　勇）

病例8 肝大、生长迟缓

一、病历摘要

患者，女性，15岁。因“发现肝大、生长迟缓15年”入院。

（一）现病史

患者为第3胎第3产，母亲孕期无特殊疾病史，无服药史，足月顺产，头先露。出生时哭声响亮，无青紫窒息，出生体重3000g，身长不详，出生时家人即发现其腹部膨隆，曾在当地医院诊断“肝大”。母乳喂养至3岁，1岁开始添加辅食。6个月第1颗乳牙萌出，9个月会坐，2岁半开始走路，从小身高矮于同龄女童，一直无月经来潮，无乳房发育，无身高突增。患者为初一学生，学习成绩差，因体力差一直不参加体育课。2010年7月在当地医院腹部超声提示肝大并实性占位，双肾实质弥漫性回声改变。2010年8月在外院查血常规：WBC 9.9×10^9/L，Hb 88g/L，PLT 363×10^9/L。血生化：Glu 3.05mmol/L，ALT 99U/L，AST 177U/L，GGT 134U/L，UA 636μmol/L，乳酸14.82mmol/L。自测空腹指血血糖波动于3.1～5.9mmol/L，两次低至1～2mmol/L。腹部超声：肝大并弥漫性回声改变，肝左叶内实性结节性质待定，双肾体积大并弥漫性回声改变。腹部CT：肝大，肝内多发低密度影。

2010年9月就诊于北京协和医院门诊，考虑为糖原贮积症，为进一步诊治入院。起病以来，患者精神食欲可，平时易饥饿，易出汗，无晨起意识障碍；体型一直较瘦，体力欠佳，1次可步行1～2km，无关节疼痛，无剧烈活动后肌肉痉挛；主食每餐150～200g，每日排便2～3次，不成形；无畏寒、肢端肿胀感；平时较易感冒，无体位改变时头晕、心悸；经常鼻出血，可持续数小时；皮肤碰撞后较易出现瘀斑。

（二）既往史、个人史

无特殊。

（三）月经婚育史

尚无月经初潮，未婚未育。

（四）家族史

患者的姐姐出生后6个月因哮喘、高热夭折，父母述其“肝脾大”；哥哥出生时即发现肝大，目前21岁，生长发育一直落后于同龄人。父母非近亲结婚，否认类似病史。祖母53岁时因肝大、腹水去世。

（五）体格检查

BP 106/70mmHg；身高118.0cm，低于同年龄、同性别女性平均身高第三百分位数；体重22kg，低于同年龄、同性别女性平均体重第三百分位数，BMI 15.8；上部量63cm，下部量60cm，指间距119cm。发育欠佳，营养较差，皮肤偏干，面部痣不多，眼距不宽，无内眦赘皮，腭弓偏高，甲状腺不大。胸廓无畸形，双乳Ⅰ期。心界不大，心率90次/分，律齐，腹膨隆，无压痛，肝肋下7cm，脾肋下未及，移动性浊音（－），第四掌骨不短。阴毛Ⅰ期，幼稚女性外阴。双下肢不肿。

（六）辅助检查

［**常规检查**］血常规：WBC 10.43×10^9/L，Hb 94g/L，MCV 97.6fl，MCHC 314g/L，MCH 30.6pg。尿常规、便常规＋OB（－）。ALT 74U/L，Alb 52g/L，GGT 110U/L，AST 176U/L，血钠134mmol/L，血钾4.5mmol/L，TCO_2 14.6mmol/L，血钙2.77mmol/L，血磷1.27mmol/L，ALP 182U/L。Cr 42μmol/L，BUN 5.68mmol/L，Glu 2.8mmol/L，胰岛素4.3mU/L，尿酮体阴性，UA 563μmol/L，TC 5.5mmol/L，HDL 0.95mmol/L，LDL 2.17mmol/L，TG 10.92mmol/L，ApoA1 1.39g/L，ApoB 1.08g/L，Lp(a) 8mg/L，FFA 1195μmol/L。AST 104U/L，CK 27U/L，LD 163U/L。PT 10.2秒，APTT 26.9秒，INR 0.85。pH 7.366，PO_2 68.7mmHg，PCO_2 40.6mmHg，SBE-1.90mmol/L，cLac 6.4mmol/L。静脉血乳酸13.5mmol/L。尿乳酸12.5mmol/L。血小板聚集试验，ADP 46%↓。

［**肿瘤标志物检查**］AFP 6.9μg/L，CEA 7.38μg/L，CA242 7.2U/ml，CA19-9 22.7U/ml。

［**免疫相关检查**］肌酐清除率68.34ml/min。24小时尿钙5.32mg，24小时尿蛋白0.10g，iCa 1.25mmol/L。PTH＜3.00ng/L。血β_2微球蛋白2.04mg/L，尿β_2微球蛋白10.50mg/L。

［**内分泌相关检查**］IGF-1＜25.0ng/ml。ACTH 2.46pmol/L（11.2pg/ml）。血皮质醇437.46nmol/L（15.85μg/dl）。甲状腺功能：FT_3 5.21pmol/L（3.38pg/ml），FT_4 16.00pmol/L（1.24ng/dl），TSH 2.57mU/L。性腺激素：FSH 3.90U/L，LH 0.62U/L，E_2 50.87pmol/L（13.90pg/ml）。

［**影像学检查**］颈部超声：甲状腺回声不均匀，未见明确占位性病变，双侧甲状旁腺区未见明确占位。骨龄相：相当于8岁骨龄相。超声心动图：心脏结构与功能未见

明显异常，EF 72%。腹部CT：肝大，肝左叶及右叶小圆形及结节样稍低密度灶，血管瘤？

［**基因检测**］可见葡萄糖-6-磷酸酶（G6PC）基因复合杂合突变，c.310C＞T及c.665G＞A（图8-1）。

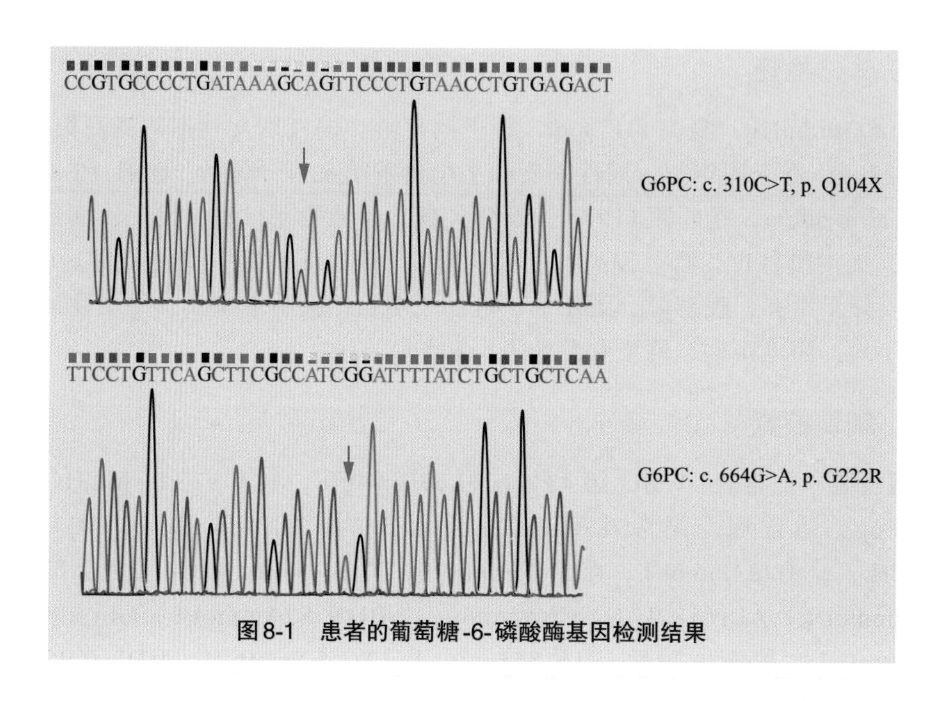

图8-1 患者的葡萄糖-6-磷酸酶基因检测结果

（七）诊断

糖原贮积症（glycogen storage disease，GSD）Ⅰ型，肝功能异常，肝脏占位，身材矮小，青春未发育，低血糖症，高脂血症，高尿酸血症，高乳酸血症。

（八）治疗

给予患者低嘌呤、低脂饮食，并给予生玉米淀粉每次40g，每日4次，监测空腹血糖3.9～5.6mmol/l，夜间血糖3.8～4.9mmol/L。给予薄荷石蜡油滴鼻，患者鼻出血好转。此后患者未再出现晨起意识障碍。查体：生命体征平稳，双肺呼吸音清，律齐，腹软，肝肋下7cm，质中，无压痛，双下肢不肿。复查血：ALT 72U/L，TP 78g/L，Alb 46g/L，GGT 111U/L，AST 155U/L，血钠136mmol/L，血钾3.8mmol/L，TCO_2 17.2mmol/L，血钙2.55mmol/L，Cr 39μmol/L，BUN 4.52mmol/L，Glu 4.0mmol/L，UA 455μmol/L，PA 350mg/L。血乳酸：9.1mmol/L。

二、病例分析

患者为青少年女性，慢性病程，出生即发现肝大，幼年时常哭闹、多汗，进食后哭闹缓解，平时进餐次数多，但进食后即有排便，腹膨隆。出生后生长发育落后，智力欠佳，乳房未发育，无月经来潮。有鼻出血，常有皮肤瘀斑。否认畏寒、便秘，无骨骼畸形。1个月前外院超声示肝大并肾弥漫性回声改变，患者父亲诉其曾有两次空腹血糖1～2mmol/L，外院查血乳酸高、尿酸高、ALT升高。家族史方面，姐姐出生时肝大，6个月夭折；哥哥出生时肝大，有类似病史。祖母53岁去世，当时有肝大、腹水。查体：身高体重均小于同龄儿的第三百分位数。体型消瘦，幼稚面容，无黄疸、皮肤偏潮，腹壁静脉显露，甲状腺不大，心率90次/分，双肺呼吸音清，肝肋下7cm，有压痛、叩痛，腹部无反跳痛，脾肋下未及，阴毛Ⅰ期，双下肢不肿。无面部多痣、颈蹼、盾状胸、乳距增宽等表现。结合患者的病史、临床表现及检查结果，目前考虑肝糖原贮积症可能性大。

GSD在新生儿中的发生率为1/25 000，其中90%以上为Ⅰ～Ⅳ型，GSD是糖原合成/分解过程中酶缺乏所致，除Ⅵ型为X连锁遗传外，均为常染色体隐性遗传，对所有类型鉴别诊断的金标准是对受累组织包括肝、心脏、肌肉的活检，组织活检检测相关酶活性有助于确诊，胰升糖素激发试验均有助于诊断。确诊可行基因检测。其中0型、Ⅰ型、Ⅲ型、Ⅵ型有低血糖表现。Ⅵ型患者低血糖程度较轻。本患者有低血糖及肝大的表现，考虑肝糖原贮积症Ⅰ型可能性大。肝糖原贮积症Ⅰ型为葡糖-6-磷酸酶缺乏症，又称von Gierke病，是由葡糖-6-磷酸（G6P）水解酶（Ⅰa型）或G6P转位酶（Ⅰb型）缺乏引起的常染色体隐性遗传病。临床表现为消瘦、幼稚面容、肝大、低血糖、高乳酸血症、高尿酸血症。治疗主要是白天频繁进食高碳水化合物饮食，夜间静脉滴注葡萄糖或服用生玉米淀粉，同时给予低嘌呤饮食。Ⅲ型为脱支酶缺陷病，表现为低血糖、高脂血症，血尿酸正常，AST/ALT↑，肝大，但青少年期可有好转趋势，伴身材矮小、肌炎、神经疾病、心肌病，治疗上也是给予多次进餐，高碳水化合物、高蛋白饮食。Ⅵ型是肝磷酸化酶缺陷所致，*PYGL*基因定位于14q21～q22，临床表现为肝大、低血糖，但症状轻。GSD患者常易发生肝腺瘤和肾脏疾病。由于血小板功能减退，患者常发生鼻出血或拔牙后出血不止。

本例患者青春未发育考虑与本病有关。该患者目前身高低于同年龄、同性别平均身高第三百分位数，IGF-1水平低，因为GSD患者本身肝合成IGF-1减少，IGF-BP减少，因此血中IGF-1总体水平低，可能为患者身材矮小的原因之一。GH治疗存在相应的风险，GSD患者合并肝腺瘤的数量可以很多，有1篇文献报道瘤体大者恶变风险可达50%。GH治疗可导致肝腺瘤的发生、增大或增多，并且不影响终身高，因此不建议GH治疗。

三、临床查房

1. 什么是肝糖原贮积症？共分为几型？

肝糖原贮积症是由于遗传性酶缺陷所致的糖原代谢紊乱性疾病，多数是糖原分解酶缺乏使糖原在组织内沉积过多。糖原代谢病可累及多个器官组织，主要侵及肝、心肌、肾及肌肉，幼年患者多以肝受累为主，而年龄较长者则多见肌肉受累。根据酶缺陷的不同和糖原在体内组织沉积的不同，分为14个亚型。Ⅴ～ⅩⅢ型临床少见。

2. 可导致临床低血糖的有哪几型？

可导致低血糖的肝糖原贮积症为0型、Ⅰ型、Ⅲ型、Ⅵ型、Ⅸ型。

3. 肝糖原贮积症Ⅰ型的流行病学如何？

GSD Ⅰ型发病率为1/100 000例活产儿，是最常见的GSD类型之一。

4. 肝糖原贮积症Ⅰ型的发病机制、分型如何？

1952年报道首例Ⅰ型GSD，是首个发现由酶缺乏引起的GSD，因此命名为GSD Ⅰ型。GSD Ⅰ型是一种常染色体隐性遗传病。GSD Ⅰa型发病机制为G6P水解酶活性缺乏，占GSD Ⅰ型的80%以上。G6PC是所有参与糖代谢途径的酶中唯一存在于细胞微粒体内的酶，主要在肝、肾中表达。GSD Ⅰa型突变的基因为*G6PC*基因编码水解酶，该基因位于染色体17q21。*G6PC*基因有100多种突变，其中多数为错义/无义突变。GSD Ⅰb型由G6P转位酶缺陷引起，该转位酶在体内广泛表达，能够转运G6P，还能反向转运磷酸盐，该酶也可能在中性粒细胞分化和免疫调节中发挥作用。GSD Ⅰb型突变的基因是G6P转位酶基因，是溶质载体家族37成员4（*SLC37A4*）位于染色体11q23。目前发现GSD Ⅰb型患者*SLC37A4*基因有100多种突变，其中大多为错义/无义突变，也有数量的缺失和剪接突变。

5. 肝糖原贮积症Ⅰ型的临床表现有哪些？

该病患者在3～6月龄时出现肝大和低血糖相关表现，可有癫痫发作，幼稚面容，生长障碍，身材矮小，肝大，下肢细瘦，反复发生细菌感染，化验可有低血糖症、乳酸性酸中毒、高尿酸血症和高脂血症。

6. 肝糖原贮积症Ⅰ型的诊断方法是什么？

当患者临床有低血糖、高乳酸血症、高甘油三酯血症、高尿酸血症和肝大时，拟诊GSD Ⅰ型。确诊依靠基因检测。GSD Ⅰa型突变的基因为*G6PC*基因编码水解酶，该基因位于染色体17q21。GSD Ⅰb型突变的基因是G6P转位酶基因，位于染色体11q23。目前肝活检少用。

7. 肝糖原贮积症Ⅰ型的鉴别诊断如何？

重点需要与其他可导致低血糖的肝糖原贮积症相鉴别。包括0型、Ⅲ型、Ⅵ型和Ⅸ型。0型患者无肝大。GSD Ⅲ型患者起病年龄较晚、低血糖症状轻微，化验血尿酸和乳酸正常。0型、Ⅲ型、Ⅵ型和Ⅸ型患者的酮症显著，而Ⅰ型患者的酮症不显著。具体类型的确定需要依靠基因监测。

8. 肝糖原贮积症的治疗有哪些？

肝糖原贮积症的治疗侧重于维持血糖生理水平。控制目标是使餐前血糖＞3.5～4.0mmol/L，血清尿酸浓度处于相应年龄的正常高值。静脉血碱剩余＞－5mmol/L，静脉血碳酸氢盐＞20mmol/L，TG浓度＜6.0mmol/L，尿乳酸/肌酐比＜0.06。GSD Ⅰb型患者粪便中α_1抗胰蛋白酶浓度正常。BMI在0～＋2标准差。治疗措施包括频繁口服葡萄糖维持血糖浓度，常选生玉米淀粉长期治疗。该治疗有腹泻、肠胀气和体重过度增加的副作用。婴儿采用母乳喂养，或采用添加麦芽糊精的无乳糖配方奶。6月龄以后可以换为生大米淀粉或生玉米淀粉。幼儿每3～4小时1次，每次1.6g/kg，大龄儿童、青少年和成人每4～6小时1次，每次1.7～2.5g/kg。饮食搭配以复合碳水化合物为主，占总能量的60%～70%，避免摄入糖、水果、果汁、高果糖玉米糖浆和山梨醇，限制摄入乳糖、半乳糖、果糖和蔗糖。婴儿采用基于大豆的配方奶。主要摄入必需的维生素和矿物质。口服枸橼酸盐或碳酸氢盐可治疗乳酸酸中毒，可碱化尿液从而降低肾结石的风险。枸橼酸钾每12小时口服5～10mEq。减少脂肪的摄入以减少酮体的生成。同时饮食应富含蛋白质，以保证营养及热量的需要，但不宜多给乳类，以免加重乳酸中毒。高尿酸血症发作期可采用秋水仙碱治疗，缓解期可采用别嘌醇治疗。高脂血症可采用他汀类和贝特类药物治疗。肝移植也可缓解高脂血症。定期进行肾超声检查，有蛋白尿者使用ACEI类或ARB类药物降尿蛋白。患者应增强体质，预防感染，及时发现并纠正酸中毒，若有感染立即给予适当的抗生素治疗，并给予含有葡萄糖及碳酸氢钠的饮料作为预防低血糖和酸中毒措施。动物实验研究表明腺病毒载体介导的基因疗法可有效治疗GSD Ⅰa型。

9. 肝糖原贮积症对患儿生长发育的影响有哪些？

GSD Ⅰ型和GSD Ⅲ型患者都可有身材矮小，其中GSD Ⅰa型患者身高较同年龄、同性别儿童平均身高第三百分位数者低35%，GSD Ⅰb型患者中身高低于同年龄、同性别儿童平均身高第三百分位数者约50%，1/3～1/2者终身高低于同年龄、同性别儿童第三百分位数，但个体差异较大。GSD患者身材矮小的病因并不完全清楚，目前主要有下列三方面的可能性：①长期营养不良；②长期乳酸酸中毒导致骨骼生长障碍；③内分泌方面，肝合成IGF-1不足，反复低血糖所致过量皮质醇分泌等。笔者在GSD患者中应用GH治疗不持积极态度。文献中报道此类患者经GH治疗后身高增加约6cm。但GH治疗存在相应的风险，GSD患者合并肝腺瘤的数量可以很多，有1篇文献报道瘤体大者恶变风险可达50%。GH治疗可导致肝腺瘤的发生、增大或增多，并且可能对终身高益处有限。

10. 为什么GSD Ⅰ型患者有空腹低血糖？

GSD Ⅰ型是由于肝、肾等组织中G6PC系统活力缺陷所造成，是GSD中最为多见者，本节以叙述其中常见的GSD Ⅰa型为主。正常人体中，由糖原分解或糖原异生过程所产生的葡糖-6-磷酸必须经G6PC系统水解以获得所需的葡萄糖，该酶系统可提供由肝糖原分解所得的90%葡萄糖，在维持血糖稳定方面起主导作用。当酶缺乏时，机体仅能获得由脱支酶分解糖原α-1,6-糖苷键所产主的少量葡萄糖分子（约8%），所以必然造成严重空腹低血糖。

11. GSD患者肝糖原合成增多的原因是什么?

正常人在血糖过低时其胰高糖素分泌随即增高以促进肝糖原分解和糖异生过程，生成葡萄糖使血糖保持稳定。Ⅰ型GSD患儿则由于G6PC系统的缺陷，葡糖-6-磷酸不能进一步水解成葡萄糖，因此由低血糖刺激分泌的胰高糖素不仅不能提高血糖浓度，却使大量糖原分解所产生的部分葡糖-6-磷酸进入糖酵解途径；同时，由于葡糖-6-磷酸的累积，大部分葡糖-1-磷酸又重新再合成糖原；而低血糖又不断导致组织蛋白分解，向肝脏输送糖异生原料。这些异常代谢都加速了肝糖原的合成。

12. GSD患者的血脂紊乱的机制是什么?

GSD患者在糖代谢异常同时还造成了脂肪代谢紊乱，亢进的糖异生和糖酵解过程不仅使血中丙酮酸和乳酸含量增高导致酸中毒，还生成了大量乙酰辅酶A，为脂肪酸和胆固醇的合成提供了原料；同时还产生了合成脂肪的和胆固醇所必需的还原型烟酰胺腺嘌呤二核苷酸（NADH，又称还原型辅酶Ⅰ）和还原型烟酰胺腺嘌呤二核苷酸磷酸（NADPH，又称还原型辅酶Ⅱ）；此外，低血糖还使胰岛素水平降低，促进外周脂肪组织分解，使游离脂肪酸水平增高。这些代谢改变最终造成了TG和胆固醇等脂质合成旺盛，临床表现为高脂血症和肝脂肪变性。

13. Ⅰ型GSD为什么常伴有高尿酸血症?

这是由于患儿嘌呤合成代谢亢进所致：葡糖-6-磷酸的累积促进了戊糖旁路代谢、生成过量的核糖-5-磷酸，进而合成磷酸核糖焦磷酸。再在谷氨酰胺磷酸核糖焦磷酸氨基转移酶的作用下转化成为1-氨基-5-磷酸核糖苷，从而促进嘌呤代谢并使其终末代谢产物尿酸增加。

14. GSD Ⅰ型患者的骨密度有何改变?

美国一项包括数十例患者的调查发现，GSD Ⅰ型的患者多数伴有骨密度下降。研究结果表明在GSD Ⅰa型患者中，23/42例患者（55%）的骨矿物质密度低。骨矿物质密度低与其他疾病并发症（$P = 0.02$）和平均血清25-羟维生素D［25(OH)D］浓度较低有关，BMD低的组平均血清25(OH)D水平为49.38nmol/L(19.75ng/ml)，而BMD正常的组为64.38nmol/L(25.75ng/ml)，$P = 0.03$。在GSD Ⅰb型患者中，骨矿物质密度低的患者为8/12（66.7%）。这说明在GSD Ⅰa型患者中，骨矿物质密度与其他并发症和25(OH)D状态有关。在GSD Ⅰb型患者中，骨矿物质密度与所分析的任何协变量均不相关，这表明病因是多因素的或反映样本较少。

15. GSD为什么常伴有鼻出血?

由于血小板功能减退，患者常发生鼻出血或拔牙后出血不止。可行血小板聚集试验检查。

16. 糖代谢中涉及的酶系统与肝糖原贮积症类型的关系如何?

糖代谢中涉及的酶系统与肝糖原贮积症类型的关系见图8-2。

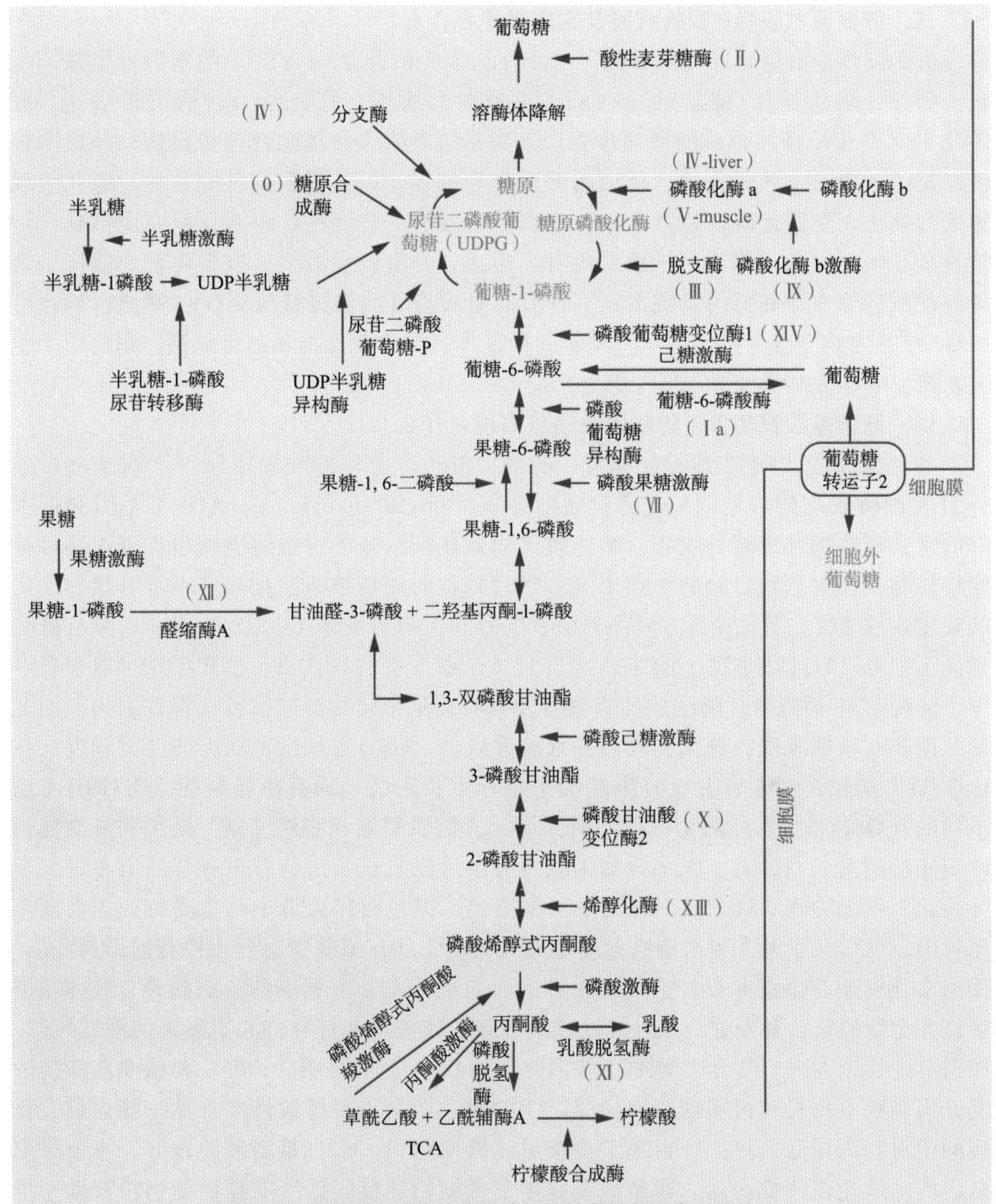

图8-2　糖代谢中涉及的酶系统与肝糖原累积症类型的关系

注：0型，肝糖原合成酶缺乏；Ⅰa型，葡糖-6-磷酸酶缺乏或von Gieke病；Ⅱ型，溶酶体酸性α葡萄糖苷酶缺乏（酸性麦芽糖酶缺乏或Pompe病）；Ⅲ型，糖原脱支酶缺乏；Ⅳ型，糖原分支酶缺乏或Andersen病；Ⅴ型，肌肉磷酸化酶缺乏或McArdle病；Ⅵ型，肝磷酸酶缺乏；Ⅶ型，磷酸果糖激酶缺乏或Tarui病；Ⅸ型，磷酸化酶激酶b缺乏；Ⅹ型，磷酸甘油酸变位酶缺乏；Ⅺ型，乳酸脱氢酶缺乏；Ⅻ型，环磷酸腺苷依赖激酶A缺乏；ⅩⅢ型，β烯醇酶缺乏；ⅩⅣ型，葡糖磷酸变位酶1缺乏。

17. **肝糖原贮积症0型的病因及临床表现是什么？**

0型GSD是由编码肝糖原合酶（glycogen synthase 2，GYS2）的基因发生缺陷所致。糖原合酶共分为2种亚型。GYS1主要在骨骼肌与心肌表达，GYS2在肝表达。肝GYS缺乏是影响糖原合成的限速步骤。该病是一种常染色体隐性遗传疾病，外显率较低。临床表现有空腹低血糖、低丙胺酸血症和酮症，以及餐后高乳酸血症。患儿表现为晨起疲乏，空腹出现酮症低血糖，进餐后可缓解。轻度症状患者在家庭成员确诊后被发现。生长发育受影响，导致最终身高矮小，并有骨量减少。根据典型的临床表现即餐前酮症低血糖和低丙胺酸血症，餐后高血糖与乳酸血症疑诊肝GYS缺乏。确诊可行*GYS2*基因的突变分析。治疗可频繁进食富含蛋白质的食物和避免空腹。睡前给予生玉米淀粉来维持血糖水平。摄入量为1.0～1.5g/kg。

18. **肝糖原贮积症Ⅲ型的病因及临床表现是什么？**

Ⅲ型糖原脱支酶缺陷病也称为Cori病、Forbes病和极限糊精病。该病是由位于1p21上编码脱支酶的基因——淀粉葡糖苷酶（amyloglucosidase，AGL）基因突变引起的常染色体隐性遗传性疾病。糖原脱支酶催化糖原分子中裂解出糊精支链，还可将糊精转移至葡聚糖聚合物的游离末端。然后转移的糊精被磷酸化酶进一步解聚。该病的临床表现多样，分为4类。大部分患者的肝和肌肉均受累（GSD Ⅲ a型）；只有肝受累而无肌病（GSD Ⅲ b型）的患者约占15%；在少见的GSD Ⅲ c型和GSD Ⅲ d型患者中，淀粉-1,6-葡萄糖苷酶活性和寡聚-1,4-1,4-葡聚糖转移酶的活性选择性缺失。患儿婴儿期和儿童期表现为肝大和肝病导致的低血糖，GSD Ⅲ型中低血糖的严重程度往往比GSD Ⅰ型轻。受累患者也有酮症酸中毒和生长迟缓，偶有高脂血症。与GSD Ⅰ型不同的是GSD Ⅲ型有肌张力过低、肌无力、骨骼肌萎缩和心脏受累。肝大和肝功能通常随年龄的增长而改善，大部分病例在青春期后恢复正常。偶有患者肝腺瘤和进展至肝硬化。肌无力在GSD Ⅲ a型患儿中不太突出，但在成年患者中是主要特征。在成年患者中，进行性肌无力和远端肌萎缩是典型表现，且在某些情况下还伴有周围神经病。受累女性可能有多囊卵巢，但仍有生育力。表现为左心室肥厚的心肌病是GSD Ⅲ a型患者儿童期的常见并发症。该并发症伴有严重心律失常和症状性心力衰竭的潜在风险。根据上述临床表现，结合检测*AGL*基因突变的DNA测试可明确诊断。血清肌酸激酶浓度升高和肌电图检查可明确肌肉病变。GSD Ⅲ型不会出现持续性高甘油三酯血症、乳酸酸中毒和高尿酸血症。肝组织学检查可见糖原贮积。GSD Ⅲ型预后较好，主要采取对症治疗避免夜间低血糖，频繁地喂食生玉米淀粉和夜间持续喂食婴儿奶粉有助于维持血糖水平。由于GSD Ⅲ型患者糖异生作用正常，采用高蛋白低脂饮食有益。摄入高蛋白饮食（总能量的30%）并且避免过量食用玉米淀粉可以逆转和可能预防GSD Ⅲ a型相关的心肌病。

19. **肝糖原贮积症Ⅵ型的病因及临床表现是什么？**

GSD Ⅵ型于1959年由Hers首先报道，为肝磷酸化酶缺陷症，是由位于染色体14q21的肝糖原磷酸化酶同工酶（PGYL）基因突变所致，是一种常染色体隐性遗传疾病，主要累及肝和白细胞。本病多发病于婴幼儿期，表现类似GSD Ⅰ型，患者通常在儿童期因生长迟缓、明显肝大、轻度低血糖症和酮症这些典型特征而就诊。重症可有酸中毒，有时TG增高。胰高糖素负荷试验无反应。肝活检见糖原贮积及磷酸化酶缺乏。预后好，无特殊处理。

四、推荐阅读

[1] KANUNGO S，WELLS K，TRIBTT T. Glycogen metabolism and glycogen storage disorders [J]. Ann Transl Med，2018，6（24）：474.

[2] BRAUNWALD K，HAUSER F，JAMESON L. Harrison's Internal Medicine [M]. 17th Edition. New York：The McGraw-Hill Companies，2008.

[3] PETER A MAYES，DAVID A. BENDER. Metabolism of glycogen. //，Harper's Illustrated Biochemistry [M]. 26th Edition. New York：The McGraw-Hill Companies，2003：145-153.

[4] YOON S SHIN. Glycogen storage disease：Clinical，biochemical，and molecular heterogeneity [J]. Semin Pediatr Neurol，2006，13（2）：115-120.

[5] SUN B，BROOKS ED，KOEBERL DD. Preclinical development of new therapy for glycogen storage diseases [J]. Curr Gene Ther，2015，15（4）：338-347.

[6] MINARICH LA，KIRPICH A，FISKE LM，et al. Weinstein，bone mineral density in glycogen storage disease type Ⅰa and Ⅰb [J]. Genet Med，2013，14（8）：737-741.

（许建萍）

病例9　少年男性，高血糖，糖尿病家族史

一、病历摘要

患儿，男性，10岁。因“多饮、多食、多尿伴体重减轻2年，恶心、呕吐16天”于2018年5月就诊北京协和医院内分泌科。

（一）现病史

患儿足月顺产，母亲孕期血糖情况不详，患儿出生体重4.0kg，身长50cm，Apgar评分1分钟、5分钟、10分钟均为10分，否认新生儿低血糖。出生后母乳喂养，自幼生长发育与同龄人相仿，学习成绩良好。2016年5月（8岁）患儿无明显诱因开始出现多饮（每天1800～4000ml）、多尿，夜尿3～4次，进食较前增多，但体重减轻（37kg→26kg），未诊治。2018年5月患者出现恶心、呕吐，伴头晕、乏力，就诊当地医院，查空腹血糖（FPG）13.6mmol/L，HbA1c 13.6%，尿酮体阳性，予胰岛素治疗控制血糖。病程中无慢性腹泻、脂肪泻，无听力下降。无糖皮质激素服用史。个人史如前述。

（二）既往史

无特殊。

（三）家族史

祖父约60岁诊断糖尿病，口服降糖药治疗（具体不详）。母亲约35岁诊断糖尿病，不规律服用二甲双胍、消渴丸治疗，血糖控制可。患儿家系见图9-1。

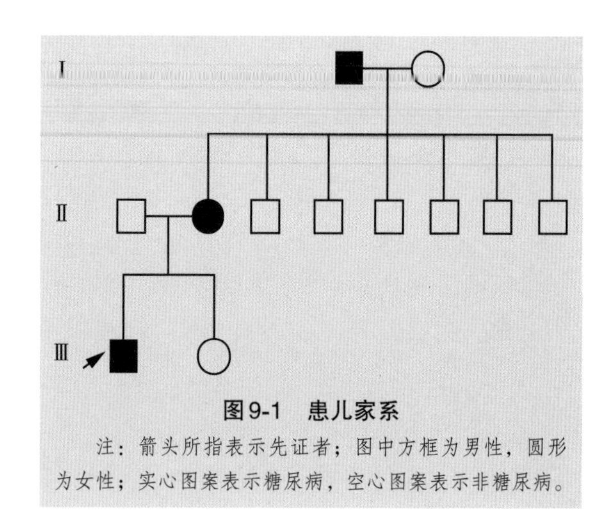

图9-1　患儿家系

注：箭头所指表示先证者；图中方框为男性，圆形为女性；实心图案表示糖尿病，空心图案表示非糖尿病。

（四）体格检查

身高136.8cm（位于同性别、同年龄儿童的第25至第50百分位数），体重29kg（位于同性别、同年龄儿童的第10至第25百分位数），BMI 15.49，面容正常，未见黑棘皮

征，心肺腹（-），四肢肌力Ⅴ级，肌张力正常，膝腱反射正常引出，巴宾斯基征（-）。

（五）辅助检查

［**常规检查**］ALT 16U/L，Cr 31μmol/L。TC 5.00mmol/L，TG 1.12mmol/L，HDL-C 1.37mmol/L，LDL-C 2.93mmol/L。

［**内分泌相关检查**］hsCRP 0.22mg/L；IGF-1 96μg/L。TSH 1.762mU/L，FT_4 18.58pmol/L（1.44μg/L），FT_3 6.28pmol/L（4.08ng/L）。胰岛相关自身抗体谱，ICA、GADA、IA-2A均阴性。血糖控制情况，GA% 30.7%，HbA1c 10.6%。空腹血糖7.1mmol/L，餐后2小时血糖20.5mmol/L，同步空腹C肽0.13nmol/L（0.38ng/ml），餐后2小时C肽0.50L（1.51ng/ml）。尿蛋白阴性，ACR 10，尿酮体阴性。眼底检查未见糖尿病视网膜病变。纯音测听＋声导抗检查未见异常。

［**影像学检查**］泌尿系超声：双肾、输尿管、膀胱未见明显异常。腹部CT平扫：未见胰腺萎缩。

［**基因检测**］使用二代测序技术（next generation sequencing，NGS）进行了MODY1-14致病基因筛查，结果提示*NEUROD1*基因第2外显子c.308G＞T（NM_002500），导致第103位精氨酸变成亮氨酸（p.R103L），见图9-2。Sanger测序验证同样支持该结果。

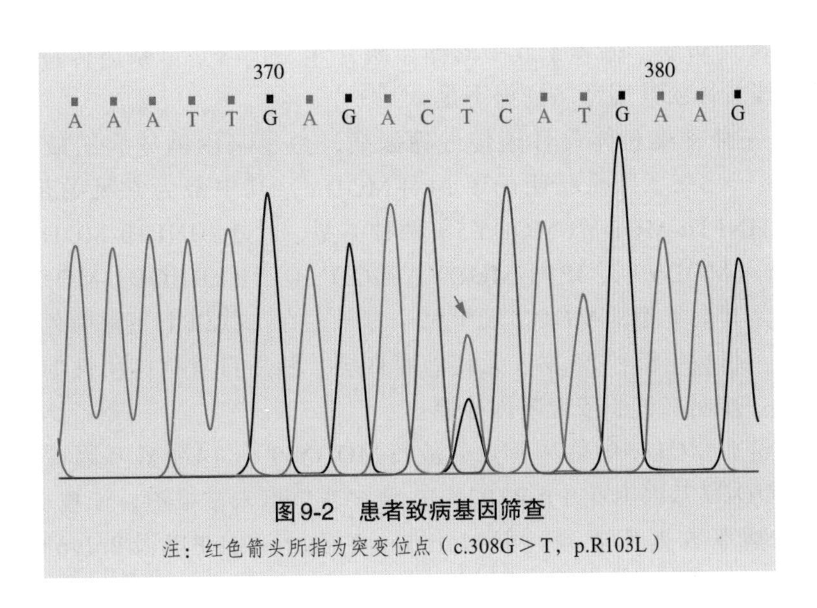

图9-2 患者致病基因筛查

注：红色箭头所指为突变位点（c.308G＞T，p.R103L）

（六）诊断

青少年发病的成人型糖尿病（maturity-onset diabetes of the young，MODY）6型。

（七）治疗

给予甘精胰岛素2U每日1次，门冬胰岛素三餐前2U—2U—2U皮下注射治疗，检测空腹血糖4.5～5.3mmol/L，餐后2小时血糖5.2～5.9mmol/L。

二、病例分析

患者为青少年男性，慢性病程，临床上以“三多一少”起病，空腹血糖≥7mmol/L，HbA1c＞7.0%，诊断糖尿病明确。糖尿病分型方面，患者胰岛相关自身抗体阴性、胰岛功能尚可，不符合典型1型糖尿病（type 1 diabetes mellitus，T1DM）。患者青少年时期起病，无胰岛素抵抗证据，不符合典型2型糖尿病（type 2 diabetes mellitus，T2DM）表现。患者起病年龄＜25岁，无胰岛素抵抗证据，胰岛相关自身抗体阴性，家族中连续3代糖尿病家族史，需警惕单基因糖尿病（monogenic diabetes）的可能。单基因糖尿病中最常见的是线粒体基因突变糖尿病以及MODY。

线粒体基因突变糖尿病是一种线粒体疾病，其全称为母系遗传性糖尿病伴耳聋（maternally inherited diabetes and deafness，MIDD），最常见的突变位点为线粒体tRNA中3243位点。尽管MIDD表型存在差异，但患者普遍存在胰岛素分泌缺陷和感音神经性聋，糖尿病伴听力受损的起病年龄是30～40岁，其他异常包括心脏传导缺陷、蛋白尿和神经病变。患者家族中的糖尿病并非三代均呈母系遗传特点，且家族中无耳聋等其他线粒体疾病表型，证据不足。

MODY是一种常染色体显性遗传性糖尿病，是单基因糖尿病的最常见形式，在糖尿病中占2%～5%。目前已明确了14种MODY，其中最为常见的是GCK-MODY（MODY2）和HNF1α-MODY（MODY3）两种类型，此外，HNF1β-MODY（MODY5）、HNF4α-MODY（MODY1）、IPF1-MODY（MODY4）、NERUOD1-MODY（MODY6）也有病例报道，其余类型的MODY较罕见。对于存在二代以上呈常染色体显性遗传的糖尿病家族史、起病年龄＜25岁、无胰岛素抵抗、胰岛自身抗体阴性的患者需高度怀疑MODY，进一步明确诊断依赖基因检测。

本例患者符合MODY的临床特点，故行MODY 1～14致病基因检测，结果提示患者存在*NERUOD1*基因突变（p.R103L）。该突变位点未被报道，未被dbSNP、ExAC以及1000G等频率数据库收录，但Mutation Taster、SIFT以及Polyphen2预测软件均提示该突变可能致病。2016年波兰报道了一个*NEUROD1*基因突变（p.R103P）的MODY6家系，该家系的基因突变与本例患者相似，导致103位氨基酸由碱性的精氨酸变成了中性的脯氨酸。NEUROD1蛋白由N端、bHLH、环磷酸腺苷应答元件结合蛋白相互作用结构域组成，其中bHLH由101～153位氨基酸构成，该结构域与E盒蛋白47的bHLH形成二聚体后与胰岛素基因启动子的E盒序列结合，实现对胰岛素基因转录的激活作用。PSIPRED v3.3分析提示，103位氨基酸极性改变可能导致蛋白质折叠方式改变，从而影响其与胰岛素基因的相互作用。因此，高度怀疑本例患者为MODY6，但由于家属不配合，未能明确该基因突变是否存在家系共分离。治疗上，继续应用胰岛素，根据血糖情况调整胰岛素用量，待患者成年后可考虑口服降糖药。

三、临床查房

1. 什么是MODY？

MODY，即青少年发病的成人型糖尿病，是最常见的单基因糖尿病，呈常染色体显性遗传模式。致病基因涉及胰岛B细胞发育、功能或胰岛素信号通路的传导，从而引起胰岛B细胞功能的缺陷，根据致病基因的不同，目前已鉴定出14种MODY亚型。在高加索人群中，14种亚型中以HNF1α-MODY（MODY3）、GCK-MODY（MODY2）和HNF4α-MODY（MODY1）最常见，三者占MODY所有类型的90%以上，但我国MODY亚型的流行病学分布尚不清楚。MODY具有高度临床及遗传异质性，主要临床表现包括：①家系中至少三代均有糖尿病患者，且符合常染色体遗传规律；②家系中至少有一个糖尿病患者发病年龄早于25岁；③糖尿病确诊后至少2年内不需要胰岛素治疗，但明确诊断依赖基因分析。不同的MODY类型治疗方案和预后可能存在差异，因此明确诊断有助于进行精准的治疗。

2. 什么是MODY2?

MODY2，又称GCK-MODY，是葡萄糖激酶基因（*GCK*基因）失活突变所致，具有以下特征：无糖尿病酮症酸中毒病史，易被误诊为T2DM，但长期空腹血糖为5.6～7.5mmol/L，血糖极少超过14mmol/L，HbA1c不超过7.8%，胰岛相关自身抗体阴性，C肽长期可测，糖尿病慢性并发症发生的风险不高，单纯饮食、运动控制即可达到理想的血糖水平。

3. 什么是MODY3？

MODY3，又称HNF1α-MODY，是肝核细胞因子1α基因（*HNF1α*基因）失活突变所致。通常在30岁之前起病，常被误诊为T1DM或T2DM。MODY3同样存在无糖尿病酮症酸中毒病史、胰岛相关自身抗体阴性、C肽长期可测等特点，但长期随访B细胞功能可逐渐下降，血糖逐渐升高，此特点与MODY2不同。此外，存在低超敏C反应蛋白、TG水平的生化特点，以及对磺脲类降糖药物敏感。

4. 什么是MODY5？

MODY5，即HNF1β-MODY，又称肾囊肿糖尿病综合征。患者除了存在糖尿病以外，常合并泌尿生殖系统畸形，尤其是肾囊肿发生率高，存在二代至三代肾囊肿家族史。MODY5患者的胰岛B细胞功能衰竭较快，可能早期即需要胰岛素治疗，易误诊为T1DM。

5. 哪些诊断为T1DM的患者需怀疑是误诊的MODY？

临床上T1DM可能被误诊为MODY，存在以下特点的T1DM需警惕MODY，必要时进一步完善基因诊断以明确：①在T1DM中，与胰岛相关的自身抗体常在诊断后的几年内可在血中测出，而如果患者GADA、IA2-A、ICA等胰岛相关自身抗体阴性，提示患者可能为非自身免疫性糖尿病；②T1DM患者的糖尿病家族史不如MODY明显，MODY患者通常存在连续几代均为糖尿病的家族史，且呈常染色体显性遗传模式；③T1DM患者诊断3～5年C肽检测通常可低到测不出，MODY在诊断糖尿病多年后仍持续可检测到C肽；④T1DM患者酮症倾向明显，MODY患者病程中很少出现酮症或酮症酸中毒病史；⑤T1DM患者依赖胰岛素治疗，口服降糖药效果不佳，而某些MODY患者可能会对磺脲类口服降糖药极其敏感而出现低血糖。

6. 哪些诊断为T2DM的患者需怀疑是误诊的MODY？

临床上MODY也可能被误诊为T2DM，需注意两者的鉴别。①T2DM以中老年起病更为常见，而MODY常在25岁以内诊断糖尿病，或家族中存在另一位25岁以下诊断的糖尿病；②T2DM中糖尿病家族史常见，但对于遵循常染色体显性遗传模式的糖尿病需警惕MODY；③中国的T2DM患者餐后血糖升高通常较明显，对于慢性轻度空腹血糖升高为主要表现的患者可能被诊断为空腹血糖受损（impaired fasting glucose，IFG）或糖尿病前期，但MODY2的特点即表现为慢性轻度空腹血糖升高，而餐后血糖及HbA1c升高不明显；④T2DM患者口服降糖药治疗有效，而某些特定的MODY类型如MODY1和MODY3对磺脲类或格列奈列胰岛素促泌剂尤其敏感。

7. 没有糖尿病家族史的糖尿病患者可能是MODY吗？

一般来说，MODY有家族史的概率明显高于T1DM，因此，在鉴别MODY和T1DM时，有家族史者更应该怀疑MODY。但是，尽管MODY是一种单基因糖尿病，呈常染色体显性遗传，但如果患者是新发（de novo）突变，则可能没有家族史。此外，*GCK*基因突变导致的MODY2可因病情轻未被诊断从而导致家族史被忽略。另外，如今中国T2DM的发病率高，家族中同时存在MODY和T2DM的情况也是可能的。

8. 妊娠期糖尿病（gestational diabetes mellitus，GDM）中是否存在MODY？

妊娠期胰岛素抵抗较非妊娠期明显，在胰岛素抵抗这一因素的推动下，有些MODY患者可能在妊娠期起病而被诊断为GDM，因此GDM中有部分患者可能是MODY，其中MODY2是最容易被诊断为GDM的MODY类型。此外，文献报道的MODY6家系中也存在不少GDM。

9. MODY可能老年起病吗？

尽管典型的MODY起病早，但由于不同基因不同位点突变对基因功能的影响不同，导致发病年龄存在差异，因此MODY也可以起病年龄较晚，有些甚至老年期起病。此外，同一家系中，下一代的发病年龄常比上一代早。

10. 超重或肥胖的患者可能是MODY吗？

尽管超重、肥胖和胰岛素抵抗是T2DM的临床特征，但由于超重和肥胖日益流行，超重、肥胖以及胰岛素抵抗在MODY患者中也可能出现，因此，患者存在超重、肥胖或胰岛素抵抗并不能排除MODY。甚至，有时候胰岛素抵抗是推动MODY发病的重要环境因素之一，如前述的GDM起病的MODY。北京协和医院内分泌科在超重的糖尿病患者中诊断了国内第一个MODY4家系。

11. 存在胰岛相关的自身抗体的糖尿病患者可能是MODY吗?

胰岛相关的自身抗体在正常人中也可能存在，因此，在MODY患者中胰岛相关的自身抗体也可能是阳性，不能因为存在胰岛相关的自身抗体而除外MODY。实际上，有研究发现MODY中胰岛相关自身抗体的频率高于正常人。北京协和医院内分泌科也诊断过GADA阳性而长期被误诊为T1DM的MODY5患者。

12. MODY的患者会出现糖尿病酮症或酮症酸中毒吗?

MODY患者一般很少出现糖尿病酮症或酮症酸中毒，但如T2DM，MODY也可能出现糖尿病酮症或酮症酸中毒，如本例患者此次起病便出现了糖尿病酮症。

13. MODY3的患者超敏C反应蛋白或TG水平一定低吗?

尽管超敏C反应蛋白或TG水平降低是MODY3的经典表现，但如果患者同时存在肥胖等慢性炎症状态或代谢异常则可能导致超敏C反应蛋白、TG升高，从而掩盖了MODY的生化特点。因此，超敏C反应蛋白或TG水平不低也不能排除MODY3。

14. 临床上什么时候考虑进行基因检测?

基因检测明确MODY的诊断有以下意义：①明确诊断实现精准治疗。明确MODY2、MODY1、MODY3这些MODY类型的诊断直接影响临床处理方式的选择。②实现优生优育。MODY2患者妊娠期的管理与非妊娠期不同，部分患者在妊娠期使用胰岛素治疗可以避免子代为巨大儿。此外，早期诊断可以通过第三代试管婴儿技术避免子代遗传致病基因，可能对优生优育有帮助。③提高诊治水平。通过基因明确诊断有助于对患者病情进行全面评估，从而提高诊治水平。例如，对明确诊断MODY5的患者进行泌尿生殖道等系统的进一步评估及监测，改善患者的预后。由于目前基因检测的费用仍偏高，大规模进行基因检测势必增加不必要的医疗经济负担。临床医师应明确基因检测的目的，必要的情况下再进行基因检测。

15. 如何治疗MODY？

不同的MODY类型治疗有所差别。MODY2患者仅表现为轻度空腹高血糖，糖尿病相关并发症风险低，因此仅需饮食及运动方式干预即可。MODY1和MODY3患者对磺脲类药物非常敏感，磺脲类药物可以有效控制血糖，但需要注意的是，MODY1和MODY3的胰岛B细胞功能恶化也较迅速，后期仍需胰岛素治疗。MODY5患者的胰岛B细胞功能衰竭较快，推荐使用胰岛素治疗。其他类型的MODY治疗目前经验较少，MODY12和MODY13也推荐磺脲类治疗。

四、推荐阅读

[1] 肖建中. 特殊类型糖尿病非典型表现的认识[J]. 中华糖尿病杂志，2018，10(9)：584-586.

[2] 赵艳艳，秦贵军. 特殊类型糖尿病的诊疗思路[J]. 中华糖尿病杂志，2019，11(11)：705-707.

[3] 冷雪，付俊玲，肖新华．如何解读特殊类型糖尿病的基因变异［J］．中华糖尿病杂志，2019，11（11）：708-712．

[4] 王彤．中国人群单基因糖尿病患者筛查及分子遗传学研究［D］．中国医学科学院北京协和医学院，清华大学医学部，2017．

[5] 王彤，肖新华．儿童和青少年单基因糖尿病的临床诊治［J］．中华糖尿病杂志，2016，8（6）：324-328．

[6] 王彤，阳洪波，齐翠娟，等．中国青少年的成人起病型糖尿病1型一例家系研究［J］．中华糖尿病杂志，2016，8（6）：337-341．

[7] 平凡，王彤，肖新华．新发葡萄糖激酶基因突变所致青少年的成人起病型糖尿病家系研究及文献复习［J］．中华糖尿病杂志，2017，9（1）：22-25．

[8] 王彤，肖新华．青少年发病的成人型糖尿病［J］．中国实用儿科杂志，2015，30（10）：757-761．

[9] 肖新华，于淼，王志新，等．单基因糖代谢异常疾病的综合管理和个体化治疗［C］．中华医学会．中华医学会糖尿病学分会第十九次全国学术会议论文集，2015：62-63．

[10] URAKAMI T．Maturity-onset diabetes of the young（MODY）：current perspectives on diagnosis and treatment［J］．Diabetes Metab Syndr Obes，2019，12：1047-1056．

[11] VAXILLAIRE M，FROGUEL P，BONNEFOND A．How recent advances in genomics improve precision diagnosis and personalized care of maturity-onset diabetes of the young［J］．Current Diabetes Reports，2019，19（9）．

[12] BRUNEROVA L，RAHELIC D，CERIELLO A，et al．Use of oral antidiabetic drugs in the treatment of maturity-onset diabetes of the young：A mini review［J］．Diabetes Metab Res Rev，2018，34（1）：2940．

[13] TIMSIT J，SAINT-MARTIN C，DUBOIS-LAFORGUE D，et al．Searching for maturity-onset diabetes of the young（MODY）：When and what for?［J］Can J Diabetes，2016，40（5）：455-461．

[14] KIM SH．Maturity-onset diabetes of the young：What do clinicians need to know?［J］Diabetes Metab J，2015，39（6）：468-477．

（邓明群　肖新华）

病例10　12月龄，血糖升高

一、病历摘要

患儿，女性，12月龄。主因“发现血糖升高4月余”就诊我科门诊。

（一）现病史

患儿出生后即出现多食、多尿，未诊治；3月龄时出现尿液黏稠，未就诊；8月龄时出现发热，体温37.5～39.0℃，伴嗜睡、乏力；当地医院查空腹血糖30.32mmol/L，尿糖、尿酮体阳性，诊断“1型糖尿病（T1DM）、糖尿病酮症酸中毒”；给予胰岛素、抗感染治疗，好转后出院。为进一步诊治，出院后就诊于北京协和医院门诊查空腹、餐后2小时血糖分别为16.5mmol/L和23.2mmol/L；空腹、餐后2小时C肽分别为0.12nmol/L（0.37ng/ml）和0.18nmol/L（0.55ng/ml）；糖化白蛋白为19.3%；HbA1c为7.3%；T1DM抗体3项（－）。尿常规：葡萄糖≥55mmol/L、酮体（－）。影像学检查：腹部超声（－）；心脏超声（－）；脑电图（－）；听力测定（－）。诊断考虑为新生儿糖尿病（neonatal diabetes mellitus，NDM）。给予重组人胰岛素注射液三餐前1.5U—1.5U—1.5U＋精蛋白生物合成人胰岛素注射睡前2U降糖治疗；嘱监测血糖、生长发育情况；同时完善NDM常见致病基因检测（*KCNJ11*、*ABCC8*和*INS*）。

15月龄于我科门诊随诊。平素监测指尖血糖：空腹血糖2.9～10.0mmol/L，早餐后2小时血糖3.6～15.0mmol/L，午餐后2小时血糖2.4～11.0mmol/L，晚餐后2小时血糖3.1～10.0mmol/L，睡前血糖4.0～15.0mmol/L。生化检查：空腹、餐后2小时血糖分别为9.0mmol/L和19.1mmol/L；空腹、餐后2小时C肽分别为0.07nmol/L（0.22ng/ml）和0.40nmol/L（1.21ng/ml）；空腹、餐后2小时胰岛素原分别为214ng/L和1522.71ng/L；糖化白蛋白为18.1%；HbA1c为6.4%；T1DM抗体3项（－）。尿常规：葡萄糖28mmol/L、酮体（－）。给予重组人胰岛素注射液三餐前1.5U—1.0U—1.5U＋精蛋白生物合成人胰岛素注射液睡前2.5U皮下注射，降糖治疗。

19月龄再次于我院门诊随诊，查空腹、餐后2小时血糖分别为5.5mmol/L和17.4mmol/L；空腹、餐后2小时C肽分别为0.04nmol/L（0.11ng/ml）和0.24nmol/L（0.73ng/ml）；糖化白蛋白为14%；HbA1c为6.6%；尿常规：葡萄糖（－）、酮体（－）。给予重组人胰岛素注射液三餐前1.5U—1.5U—1.5U＋精蛋白生物合成人胰岛素注射液睡前2.5U皮下注射，降糖治疗。

（二）个人史

患者为第二胎第二产，足月剖宫产；母亲孕期平顺，无妊娠期高血压、糖尿病病史；出生体重2.95kg，身长50cm；无窒息史；无新生儿肺炎及黄疸史。出生后人工喂养，7月龄添加辅食，饮食习惯正常；智力发育、体力发育与同龄儿相仿。2月龄抬头，4月龄翻身，6月龄会爬，8月龄会坐，1岁会走。4月龄出牙。

（三）既往史

无特殊。

（四）家族史

母亲37岁，父亲38岁，非近亲结婚，均体健；有1个姐姐13岁，体健；否认糖尿病家族史。

（五）体格检查

12月龄：身高72cm（同年龄同性别儿童的第10至第25百分位数），体重10kg（同年龄同性别儿童的第50至第75百分位数）。15月龄：身高80cm（同年龄同性别儿童的第50至第75百分位数），体重12.5kg（大于同年龄同性别儿童的第97百分位数）。19月龄：身高83cm（同年龄同性别儿童的第50至第75百分位数），体重13kg（同年龄同性别儿童的第90至第97百分位数）。心、肺、腹查体未见明显异常，双下肢不肿。

（六）基因检测

经Sanger测序发现该患者*INS*基因（NM_000207.2）第2号外显子c.265C＞T（p.R89C）杂合突变，导致其编码的第89位氨基酸从精氨酸变为半胱氨酸。先证者父亲、母亲均未检测到该突变，该患儿为de novo突变（图10-1）。先证者及其家系成员的*KCNJ11*和*ABCC8*基因检测无突变。*INS*基因R89C突变致NDM在2007年由Julie Stoy首次报道，为高度保守基因位点，为已知的NDM致病突变。该突变软件预测结果为：PolyPhen-2评分为0.987，SIFT评分为0，Mutation Taster显示为“disease-causing”突变。

（七）诊断

永久性新生儿糖尿病（permanent neonatal diabetes mellitus，PNDM），*INS*基因突变。

二、病例分析

该患儿于8月龄发现血糖升高，多次查空腹血糖＞7.0mmol/L，糖尿病诊断明确。分型方面，结合该患儿8月龄确定发生血糖升高（实际发病年龄可能更早）且以糖尿

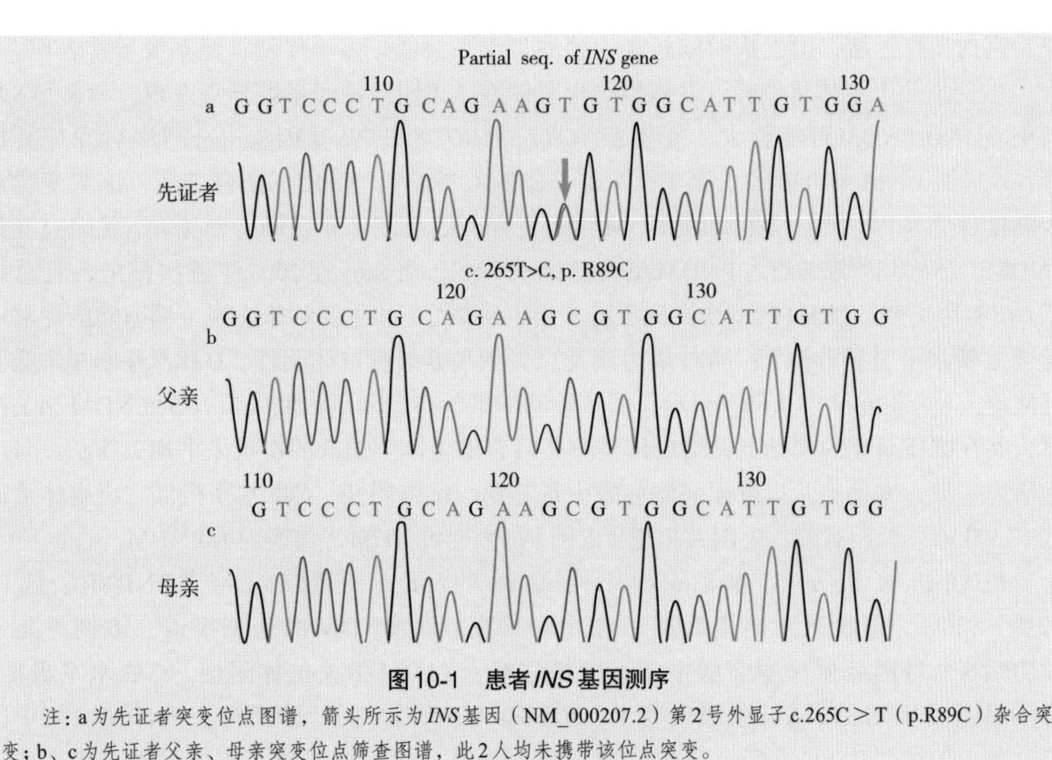

图10-1　患者*INS*基因测序

注：a为先证者突变位点图谱，箭头所示为*INS*基因（NM_000207.2）第2号外显子c.265C＞T（p.R89C）杂合突变；b、c为先证者父亲、母亲突变位点筛查图谱，此2人均未携带该位点突变。

病酮症酸中毒发病，生化检查提示C肽水平低，考虑NDM或T1DM可能。该患者病程中多次查T1DM抗体阴性，考虑NDM可能性大。NDM发生率约为1/1 000 000，可分为暂时性新生儿糖尿病（transient neonatal diabetes mellitus，TNDM）、PNDM和以NDM为主要临床表现的综合征。TNDM患者常表现为严重的宫内发育迟缓，出生后很早（常在出生后1周）即出现严重的、非酮症性高血糖。但此类患儿的胰岛素应用剂量常可迅速减少，经过平均12周后即可不再需要治疗。PNDM患者在发病后无缓解过程，需要终身维持降糖治疗。以NDM为主要临床表现的综合征包括因*FOXP3*基因突变导致的IPEX综合征（自身免疫性甲状腺病、肠病、剥脱性皮炎）以及因*EIF2AK3*基因突变导致的Wolcott-Rallison综合征（脊柱/多发性骨骺发育不良、复发性肝肾功能不全）等。本例患儿无明显宫内发育迟缓、8月龄时方出现糖尿病酮症酸中毒临床表现，从发病至随访1年病情无缓解，无其他系统受累相关临床表现，考虑PNDM可能性大。

NDM是一种单基因糖尿病，目前已发现NDM致病基因多达23种，即染色体6q24区印迹异常和22种基因突变如*KCNJ11*、*ABCC8*、*INS*等。其中，TNDM最常见的致病原因为染色体6q24区印迹异常，而ATP敏感钾通道的编码基因*KCNJ11*和*ABCC8*的激活突变及*INS*基因突变则是导致PNDM最常见的原因。*ABCC8*基因突变导致的PNDM的临床特点为轻度宫内发育迟缓，相对较轻的神经系统发育异常；*KCNJ11*基因突变导致的PNDM的临床特点为宫内发育迟缓、早发癫痫等；*INS*基因突变导致的PNDM的临床特点为宫内发育迟缓，但发病时间较晚，胰岛素水平偏低，多不伴随神经系统异常表现。

本例患儿出生体重偏轻，发病年龄相对较晚，无明显神经系统异常表现，考虑*INS*基因突变导致PNDM可能性大。完善*KCNJ11*、*ABCC8*和*INS*基因Sanger测序后发现其携带*INS*基因（NM_000207.2）第2号外显子c.265C＞T（p.R89C）杂合突变，该突变位点为高度保守基因位点，是已知的NDM致病突变。因此该患儿明确诊断为*INS*基因突变致PNDM。*INS*基因突变约占PNDM患者病因的12%，由Støy在2007年首次报道，且总结了*INS*基因突变致NDM的平均发病年龄（出生后9周）和主要临床表现（糖尿病酮症酸中毒或血糖水平显著升高）；同时认为该类患者胰岛B细胞抗体阴性，C肽水平极低[低于可测值或＜0.2nmol/L(0.6ng/ml)]，需依赖胰岛素治疗。随后，陆续有*INS*致NDM相关报道，并在既往研究的基础上总结出该类患儿具有出生体重偏低的特点（平均2.7kg）。与上述研究一致，本例患儿以糖尿病酮症酸中毒起病，抗体阴性、C肽水平极低、出生体重偏低(2.95kg)。截至目前，中国共报道了5例*INS*突变致NDM，均表现为PNDM。

既往研究提示出生后6个月内诊断的*INS*突变致PNDM占PNDM总数的12%～20%，但也有在出生后6～12个月诊断*INS*致NDM的相关报道。本例患儿于出生后8个月因糖尿病酮症酸中毒诊断糖尿病，T1DM相关抗体阴性，C肽水平极低，PNDM基因检测提示*INS*基因突变（c.265C＞T；p.R89C），诊断符合PNDM，是中国第一例*INS*基因R89C突变导致PNDM的病例报道，提示在临床工作中对于临床表现疑似PNDM的患者，即使糖尿病确诊年龄＞6月龄也需进行基因筛查以明确诊断。该突变位点位于A链和C肽的裂解位点，突变使得A链与C肽无法分离，A链在翻译的过程中多出一个未配对的半胱氨酸残基，致使循环中胰岛素原类似物蓄积而胰岛素分子结构异常，而本研究中该先证者胰岛素原水平显著升高，也进一步证实该推测。

通过总结既往报道的30例中12种不同*INS*基因突变导致PNDM病例（表10 1），发现多数*INS*突变所致PNDM的机制为二硫键形成异常，使得后续胰岛素折叠障碍导致糖尿病。*INS*基因突变致PNDM平均发病年龄差别较大，从数周至数年不等，常以糖尿病酮症酸中毒或血糖水平显著升高为主要临床表现。该类患者C肽水平极低，需依赖胰岛素治疗，胰岛素使用剂量为0.6～0.8U/(kg·d)，该剂量与T1DM患儿（绝对胰岛素缺乏）胰岛素用量类似[起始剂量为0.4～0.5U/(kg·d)，青春期前为0.7～1.0U/(kg·d)]，进一步说明*INS*基因突变导致PNDM为绝对胰岛素缺乏。多数患者经胰岛素治疗后血糖控制欠佳，分析其可能原因为：①*INS*基因突变致胰岛素分泌不足，需依赖外源胰岛素注射，因此血糖波动范围大；②患儿发病年龄小，为满足其生长发育及避免低血糖发作，血糖控制不要求十分严格。其中尤以G32S突变患者血糖控制最差（HbA1c为8.0%～9.0%），该位点编码胰岛素B链的第八位氨基酸，其突变因影响二硫键形成而致病，提示在诊疗过程中，存在该位点突变的NDM患者可能需要更为密切的随诊。

通过对本例患者的诊疗和分析，提示临床医师对于临床特点符合PNDM的患者应早期进行ATP敏感钾通道编码基因（*KCNJ11*和*ABCC8*）和*INS*基因检测，以便为患者提供更加合理的治疗方案。

表10-1　既往12种*INS*基因突变所致30例新生儿糖尿病患者临床资料总结

基因突变	位置及作用	性别	出生体重（g）	发病情况	发病年龄（周）	发病时血糖（mmol/L）	空腹C肽[nmol/L（ng/ml）]	治疗方法	治疗后HbA1c（%）
A24D	信号肽的最后一个残基	女	2080	酮症酸中毒	3.5	38.8	<最小可测值	胰岛素	7.3
		女	2628	酮症酸中毒	9	42.6	0.03（0.1）	胰岛素	7.5
		男	2115	酮症酸中毒	9	36	未知	胰岛素	9.4
G32S	B8，影响二硫键	女	3402	高血糖	13	未知	<0.17（0.5）	胰岛素	9.0
		男	4026	高血糖	52	25.8	<0.17（0.5）	胰岛素	8.3
		女	3430	高血糖	26	8.9	<0.17（0.5）	胰岛素	9.8
		男	3430	高血糖	34	8.9	0.17（0.5）	胰岛素	8.9
		女	2800	高血糖	24	31.1	0.17（0.5）	胰岛素	7.4
C43G	B19，影响二硫键	男	2892	酮症酸中毒	43	49.8	<0.17（0.5）	胰岛素	9.3
		男	2400	酮症酸中毒	9	31.5	未知	胰岛素	9.4
G47V	B23，关键位置缬氨酸错配	女	2778	酮症酸中毒	4	37.8	0.10（0.3）	胰岛素	7.0
F48C	B24，关键位置半胱氨酸错配	男	2460	酮症酸中毒	9	36.0	未知	胰岛素	7.9
		女	2900	酮症酸中毒	9	38.8	<0.17（0.5）	胰岛素	7.5
		男	2450	酮症酸中毒	23	38.9	0.17（0.5）	胰岛素	7.4
R89C	A链与C肽裂解位点，A链多出未配对的半胱氨酸残基	男	2920	酮症	221	18.4	0.17（0.5）	胰岛素	6.5
		女	3650	多饮、多尿	121	7.2	0.17（0.5）	胰岛素	6.7
		女	未知	未知	208	未知	<最小可测值	胰岛素	7.0
		女	2090	多饮、多尿	36	49.5	<最小可测值	胰岛素	7.5
		女	未知	未知	13	未知	<最小可测值	胰岛素	7.1
		男	3260	未知	9	35.6	未知	胰岛素	未知
		女	2530	酮症酸中毒	16	49.5	0.17（0.5）	胰岛素	8.0
G90C	A1，A链与C肽裂解处第一位氨基酸，影响A链与C肽分离	男	2211	未知	13	49.9	未知	胰岛素	8.0
C96Y	A7，影响二硫键	男	3000	多饮、多尿	21	22.5	未知	胰岛素	未知
		男	3200	未知	17	45.0	未知	胰岛素	未知
Y108C	A19，影响二硫键	女	2995	酮症酸中毒	7	77.2	未知	胰岛素	5.9
V42G[a]	B18，影响二硫键	男	2266	酮症酸中毒	4	23.2	0.07（0.21）	胰岛素	未知
G32S[a]	B8，影响二硫键	未知	未知	高血糖	9	48.4	0.22（0.66）	胰岛素	未知
S98I[a]	A9，关键位置异亮氨酸错配	女	未知	未知	78	未知	未知	胰岛素	7.0
C109Y[a]	A20，影响二硫键	男	2000	酮症酸中毒	12	未知	未知	胰岛素	7.0
		女	2580	体重不增	28	未知	未知	胰岛素	7.5

注：INS，胰岛素；NDM，新生儿糖尿病；[a]，为中国人群NDM病例。

三、临床查房

1. 什么是NDM？

NDM指出生后6个月内发生的糖尿病，但也有6个月后发病的NDM报道。发生率约为1/1 000 000。

2. NDM与T1DM如何鉴别?

NDM通常指出生后6个月以内发生的糖尿病，也有部分NDM在出生6个月以后发病的病例报道，但T1DM在出生后6个月以内发病极为少见。T1DM存在胰岛自身抗体阳性且无胰腺外病变，而NDM胰岛自身抗体常为阴性，且大多存在宫内发育迟缓及胰腺外病变。

3. NDM的分类是什么?

NDM可分为PNDM（45%）、TNDM（45%）及以NDM为主要临床表现的综合征，如Wolcott-Rallison综合征等（10%）。

4. TNDM和PNDM如何鉴别?

TNDM患者常表现为严重的宫内发育迟缓，出生后很早（常在出生后1周）即出现严重的、非酮症性高血糖。但此类患儿的胰岛素剂量常可迅速减少，经过平均12周后即可不再需要治疗。1/3的患者合并巨舌，更少的患者伴有脐疝。至少50%～60%的TNDM患儿在糖尿病缓解后会复发，多数在青春期前后，目前报道的最小复发年龄为4岁。复发病例的临床表现类似于早发T2DM，患者第一时相胰岛素分泌缺失，对口服磺脲类药物有反应，不一定需要胰岛素治疗。PNDM患者在发病后无缓解过程，需要终身维持降糖治疗。

5. NDM的病因有哪些?

NDM是一种单基因糖尿病，目前已发现NDM致病基因多达23种，即染色体6q24区印迹异常和22种基因突变如*KCNJ11*、*ABCC8*、*INS*等。其中，TNDM最常见的致病原因为染色体6q24区印迹异常，而ATP敏感钾通道的编码基因*KCNJ11*和*ABCC8*的激活突变则是导致PNDM最常见的原因。*INS*失活性突变所致NDM多为PNDM，较上述三种突变少见。具体23种突变基因、发病机制、临床表现及推荐治疗方法见表10-2。

6. 什么是单基因糖尿病?

单基因糖尿病是由在B细胞发育、功能或胰岛素信号通路中起关键作用的单个基因突变导致的异质性疾病。可在家系内以常染色体显性、隐性或非孟德尔方式进行遗传，偶有新发突变病例。单基因糖尿病的亚型根据其主要病理学机制可分为两大类：胰岛素分泌和胰岛素作用的遗传学缺陷。大多数单基因糖尿病源于导致胰岛B细胞缺失或功能丧失的基因突变，而导致胰岛素抵抗的突变类型相对少见。迄今，已发现40余种单基因糖尿病遗传学亚型，每种亚型均有其特征性临床表现和遗传方式。其中，青少年发病的成人型糖尿病（MODY）和NDM是最常见的单基因糖尿病类型。

表10-2　新生儿糖尿病亚型

疾病	基因	机制	临床特点	治疗
PNDM/TNDM	*KCNJ11*	编码ATP敏感的钾通道，胰岛素分泌异常	低出生体重，DEND综合征（发育迟缓、癫痫和NDM），其他神经系统异常	胰岛素、磺脲类
PNDM/TNDM	*ABCC8*	编码ATP敏感的钾通道，胰岛素分泌异常	低出生体重	胰岛素、磺脲类
TNDM	6q24	6q24印迹区域父源基因过表达（父源单亲二体、父源印迹区域重复、母源印迹区域低甲基化）	低出生体重，宫内生长受限，发病更早（出生后立即） 复发患者磺脲类药物可能有效	胰岛素
PNDM/TNDM	*INS*	B细胞破坏	低出生体重	胰岛素
PNDM	*GATA6*	胰腺发育异常	胰腺发育不全，胰腺内外分泌功能障碍、心脏缺陷	胰岛素
PNDM	*EIF2AK3*	B细胞破坏	Wolcott-Rallison综合征（新生儿期T1DM、多发性骨骺发育不良、生长发育迟缓、肝肾功能损害），胰腺外分泌功能障碍	胰岛素
PNDM	*GCK*	B细胞功能异常	低出生体重	胰岛素
PNDM	*PTF1A*	胰腺发育异常	神经系统异常，胰腺内外分泌功能障碍，肾受累	胰岛素
PNDM	*FOXP3*	B细胞破坏	IPEX综合征（自身免疫性甲状腺疾病、肠病，剥脱性皮炎）	胰岛素
TNDM	*ZFP57*	胰腺发育异常	表型多变；低出生体重，巨舌，发育迟缓	胰岛素
PNDM	*GLIS3*	胰腺发育异常	甲状腺功能减退，肾囊肿，青光眼，肝纤维化	胰岛素
PNDM	*PDX1*	胰腺发育异常	胰腺发育不全，胰腺内外分泌功能障碍	胰岛素
PNDM/TNDM	*SLC2A2*	B细胞功能异常	Fanconi-Bickel综合征（肝大、肾小管酸中毒等）	胰岛素
PNDM	*SLC19A2*	B细胞功能异常	神经系统异常（卒中、癫痫等），视力障碍，心脏缺陷	胰岛素、维生素B_1
PNDM	*GATA4*	胰腺发育异常	胰腺发育不全，胰腺内外分泌功能障碍、心脏缺陷	胰岛素
PNDM	*NEUROD1*	胰腺发育异常	神经系统异常，学习困难，感音神经性耳聋	胰岛素
PNDM	*NEUROG3*	胰腺发育异常	腹泻	胰岛素
PNDM	*NKX2-2*	胰腺发育异常	神经系统异常，低出生体重	胰岛素
PNDM	*RFX6*	胰腺发育异常	低出生体重，肠道闭锁，胆囊发育不全，腹泻	胰岛素
PNDM	*IER3IP1*	B细胞破坏	小头畸形，小儿癫痫，脑病	胰岛素
PNDM	*MNX1*	胰腺发育异常	神经系统异常	胰岛素
TNDM	*HNF1B*	胰腺发育异常	胰腺萎缩，肾脏及生殖器发育异常	胰岛素
PNDM	*STAT3*	B细胞破坏	自身免疫性疾病（甲状腺疾病、肠病等）	胰岛素

注：NDM，新生儿糖尿病；PNDM，永久性新生儿糖尿病；TNDM，暂时性新生儿糖尿病。

7. NDM的诊断流程如何？

1岁以内确诊糖尿病（多以糖尿病酮症酸中毒起病），且胰岛自身抗体阴性，胰岛素和C肽水平明显下降的患者需考虑NDM。NDM的明确诊断需依赖基因检测，其诊断流程见图10-2。

8. *KCNJ11*和*ABCC8*基因突变致NDM的致病机制是什么？

*KCNJ11*基因编码ATP敏感性钾离子通道（K_{ATP}）Kir6.2亚单位，*ABCC8*基因编码磺脲类受体1亚单位（SUR1）的*ABCC8*基因，而K_{ATP}通道是由Kir6.2和SUR1两种亚单位形成的异构八聚体，是将细胞膜活动与物质代谢联系在一起的重要通道，也是葡萄糖介导的B细胞分泌胰岛素的关键环节。在生理情况下，血糖升高后，葡萄糖被转运进入胰岛B细胞，细胞内ATP/ADP比例升高，刺激K_{ATP}通道关闭，细胞膜去极化，细胞膜上电压依赖性Ca^{2+}通道开放，Ca^{2+}内流，引起胰岛素分泌。当编码K_{ATP}通道亚单位的*KCNJ11*基因和*ABCC8*基因激活突变时，K_{ATP}通道对细胞内ATP/ADP比例变化不敏感，在葡萄糖刺激下通道无法正常关闭，细胞膜持续处于超极化状态，细胞外Ca^{2+}无法内流，导致胰岛素无法正常释放。

9. *KCNJ11*和*ABCC8*基因突变致NDM患者出现其他临床症状和体征的原因是什么？

由于K_{ATP}通道除分布于胰岛B细胞外，在中枢神经系统、骨骼肌、心肌、平滑肌等多种组织细胞中亦有广泛分布，因此编码K_{ATP}通道的基因突变后，临床上在高血糖的同时常合并有其他临床症状和体征。部分患者（约20%）在出现糖尿病的同时伴有生长发育迟缓、肌无力和癫痫，称为DEND综合征。其中也有部分患者临床表现相对较轻，仅有发育迟缓和肌无力，而无癫痫表现，称为iDEND综合征。

10. *INS*基因突变致NDM的致病机制是什么？

*INS*基因突变可引起胰岛素原的错误折叠，造成严重的内质网应激，从而导致B细胞功能障碍，目前已发现数十种不同的*INS*基因突变导致NDM，这些突变可位于信号肽、A链、B链、C肽编码区，甚至位于非编码区域。通过总结既往报道的30例由12种不同*INS*基因突变导致PNDM病例（表10-2），发现多数*INS*突变所致PNDM的机制为二硫键形成异常，使得后续胰岛素折叠障碍导致糖尿病。

11. *INS*基因突变致NDM的临床特点有哪些？

*INS*基因突变约占NDM患者病因的12%，由Støy在2007年首次报道，且他们总结了*INS*基因突变致NDM的平均发病年龄（出生后9周）和主要临床表现（糖尿病酮症酸中毒或血糖水平显著升高）；同时认为该类患者胰岛B细胞抗体阴性、C肽水平极低［低于可测值或＜0.2nmol/L（0.6ng/ml）］、需依赖胰岛素治疗。随后，陆续有*INS*致NDM相关报道，并在既往研究的基础上总结出该类患儿具有出生体重偏低的特点（平均2.7kg）。

12. *INS*基因突变与不同类型糖代谢异常的关系如何？

*INS*基因突变除参与NDM（PNDM和TNDM）发病外，还与1b型糖尿病、MODY、高胰岛素/胰岛素原血症等发病相关，且不同的*INS*基因突变位点分别对应

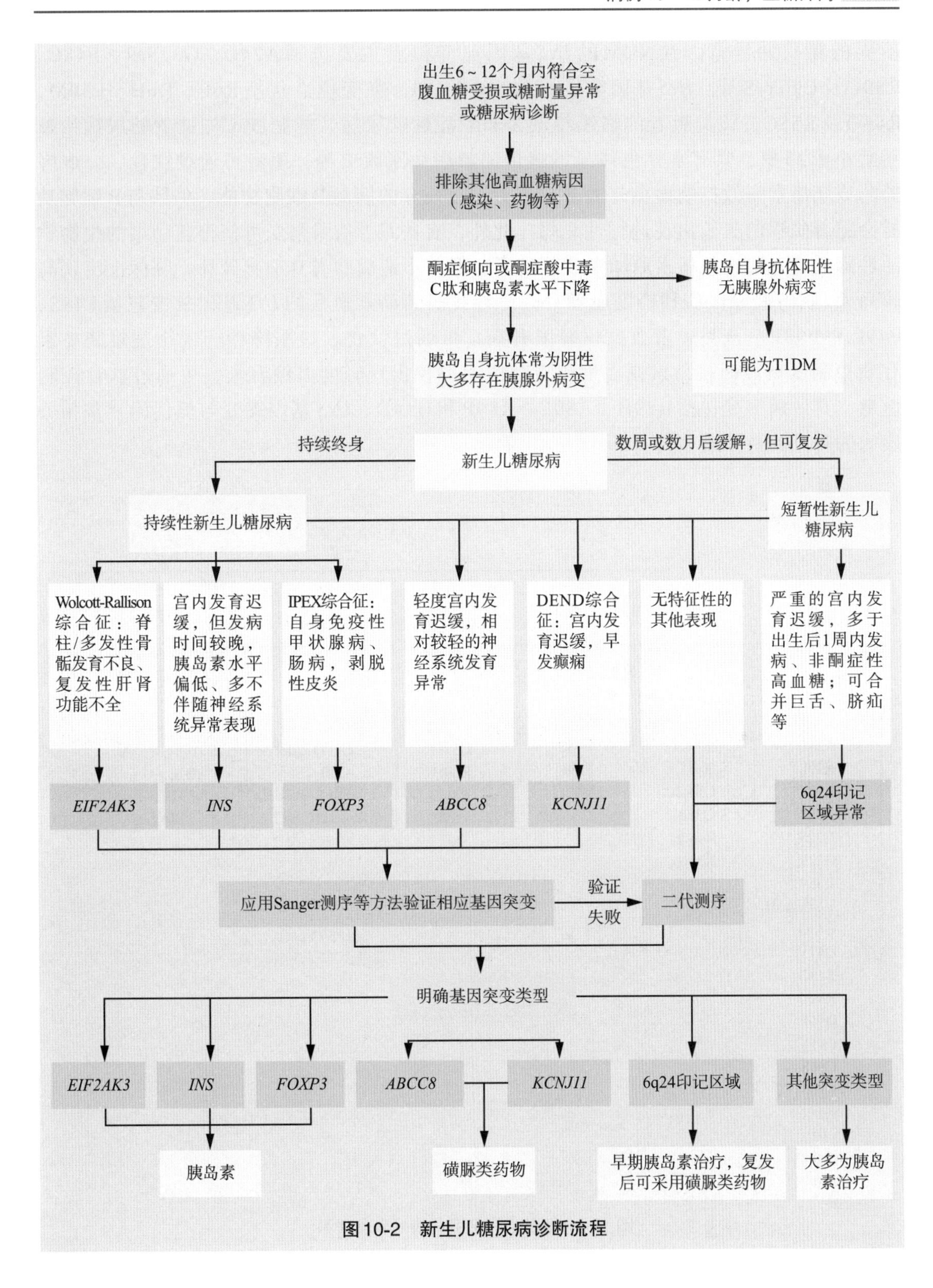

图10-2　新生儿糖尿病诊断流程

不同的糖代谢异常。致NDM的*INS*基因突变位点主要包括A24D、G32S/R、F48C、R89C及C96Y/S等。*INS*基因突变可致MODY10，突变位点包括R6C、R6H、L30M、R46Q及R55C，该类患者的临床特点为非酮症性糖尿病、非肥胖、先证者糖尿病诊断年龄小于25岁，具有常染色体显性遗传的糖尿病家族史等。患者可通过饮食、口服降糖药或胰岛素有效控制血糖，大多数患者具有残存的胰岛B细胞功能，但胰岛B细胞功能会随着病程的延长出现进行性衰竭。此外，有些*INS*基因突变可使得胰岛素的生物学活性降低或者阻止胰岛素原加工成胰岛素，但并不造成胰岛B细胞破坏，临床上出现高胰岛素/胰岛素原血症和轻度血糖升高。导致高胰岛素血症的*INS*基因突变包括F48S、F49L和V93L，该类患者血糖仅轻度升高，可通过饮食、口服降糖药或小剂量胰岛素有效控制血糖。高胰岛素原血症患者临床上亦仅出现轻度血糖升高，可通过饮食控制血糖，其致病突变包括R89H、R89L、R89P和H34D。*INS*基因突变与糖代谢异常相关疾病的对应关系见图10-3。

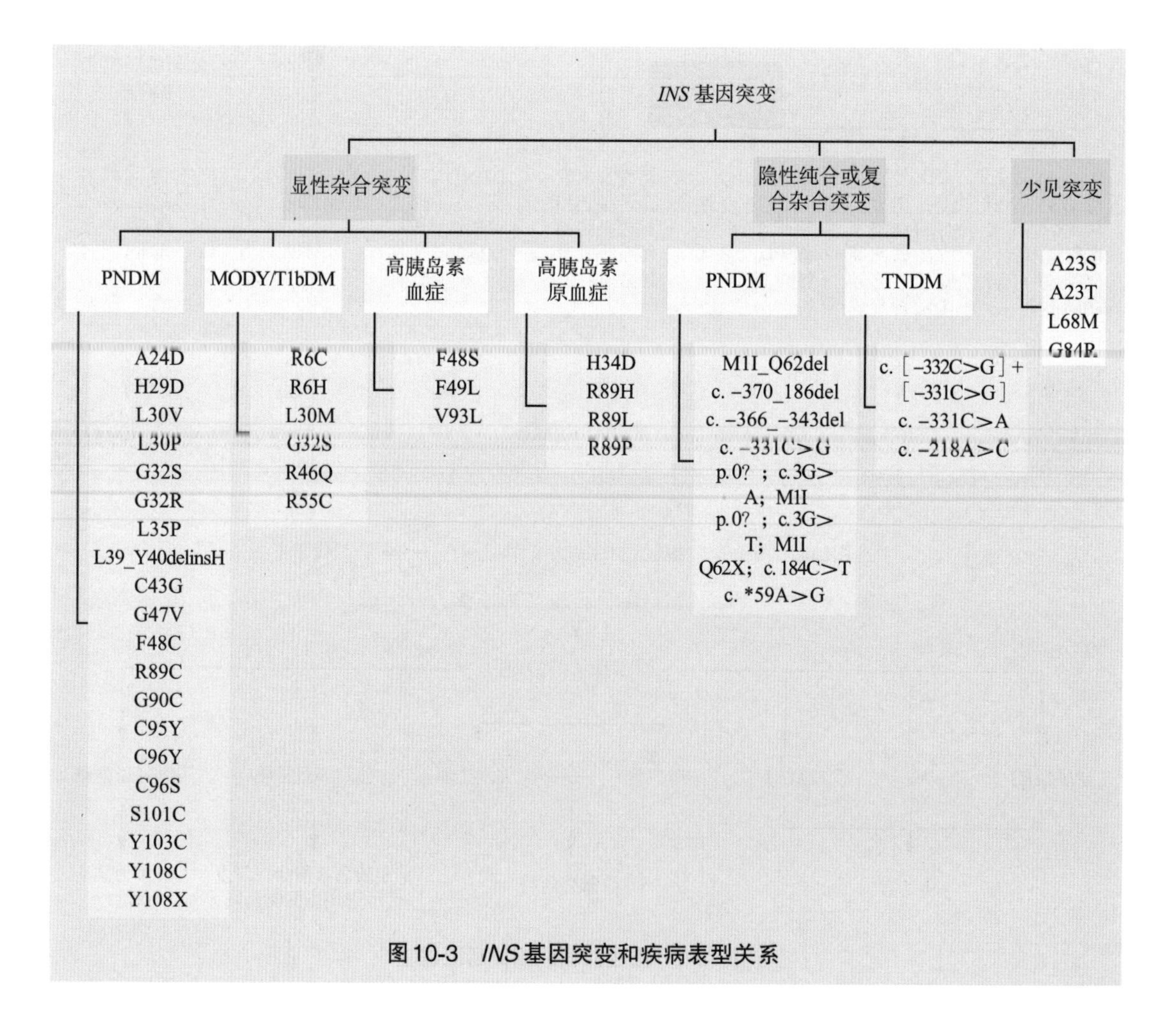

图10-3 *INS*基因突变和疾病表型关系

13. NDM如何进行治疗？

TNDM患者早期需采用胰岛素治疗，复发后可采用磺脲类药物治疗。因编码K_{ATP}通道基因（*ABCC8*和*KCNJ11*）突变导致的PNDM，可采用磺脲类药物治疗，其他基因突变所致PNDM均需胰岛素治疗。对于极低出生体重婴儿，胰岛素治疗的初始剂量为0.05U/(kg·h)［也有研究建议0.02U/(kg·h)］，并以0.01U/(kg·h)加量，与此同时至少应每小时监测1次指尖血糖，以评估血糖水平。当血糖控制较为平稳时，应考虑过渡到皮下注射胰岛素以避免中心静脉导管相关并发症。关于皮下胰岛素注射，当血糖＞11.1mmol/L时，应给予餐前小剂量短效胰岛素开始，为每次0.1～0.15U/kg。由于新生儿进食频率较高，可每隔一餐注射1次胰岛素（每天3～4次），但每餐前都需监测指尖血糖（初始治疗时）。目前所有种类胰岛素（包括长效甘精胰岛素和短效赖脯及门冬胰岛素）的最小皮下注射剂量均为0.5U，必要时也可将胰岛素稀释后使用。因新生儿具有进食频繁且对胰岛素需求量低等特点，使得NDM患儿易发生低血糖症，而皮下胰岛素泵可模拟生理胰岛素分泌模式，且可每小时调整一次基础剂量（低至每小时0.025U），从而具有改善血糖控制的作用，因此所有年龄段的小儿糖尿病患者（包括NDM）都可采用胰岛素泵治疗。而约90%的K_{ATP}通道基因突变所致的NDM患者可以由皮下注射胰岛素治疗成功转换为口服磺脲类药物单药治疗。磺脲类药物可改善其血糖控制，且不增加低血糖风险。此外，磺脲类药物治疗也可显著改善部分患儿的认知、肌肉运动及语言能力等。因NDM患者中*ABCC8*和*KCNJ11*基因突变所占比例高，且考虑到基因检测周期较长，而婴幼儿的延迟治疗可能造成神经系统的损害，因此国外研究建议在进行基因诊断之前也可考虑进行试验性磺脲类药物治疗。若患儿正在采用胰岛素治疗，在进行磺脲类药物转换前应将胰岛素的基础用量降低50%，以防止在过渡期间发生低血糖症。

磺脲类药物最常用的药物是格列本脲，初始剂量为0.1mg/kg，每日2次，并在餐前和睡前监测指尖血糖，若血糖＞11.1mmol/L，则可每千克体重剂量增加0.1mg。若餐前指尖血糖仍＞11.1mmol/L，则可继续每日增加剂量，直至达到1mg/(kg·d)（通常在5～7日内达到）。若患者指尖血糖＜11.1mmol/L，则应将餐前胰岛素剂量减少50%。此外，应在服用格列本脲至少2～3小时后方可应用胰岛素，以避免低血糖。与成年T2DM患者相比，NDM患儿常需较高剂量的磺脲类药物，以格列本脲为例，平均剂量为0.5mg/(kg·d)，文献报道的最大剂量达2.3mg/(kg·d)。

14. NDM患者基因检测的重要意义？

据文献报道，约90%的K_{ATP}通道基因突变所致的NDM患者可以由皮下注射胰岛素治疗成功转换为口服磺脲类药物单药治疗。磺脲类药物可以直接作用于K_{ATP}通道SUR亚单位，减少开放的K_{ATP}通道，使胰岛素分泌增加。并且治疗时间越早，患者的胰岛功能保存越好，磺脲类药物越可能成功长期维持血糖在良好水平。在有效改善患者血糖控制的同时，对其他伴随症状如精神运动发育迟缓、癫痫等也有改善作用，同样早期治疗可能对神经系统表现的治疗效果更好。因此，早期的遗传学诊断，可以更好地预测患者的病程进展，为患者提供更加合理的治疗方案，最大程度地改善患者的生活质量、临床预后，也可以更好地为患者家属提供遗传咨询。

15. 基因检测确诊致病基因的效果如何?

综合性基因检测可以明确约82%的NDM患者的致病基因。在非近亲家系的NDM患者中，最常见的是K_{ATP}-NDM，约占46%；而在近亲家系的NDM患者中，最常见的是*EIF2AK3*基因纯合突变所致的Wolcott-Rallison综合征，约占24%。15年前，患者从确诊NDM到明确基因诊断平均要经过4年以上，而现在这一时间已经缩短至不到3个月。

16. 什么样的患者推荐进行NDM致病基因检测?

所有出生后6个月内诊断的糖尿病患儿均应行NDM遗传学检测。对T1DM相关抗体阴性的6～12个月发病的糖尿病患儿，仍推荐行NDM遗传学检测。

四、推荐阅读

[1] NAGASHIMA K，TANAKA D，INAGAKI N. Epidemiology，clinical characteristics，and genetic etiology of neonatal diabetes in Japan [J]. Pediatr Int，2017，59（2）：129-133.

[2] SLINGERLAND AS，SHIELDS BM，FLANAGAN SE，et al. Referral rates for diagnostic testing support an incidence of permanent neonatal diabetes in three European countries of at least 1 in 260,000 live births[J]. Diabetologia，2009，52（8）：1683-1685.

[3] KYLAT RI，SENGUTTUVAN R，BADER MY. Personalized precision medicine in extreme preterm infants with transient neonatal diabetes mellitus [J]. J Pediatr Endocrinol Metab，2017，30（5）：593-596.

[4] De FRANCO E，FLANAGAN SE，HOUGHTON JA，et al. The effect of early，comprehensive genomic testing on clinical care in neonatal diabetes：an international cohort study [J]. Lancet，2015，386（9997）：957-963.

[5] LEMELMAN MB，LETOURNEAU L，GREELEY SAW. Neonatal diabetes mellitus：An update on diagnosis and management [J]. Clin Perinatol，2018，45（1）：41-59.

[6] STOY J，EDGHILL EL，FLANAGAN SE，et al. Insulin gene mutations as a cause of permanent neonatal diabetes [J]. Proc Natl Acad Sci USA，2007，104（38）：15040-15044.

[7] STOY J，STEINER DF，PARK SY，et al. Clinical and molecular genetics of neonatal diabetes due to mutations in the insulin gene [J]. Rev Endocr Metab Disord，2010，11（3）：205-215.

[8] FU JL，WANG T，LI MM，et al. Identification of insulin gene variants in patients with neonatal diabetes in the Chinese population [J]. J Diabetes Investig，2020，11（3）：578-584.

（付俊玲　肖新华）

病例11 多饮、多尿，左手不自主运动

一、病历摘要

患者，女性，21岁。因“多饮、多尿11年，左手不自主运动1年”入院。

（一）现病史

患者于2005年初（10岁余）出现乏力、口渴、多饮、多尿，体重无明显变化（当时体重38.5kg，身高不详）。2005年7月查空腹血糖7.22mmol/L，空腹胰岛素16.1mU/L（5.3～22.7mU/L），空腹C肽1.2nmol/L（3.7ng/ml），HbA1c 6.2%（3.6～6.8%），尿KET（-），ICA、IAA、GADA均（-），诊断“2型糖尿病”，给予精蛋白生物合成人胰岛素注射液早15U—晚16U，血糖控制欠佳。2007年改为二甲双胍片0.5g每日3次口服，血糖控制欠佳，无明显不良反应。2012年睡前加用甘精胰岛素注射液30U，2013年查HbA1c 15.1%，加用阿卡波糖片50mg每日3次口服。2015年3月出现活动后双下肢乏力，双手指尖麻木伴左侧手腕徐动，左下肢活动不灵便，多于行节奏强且快的活动时出现。2016年1月为进一步诊治收入北京协和医院内分泌科病房。病程中曾发作2次低血糖反应，未测血糖。精神、食欲、睡眠尚可，易感乏力，大便干结，体重近1年多增加5kg。否认脸圆红、皮肤紫纹，否认视物模糊、眩晕、听力下降，否认反复感染、下肢皮肤破溃，否认双下肢跛行、踩棉花感。

（二）个人史

患者母亲G2P1，第1胎妊娠3个月时流产。患者于妊娠34周行剖宫产术分娩，出生体重、身长正常。出生后诊断“缺血缺氧性脑病”，发育可。3岁之后饭量增大，体型较同龄偏胖。身高、智力发育无殊。自幼四肢体毛较多，体质稍差。

（三）既往史、婚育史、月经史

无特殊。

（四）家族史

父亲35岁时诊断“2型糖尿病”，口服盐酸二甲双胍片降糖，血糖控制尚可；母亲

35岁时诊断“2型糖尿病”，有听力下降，使用门冬胰岛素注射液三餐前2U—2U—2U＋精蛋白生物合成人胰岛素注射液早15U—晚10U＋阿卡波糖片100mg每日3次降糖，未监测血糖；舅舅（母亲唯一同胞亲属）38岁时诊断“2型糖尿病”，未用药，57岁因脑出血去世，舅舅子女无糖尿病；外祖父、外祖母均有糖尿病，具体起病年龄及治疗不详，均已去世；祖父78岁，糖耐量异常；祖母75岁，67岁时糖耐量异常，73岁时诊断“糖尿病”，具体治疗不详；父亲另有一姐一妹，均无糖尿病史（图11-1）。

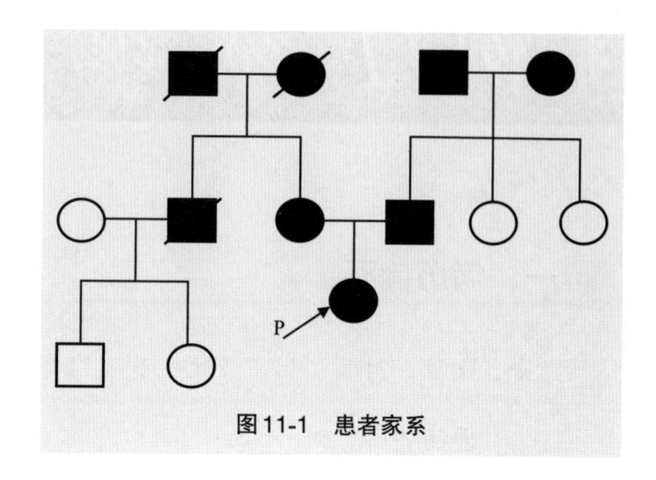

图11-1　患者家系

（五）体格检查

生命体征平稳，体重51.5kg，身高160cm，BMI 20.12。鬓角、四肢毛发较浓密。心肺腹查体无特殊。双下肢皮肤浅感觉对称无减退。阴毛V期。

（六）辅助检查

［**常规检查**］生化：Glu 6.8mmol/L，P 1.80mmol/L，TC 6.00mmol/L，TG 1.95mmol/L，其余指标为阴性；尿常规＋尿沉渣：SG 1.003。GLU ≥ 55mmol/L，KET TRACE；HbA1c：12.9%。

［**内分泌相关检查**］1型糖尿病相关自身抗体谱、尿ACR、大动脉超声未见明显异常。眼科会诊：未见糖尿病视网膜病变。馒头餐试验见表11-1。

表11-1　馒头餐试验血糖、胰岛素及C肽结果

指　标	0	0.5小时	1小时	2小时	3小时
血糖（mmol/L）	5.5	12.9	21.2	28.0	24.6
C肽［nmol/L（ng/ml）］	0.02（0.06）	0.21（0.63）	0.41（1.24）	0.47（1.42）	0.31（0.92）
胰岛素（mU/L）	23.77	28.73	39.59	24.94	16.61

注：上述结果为常规使用胰岛素时测定。

［**基因检测**］线粒体基因测序异常位点：m.3243A＞G（图11-2）。

［**乳酸运动试验**］空腹乳酸2.83mmol/L，运动前乳酸4.20mmol/L，运动后即刻乳

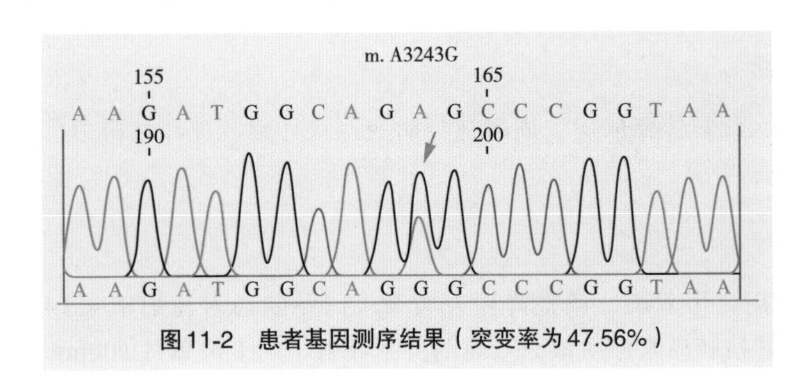

图11-2 患者基因测序结果（突变率为47.56%）

酸10.73mmol/L，运动后10分钟乳酸9.33mmol/L。乳酸浓度正常为0.4～2.0mmol/L。

［**肌酶谱**］正常。

［**肌电图检查**］左腓总神经运动波幅低。

［**心电图**］未见明显异常；Holter：室性期前收缩1次，余未见明显异常。

［**影像学检查**］超声心动图：左心室射血分数72%，轻度二尖瓣关闭不全，未见左心室肥厚。常规脑电图：正常。头部CT平扫：双侧基底核区及丘脑钙化灶；头部增强＋MRS：各代谢物峰未见明显异常，双侧尾状核、豆状核及丘脑区异常信号，符合钙化表现（图11-3）。

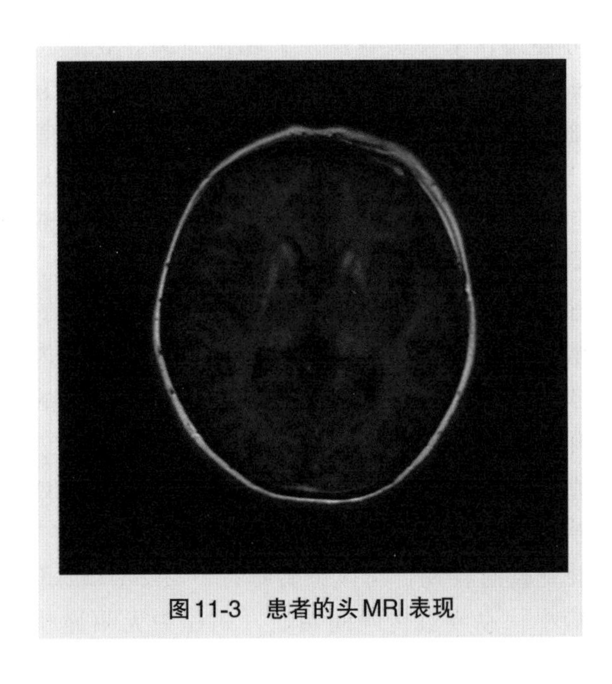

图11-3 患者的头MRI表现

［**耳鼻喉科会诊**］左耳高频听力下降，右耳低频、高频听力均有下降。

（七）诊断

线粒体病，线粒体糖尿病，周围神经病变，双耳感音神经性听力下降，线粒体肌病，线粒体脑病。

（八）治疗

入院后停用二甲双胍，调整降糖方案为：门冬胰岛素注射液早14U—中8U—晚12U三餐前，甘精胰岛素注射液16U睡前皮下注射，阿卡波糖片100mg每日3次口服，血糖控制基本平稳。同时给予维生素B_1、维生素B_2、维生素C、辅酶Q10、左卡尼汀、左旋精氨酸口服。

二、病例分析

患者为青少年女性，幼年起病，慢性病程11年；病初有多饮、多尿，外院曾诊断为“2型糖尿病”，口服降糖药物及注射胰岛素治疗有一定效果，饮食控制差，餐后血糖高，之后血糖逐渐升高，胰岛素逐渐加量。近1年出现运动后双下肢乏力，双手指尖发麻，左手不自主抽动，左下肢活动不灵便。糖尿病家族史显著，父母及祖父母、外祖父母均有糖尿病史，父母及舅舅发病年龄较轻，母系遗传倾向更为明显，患者母亲听力下降。查体中等体型，未见黑棘皮征，粗测听力、视野正常。神经系统查体生理反射引出困难，双手手套样感觉减退，左手明显。辅助检查方面北京协和医院查糖尿病相关抗体阴性，血乳酸升高、乳酸运动试验阳性，双耳高频听力下降，肌电图示神经源性损害，头部MRI示双侧基底核区及丘脑钙化灶。基因检测线粒体m.3243A＞G突变。患者临床有多饮、多尿症状，多次查空腹血糖≥7.0mmol/L，餐后2小时血糖≥11.1mmol/L，HbA1c≥6.5%，糖尿病诊断明确。分型方面，患者起病年龄轻，体型不胖，胰岛功能快速下降，伴听力下降，乳酸运动试验阳性，糖尿病呈明显母系遗传，母亲与舅舅均患病，且舅舅的子女无糖尿病，符合母系遗传特征。结合基因检测证实存在线粒体m.3243A＞G位点突变，为线粒体糖尿病典型的突变位点，因此考虑线粒体糖尿病诊断明确。

鉴别诊断方面包括如下。①青少年发病的成人型糖尿病（MODY）：患者25岁之前发病，有三代糖尿病家族史，需注意与MODY鉴别。MODY为常染色体显性遗传，一般无听力下降、乳酸升高的表现，与该患者不符。②2型糖尿病：患者与典型的2型糖尿病相比，发病年龄小，家族遗传倾向明显，病程中无明显胰岛素抵抗、代谢综合征等，暂不考虑。

线粒体基因突变导致的糖尿病属于特殊类型糖尿病中的第一类，即“胰岛B细胞功能的基因缺陷”，正式的称谓为母系遗传的糖尿病伴耳聋（maternally inherited diabetes and deafness，MIDD）。MIDD的遗传基础为线粒体DNA点突变，具体为第3243位核苷酸由腺嘌呤突变为鸟嘌呤（m.3243A＞G），导致其编码的亮氨酸转运RNA（Leu-tRNA）合成障碍，进而导致由亮氨酸参与合成的呼吸链蛋白缺陷，导致线粒体功能障碍。线粒体合成ATP障碍，使得能量敏感器官，如脑、肝、心脏、内分泌腺等出现功能障碍，同时因线粒体合成能量障碍，使得无氧酵解通路活性增强，产生大量氧自由基，损害血管内皮，继而导致肾、视网膜、胃肠道、神经系统损害。MIDD可累及多个系统，临床表现包括糖尿病、耳聋、眼病、脑病、肌病、心脏病、肾病等。线粒体m.3243A＞G突变率一般为1%～40%，与发病早晚及病情轻重程度有关，突变率越高，起病越早，病情越严重。

MIDD占糖尿病总发病人数的1%～3%，多在40岁之前发病，最早可在10岁前发病，体型正常或偏瘦，胰岛素抵抗不明显，胰岛B细胞功能进行性衰退，虽疾病早期可类似2型糖尿病，45%患者在2～4年后需要胰岛素治疗。该患者临床特征与MIDD相符，且该患者起病年龄偏早，病情进展较快，可能与其m.3243A＞G突变率高达47.56%相关。耳聋是MIDD的另一特征性表现，发生率达75%以上，表现为对称高频听力下降为主的神经性耳聋，且耳聋发病平均早于糖尿病6年。该患者经过听力检查发现存在双耳高频听力下降，符合MIDD的表现。MIDD还可合并线粒体脑肌病伴高乳酸血症和卒中样发作（mitochondrial encephalomyopathy with lactic acidosis and stroke-like episode，MELAS）。该患者有活动后双下肢乏力，有左侧肢体的不自主运动，查乳酸高，运动乳酸试验（＋），CT及MRI均提示双侧基底核钙化，支持线粒体肌病及线粒体脑病表现，暂无明显的卒中样发作，需密切观察。此外，MIDD还可出现心脏、肾、视网膜等病变，入院经过筛查未发现左心室肥厚、心律失常、尿蛋白、黄斑营养不良等表现，需密切随诊。

治疗方面，应给予生活方式干预，控制饮食、适当运动，一般主张中等水平以下的运动。降糖药物方面，需根据患者的胰岛B细胞功能选择合适的治疗方式，避免使用二甲双胍类药物，避免造成乳酸酸中毒。为延缓耳聋的发生，应避免使用耳毒性药物，避免过度噪声对听力的损伤。辅酶Q10是线粒体呼吸链上的电子载体，可改善线粒体功能缺陷，有一定疗效。对于本例患者，入院后停用二甲双胍，因胰岛B细胞功能较差、血糖控制不理想，选择基础＋餐时胰岛素治疗，血糖控制基本平稳。针对其线粒体病，给予营养神经以及改善线粒体能量代谢的治疗，症状无进一步进展。

三、临床查房

1. 什么是线粒体及线粒体基因组？

线粒体是存在于有核细胞内的一种细胞器，内含电子传递呼吸链和ATP合成酶，主要作用是通过氧化磷酸化产生ATP为细胞供能。线粒体受核基因和线粒体基因的双重调控。线粒体基因组是一个多克隆、环状双链DNA分子，编码13个氧化磷酸化必需的多肽以及相应的rRNA和tRNA。

2. **线粒体遗传有什么特点?**

首先，精子内的线粒体在进入卵子时会被破坏，仅有母亲的线粒体DNA会传递给下一代，因此线粒体遗传的特点为母系遗传。其次，每个细胞存在上千个线粒体，每个线粒体又包含数个DNA，而线粒体基因突变可能发生在部分细胞部分线粒体的DNA中，因此基因突变的DNA与未突变的DNA会共存于同一个细胞中，称为杂胞质性，只有当基因突变率达到一个阈值，才可能引起临床表现或生化的异常。

3. **线粒体基因突变相关疾病有什么特点?**

线粒体是所有有核细胞的重要组成部分，因此线粒体疾病会累及多个器官系统，且临床表现多种多样。线粒体是细胞的能量代谢中心，病变主要集中在ATP阈值高、耗能多的组织，如中枢神经系统、眼、骨骼肌等。成人各个系统受累的表现包括如下。

（1）神经系统：偏头痛、卒中、癫痫、痴呆、肌病、周围神经病变、复视、共济失调、语言障碍、感音神经性耳聋。

（2）胃肠道：便秘、肠易激综合征、吞咽困难。

（3）心脏：心力衰竭、心脏传导阻滞、心肌梗死（非血管因素）、心肌病变。

（4）呼吸系统：呼吸衰竭、夜间低通气、呼吸困难。

（5）内分泌系统：糖尿病、甲状腺疾病、甲状旁腺疾病、卵巢功能衰竭。

（6）眼科：视神经萎缩、白内障、眼肌麻痹、上睑下垂、黄斑营养不良。

（7）肾：蛋白尿、肾功能不全。

4. **什么是MIDD和MELAS?**

线粒体不同基因突变会导致不同临床表现，引起不同的临床综合征。最早发现的两个与线粒基因突变相关的综合征为Kearns-Sayre综合征（KSS）和Leber遗传性视神经病变（Leber hereditary optic neuropathy，LHOP），此后又发现了十余种综合征，包括MIDD和MELAS。MIDD的主要临床表现为糖尿病伴耳聋，而MELAS的主要临床表现为线粒体脑肌病伴乳酸酸中毒和卒中样发作。

5. **MIDD和MELAS的遗传基础是什么?**

MIDD的遗传基础是线粒体DNA3243位点A＞G突变，该突变导致基因*TRNL1*编码的线粒体Leu-tRNA发生异常。MELAS的遗传基础也是线粒体DNA3243位点A＞G突变，以及3271位点T＞C突变，都导致基因*TRNL1*的突变及线粒体Leu-tRNA的异常。为何同样的基因突变会导致不同的临床综合征？机制尚不明确。但部分MELAS患者会出现糖尿病或耳聋，而MIDD的患者如本例也可能出现线粒体脑肌病及乳酸升高，因此考虑线粒体DNA3243位点A＞G突变导致的疾病可能为一个连续的疾病谱，根据主要受累的器官及疾病严重程度不同定义为MIDD和MELAS，两者也可合并存在。

6. **MIDD患者的糖尿病有什么特点?**

起病较早，多为中青年起病，40岁以前多见，最早可在10岁前起病。因子代基因突变率可能高于母代，家系内下代发病可能提早。大部分起病隐匿，体型多正常或消瘦，临床表现类似2型糖尿病，但也有约20%的患者急性起病，甚至8%的患者以酮症酸中毒起病。以B细胞功能缺陷为主，胰岛素敏感性一般均正常，1型糖尿病相关抗体通常为阴性。大部分患者诊断初期为非胰岛素依赖的，单纯饮食控制或使用口服降糖药物，但胰岛B细胞功能进行性衰竭，诊断糖尿病2～10年后进展为需要使用胰岛素治疗。

7. MIDD患者的听力下降有什么特点？

MIDD患者的听力下降为感音神经性听力丧失，以高频听力下降为主，累及耳蜗，听力受损程度不等，常先于糖尿病发生也可在糖尿病之后发生。通常为双侧性的，严重程度与糖尿病无关，但随年龄增长呈进行性听力下降。男性患者听力丧失的程度及进展超过女性。MIDD患者每年听力损伤高达1.5～7.9dB，远高于普通人群。耳聋是MIDD患者的一个特征性表现，也是一个十分重要的诊断线索。

8. MIDD患者神经系统受累有什么表现？

50%以上MIDD患者头部CT或MRI可见双侧基底核钙化及脑萎缩。MRI在T2加权像上在没有脑血管堵塞的情况下，双侧皮质下和基底核出现高信号损伤。PET/CT显示额顶枕叶或枕叶的摄取减少。年轻的MIDD患者出现卒中样表现，需警惕合并MELAS可能。

9. MIDD患者肌病的表现是什么？

线粒体肌病起病隐袭，表现为四肢乏力、运动不耐受、发作性肌肉酸痛，严重者可出现呼吸困难，血乳酸升高是线粒体肌病的主要特征。有研究使用简易乳酸运动试验，先抽取静息乳酸，然后患者以中等速度连续上下楼梯5分钟（3层楼来回上下），检测运动后即刻、运动后休息10分钟的乳酸水平，结果发现大部分线粒体肌病患者静息乳酸已有升高，运动后乳酸明显升高，达到正常参考值上限的5倍（正常参考值＜2mmol/L），休息10分钟仍在正常参考值的3倍以上，高度提示线粒体功能异常。

10. MIDD还会有哪些器官受累，有什么表现？

（1）心脏：早期表现为左心室肥厚，心脏收缩及舒张功能下降，严重者可出现心力衰竭。左心室肥厚常不伴高血压，心力衰竭的原因一般不是因为血管原因导致的心肌缺血。此外，还可出现心律失常，如预激综合征、室性期前收缩、心房颤动等。

（2）肾：MIDD患者肾脏病变发生率高，主要表现为蛋白尿。MIDD患者出现终末期肾病的主要原因为局灶节段性肾小球硬化（FSGS）而非糖尿病肾病，因此必要时可进行肾活检协助鉴别诊断。MIDD并发肾脏病变常误诊为Alport综合征，因为均表现为耳聋和肾功能不全，但Alport综合征常伴有血尿且没有糖尿病是重要的鉴别点。

（3）视网膜：MIDD视网膜病变的主要表现为黄斑营养不良和视网膜损害，大部分患者视力无明显下降。

（4）其他：MIDD可合并有矮小、甲状腺功能异常、性激素水平异常等，可进行相应激素筛查。

11. 何时需筛查MIDD？

若存在以下临床表现，可能提示线粒体疾病：①可疑母系遗传家族史；②起病早，体型正常或消瘦，胰岛B细胞功能进行性衰退，需依赖胰岛素治疗；③伴有感音神经性耳聋的糖尿病患者；④伴神经肌肉系统病变、心肌病变、视神经萎缩及乳酸酸中毒的糖尿病患者。

12. 怀疑MIDD行基因检测需注意什么？

基因检测是诊断MIDD的金标准。存在前述的杂胞质性，且杂胞质性在机体不同组织的不同细胞中有所不同，白细胞通常含有体内最低的杂胞质性，因此部分MIDD患者外周血基因检测可能阴性。其他样本如尿沉渣和口腔脱落细胞具有比白细胞更高的杂胞质性，可以用于MIDD的突变检测。此外，研究发现MIDD患者白细胞的杂胞质性随年龄的增长而降低，而肌肉等组织较稳定。因此，对于怀疑MIDD的患者，若条件允许应尽早进行基因检测，有条件可选择除外周血以外的标本以获得更高的阳性率。对于疑似患者，建议同时对其亲属进行基因检测，对于筛查出存在基因突变但无临床表现者，需密切随访。

13. MIDD患病率如何？

不同的种族、研究人群及研究方法可能导致结果不一致。来自英国和芬兰的数据表明，人群中m.3243A＞G基因突变的患病率为（1.4～16.3）/10万人。日本糖尿病患者中m.3243A＞G突变率约为1.5%，欧洲为0.8%，其他地区为0.6%。总体而言，在临床表现类似2型糖尿病患者中，约1%的患者发现m.3243A＞G突变，而在依赖胰岛素治疗但无典型1型糖尿病特征的患者中比例更高。

14. 是否有其他线粒体基因突变会导致糖尿病？

约1%的糖尿病患者是由于线粒体基因缺陷导致，其中m.3243A＞G是最常见的基因突变，占比超过85%。其他与糖尿病相关的更少见的包括tRNA、ND1亚基或D环相关的突变，突变位点如3256 C＞T、3264 T＞G、3271 T＞C等。这些基因大部分与显著的神经系统病变相关，多是单个家系的报道。

15. 如何管理MIDD患者？

（1）糖尿病：饮食限制可适当放宽，不宜进行剧烈活动，可进行中等程度及以下的运动，降糖药物可根据胰岛B细胞功能进行选择，避免双胍类药物，以免发生乳酸酸中毒，主张早期使用胰岛素。

（2）听力下降：为延缓耳聋的发生，应避免使用耳毒性药物，避免过度噪声对听力的损伤。对于携带m.3243A＞G突变的儿童应定期检测听力变化，必要时可配戴助听器。

（3）心脏病变：对于携带m.3243A＞G突变患者，应早期进行心电图及超声心动图检测，若发现异常可进一步进行24小时动态心电图或运动心电图评估。根据具体情况积极使用ACEI、β受体阻断剂改善心室重构，必要时植入起搏器或ICD。

（4）肾脏疾病：早期应用ACEI/ARB类药物，严格控制血压，条件允许者进行肾脏移植，但不能使用母系来源的肾源。

（5）神经系统：不主张使用阿司匹林进行一级或二级预防。他汀类药物增加肌病风险，须慎用。

（6）针对病因治疗：辅酶Q10是线粒体呼吸链电子载体，可能改善线粒体能量代谢及线粒体功能。小规模研究发现辅酶Q10对于预防听力下降及延缓糖尿病进展具有长期获益，但尚无随机对照双盲研究证实。此外，维生素B_1对于维持线粒体功能可能有一定作用。

16. **MIDD患者的遗传咨询如何？**

患病的父亲不会遗传给子代，患病的母亲有可能将m.3243A＞G突变遗传给所有的子代，但由于杂胞质性不同，不是所有子代的血样中均能检测到突变，也不是所有子代均发病。携带m.3243A＞G的母亲有更高的流产率。所有MIDD患者应进行产前咨询，接受优生优育指导。

四、推荐阅读

[1] ROBINSON KN，TERRAZAS S，GIORDANO-MOOGA S，et al. The role of heteroplasmy in the diagnosis and management of maternally inherited diabetes and deafness [J]. Endocrine Practice，2020，26（2）：241-246.

[2] NESBITT V，PITCEATHLY RDS，TURNBULL DM，et al. The UK MRC mitochondrial disease patient cohort study：clinical phenotypes associated with the m. 3243A＞G mutation--implications for diagnosis and management [J]. Journal of Neurology，Neurosurgery & Psychiatry，2013，84（8）：936-938.

[3] YAN JB，ZHANG R，XIONG C，et al. Pyrosequencing is an accurate and reliable method for the analysis of heteroplasmy of the A3243G mutation in patients with mitochondrial diabetes [J]. The Journal of Molecular Diagnostics，2014，16（4）：431-439.

[4] MANCUSO M，ORSUCCI D，ANGELINI C，et al. The m. 3243A＞G mitochondrial DNA mutation and related phenotypes. A matter of gender? [J] Journal of Neurology，2014，261（3）：504-510.

[5] 周美岑，闵锐，纪建军，等. 母系遗传伴耳聋糖尿病患者线粒体DNA3243A＞G突变与临床特点之间的关系 [J]. 中华内分泌代谢杂志，2016，32（1）：33-37.

[6] 殷峻，包玉倩. 线粒体糖尿病的临床特征与应对 [J]. 中华糖尿病杂志，2017，9（6）：342-345.

（余 洁 李玉秀）

病例12 发作性意识模糊

一、病历摘要

患者，女性，37岁。因“发作性意识模糊2年”入院。

（一）现病史

患者1年半前开始间断于晚餐前出现意识模糊、双眼凝视、对答不切题等中枢神经系统抑制症状，不伴心悸、手抖、大汗等交感神经兴奋症状，发作时未测血糖，进食后症状缓解，平均每2个月发作1次，未诊治。1年前（妊娠3个月）于晚餐前突发意识丧失伴全身大汗，测血糖低于可测下限，给予静脉注射葡萄糖后缓解，随后妊娠期间直至分娩未再出现上述症状，未规律监测血糖。分娩后1周及3周患者分别于晚餐前和凌晨3am再发意识丧失伴全身大汗，测血糖均低于可测下限，静脉注射葡萄糖后缓解。2个月前于当地医院完善相关检查：静脉血糖1.37mmol/L，胰岛素6.69mU/L，C肽0.66nmol/L（1.99ng/ml）；3hOGTT（0、60分钟、120分钟、180分钟）：血糖分别为3.85mmol/L、9.01mmol/L、5.75mmol/L、2.48mmol/L，胰岛素分别为2.16mU/L、25.13mU/L、9.98mU/L、4.94mU/L，C肽分别为0.23nmol/L（0.70ng/ml）、1.81nmol/L（5.45ng/ml）、1.67nmol/L（5.01ng/ml）、0.69nmol/L（2.08ng/ml）；ICA、IAA、GADA均（-）；规律加餐后监测血糖2～4mmol/L，上述症状发作频率较前明显减少。起病以来，记忆力及反应力明显下降。

（二）个人史

否认磺脲类及格列奈类药物、外源性胰岛素以及甲巯咪唑、还原型谷胱甘肽等含巯基药物应用史。否认骨折、骨痛、身高变矮、尿中排石，否认手足增大、眉弓突出、鼻翼增宽、嘴唇变厚、睡眠打鼾，否认腹围增大、皮肤紫纹，否认怕热、多汗。精神、睡眠、食欲可，二便正常，近1年体重增加7.5kg。

（三）既往史

既往体健，否认糖尿病史。否认饮酒史。

（四）婚育史、月经史

已婚，G3P2，2子出生体重均为3.3kg，体健，配偶无糖尿病。平素月经规律，目前第2胎产后3个月，尚未恢复月经来潮。

（五）家族史

否认糖尿病家族史，否认胰腺肿瘤、垂体肿瘤、骨折、泌尿系结石等疾病家族史。

（六）体格检查

身高162cm，体重57kg，BMI 21.72，腰围75cm，BP 136/69mmHg。神志清楚，对答切题，反应可，黑棘皮征（-），皮肤紫纹（-），甲状腺未触及肿大，双乳V期，肝脾肋下未触及，肾区无叩痛，全身骨骼无压痛，肋髂距1拳，阴毛V期。

（七）辅助检查

［**常规检查**］入院后完善检查血常规、尿常规、便常规＋OB(-)。GLU 3.3mmol/L，Cr 93μmol/L，ALP 111U/L，其他项目均正常。

［**内分泌相关检查**］HbA1c 4.1%，糖化白蛋白9.4%。低血糖发作时，静脉血糖2.5mmol/L，胰岛素9.4mU/L，C肽0.82nmol/L（2.47ng/ml），胰岛素原1760ng/L。低血糖不发作时，静脉血糖2.5mmol/L，胰岛素4.9mU/L，C肽0.66nmol/L（1.99ng/ml），胰岛素原1274ng/L；IAA（-）；促胃液素34ng/L；胰高血糖素134.69ng/L；皮质醇（8am、0am）分别为262.2nmol/L（9.5μg/dl）、16.28nmol/L（0.59μg/dl）；ACTH 6.69pmol/L（30.40pg/ml）。甲状腺功能：正常；GH 0.1ng/ml，IGF-1 135ng/ml；性激素（产后3个月）：睾酮0.23nmol/L，E_2 52pmol/L，FSH 5.40U/L，LH 1.75U/L，PRL 171.7ng/ml；PTH 25.7ng/L，同步血清总钙2.29mmol/L。

［**影像学检查**］肝胆胰脾超声：胆囊壁隆起样病变，息肉可能。胰腺增强CT＋灌注（图12-1）：胰腺灌注未见明显异常；肝内多发高强化灶，小血管瘤或异常灌注灶可能；脾内侧见结节影，强化同脾，考虑副脾结节。胰腺增强MRI（图12-2）：胰腺未见明确异常；肝多发小囊肿可能；动脉期肝内多发点片状高强化影，灌注异常？建议随

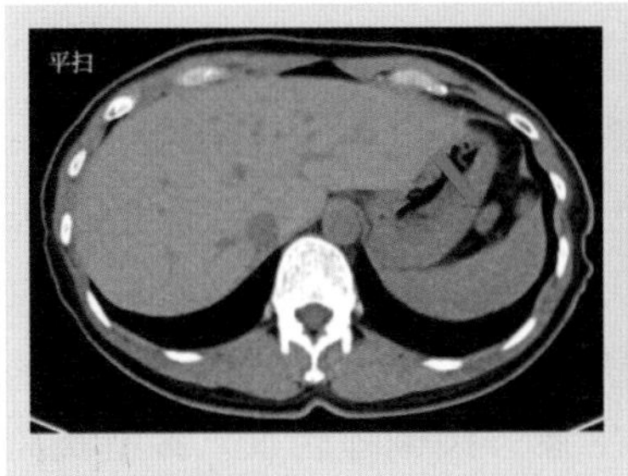

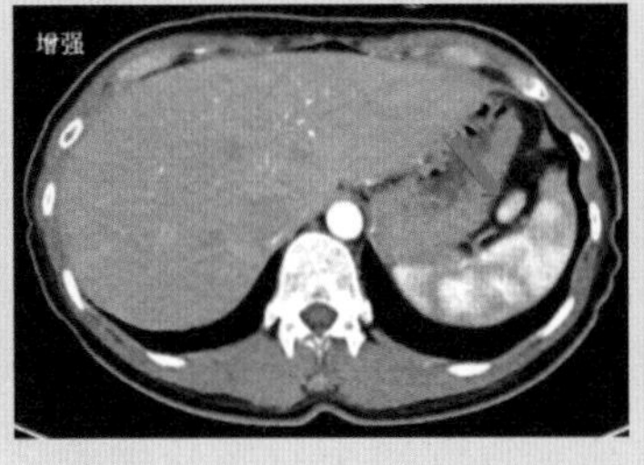

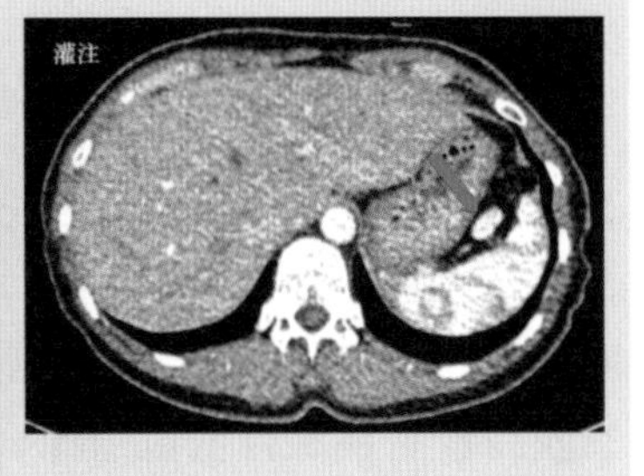

图12-1 胰腺增强CT＋灌注

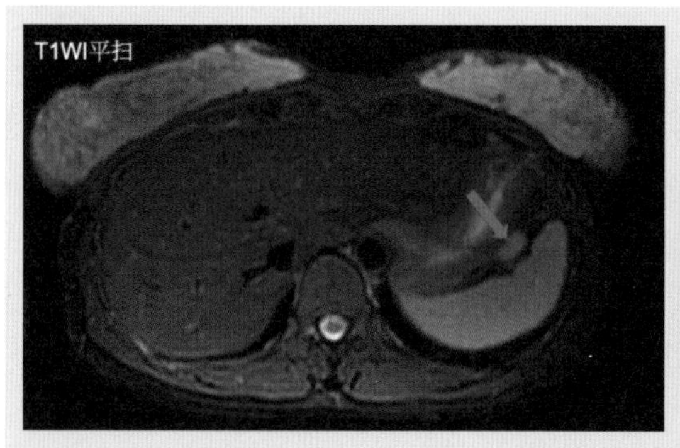

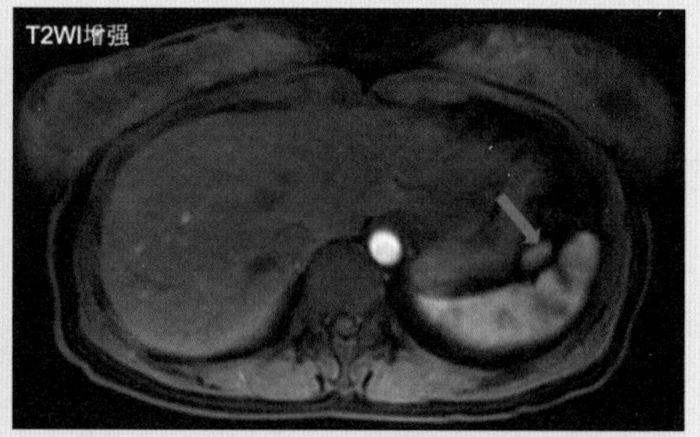

图12-2 胰腺增强MRI

诊。脾门上方见椭圆形结节影，约10.3mm×16.6mm，边缘光滑，T2加权像呈稍高信号，T1加权像呈等信号，与脾信号类似，增强扫描可见明显强化，考虑副脾结节可能，占位性病变不除外。^{68}Ga-Exendin4-PET/CT：胰尾尖（近脾门）可见一异常放射性摄取增高灶，结合病史，考虑胰岛素瘤。

（八）诊断

考虑胰岛素瘤。

（九）治疗

患者入院后嘱规律加餐，仍间断于夜间或餐前测血糖低于2.8mmol/L，多无伴随症状。曾有一次于晚餐前发作意识模糊，测血糖1.0mmol/L，口服葡萄糖后缓解。胰岛素瘤定位明确后转至基本外科行胰岛素瘤摘除术，术中于胰尾部脾胃韧带中发现大小约2cm×1cm肿物，与术前影像学定位相符。术后病理：（网膜肿物）符合胰腺神经内分泌肿瘤（G2期，核分裂象约1个/10HPF），免疫组化结果：Melan-A（－），AE1/AE3（＋），CgA（＋），Ki-67 3%，S-100（－），α-inhibin（－），Syn（＋），CK7（－）。血糖（切瘤前→切瘤后15分钟→切瘤后60分钟）：3.1mmol/L→3.3mmol/L→5.1mmol/L，随后每日监测血糖均＞3.9mmol/L，未再出现上述症状。

二、病例分析

患者有典型的Whipple三联征表现：①有中枢神经系统抑制的典型低血糖症状；②症状发作时血糖＜2.8mmol/L；③供糖后低血糖症状迅速缓解。低血糖症明确。患者在低血糖发作血清胰岛素＞3mU/L，考虑高胰岛素性低血糖明确。高胰岛素性低血糖的原因包括使用外源性胰岛素或胰岛素促泌剂、胰岛素瘤、胰岛素自身免疫综合征、非胰岛素瘤胰源性低血糖综合征、胃旁路术后胰岛细胞增生症、倾倒综合征、B型胰岛素抵抗、反应性低血糖、先天性高胰岛素血症等。

患者无外源性胰岛素及胰岛素促泌剂应用史，可除外药物导致的胰岛素升高。非胰岛素瘤胰源性低血糖综合征、胃旁路术后胰岛细胞增生症、倾倒综合征、反应性低血糖均为餐后低血糖，患者的低血糖发作均出现在空腹状态，且无胃肠道手术等相关病史，可除外上述疾病；胰岛素自身免疫综合征患者的低血糖发作无规律，空腹及餐后均可发生，血清胰岛素水平多大于100mU/L，且与C肽水平分离，胰岛素/C肽(mol/mol)比值＞1，IAA（＋），与本例患者不符，可除外该病。B型胰岛素抵抗常伴自身免疫病，目前暂无证据支持。先天性高胰岛素血症通常新生儿或儿童期起病，与患者的起病年龄不符，暂不考虑。

胰岛素瘤是成人低血糖症的最常见病因，以空腹低血糖最为常见，部分患者可同时有空腹和餐后低血糖发作，但也有极少数患者仅表现为餐后低血糖，该患者均于空腹状态发作低血糖，符合胰岛素瘤。腹部超声、胰腺灌注CT均未发现胰腺明确占位性病变，胰腺灌注CT、胰腺增强MRI和^{68}Ga-Exendin4-PET/CT均发现脾门附近可疑占位，不除外异位胰岛素瘤，术中于脾胃韧带处发现病灶，肿瘤的位置与术前的定位相符，明确为异位胰岛素瘤，术后血糖恢复正常。

99%的胰岛素瘤均位于胰腺实质，仅有低于1%的可能性出现在胰腺外。位于胰腺外的胰岛素瘤称为异位胰岛素瘤。目前已发现的部位以腹腔脏器组织多见，其次为盆腔脏器。对于异位胰岛素瘤，腹部超声、胰腺灌注CT、胰腺增强MRI、超声内镜等检查的范围多局限于胰腺及邻近组织，可能导致远离胰腺的异位胰岛素瘤的漏诊。核素检查为全身性检查，有助于发现远离胰腺的异位胰岛素瘤。胰岛素瘤生长抑素受体表达的比例不高，限制了生长抑素受体显像对胰岛素瘤定位的敏感性，该检查阳性率仅为50%。^{68}Ga-Exendin4可与胰高血糖素样肽-1（GLP-1）受体结合，几乎所有的良性胰岛素瘤均高表达GLP-1，因此^{68}Ga-Exendin4-PET/CT对胰岛素瘤定位的敏感性高，有研究显示其敏感性可高达100%。此外，核素显像与影像学所提供的信息的侧重点也有所差别，CT及MRI等影像学检查主要提供形态学信息及准确定位，而核素显像主要提供病变的功能信息，后者对于神经内分泌肿瘤的定位诊断具有良好的补充作用。本例患者在胰腺灌注CT及胰腺增强MRI中均发现脾门处结节，但该结节的强化规律与脾相同，无法分辨该结节为副脾结节抑或是占位性病变。而^{68}Ga-Exendin4-PET/CT在相同的位置发现摄取增高结节，支持该结节为神经内分泌肿瘤而非副脾结节，这对本例患者胰岛素瘤的术前定位具有重要价值。

90%的胰岛素瘤为散发，少数患者可有遗传综合征，其中最常见的遗传综合征为多发性内分泌腺瘤病1型（MEN1），占胰岛素瘤病例的5%～10%。起病年龄轻、有家族史、多发病灶的患者需警惕遗传性胰岛素瘤。散发胰岛素瘤的中位起病年龄为50岁，患者起病年龄早于40岁，需警惕MEN-1，但患者无相关家族史，病灶为单发，已完善胰腺其他激素、腺垂体激素及甲状旁腺相关激素及生化检测，未发现其他腺体受累证据，考虑MEN-1可能性不大。

胰岛素瘤治疗首选手术。患者为单发病灶，术前未发现转移证据，术后低血糖完全缓解，暂无须其他治疗。90%以上的胰岛素瘤为良性，然而，胰岛素瘤的良恶性在临床特征以及影像学上难以鉴别。恶性胰岛素瘤可在原发灶完整切除后出现转移，因此，术后需定期随访对胰岛素瘤患者非常重要。

三、临床查房

1. 什么是Whipple三联征？

Whipple三联征：①有中枢神经系统抑制的典型低血糖症状；②症状发作时血糖＜2.8mmol/L；③供糖后低血糖症状迅速缓解。

2. 高胰岛素性低血糖的诊断标准及鉴别诊断要点如何？

静脉血糖＜3.0mmol/L，同步的胰岛素≥3mU/L，可诊断为高胰岛素性低血糖。胰岛素可以抑制酮体产生，因此低血糖发作时尿酮体阴性是高胰岛素性低血糖的特征，若多次低血糖发作时尿酮体均阳性则支持非高胰岛素性低血糖。多种疾病可引起高胰岛素性低血糖，鉴别诊断要点见表12-1。

表12-1 高胰岛素性低血糖的鉴别诊断要点

低血糖发作规律	病史	血糖（mmol/L）	胰岛素（mU/L）	C肽［nmol/L（ng/ml）］	胰岛素/C肽（mol/mol）	胰岛素原 pmol/L	IAA	诊断
无规律	糖尿病史	＜3	≫3	＜0.6	＞1	＜5	−/＋	外源性胰岛素
无规律	糖尿病史	＜3	≥3	≥0.6	＜1	≥5	−	胰岛素促泌剂
以空腹低血糖为主，可伴随餐后低血糖，极少数可仅有餐后低血糖		＜3	≥3	≥0.6	＜1	≥5	−	胰岛素瘤
餐后低血糖	胃大部切除、胃旁路手术等胃肠道手术史	＜3	≥3	≥0.6	＜1	≥5	−	非胰岛素瘤医源性低血糖综合征/胃旁路术后胰岛细胞增生症/倾倒综合征
餐后低血糖	可有肥胖、糖耐量减低等胰岛素抵抗相关病史	＜3	≥3	≥0.6	＜1	≥5	−	反应性低血糖
无规律，可有餐后高血糖	含巯基药物应用史	＜3	≫3	≫0.6	＞1	≫5	＋	胰岛素自身免疫综合征
多空腹低血糖，偶餐后低血糖	自身免疫病；胰岛素抵抗	＜3	≥3	不定通常＜0.6	不定通常＜1	≥5	−	B型胰岛素抵抗

3. 胰岛素瘤的典型特点有哪些?

约90%的胰岛素瘤均为散发、良性、单发、直径不超过2cm。

4. 异位胰岛素瘤可位于哪些部位?

胰岛素瘤绝大多数位于胰腺实质(99%),但也有低于1%的可能性出现在胰腺外。位于胰腺外的胰岛素瘤称为异位胰岛素瘤。目前已发现的部位有十二指肠肠壁、肝十二指肠韧带、回肠、空肠、胃壁、脾门、脾胃韧带、肺、宫颈、卵巢。

5. 胰岛素瘤的定位检查有哪些?

目前临床上应用的胰岛素瘤定位检查包括腹部超声、胰腺灌注CT、胰腺增强MRI、超声内镜、奥曲肽显像、^{68}Ga-DOTATATE-PET/CT、^{68}Ga-Exendin4-PET/CT。

(1)腹部超声分辨率低,对体积小的肿瘤识别率低,且受患者体型、医师经验的影响较大,敏感性欠佳。

(2)胰腺灌注CT是目前临床上首选的无创定位手段,北京协和医院数据显示胰腺灌注CT对胰岛素瘤术前定位的敏感性超过90%。

(3)胰腺增强MRI也是临床常用的定位检查,对肝转移灶的敏感性高,对于碘造影剂过敏、肾功能不全者可作为胰腺灌注CT的良好替代手段。

(4)超声内镜属于侵入性检查手段,通常在无创检查手段阴性的情况下进行,操作者的经验是影响超声内镜敏感性的重要因素。病变位置也影响超声内镜的敏感性,胰头和胰体病灶敏感性高,但胰尾病灶的敏感性欠佳,如发现肿瘤可通过细针穿刺活检有助于确诊和分期,对于无法手术的患者来说具有重要意义,然而部分胰岛素瘤可呈等回声而导致假阴性。

(5)核素显像包括奥曲肽显像、^{68}Ga-DOTATATE-PET/CT、^{68}Ga-Exendin4-PET/CT。神经内分泌肿瘤高表达生长抑素受体(主要为SSTR2和SSTR5)是奥曲肽显像和^{68}Ga-DOTATATE-PET/CT的显像基础。^{68}Ga-DOTA与生长抑素受体的亲和力是奥曲肽的10倍,因此^{68}Ga-DOTATATE-PET/CT对于表达生长抑素受体的神经内分泌肿瘤的敏感性远高于奥曲肽显像(97% vs 55%)。然而,胰岛素瘤通常低表达或不表达SSTR2和SSTR5,使其敏感性降低。良性和恶性胰岛素瘤表达生长抑素受体的比例存在一定差别,恶性胰岛素瘤表达生长抑素受体的比例更高(70% vs 50%)。为减少假阴性,建议在检查前停用长效生长抑素类似物(somatostatin analogue,SSA)3～6周。一些药物(干扰素)可能上调SSTR,可能导致假阳性。几乎所有的良性胰岛素瘤均高表达GLP-1受体,因此^{68}Ga-Exendin4-PET/CT对于胰岛素瘤定位的敏感性很高,但表达GLP-1受体的恶性胰岛素瘤的比例仅为50%,可导致假阴性,同时也提示对于^{68}Ga-Exendin4-PET/CT结果阴性的胰岛素瘤患者需警惕恶性胰岛素瘤的可能。

胰腺血管造影术、经肝门静脉采血、选择性动脉钙刺激试验均属于有创检查,对检查操作者的要求较高,目前联合上述多种无创检查敏感性较高,漏诊率低,上述有创检查目前临床上极少使用。

6. 可发生胰岛素瘤的遗传综合征有哪些？与散发性的胰岛素瘤相比，遗传性的胰岛素瘤有什么临床特征？

常见的可发生胰岛素瘤的遗传综合征包括MEN1，占胰岛素瘤的5%～10%。此外，胰岛素瘤也可见于von Hippel-Lindau病、神经纤维瘤病1型、结节性硬化，但很罕见，因为von Hippel-Lindau病、神经纤维瘤病1型、结节性硬化的胰腺神经内分泌肿瘤多为无功能。与散发性的胰岛素瘤相比，遗传性的胰岛素瘤患者起病年龄更早（遗传性的胰岛素瘤常在40岁前甚至大多数患者20岁前起病，散发胰岛素瘤常在40岁后起病），多发病灶更常见（80%～90%）、恶性的可能性更大、复发率更高（遗传性的胰岛素瘤术后10～20年复发率21%，散发胰岛素瘤术后10年及20年的复发率分别为0～5%及0～7%）。

7. 胰岛素瘤是否可分泌其他激素？非胰岛细胞肿瘤是否可异位分泌胰岛素？

除了分泌胰岛素之外，胰岛素瘤还可以分泌其他激素包括促胃液素、胰高血糖素、生长抑素、血清素、ACTH、绒毛膜促性腺激素。可异位分泌胰岛素的非胰岛素细胞肿瘤包括支气管类癌、宫颈鳞状细胞癌、神经纤维肉瘤、神经鞘瘤、副神经节瘤、宫颈小细胞癌、胃肠道间质瘤。

8. 手术切除胰岛素瘤术中如何判断是否完整切除肿瘤？术后如何判断是否治愈？

若切除肿瘤后30分钟以内静脉血糖较切除前升高幅度超过1.67mmol/L（30mg/dl），考虑肿瘤完整切除。首次手术切除胰岛素瘤后至少6个月完全没有症状及低血糖。如果术后20年都没有复发，之后复发的可能性极小。

9. 胰岛素瘤的术后随访如何？

术后3个月、6个月、12个月，随后每年1次随访，尤其是恶性胰岛素瘤和MEN1，因为恶性胰岛素瘤和MEN1的胰岛素瘤复发率高。随访的内容包括病史采集与体格检查、血糖、胰岛素、C肽及CT/MRI。

10. 胰岛素瘤的非手术治疗方式如何？

手术切除是治疗胰岛素瘤的首选手段，对于局限的可切除的肝或淋巴结转移灶，亦建议手术切除以尽可能达到治愈的目标。非手术治疗方式主要用于患者拒绝手术或存在手术禁忌证、病灶或转移灶无法手术切除、多次手术后、手术前后控制低血糖症状等情况。包括饮食调整，给予二氮嗪、SSA，局部治疗（超声内镜下无水乙醇注射、射频消融、血管栓塞），放射性核素治疗，化疗。饮食调整主要为增加进餐频率并进食缓慢吸收的碳水化合物饮食（如生玉米淀粉）以尽可能减少低血糖的发生。其他治疗方式的适应证/作用、效果、副作用/并发症见表12-2。

11. 为什么胰岛素瘤患者使用SSA可能会加重低血糖？

胰腺神经内分泌肿瘤通常高表达SSTR，SSTR2是最常见的亚型，但胰岛素瘤的SSTR2表达比例较低。SSA主要与SSTR2和SSTR5结合。不同个体胰岛素瘤的SSTR2表达量的差异决定了胰岛素瘤对SSA的反应。若胰岛素瘤高表达SSTR2，则可能改善低血糖；若SSTR2低表达或不表达，则可能加重低血糖，因为SSA可与胰岛A细胞的

表12-2　非手术治疗方式简介

治疗方式	适应证/作用	效　果	副作用/并发症
二氮嗪	饮食调整无法控制低血糖者；控制症状的一线药物	控制症状有效率为50%～60%	水潴留、多毛、头痛、胃肠道反应、皮疹，但通常不影响后续使用
生长抑素类似物（SSA）	奥曲肽显像或^{68}Ga-DOTATATE-PET/CT阳性的患者；用于控制低血糖症状、控制肿瘤生长延缓进展；控制症状的一线药物	控制症状有效率为35%～50%	胃肠道反应、高血糖、胆囊结石
超声内镜下无水乙醇注射	高龄、拒绝手术或存在手术禁忌证、原发灶无法手术切除、多次手术后的患者；适用于单发、1～2cm、不邻近主要血管的原发灶治疗	操作后低血糖即刻缓解；存在远期复发需再次治疗、消融不彻底、疾病进展的风险	常见并发症：腹痛、暂时性的胰酶轻度升高、局部出血 严重并发症：胰腺炎，少见
射频消融血管栓塞	用于肝转移灶治疗以减轻临床症状		出血、感染、胰腺炎、热损伤
放射性核素治疗	奥曲肽显像或^{68}Ga-DOTATATE-PET/CT阳性的患者；延缓进展	效果取决于SSTR对核素的摄取量以及肿瘤负荷	常见副作用：恶心、胃肠道反应 罕见的严重副作用：骨髓抑制、急性髓系白血病、骨髓增生异常综合征、肾毒性
化疗	无法完整切除病灶的、进展迅速的低分化肿瘤患者	神经内分泌肿瘤有效率为6%～70%	呕吐、胃肠道反应、骨髓抑制

SSTR2结合，抑制胰高血糖素的分泌。因此，使用SSA治疗前建议先完善善宁敏感试验以评估SSA的效果。

12. 胰岛素瘤的治疗选择流程如何？

胰岛素瘤的治疗选择流程见图12-3。

13. 恶性胰岛素瘤的定义及转移部位是什么？

具有局部侵袭性，可侵犯周围软组织，或出现淋巴结或肝等远处部位转移的胰岛素瘤定义为恶性胰岛素瘤。最常见的转移部位包括肝和区域淋巴结，其他转移部位包括腹膜组织、骨骼、脑和肺。

14. 胰岛素瘤的预后及其影响因素有哪些？

对于单发的良性胰岛素瘤，预后良好，手术切除的治愈率超过95%。恶性胰岛素瘤的中位生存时间为12.7年。肿瘤分期、是否存在远处转移、远处转移病灶是否局限、年龄、原发灶是否切除等因素均影响恶性胰岛素瘤的预后。肿瘤分期更早、原发灶切除时尚未出现转移、肝或淋巴结转移灶较局限可手术或局部治疗去除转移灶、年龄＜50岁或切除原发灶提示预后相对更好。

15. 胰岛素瘤与妊娠关系如何？

目前仅有约30例妊娠期间或围产期发现胰岛素瘤的报道。胰岛素瘤患者妊娠期间

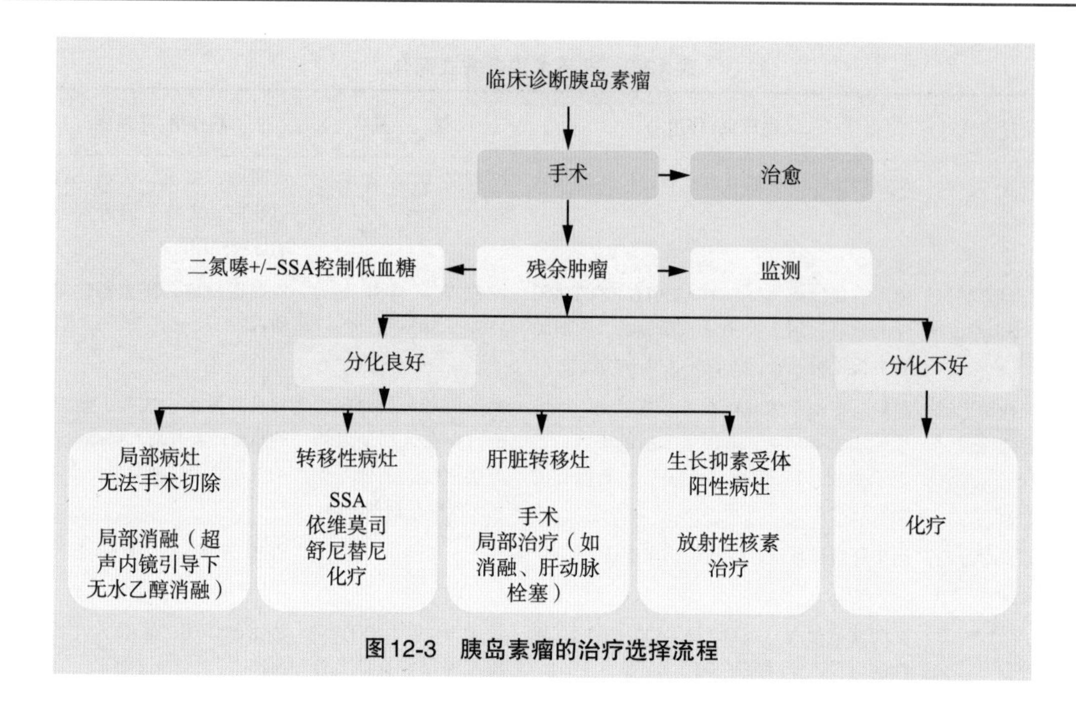

图12-3　胰岛素瘤的治疗选择流程

发生低血糖最常见于妊娠前3个月，但正常妊娠妇女在妊娠早期因为恶心呕吐、进食不佳等原因常可出现轻微的低血糖，因此胰岛素瘤患者在妊娠早期容易被漏诊。妊娠中晚期因为胰岛素敏感性下降，低血糖可减轻甚至被掩盖，直至产后因为胰岛素敏感性恢复再次出现低血糖发作。用于定性定位的检查妊娠期间均存在一定风险。因此，妊娠期间胰岛素瘤的诊断难度很大。但妊娠期间或产后出现严重低血糖的非糖尿病妇女、妊娠期间因反复低血糖进食过多，导致体重增加明显超过正常妊娠体重增加范围者以及分娩后迅速出现低血糖者应警惕胰岛素瘤。日前建议对妊娠期间疑诊胰岛素瘤者采取保守治疗维持血糖的稳定直至分娩后再进行后续诊治。虽然妊娠或产后合并胰岛素瘤的情况很罕见，但是对于妊娠或产后低血糖的患者仍然不能忽略胰岛素瘤的可能。

16. 胰岛素瘤的病理胰岛素免疫组化对胰岛素瘤诊断的意义是什么？

低血糖的临床生化证据对胰岛素瘤的临床诊断是必要的，病理标本的胰岛素免疫组化阳性可进一步证实，但不是胰岛素瘤诊断的必要条件，肿瘤内部本身的异质性也可能引起病理胰岛素免疫组化阴性的情况，肿瘤切除后低血糖缓解也可进一步证实胰岛素瘤的诊断。

四、推荐阅读

[1] BROWN E，WATKIN D，EVANS J，et al. Multidisciplinary management of refractory insulinomas [J]. Clin Endocrinol (Oxf)，2018，88 (5)：615-624.

[2] MEHRABI A，FISCHER L，HAFEZI M，et al. A systematic review of localization，surgical treatment options，and outcome of insulinoma [J]. Pancreas，2014，43 (5)：675-686.

[3] KEUTGEN XM, NILUBOL N, KEBEBEW E, et al. Malignant-functioning neuroendocrine tumors of the pancreas: A survival analysis [J]. Surgery, 2016, 159 (5): 1382-1389.
[4] MELMED S, POLONSKY KS, LARSEN PR, et al. Williams Textbook of Endocrinology [M]. Amsterdam: Elsevier, 2015.
[5] 中国临床肿瘤学会神经内分泌肿瘤专家委员会. 中国胃肠胰神经内分泌肿瘤专家共识（2016年版）[J]. 临床肿瘤学杂志, 2016, 21 (10): 927-946.

（刘艺文　张化冰　李玉秀）

病例13 进行性骨痛，低磷血症

一、病历摘要

患者，男性，52岁。因“进行性骨痛7年”入院。

（一）现病史

患者于7年前无明显诱因出现右侧肋缘、右膝关节压痛伴腰部疼痛，半年后症状加重，就诊于当地医院，拍腰椎X线片诊断为椎间盘突出，行手术治疗，术后仍有疼痛，间断服用镇痛药。5年前患者骑摩托车摔倒后出现右桡骨骨折，骨折愈合不良，行桡骨切开内固定加植骨手术。3年前患者腰痛和双下肢疼痛逐渐加重，伴肢体无力，需扶拐行走，曾在晾衣服时出现右肩胛部疼痛，发现右肩胛骨骨折。1年前无明显诱因出现左前臂疼痛，X线片示左尺骨骨折。自行补钙治疗，效果欠佳，疼痛加重，活动受限，夜间床上翻身困难。2个月前就诊于外院，查血磷0.75～0.83mmol/L（参考范围0.9～1.6mmol/L），血钙2.35～2.50mmol/L，碱性磷酸酶（ALP）250～326U/L。后就诊于北京协和医院门诊查血钙2.45mmol/L（参考范围2.13～2.70mmol/L），血磷0.34mmol/L（参考范围0.81～1.45mmol/L），ALP 310U/L，为进一步诊治收入院。

患者自患病以来食欲、睡眠、精神可，小便正常，夜尿0次，无尿中排石史，排便正常，每日1次，体重变化不大，身高降低7～cm。否认特殊药物服用。

（二）既往史

2个月前在外院查OGTT显示糖耐量异常。否认烟酒嗜好。

（三）个人史

无特殊。

（四）家族史

否认家族中骨折史，否认类似疾病家族史。

（五）体格检查

身高162cm，体重64kg，BP 120/90mmHg，BMI 24.4，步态蹒跚，站立及下蹲困

难，心肺腹查体正常，胸廓挤压痛阳性，脊柱棘突压痛，左前臂外旋及内收受限，四肢肌力对称V级。

（六）辅助检查

［**常规检查**］入院后完善检查血常规、尿常规、便常规、血沉、肝肾功能、血糖正常。

［**内分泌相关检查**］骨代谢指标，血钙2.20～2.43mmol/L（参考范围2.13～2.70mmol/L），血磷0.38～0.42mmol/L（参考范围0.81～1.45mmol/L），ALP 297～313U/L（参考范围27～107U/L），甲状旁腺素（PTH）161ng/L，25(OH)D 49.0nmol/L［19.6ng/ml（参考值＞30ng/ml）］，1,25(OH)$_2$D 43.4pmol/L［18.1pg/ml（参考范围19.6～54.3pg/ml）］，24小时尿钙1.2mmol，24小时尿磷17.4mmol，磷廓清指数（tubular maximum of phosphate/glomerular filtration rate，TmP/GFR）为0.39mmol/L。中性磷负荷试验见表13-1。甲状腺功能、肾上腺皮质功能正常。

表13-1　患者中性磷负荷试验结果

指标	0	30分钟	60分钟	90分钟	150分钟	210分钟
血磷（mmol/L）	0.42	0.58	0.39	0.42	0.39	0.48

［**影像学检查**］胸腰椎侧位相：胸、腰椎椎体骨质密度减低（表13-2），胸椎各椎体变扁、双凹变形，腰5椎体后缘变扁、楔形变；骨盆相：双侧股骨头变扁，双侧耻骨支、耻骨联合及坐骨骨质密度减低，皮质模糊；双侧膝关节正位相：双侧膝关节骨密度降低，右侧股骨内侧髁密度不均（图13-1）。

表13-2　患者行DXA（双能X线吸收仪）的骨密度

部位	BMD（g/cm^2）	T值
腰2～腰4	0.768	−3.5
股骨颈	0.520	−3.3

核医学检查：患者行肿瘤定位检查（图13-2）。^{99m}Tc-生长抑素受体显像示右膝关节放射性增高区（图13-2a）。双膝关节CT：双膝关节骨密度降低，右股骨内侧髁密度不均（图13-2c）。

（七）诊断

肿瘤性骨软化症（tumor-induced osteomalacia，TIO），右股骨内髁肿瘤可能性大，低血磷性骨软化症。

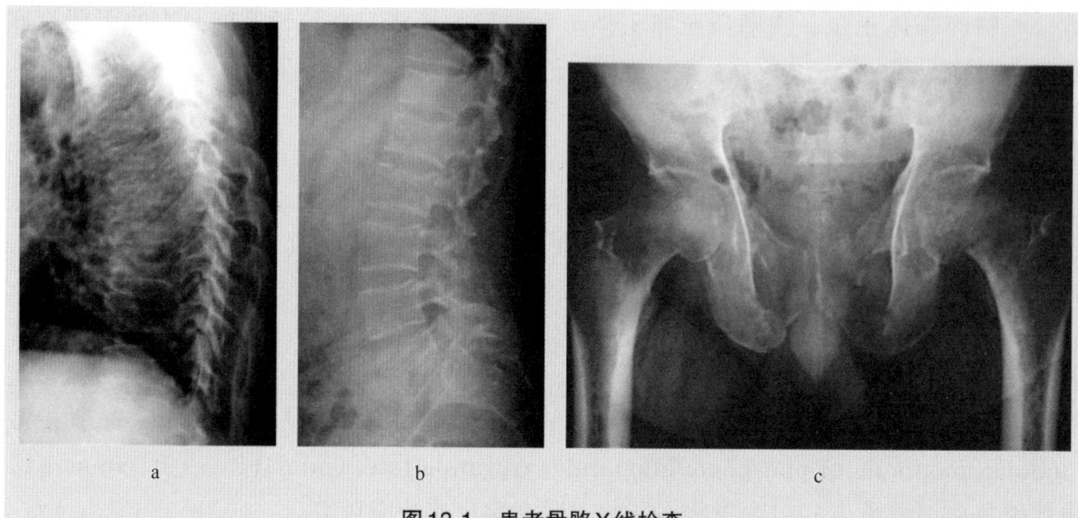

a　　　　b　　　　c

图13-1　患者骨骼X线检查

注：a.胸椎侧位X线片，胸椎椎体骨质密度减低，椎体变扁，双凹变形；b.腰椎侧位X线片，腰椎椎体骨质密度减低，腰5椎体后缘变扁、楔形变；c.骨盆正位X线片，双股骨头变扁，双侧耻骨支、耻骨联合及坐骨骨质密度减低，皮质模糊。

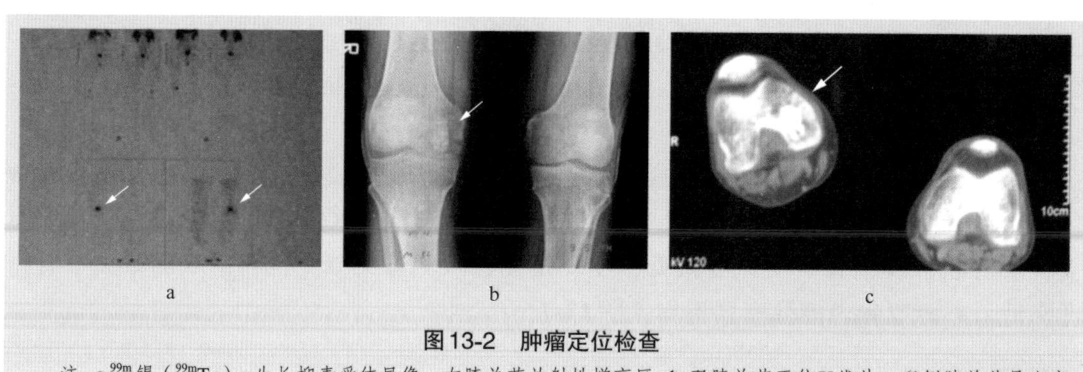

a　　　　b　　　　c

图13-2　肿瘤定位检查

注：a.^{99m}锝（^{99m}Tc）-生长抑素受体显像，右膝关节放射性增高区；b.双膝关节正位X线片，双侧膝关节骨密度降低，右侧股骨内侧髁密度不均；c.双膝关节CT，双膝关节骨密度降低，右股骨内侧髁密度不均，考虑占位性病变。

（八）治疗

完善术前准备，行右股骨内髁肿物刮除术，术后第11天血磷恢复正常，患者临床症状半年之后明显缓解。

手术病理示磷酸盐尿性间叶组织肿瘤（phosphaturic mesenchymal tumor，PMT）。

二、病例分析

患者系中老年男性，以进行性骨痛为临床表现，反复发生暴力性或脆性骨折，DXA骨密度明显减低，腰椎和髋部骨密度T值在-2.5以下，需考虑骨质疏松症可能。骨质疏松症是以骨量低下，骨组织微结构损坏，导致骨脆性增加，易发生骨折为特征的全身性骨病，常发生于绝经后妇女和老年人。原发性骨质疏松症的诊断首先需除外继发性骨质疏松症和其他代谢性骨病。原发性骨质疏松症患者通常血钙、磷和ALP水平在正常范围，当发生骨折时血ALP水平可轻度升高。患者血磷水平显著降低，血ALP水平明显升高，不支持骨质疏松症的诊断，需考虑其他骨代谢疾病。

患者的血磷水平明显降低是突出的生化检查特点。骨骼的无机成分羟基磷灰石主要由钙和磷组成。长期低磷血症使新形成的骨基质矿化障碍，出现骨软化症，患者出现骨痛、骨折，还可造成骨骼肌收缩力下降，出现肌无力，以近端肌无力为著，活动困难，与患者临床症状相符。患者骨骼X线片可见骨密度减低，椎体双凹变形，双侧耻骨支、耻骨联合及坐骨骨质密度减低，皮质模糊，符合骨软化症X线表现。生化检查血钙值正常，血磷值明显降低，血ALP水平升高，支持低血磷性骨软化症。患者虽有PTH水平升高，但血钙和尿钙水平均不高，仅血磷水平明显降低，不支持原发性甲状旁腺功能亢进症，考虑PTH升高为继发性改变。

低磷血症的病因有以下3种：①肾对磷的排出增加；②肠道摄入或肠道对磷的吸收减少，见于长期进食过少、神经性厌食、酗酒、维生素D缺乏、肠吸收不良、慢性腹泻、胃肠道手术后或服用含铝抗酸药物等；③细胞外磷向细胞内再分布，见于静脉输注葡萄糖、果糖，胰岛素治疗糖尿病酮症酸中毒，应用肾上腺素类药物，急性呼吸性碱中毒、急性痛风、败血症、白血病危象、再喂养综合征等。患者后两种原因从病史和生化检查可以排除，而TmP/GFR显示肾磷阈下降，说明肾对磷的排出增加是其低磷血症的病因。

肾对磷排出增加的病因分析中，需考虑到成纤维细胞生长因子23（fibroblast growth factor 23，FGF23）的作用。FGF23是重要调磷因子，主要作用于肾，抑制近端肾小管钠磷协同转运蛋白-Ⅱa（NaPi-Ⅱa）和NaPi-Ⅱc的表达，使尿磷重吸收减少，尿磷排出增加。其次，FGF23抑制肾1α羟化酶活性，增加24羟化酶活性，使循环中1,25(OH)$_2$D水平降低，肠道磷吸收减少，进一步加重低磷血症。由此，肾脏磷排出增多的病因分为FGF23介导型及非FGF23介导型。FGF23介导型，血FGF23水平升高，见于遗传性或获得性低血磷性佝偻病/骨软化症。遗传性低血磷佝偻病包括X连锁低血磷性佝偻病（X-linked dominant hypophosphatemic rickets，XLH）、常染色体显性遗传低血磷性佝偻病（autosomal dominant hypophosphatemic rickets，ADHR）、常染色体隐性遗传低血磷性佝偻病（autosomal recessive hypophosphatemic rickets，ARHR）；综合征性疾病如骨纤维异常增殖症、神经纤维瘤病、线状皮脂腺痣综合征等；获得性的病因包括TIO等。非FGF23介导型肾脏磷排出增加也由遗传性和获得性疾病组成。遗传性包括编码NaPi-Ⅱa和NaPi-Ⅱc的基因功能失活性突变，胱氨酸病以及Wilson病等。获得性包括甲状旁腺功能亢进症，使用利尿剂、阿德福韦酯等药物，多发性骨髓瘤、干燥综合征等疾病造成肾小管损害、Fanconi综合征。这些疾病具有各自的临床和生化检查特点。

患者的生化检查表现为显著的低磷血症，肾磷阈下降，肾脏磷排出增加，血钙水平正常，1,25(OH)$_2$D水平轻度降低，PTH水平轻度升高，支持FGF23介导型低磷血症。患者幼年无佝偻病症状和体征，成年以后起病，应考虑后天获得性疾病。在FGF23介导型的获得性低血磷骨软化症中，需首先考虑TIO的可能。TIO是一种由肿瘤过度分泌FGF23，引起肾排磷增加，造成获得性低血磷性骨软化症，临床表现为乏力、骨痛，严重者出现骨骼畸形、骨折、活动障碍，显著影响生活质量，切除肿瘤后，血FGF23水平下降，血磷上升，病情明显改善，多数患者可完全治愈。TIO在20世纪中叶被初次报道，由于肿瘤多是来源间叶组织的良性肿瘤，位于骨或软组织内，位置隐匿，生长缓慢，不易被发现，造成诊断困难。1999年后采用生长抑素受体显像（somatostatin receptor scintigraphy，SSRS）能够更好地发现TIO，以后病例报道逐渐增多。本例患者采用SSRS发现右膝部放射性增高区，并经过X线检查和膝部CT证实肿瘤定位，之后行骨科手术切除肿瘤，病理为PMT，支持TIO诊断，患者术后血磷恢复正常，症状逐渐缓解，恢复正常生活工作能力，进一步支持TIO诊断。

TIO的明确诊断、肿瘤的精准定位和完整手术切除对患者的预后至关重要。但是，由于TIO患者的临床症状特异性不高，初次就诊的确诊率很低。北京协和医院内分泌科中心的临床病例总结显示，高达95.1%的患者初次就诊时被误诊或漏诊，患者被诊断为椎间盘突出、强直性脊柱炎或骨质疏松等其他疾病，延误了正确诊治。临床医师往往不能及时发现低磷血症或对低磷血症重视不够，因此，对于有骨痛、骨折以及骨骼畸形症状的患者应积极开展骨代谢生化指标检查，需密切关注血钙、磷和碱性磷酸酶水平，一旦发现这些指标不在正常范围，应及时转入内分泌科诊治。

发现并完整切除肿瘤是TIO治疗的最佳手段。如因条件所限，暂时无法发现肿瘤定位、无法手术切除或手术未能成功者，可暂时给予磷制剂和骨化三醇治疗，以升高血磷水平，缓解临床症状，1～2年后重复生长抑素受体显像再次明确定位，争取完整切除肿瘤的机会。需注意的是，尽管绝大多数TIO为良性肿瘤，部分患者肿瘤切除术后仍可能复发，需要对患者进行长期随诊观察。

三、临床查房

1. 骨骼的组成成分是什么？

骨骼是由细胞和基质组成的。细胞成分包括成骨细胞、破骨细胞和骨细胞。基质由无机质和有机质成分组成。有机质成分包括胶原蛋白（主要是Ⅰ型胶原）和非胶原蛋白，如骨涎蛋白、骨桥蛋白、骨粘连蛋白和骨钙素。无机质成分包括羟基磷灰石和镁，羟基磷灰石主要由钙和磷组成。

2. 磷在人体内的分布？

磷是人体中含量丰富的元素，分布于全身。正常人体含磷750g±50g，约占体重的1%。其中86%以羟磷灰石的形式存在于骨和牙齿中，10%左右与蛋白质、脂肪、糖及其他有机物结合存在于软组织，细胞外液含磷少于1%。

3. **什么是低磷血症?**

低磷血症是指血清磷浓度低于0.81mmol/L（2.5mg/dl）。但需注意，儿童血磷水平高于成年人，儿童血磷水平低于同年龄的正常参考下限即可诊断低磷血症。

4. **低磷血症的病因有哪些?**

饮食中的磷经肠道吸收，在骨骼中储存，从尿液排出60%～80%，从粪便排出20%～40%。低磷血症的病因主要有以下3种：①肾对磷的排出增加；②肠道摄入或肠道对磷的吸收减少；③细胞外磷向细胞内再分布。具体见表13-3。

表13-3　低磷血症的病因分类

肾脏排出增加		肠道摄入或吸收减少	细胞外磷向细胞内再分布
FGF23介导	非FG23介导		
遗传性低血磷性佝偻病 XLH ADHR ARHR	HHRH 利尿剂 甲状旁腺功能亢进症	进食过少 神经性厌食 肠吸收不良、慢性腹泻 酗酒	再喂养综合征 静脉输葡萄糖、果糖 静脉输胰岛素治疗DKA
骨纤维异常增殖症 线状皮脂腺痣综合征 神经纤维瘤病	遗传性FS Dent病，胱氨酸病，Wilson病等	维生素D缺乏 维生素D代谢或作用异常（VDDR）	急性呼吸性碱中毒 急性痛风、败血症 白血病危象
肿瘤性骨软化症（TIO） 麦芽糖铁输注	获得性FS：药物如抗病毒（阿德福韦酯、替诺福韦）、顺铂、伊马替尼等疾病如MM、SS等	磷结合剂：思维拉姆，含铝镁的抑酸剂	应用肾上腺素类药物

注：XLH，X连锁低血磷性佝偻病；ADHR，常染色体显性遗传低血磷性佝偻病；ARHR，常染色体隐性遗传低血磷性佝偻病；HHRH，遗传性低血磷性佝偻病伴高钙尿症；DKA，糖尿病酮症酸中毒；FS，Fanconi综合征；MM，多发性骨髓瘤；SS，干燥综合征；VDDR，维生素D依赖性佝偻病。

5. **成人长期低磷血症引起的骨骼肌肉系统临床表现有哪些?**

患者在成年期，长期低磷血症导致骨骼矿化不良，出现骨软化症表现。病情进行性发展，从早期的轻微、局部骨骼疼痛，逐渐发展为严重性、全身疼痛，导致活动困难，需扶杖行走或依靠轮椅，病情严重者翻身困难、卧床不起。部分患者发生骨折，身高降低和骨骼畸形。肌肉症状也是低磷血症常见的表现，患者出现肌肉乏力、酸痛，以近端肌无力更加明显。

6. **骨软化症的典型X线表现有哪些?**

成人骨软化症因骨骼矿化不良，X线表现骨密度普遍减低，骨小梁模糊。骨软化症特征性的表现是假骨折，还可见到椎体双凹变形，耻骨联合显示不清，骨盆狭窄变形，严重者呈三叶畸形。

7. **什么是假骨折?**

假骨折（pseudofracture），又称Looser带，是骨软化症特征性的X线表现，常见于长骨（股骨上段）、肋骨、肩胛骨和耻骨支部位，表现为贯穿一侧皮质板的放射性透亮带，边缘可有骨质硬化征象。

8. 什么是磷廓清指数？它代表什么临床意义？

磷廓清指数代表经肾小球滤过率校正后的肾磷阈。TmP/GFR表示肾小管最大磷吸收率与肾小管滤过率的比值，是通过磷廓清实验，根据血磷和肾小管磷重吸收率（tubular reabsorption of phosphate，TRP）在Walton-Bijvoet表（图13-3）上测得，正常为0.80～1.35mmol/L（2.5～4.2mg/dl）。TmP/GFR下降说明肾脏磷排出增加。

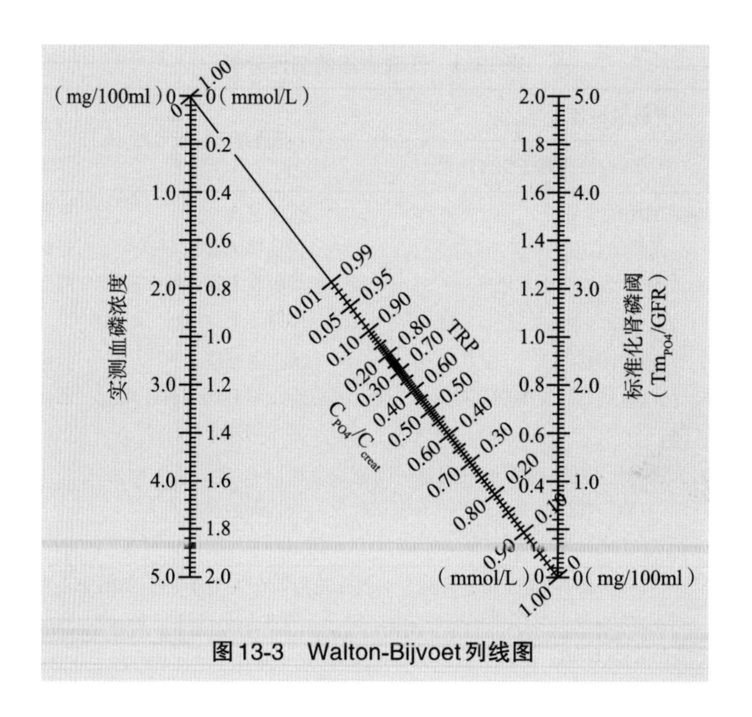

图13-3 Walton-Bijvoet列线图

磷廓清试验方法为：

（1）晨起空腹，8am排空膀胱，服蒸馏水200ml，2小时后取静脉血测血磷、肌酐，同时留尿记录尿量，测尿磷、肌酐。

（2）分别计算尿磷清除率（尿磷/血磷）和尿肌酐清除率（尿肌酐/血肌酐）。

（3）计算肾小管磷吸收率，TRP＝1-（尿磷清除率/尿肌酐清除率）。

（4）根据血磷和TRP结果，在Walton-Bijvoet列线图上绘制得出TmP/GFR。

9. 中性磷负荷试验如何进行，临床意义是什么？

患者空腹过夜，试验日晨禁食、禁水，试验前排空膀胱，将尿弃去，口服磷1.5g，即相当于中性磷溶液192ml［中性磷溶液配方：磷酸氢二钠（Na_2HPO_4）29.1g，磷酸二氢钾（KH_2PO_4）6.4g加水至1000ml］，于2分钟内喝完，然后饮水15ml，去除口腔内苦味。于服磷前，服磷后30分钟、60分钟、90分钟、150分钟、210分钟分别取血测磷（共6次）。低血磷骨软化症患者血磷升高幅度低于正常人群，说明低血磷骨软化症患者肠道对磷的吸收比正常人明显降低（图13-4）。

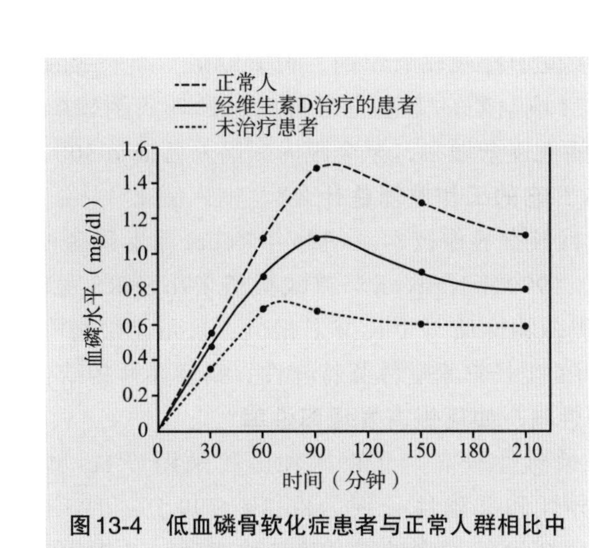

图13-4　低血磷骨软化症患者与正常人群相比中性磷负荷实验后血磷升高情况

10. FGF23是什么？它如何调节血磷？

FGF23是近20年发现的重要调磷因子。FGF23主要由成骨细胞和骨细胞产生并分泌进入血液循环，在肾与其受体和Klotho相结合，抑制近端肾小管NaPi-Ⅱa和NaPi-Ⅱc的表达，使尿磷重吸收减少，尿磷排出增加，导致血磷下降；其次，FGF23抑制肾1α羟化酶（*CYP27B1*基因编码）的表达，增加24羟化酶（*CYP24A1*基因编码）的表达，使1,25 $(OH)_2D$ 生成减少，降解增加，循环中1,25 $(OH)_2D$ 水平降低，使肠道磷吸收减少，进一步加重低磷血症。

11. 除FGF23之外，还有哪些激素参与血磷的调节？

机体的血磷水平严格受到激素调节，主要的调节激素包括FGF23、PTH和1,25 $(OH)_2D$ 等。PTH抑制近端肾小管磷的重吸收，使血磷降低，因此原发性或继发性甲旁亢时，也可能出现轻度低磷血症。而1,25 $(OH)_2D$ 能够促进肠道磷的吸收，升高血磷。

12. 什么是TIO？

TIO是一种由肿瘤过度分泌FGF23，引起肾排磷增加，造成获得性低血磷性骨软化症，临床表现为乏力、骨痛，严重者出现骨骼畸形、骨折、活动障碍，显著影响生活质量，切除肿瘤后，血FGF23水平下降，血磷上升，病情明显恢复，多数患者可完全治愈。

13. TIO的常见部位？

TIO全身均有分布，下肢最常见（42%～56%），其次为头颈部（21%～31%）、髋部/骨盆（3%～12%）、胸腹部（5%～11%）和上肢（5%～10%）。从组织来源划分，骨组织来源的占33%～40%，而软组织来源占55%～67%。

14. **如何发现TIO？**

长期以来，如何发现TIO一直是困扰临床医师的难题。由于TIO常常是来源间叶组织的良性肿瘤，多位于骨或软组织内，位置隐匿，生长缓慢，不易被发现。早期的报道是通过体检、CT或MRI的方法发现肿瘤，发现病例较少。1999年后逐渐采用SSRS发现TIO，发现病例逐渐增多，至今国内和国外已报道300～400例TIO。

15. **什么是SSRS？它的工作原理是什么？**

SSRS是一种放射性核素显像技术。1996年Reubi等发现多种间叶组织来源的肿瘤表达生长抑素的受体，1999年Nguyen等首次报道采用SSRS发现致骨软化症的肿瘤。人工合成的生长抑素类似物性质与生长抑素相似，且不易被酶降解，被放射性核素标记后，与肿瘤细胞表面的生长抑素受体高特异性、高亲和性相结合，使肿瘤显像。

16. **SSRS有假阴性吗？如何提高发现阳性率？**

SSRS定位TIO的敏感性较高。北京协和医院采用^{99m}Tc-奥曲肽（OCT）显像诊断TIO的敏感性、特异性和准确性分别为86.3%、99.1%和93.4%。当然，奥曲肽显像也有假阴性可能，已知生长抑素的受体有5种亚型，其中第2种和第5种亚型与奥曲肽有最佳的亲和力，而第1、第3、第4种亚型的亲和力很低，所以如果TIO表达的是后几种受体，则可能显像为阴性。另外^{99m}Tc-OCT采用的是单光子放射计算机成像（SPECT），扫描敏感度稍低，小于1cm的肿瘤较难被发现。近年来采用DOTA结合肽将^{68}Ga与生长抑素类似物相连接，应用正电子发射断层显像技术（PET）进行显像发现TIO，包括^{68}Ga-DOTATATE、^{68}Ga-DOTANOC及^{68}Ga-DOTATOC PET-CT。与^{99}Tc^{m}-OCT显像相比，^{68}Ga-DOTATATE与生长抑素受体的结合能力更强，PET-CT显像具备更高的灵敏度和分辨率，且可以对肿物的核素吸收值进行更准确分析，从而有助于发现隐匿肿瘤。

17. **SSRS有假阳性吗？如何避免？**

某些情况下，非TIO组织也会表达生长抑素受体，出现假阳性结果。如某些感染或肉芽肿性炎症，近期骨折或手术的部位，也可能表现为放射性摄取增高区。因此，出现阳性结果时，需要仔细询问病史，结合临床，并需要通过CT、MRI或超声等定位检查确认肿瘤部位，避免肿瘤定位误判。

18. **TIO切除术后血磷多久可升至正常？**

TIO定位明确者，需考虑手术完整切除肿瘤，肿瘤完整切除后，血FGF23水平可在24小时内下降至正常水平，而血磷水平则上升较慢，平均需5天左右恢复正常（2～16天）。若如肿瘤不能完整切除，则血FGF23和血磷水平均不能恢复正常。

19. **TIO的病理表现？**

TIO患者肿瘤病理类型多样，2004年Folpe等将此类肿瘤定义为PMT，其特征为混合存在的梭形细胞、破骨细胞样巨细胞，组织中含有丰富的血管、软骨样基质和化生骨。其后多数的病例报告均采用了此分类，TIO的病理报告多数为PMT或磷酸盐尿性间叶组织肿瘤混合结缔组织亚型（PMT mixed connective tissue variant，PMTMCT），占66%～85%，其他的病理类型还包括牙源性纤维瘤、腱鞘巨细胞瘤、血管外皮瘤、血管瘤、骨巨细胞瘤等。TIO多数为良性，仅有少数报道为恶性，如恶性PMT、血管肉瘤、骨肉瘤等。

20. TIO切除术后，患者的临床症状多久能够改善?

TIO完整切除后，血磷水平平均5天左右恢复正常，但患者的临床症状需较长时间才能恢复，术前临床症状愈重，所需恢复时间可能愈长，一般在2～6个月得到明显改善，逐步恢复活动能力，其间应避免过度运动导致骨折发生。

21. TIO术后可能复发吗?

虽然TIO绝大多数为良性，但部分肿瘤术后仍可能复发，北京协和医院总结250例TIO病例，术后复发者18例，占7.2%。因此，需要对患者长期随诊。

22. 如未能发现TIO、未能手术或者手术后血磷未能升至正常，应如何治疗?

TIO的治疗以发现并完整切除肿瘤为最佳治疗手段，如因条件所限，暂时无法发现肿瘤定位、无法手术切除或手术未能成功，术后血磷仍低于正常，可暂时给予磷制剂和骨化三醇治疗，以升高血磷水平，缓解临床症状，1～2年后重复SSRS再次明确定位，争取完整切除肿瘤的机会。据文献报道和北京协和医院内分科医师的经验，可给予磷元素每日1～3g［中性磷溶液配方：磷酸氢二钠（Na_2HPO_4）29.1g，磷酸二氢钾（KH_2PO_4）6.4g加水至1000ml，每100ml含磷元素779mg］，分4～5次口服，骨化三醇每日0.5～2.0μg，分2～3次口服。

23. 长期服用磷制剂应当注意什么?

口服磷制剂容易出现胃肠反应，如腹痛、腹泻等，应注意少量多次服用。并且一次服用磷制剂过多，肠道磷吸收增加，导致肠道钙吸收相对减少，容易出现低钙血症，从而造成继发性甲旁亢，长此以往，甚至发生三发性甲旁亢。由此也建议分次服用磷制剂，每日4～5次。因TIO过度分泌FGF23，不但使尿磷排出增加，同时使$1,25(OH)_2D$合成减少，治疗中应加强补充骨化三醇，促进肠道钙和磷的吸收，保证治疗效果，同时防止出现继发性甲旁亢。治疗中应定期检测血钙、磷、ALP、PTH和24小时尿钙、磷水平，及时调整治疗方案。

四、推荐阅读

[1] WALTON RJ，BIJVOET OL．Nomogram for derivation of renal thresholdphosphate concentration［J］．Lancet，1975，2（7929）：309-310．

[2] CONDON JR，NASSIM JR，RUTTER A．Defective intestinal phosphate absorption in familial and non-familial hypophosphataemia［J］．Brit Med J，1970，3（5715）：138-141．

[3] FOLPE AL，FANBURG-SMITH JC，BILLINGS ST，et al．Most osteomalacia-associated mesenchymal tumors are a single histopathologic entity．An analysis of 32 cases and a comprehensive review of the literature［J］．Am J SurgPathol，2004，28（1）：1-30．

[4] JIANG Y，XIA WB，XING XP，et al．Tumor-inducedosteomalacia：an important cause of adult-onset

hypophosphatemicosteomalacia in China：Report of 39 cases and review of the literature［J］. J Bone Miner Res，2012，27（9）：1967-1975.

［5］MINISOLA S，PEACOCK M，FUKUMOTO S，et al. Tumour-induced osteomalacia［J］. Nat Rev Dis Primers，2017，3：17045.

［6］LI X，JIANG Y，HUO L，et al. Nonremission and Recurrent Tumor-Induced Osteomalacia：A Retrospective Study［J］. J Bone Miner Res，2020，35（3）：469-477.

（姜　艳）

病例14 双下肢畸形

一、病历摘要

患儿，男性，4岁2个月。因“双下肢畸形3年”就诊。

（一）现病史

患儿为第2胎第2产，母亲孕期平顺，足月剖宫产，出生体重3.75kg，身长50cm，母乳喂养至4个月。半岁出牙，1岁4个月会走，无枕秃，但出汗较多。患儿自1岁3个月开始出现腿部弯曲，行走时步态摇摆，1岁7个月外院查血钙2.24mmol/L，血磷0.38mmol/L，X线“符合佝偻病样改变”（未见报告），诊断为“佝偻病、低血磷”。2013年7月（2岁9个月）开始口服中性磷溶液（初始剂量每次10ml、每日4次，逐渐增加为每次15ml、每日5次）、骨化三醇0.25～0.50μg每日1次治疗。2014年6月（3岁8个月）监测血磷波动于0.64～0.71mmol/L，血钙2.29～2.44mmol/L，碱性磷酸酶（ALP）562～568U/L。病程中，患儿经常出现牙龈肿胀，身高每年增长约6cm。

（二）家族史

有一姐姐，8岁，体健，父母亲非近亲结婚。

（三）体格检查

身高97.5cm（小于同年龄、同性别儿童第3百分位数）、体重15kg（小于同年龄、同性别儿童第3百分位数），方颅，牙齿排列不齐，细小色黄，牙齿脱落3颗，恒牙未萌出，串珠肋，手足镯征，甲状腺未及肿大，心肺腹查体无殊，双下肢膝内翻，膝间距3cm。

（四）辅助检查

［**常规检查**］完善相关生化检验：血钙2.38mmol/L（参考范围2.13～2.70mmol/L），血磷0.68mmol/L（参考范围0.81～1.45 mmol/L），ALP 600U/L（参考范围42～390U/L），ALT 20U/L，GGT 14U/L，PTH 54.3pg/ml（参考范围12～65pg/ml），β-CTX 1.590ng/ml（参考范围0.260～0.512ng/ml）；24小时尿钙1.90mmol（尿量400ml）、24小时尿磷23.92mmol（尿量400ml）、25(OH)D 52.5nmol/L(21.0ng/ml)，1,25(OH)$_2$D$_3$ 132.82pmol/L(55.34pg/ml)；GH 0.2ng/ml(＜2.0ng/ml)，IGF-1 195ng/ml（参考范围50～286ng/ml）。

［**影像学检查**］双手正位X线片示：双手及腕关节骨质密度减低，双侧尺桡骨远端干骺端膨大呈杯口样改变，先期钙化带模糊、增宽呈毛刷样改变，骨龄相当于2岁。双膝正位X线片示：双膝关节组成骨形态欠佳，双侧股骨远端、胫腓骨近端干骺端膨大呈杯口样改变，先期钙化带模糊、增宽呈毛刷样改变，诸骨骨皮质连续，骨密度减低（图14-1）。

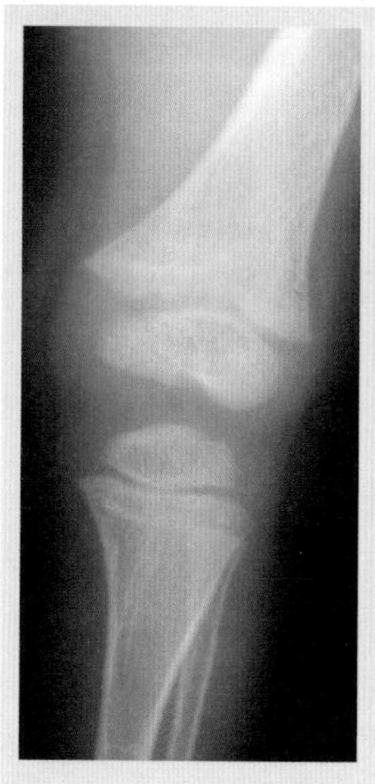
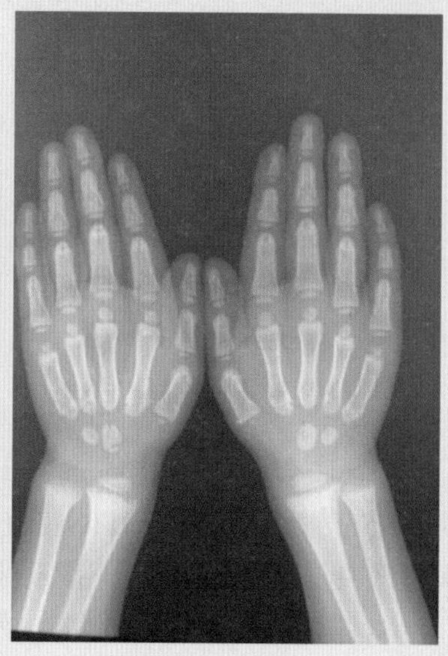
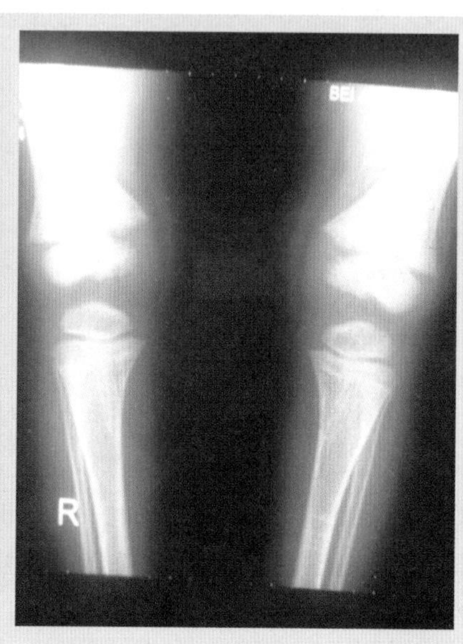

图14-1　患儿的双膝及双手正位X线片表现

泌尿系超声：双肾及输尿管未见异常。征得患儿父母同意并签署知情同意书后留取外周血，用sanger测序完善*PHEX*基因突变检测，无阳性发现，行骨代谢基因panel二代测序，发现存在*PHEX*基因的第10～12个外显子缺失，通过多重连接探针扩增技术（multiplex ligation prote amplification，MLPA）检测再一次验证了该大片段缺失突变的存在（图14-2）。同时检测了该患儿的FGF23水平达125.4ng/L（参考范围16.1～42.2ng/L），存在显著升高。

（五）诊断

X连锁低血磷性佝偻病（X-linked dominant hypophosphatemic rickets，XLH）。

（六）治疗及随诊情况

患儿规律服用中性磷溶液15ml，每日5次；骨化三醇0.25μg，每日2次。2015年12月30日患儿于北京协和医院门诊随诊，测身高100.5cm，未诉骨痛，行走时间久时易疲劳，复查24小时尿钙1.90mmol（尿量500ml）、24小时尿磷24.95mmol（尿量500ml）；双手正位X线片示“诸骨骨质改变符合佝偻病样改变，较前好转”。2016年12月19日，身高106cm（小于同年龄、同性别儿童第3百分位数），体重19kg（位于同年龄、同性别儿童第25百分位数），服用中性磷18～20ml、每日5～6次，骨化三醇0.25μg、每日2次，活动多、未诉疼痛，换牙共6颗，恒牙未萌出。复查血钙

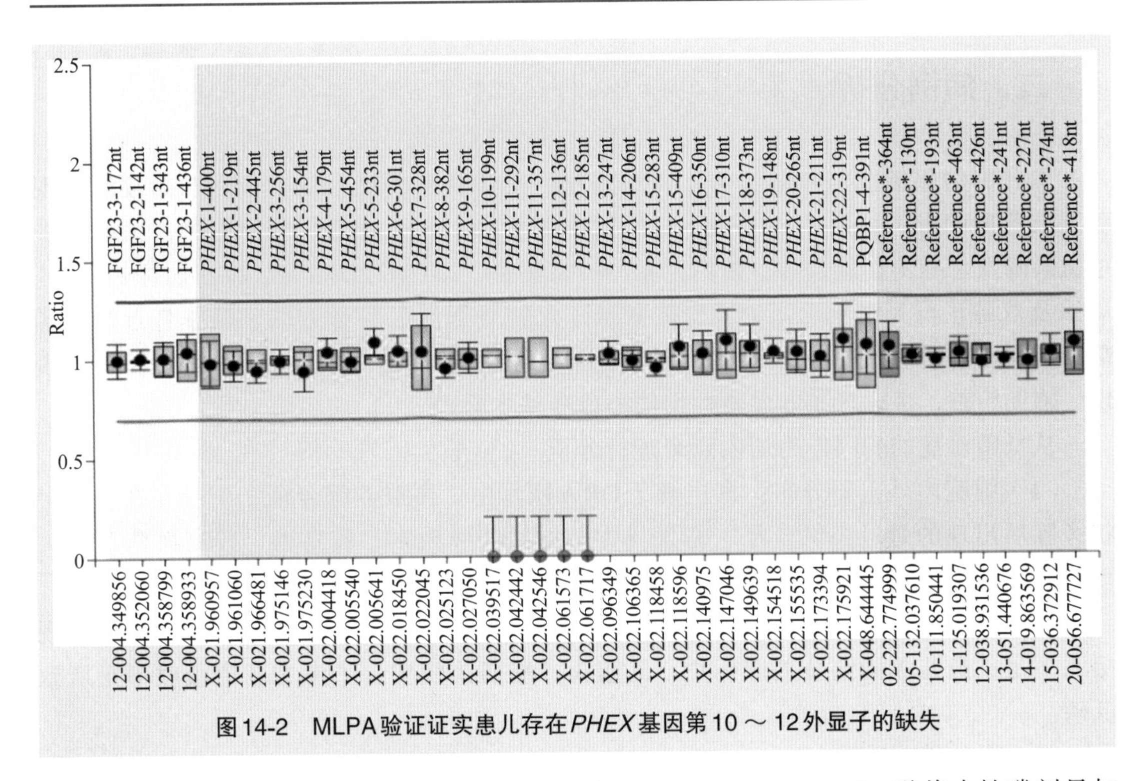

图14-2 MLPA验证证实患儿存在*PHEX*基因第10～12外显子的缺失

2.37mmol/L，血磷0.79mmol/L，ALP 504U/L，β-CTX 2.45ng/ml，遂将中性磷剂量加至20ml，每日5次；骨化三醇加量至每日2次，早0.25μg、下午0.50μg。2017年7月19日，患儿复查血磷1.17mmol/L、PTH 133.8pg/ml、血钙2.45mmol/L，24小时尿钙1.82mmol/L。当时中性磷剂量为每次30～40ml，每日5次；骨化三醇早上0.25μg、下午0.5μg，考虑补磷剂量偏大，遂将中性磷溶液减量至每次20ml，每日5次；骨化三醇加量至0.5μg、每日2次。患儿的治疗及随诊情况见表14-1。

表14-1 患儿随诊期间身高、生化指标及用药情况

指　　标	2015-8	2016-12	2017-7
身高（cm）	97.5	106	109.3
体重（kg）	15	19	23
血钙（mmol/L）	2.38	2.37	2.45
血磷（mmol/L）	0.68	0.79	1.17
ALP（U/L）	600	504	449
PTH（ng/L）	54.3	28.4	133.8
25(OH)D［nmol/L（ng/ml）］	52.5（21.0）	—	59.5（23.8）
1,25(OH)$_2$D$_3$［pmol/L（pg/ml）］	132.82（55.34）	—	—
β-CTX（ng/ml）	1.59	2.45	2.74
24小时尿钙（mmol）	1.90	1.44	1.82
24小时尿磷（mmol）	23.92	25.8	62.56
药物剂量	中性磷每次15ml，每日5次；骨化三醇0.25μg，每日2次	中性磷每次18～20ml，每日5～6次；骨化三醇0.25μg，每日2次	中性磷每次30～40ml，每日5次；骨化三醇早上0.25μg、下午0.5μg

二、病例分析

患儿为幼年男童，自幼起病，慢性病程。主要临床表现为自学步期开始逐渐出现双下肢弯曲畸形，身高增长缓慢，伴轻微骨骼疼痛、牙齿脱落、牙周脓肿。辅助检查示血磷降低、ALP显著升高，血钙正常，PTH正常，25(OH)D不足，24小时尿钙不高。双手及双膝正位X线片示：骨质密度减低，尺桡骨远端、股骨远端、胫腓骨近端干骺端膨大呈杯口样改变，先期钙化带模糊、增宽呈毛刷样改变。结合患儿病史、临床表现、辅助检查，考虑患儿低血磷性佝偻病诊断基本明确。

从低磷血症的病因作为切入点来进行分析。

（1）细胞内外重新分布：多出现于DKA恢复中、再喂养综合征、甲旁亢在切除甲状旁腺后出现的骨饥饿综合征、激素异常（如类固醇激素、胰岛素、胰高血糖素等），该患儿无上述病史，无糖皮质激素、胰岛素应用史，不考虑。

（2）肠道磷吸收减少：正常饮食者一般均可从食物中获得足够的磷，很少出现摄入不足，患儿无磷结合剂服用史，无腹泻、脂肪泻病史，不考虑肠道吸收不足所致低磷。

（3）肾脏排泄增多

1）FGF23相关的肾性失磷：FGF23水平升高一方面抑制肾小管对尿磷的重吸收，另一方面抑制1α羟化酶活性，减少1,25$(OH)_2D_3$生成，导致胃肠道吸收磷减少，从而引起低磷血症。FGF23的升高原因包括遗传性及获得性两种。①遗传性低血磷性佝偻病/骨软化症：包括X染色体显性遗传的低血磷性佝偻病/骨软化症（XLH）、常染色体显性遗传的低血磷性佝偻病（ADHR）和常染色体隐性遗传的低血磷性佝偻病（ARHR），其中以XLH最常见。XLH及ARHR常起病年龄早，若幼年起病常表现为佝偻病，且常有阳性家族史。ADHR病情相对较轻，可成年起病，但该病常与铁代谢异常、缺铁性贫血有关。本例患儿幼年起病，虽然家族成员中无类似疾病表现的成员，但从起病年龄来看首先需考虑遗传性低磷佝偻病。经基因检测二代测序验证存在*PHEX*基因的大片段缺失，从而可确诊为XLH。②获得性低血磷性骨软化症：多见于肿瘤性骨软化症（tumor induced osteomalacia，TIO），它是由肿瘤分泌大量FGF23引起肾排磷增加造成，肿瘤常为来源间叶组织的良性肿瘤，常中年起病，病变好发部位依次为下肢、上肢、头面部，位置隐匿，体积小，功能活跃，生长缓慢，不易被发现，多表达生长抑素受体。

2）FGF23不相关的肾性失磷，病因包括如下。①Fanconi综合征：Fanconi综合征为广泛型近端肾小管功能不全，常表现为低磷血症、肾性糖尿（血糖正常时出现糖尿）、氨基酸尿、肾小管性蛋白尿、低尿酸血症、低钾血症等。引起Fanconi综合征的遗传性疾病包括半乳糖血症、肝豆状核变性、线粒体肌病等。获得性病因包括干燥综合征、浆细胞病、重金属中毒、药物（阿德福韦酯、氨基糖苷类抗生素、顺铂、异环磷酰胺、丙戊酸等）等。患儿尿钙不高、血钾正常，结合病史可除外。②原发、三发性甲旁亢：PTH升高可促进肾磷排泄，引起血磷下降，但该病同时伴血钙升高。此患儿PTH、血钙均正常，且既往无便秘、消化性溃疡、泌尿系结石等病史，不考虑。

治疗方面，对于遗传性低磷佝偻病，一般给予中性磷和活性维生素D的治疗，可给予骨化三醇30～60ng/(kg·d)，0.5～1.0μg，分2次服用；磷元素1～4g/d，分5～6次服用，一般不建议补充钙剂。该患儿口服中性磷溶液及骨化三醇治疗后血磷可维持在0.6～0.8mmol/L，ALP逐渐下降，骨痛症状好转，但身高增长仍较缓慢，随诊过程中通过监测血钙、血磷、PTH、24小时尿钙、尿磷水平调整药物剂量，需要警惕长期补磷引起三发性甲旁亢的可能。

三、临床查房

1. 儿童血磷的正常值是多少?

人体内磷含量约600g，其中骨骼中占85%，软组织中占14%～15%，细胞外液中约占1%，正常空腹血清磷：成人0.84～1.45mmol/L，儿童1.29～2.26mmol/L。不同年龄、性别的血磷正常水平见表14-2。

表14-2 不同年龄性别的血磷水平

性别与年龄（岁）		血磷（mmol/L）
婴儿	0～1	1.55～2.39
儿童	1～5	1.45～2.00
	6～12	1.13～1.87
男	20	0.81～1.45
	50	0.74～1.32
	70	0.71～1.29
女	20	0.81～1.45
	50	0.87～1.42
	70	0.94～1.55

2. 哪些疾病可导致低磷血症及机制如何?

低磷血症的发生主要有4种机制：①转移性低磷血症，如使用葡萄糖+胰岛素治疗、急性呼吸性碱中毒、骨饥饿综合征；②肠道磷吸收减少，如摄入不足、维生素D缺乏或抵抗、使用含镁或含铝的抑酸剂、脂肪泻或慢性腹泻；③肾排磷增多，如原发性甲旁亢、FGF23增多引起的遗传性及获得性佝偻病、Fanconi综合征等；④连续性肾脏替代治疗，由透析液排出磷。

3. 什么是低血磷性佝偻病/骨软化症?

低血磷性佝偻病（hypophosphatemic rickets）是一组各种遗传性或获得性病因导致肾排磷增多，引起以低磷血症为特征的骨骼矿化障碍性疾病，具有较高的致残、致畸率。发生在儿童期称为佝偻病，主要表现为方颅、鸡胸、肋骨串珠、四肢弯曲畸形（O形腿或X形腿）、生长迟缓等。成人起病者称为骨软化症，表现为乏力、身材变矮、多发骨折、骨痛，甚至致残。

4. 佝偻病有哪些临床表现?

佝偻病患儿的主要临床体征为方颅、鸡胸、串珠肋、手/足镯征、肋膈沟，多在将近周岁开始负重时出现下肢畸形，可表现为膝内翻（O形腿）或膝外翻（X形腿），并伴有生长迟缓、身材矮小、步态摇摆、进行性加重的骨畸形、多发性骨折、骨骼疼痛以及牙齿发育异常（牙质差、牙痛、脱落后不易再生）等。在成人期主要表现为肢体乏力、活动受限、骨痛、多发病理性骨折（四肢长骨、肋骨、骨盆和椎体均可发生）、身高变矮。

5. 佝偻病/骨软化症有哪些影像学特征?

佝偻病患者在儿童期主要表现为骨骼畸形、长骨干骺端增宽和模糊，呈杯口样，杯口内可见许多细条状钙化影如毛刷状。成人骨软化症患者可见骨密度普遍减低，骨小梁模糊，呈毛玻璃状，骨盆畸形，长骨、肋骨、肩胛骨和耻骨支部位的假骨折线（Looser带）、椎体呈双凹变形等。

6. 什么是XLH?

XLH是一种罕见的骨骼矿化异常性疾病，其遗传方式为X连锁显性遗传，女性患者发病率较男性更高，由于女性患者大部分为杂合子，因此病情相较于男性患者更轻，表现为不完全显性。该病发病率为（3.9～5.0）/10万，是遗传性低血磷性佝偻病/骨软化症中最常见的一型。

7. XLH有什么临床特点?

XLH患者在临床表现上存在一定轻重差异。典型临床表现：患儿常于幼年起病，自学步期逐渐出现双下肢弯曲畸形，身高生长缓慢、身高低于同龄儿童，可伴有骨骼疼痛，以双下肢为著；常伴牙齿发育异常，包括出牙延迟、牙釉质发育不全、牙周脓肿及牙齿早发脱落。成年患者则会进一步出现骨软化表现，关节退行性改变及关节炎、肌腱韧带钙化（附着点病）、假骨折等，同时伴有显著身材矮小、骨痛及活动能力受限，严重影响患者的生活质量。XLH患者主要生化特点为低磷血症、1,25(OH)$_2$D$_3$水平偏低或不恰当的正常、PTH可在正常范围或轻度升高，儿童患者常伴有骨ALP水平升高，iFGF23水平升高。

8. XLH的致病机制是什么?

XLH的致病基因是*PHEX*（phosphate-regulating gene with homology to endopeptidases on the X chromosome）基因，发生在该基因的失活突变导致了XLH的发生。PHEX蛋白是M13金属蛋白酶家族成员，其编码基因包含22个外显子，编码蛋白含

749个氨基酸。PHEX的主要功能域是位于17和19外显子的锌离子结合区，该区域在M13家族各成员间高度保守，在蛋白发挥其催化作用的过程中起关键作用。目前已有超过400个*PHEX*基因突变位点被报道，包括错义突变、无义突变、插入/缺失突变或剪切位点突变等不同突变类型，均可影响 PHEX蛋白功能，导致疾病的发生。该基因功能缺陷导致FGF23在体内堆积。FGF23主要由成骨细胞及骨细胞分泌，在体内磷稳态维持及维生素D调节方面发挥十分重要的作用。其活性形式为全段FGF23（intact FGF23，iFGF23），被降解为N端和C端片段后则失去活性。iFGF23主要经由肾发挥作用，通过抑制肾近端小管钠-磷共转运体蛋白（NaPi-Ⅱa和NaPi-Ⅱc）表达，直接抑制肾脏磷的重吸收，导致经肾脏磷丢失增多；另外，iFGF23可以通过抑制1α羟化酶同时促进24羟化酶作用，抑制1,25(OH)$_2$D$_3$的生成，进而抑制肠道对磷的吸收。iFGF23通过促进肾脏磷排出及抑制肠道磷吸收，共同发挥下调血磷的作用导致低磷血症的发生。

9. 除XLH外，还有哪些遗传性低血磷性佝偻病？致病基因分别是什么？

遗传性低血磷性佝偻病包括XLH、常染色体显性遗传低血磷性佝偻病（autosomal dominant hypophosphatemic rickets，ADHR）、常染色体隐性遗传低血磷性佝偻病（autosomal recessive hypophosphatemicrickets，ARHR）、遗传性低血磷高尿钙性佝偻病（hereditary hypophosphatemic rickets with hypercalciuria，HHRH）、低血磷性佝偻病合并甲状旁腺功能亢进症（hypophosphatemic rickets complicated with hyperparathyroidism，HRHPT）、McCune-Albright综合征（MAS）、颅面骨发育不良（osteoglophonic dysplasia，OGD）等。对于有阳性家族史、起病年龄较早或未明确发现TIO的患者，应完善*PHEX*、*FGF23*、*DMP1*、*ENPP1*、*SLC34A3*等基因检测，明确是否为已知致病基因突变所致的遗传性低血磷性佝偻病。遗传性低血磷性佝偻病的致病基因如表14-3所示。

表14-3　遗传性低血磷性佝偻病的致病基因

类型	OMIM	致病基因	基因位点
XLH	307800	*PHEX*	Xp22.1
ADHR	193100	*FGF23*	12p13.3
ARHR1	241520	*DMP-1*	4q22.1
ARHR2	613312	*ENPP1*	6q23.2
HHRH	241530	*SLC23A3*	9q34
HRHPT	612089	*Klotho*易位	13q13.1
MAS	174800	*GNAS*	20q13.32
OGD	166250	*OGD*	8p11.23

10. 有哪些获得性病因可以导致低血磷性佝偻病？

常见的可引起低血磷性佝偻病的获得性病因包括TIO、毒物、药物（如阿德福韦酯等）等。对于TIO患者，明确定性诊断后应进一步完善生长抑素受体显像、

^{68}Ga-DOTATATE-PET/CT检查以寻找肿瘤病灶，对于有阳性发现的局部病灶，应进一步行CT、MRI等影像检查以明确定位诊断。

11. 除低血磷外，还有哪些代谢异常可以导致佝偻病/骨软化症？

除了低血磷以外，维生素D的异常也可影响骨骼的矿化从而导致佝偻病/骨软化症的发生，病因主要包括以下方面。

（1）维生素D缺乏：多由于日照不充分或营养性因素导致，通过检测血清中的25(OH)D_3可明确；25(OH)D_3＞30μg/L为维生素D充足，20～30μg/L为维生素D不足，＜20μg/L为维生素D缺乏，＜10μg/L为严重缺乏。

（2）维生素D代谢异常：①肝25羟化酶作用下降，可致慢性肝病。②肾1α羟化酶作用下降，可致肾性骨营养不良、维生素D依赖性佝偻病2型（VDDR1型，致病基因为*CYP27B1*、*CYP2R1*）。③维生素D作用异常，可致维生素D依赖性佝偻病2型（VDDR2型，致病基因为*VDR*、*HNRNPC*）；肝维生素D降解酶功能上调，可致维生素D依赖性佝偻病3型（VDDR3型，致病基因为*CYP3A4*）。若考虑存在维生素D代谢异常，应进行相应的致病基因突变检测。

（3）其他：药物及中毒、ALP的缺乏以及肾小管酸中毒等因素也可引起佝偻病。

12. 如何诊断佝偻病？

佝偻病的诊断流程见图14-3。

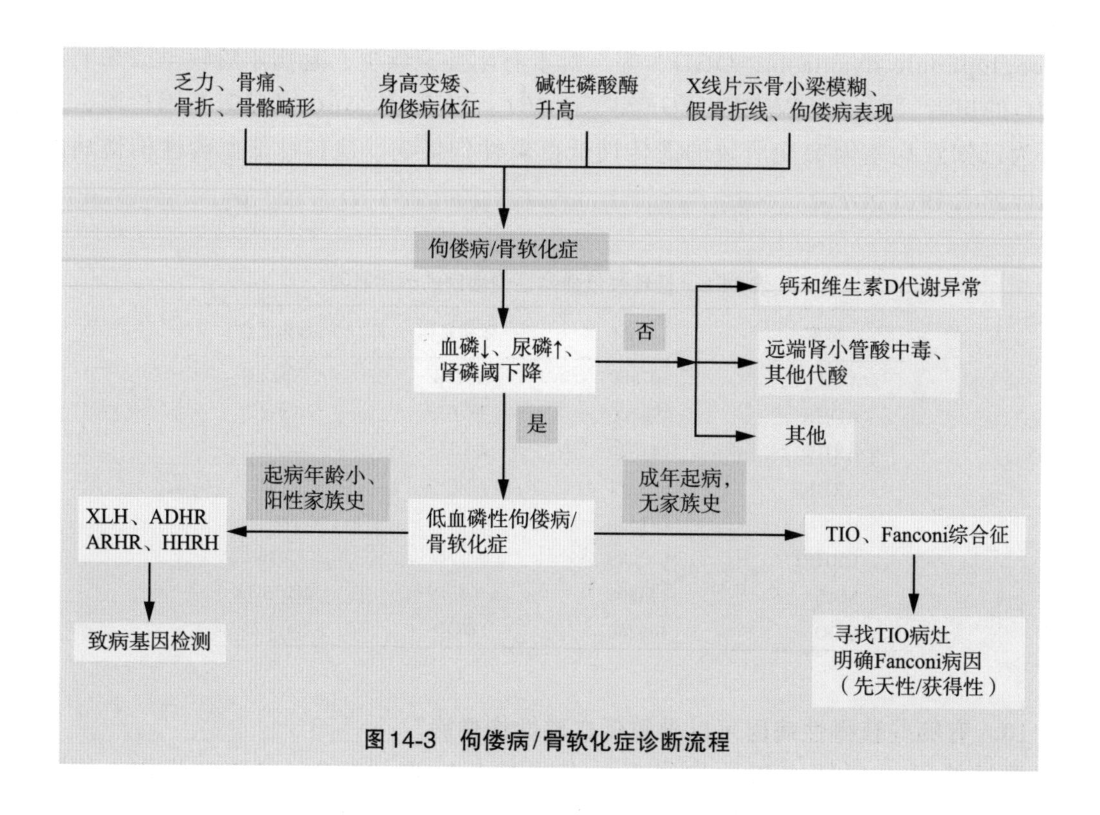

图14-3　佝偻病/骨软化症诊断流程

13. 佝偻病需要与哪些疾病相鉴别？

需要鉴别的疾病包括骨质疏松症、成骨不全症、多发性骨髓瘤、原发性甲状旁腺功能亢进症、强直性脊柱炎、肿瘤骨转移及其他代谢性骨病。

（1）原发性骨质疏松症多见于绝经后妇女或老年患者，可表现为身高变矮、驼背、椎体压缩性骨折，但影像学表现为骨小梁稀疏、骨皮质变薄，无假骨折线，无骨盆变形，患者血磷水平正常，且骨转换指标ALP、β-CTX通常不高。

（2）成骨不全症患儿可表现为反复骨折、骨骼畸形、身材矮小、蓝巩膜、听力丧失、牙本质发育不全等，影像学上可表现为反复骨折、骨骼畸形、长骨纤细、颅骨缝间骨，干骺端呈爆米花样改变、胸廓塌陷、脊柱侧凸等，但其血磷水平正常，且骨转换指标ALP、β-CTX通常不高。

（3）多发性骨髓瘤患者可有病理性骨折，但患者除骨骼破坏外，多伴有血钙升高、贫血、肾功能不全、M蛋白阳性等，骨穿可见异常浆细胞增多。

（4）原发性甲状旁腺功能亢进患者可有低磷血症，但其常伴有血钙升高、PTH升高，患者可有病理性骨折、纤维囊性骨炎、肾结石等表现。

（5）强直性脊柱炎患者可表现为腰背痛，脊柱活动受限，影像学上见腰椎曲度变直、韧带钙化等。患者除脊柱受累外，也可伴有其他系统受累，如巩膜炎等，可伴HLA-B27阳性，患者通常血磷正常，ALP不高，无病理性骨折发生。

（6）肿瘤骨转移患者常有肿瘤原发病的表现，多伴有高钙血症、ALP、β-CTX升高，也可发生病理性骨折，患者血磷水平通常正常，影像学上以局部溶骨性或成骨性骨破坏为主，无典型骨软化表现。

14. 如何治疗低血磷性佝偻病？

（1）对于获得性低血磷性佝偻病，需积极去除病因。怀疑TIO的患者，需积极寻找肿瘤病灶，若定位明确，首选手术治疗。阿德福韦酯及其他药物或毒物所致Fanconi综合征的患者，需停止相关药物或毒物接触。

（2）对于无法解除病因或遗传性低磷佝偻病，通常建议给予中性磷和活性维生素D的治疗，一般给予骨化三醇30～60ng/(kg·d)（每日0.5～1.0μg，分2次服用），磷元素每日1～4g，分5～6次服用，一般不建议补充钙剂，除非存在显著的钙缺乏。中性磷溶液配方：磷酸氢二钠（$Na_2HPO_4 \cdot 12H_2O$）73.1g＋磷酸二氢钾（KH_2PO_4）6.4g，加水至1000ml（每100ml中含磷779mg）。应少量多次服用。治疗中应监测血钙、磷、ALP、PTH浓度，以调整药量，观察患者骨痛、乏力症状变化，观察身高变化，定期复查骨骼X线片及肾脏超声。若同时合并肾小管酸中毒，在补磷的同时应注意纠酸治疗。除了传统的补充中性磷溶液及活性维生素D以外，目前针对FGF23的单克隆抗体（burosumad）已在欧洲及美国被批准用于治疗XLH的患者。

（3）合并严重骨骼畸形，如脊柱侧凸、胸廓变形等，影响正常脏器功能，或严重下肢膝内翻/膝外翻畸形，影响外观和身高，或发生病理性骨折，影响到日常生活时，可选择外科手术治疗，以改善生活质量。严重椎体压缩性骨折的患者应避免负重，下地活动时可采用脊柱支具外固定，避免进一步加重椎体压缩性骨折。

（4）对于遗传性佝偻病患者，有条件时，建议根据遗传方式的不同对先证者家系成员进行相应生化指标、骨骼影像学或基因突变的筛查，以尽早诊断。若合并妊娠，应建议行产前遗传咨询。

15. 如何治疗维生素D异常引起的佝偻病?

（1）对于维生素D缺乏性佝偻病患者，最初可给予大剂量维生素D（5000～10 000U/d），同时需适当补充钙剂，不推荐用活性维生素D或其类似物纠正维生素D缺乏。建议将25(OH)D水平至少提高到20μg/L以上，最好达到30μg/L以上，密切监测血钙、24小时尿钙，有助于调整维生素D剂量。

（2）对于1α羟化酶缺陷的患者（VDDR1型）需选用活性维生素D，通常选用阿法骨化醇每日0.5～1.5μg或骨化三醇每日0.5～1.0μg治疗，同时补充适量钙剂。

（3）对于维生素D作用异常的患者（VDDR2型），由于体内维生素D受体抵抗，需要更大剂量的阿法骨化醇或骨化三醇，甚至需要静脉补充钙剂维持血钙稳定。

四、推荐阅读

[1] Zhang C, Zhao Z, Sun Y, et al. Clinical and genetic analysis in a large Chinese cohort of patients with X-linked hypophosphatemia [J]. Bone, 2019, 121: 212-220.

[2] CARPENTER TO, IMEL EA, HOLM IA, et al. A clinician's guide to X-linked hypophosphatemia [J]. J Bone Miner Res, 2011, 26 (7): 1381-1388.

[3] CARPENTER TO, INSOGNA KL, ZHANG JH, et al. Circulating levels of soluble klotho and FGF23 in X-linked hypophosphatemia: circadian variance, effects of treatment, and relationship to parathyroid status [J]. J Clin Endocrinol Metab, 2010, 95 (11): 352-357.

[4] 张从，赵真，许莉军，等. X-连锁显性低血磷性佝偻病/骨软化症患者血清成纤维细胞生长因子23水平[J]. 中华骨质疏松和骨矿盐疾病杂志，2019，12（1）：24-31.

[5] 中华医学会骨质疏松和骨矿盐疾病分会. 维生素D及其类似物临床应用共识[J]. 中华骨质疏松和骨矿盐疾病杂志，2018，11（1）：1-19.

（池　玥）

病例15 反复头晕、乏力，腰腿痛

一、病历摘要

患者，女性，20岁。因“反复头晕、乏力16年，腰腿痛3个月余”，于2018年9月29日就诊于北京协和医院内分泌科。

（一）现病史

患者16年前（4岁）出现头晕、乏力，行骨穿后诊断缺铁性贫血，病因不明，长期口服补铁治疗，症状好转，Hb维持“基本正常”。7年前（13岁）再发头晕，查Hb 40g/L，输血及口服补铁后好转。4年前（16岁）再次出现头晕、乏力，查Hb约40g/L，因口服铁剂胃部不适，输血治疗后好转。此后每2个月发作，均输血治疗。3年前（17岁）开始于月经期出现头晕、乏力，筛查“贫血相关基因均阴性”，诊断为难治性缺铁性贫血，每个月输2～4U红细胞及间断输蔗糖铁治疗。近半年感发作较前频繁，约每半个月输血，并间断静脉补蔗糖铁。3个月前患者出现持续性腰腿疼痛，伴双下肢水肿，外院检查发现血钙1.89mmol/L，血磷0.41mmol/L，ALP 82U/L，无骨折、身高变矮。1个月前于北京协和医院多次查便潜血阳性。

（二）既往史

患者出生4天时诊断先天性结肠闭锁，行手术治疗，4岁前每天5～6次脂肪泻，无贫血。既往多次输血史，无输血反应；对青霉素、虾、海螺过敏。

（三）个人史

患者系第1胎第1产，出生身长体重不详。母亲孕期患“甲状腺功能减退症、荨麻疹”，未治疗。自幼生长发育速度与同龄人相仿。

（四）月经史、婚育史

13岁初潮，行经天数4～5天，月经周期30天，有痛经，月经出现后贫血加重；未婚未育。

（五）家族史

无特殊。

（六）体格检查

身高160cm，体重50kg，BP 110/60mmHg，HR 80次/分。贫血貌，全身皮肤黏膜苍白，浅表淋巴结未及肿大。胸廓无畸形、压痛。心肺查体无殊。腹平软，脐右侧一横指可见一长约15cm陈旧手术瘢痕，脐上及脐右各可触及一质韧无痛包块，活动度好，腹部无压痛，肠鸣音3次/分。四肢无畸形、压痛，活动自如，左胫骨近端可触及骨性包块。四肢无水肿。肛诊：肛周无红肿、疼痛，进指5cm，直肠后壁可触及一直径2cm无痛隆起，退指指套无染血。

（七）辅助检查

［**低磷血症相关检查**］血钙1.94mmol/L（参考范围2.13～2.70mmol/L），血清白蛋白34g/L（参考范围35～52g/L），校正钙＝1.94mmol/L＋（40−34）×0.02mmol/L＝2.08mmol/L，血磷0.37mmol/L（参考范围0.81～1.45mmol/L），ALP 89U/L（参考范围35～100U/L），PTH 118.8ng/L（参考范围12～68ng/L），β-CTX 0.442ng/ml（参考范围0.21～0.44ng/ml），总25（OH）D 23.0nmol/L［9.2ng/ml（参考值＞30ng/ml）］，1,25（OH）$_2$D 13.92pmol/L［5.80pg/ml（参考范围19.6～54.3pg/ml）］，24小时尿钙0.87mmol，24小时尿磷12.31mmol，Hb 75g/L（参考范围110～150g/L），动脉血pH 7.419，抗SSA、SSB抗体均（−），尿氨基酸（±）。

［**影像学检查**］骨密度：股骨颈为0.854g/cm^2，全髋为0.929g/cm^2，腰1～腰4为1.023g/cm^2。骨骼X线：骨盆正位及胸腰椎侧位X线未见明显异常。CT：双下肢CT平扫见左侧胫骨干骺端骨软骨瘤。生长抑素受体显像：未见异常。

［**基因检测**］FGF23基因一代测序未见致病突变。送检全外显子测序：未见与患者表型相关突变，发现COL9A2 c.1237C＞T p.Pro413Ser杂合突变，意义不明。

（八）初步诊断

考虑患者低磷血症诊断明确，肾脏失磷原因不明。

（九）诊疗经过

因患者目前尚未出现典型骨软化症表现，且低磷血症可能与缺铁相关，暂给予患者钙剂及活性维生素D治疗，并将诊断方向转为明确缺铁性贫血原因。

进一步完善相关检查，血清铁2.7μmol/L［15.0μg/dl（参考范围51～170μg/dl）］，铁蛋白102μg/L（参考范围14～307μg/L），转铁蛋白2.01g/L（参考范围2.00～3.60g/L），铁饱和度5.7（参考范围25.0～50.0），转铁蛋白饱和度5.3（参考范围25.0～

50.0），总铁结合力47μmol/L［262μg/dl（参考范围250～450μg/dl）］，促红细胞生成素＞776.00U/L（参考范围4.5～31.88U/L），抗人球蛋白试验阴性。血细胞形态学：红细胞轻度大小不等，部分形态不规则；白细胞形态大致正常；血小板数量及形态大致正常。骨髓增生异常综合征/急性白血病基因分型41项筛查阴性。骨髓穿刺：骨髓组织中造血组织减少，造血组织中红系比例升高，巨核细胞可见。

腹部及盆腔增强CT＋小肠重建："结肠闭锁手术"后，回盲瓣结构及盲肠结构未见明确显示，升结肠局部肠壁略厚，肠腔略狭窄，肠系膜多发淋巴结，右腹部多发肿大淋巴结，脾增大，副脾结节，腹膜后多发小淋巴结。根据患者贫血特点，结合患者多次粪便OB阳性，考虑患者为消化道失血、铁吸收不良共同引起的缺铁性贫血可能性大。遂完善小肠镜进行小肠、结肠及吻合口部位检查：空肠近段黏膜下血管扩张可能，空肠小息肉；吻合口局部环周覆薄白膜样物，其下黏膜较脆，接触出血明显，吻合口通畅，进入末段回肠20cm，黏膜未见异常，盲肠紧邻吻合口处另可见直径0.4cm圆形浅溃疡凹陷，表覆白苔。取病理：（空肠）少许小肠黏膜显慢性炎；（回盲部吻合口）小肠及结肠黏膜重度急性及慢性炎，可见隐窝炎及隐窝脓肿，可见炎性坏死物。考虑患者消化道出血的原因包括：近段空肠黏膜下毛细血管扩张，结肠吻合口溃疡出血。

2019年1月29日于北京协和医院基本外科行右半结肠切除术＋小肠部分切除术＋粘连松解术。术后未给予特殊治疗，患者血红蛋白、血钙、血磷逐渐上升，Hb于术后13天恢复至105g/L，血钙在术后14天恢复至2.15mmol/L，血磷在术后3个月余恢复至1.24mmol/L（图15-1）。收集患者初诊及术后10天、20天、50天血清，测定血全段成纤维细胞生长因子23（intact fibroblast growth factor 23，iFGF23）水平，分别为433.86pg/ml、639.18pg/ml、519.79pg/ml、157.85pg/ml（参考范围16.1～42.2pg/ml）。随访至2019年9月，患者Hb、血钙、血磷等指标均维持在正常范围内。

二、病例分析

患者为青年女性，慢性病程，以全身乏力、头晕以及Hb减低的贫血表现起病，长期接受输血、补铁等对症治疗；月经来潮后症状加重，输血和静脉补铁频率较前明显增加；近3个月余出现骨痛，发现血磷下降。查体无佝偻病或骨软化症表现。既往有先天性结肠闭锁手术治疗史。无类似家族史。辅助检查提示血磷下降合并尿磷增加，缺铁性贫血，未见肿瘤性骨软化症致病灶。

患者在内分泌科初诊时以骨痛、低磷血症为主要表现。在血磷仅有0.37mmol/L时同步24小时尿磷仍有12.31mmol，因此首先考虑患者低磷的主要原因为肾失磷过多。该患者为成年起病，无家族史，慢性低磷血症显著但无典型骨软化症表现，首先需排除起病年龄较早的肿瘤性骨软化症可能。若能成功定位肿瘤，完整手术切除是最佳治疗方案，患者通常可以获得完全治愈。此例患者在北京协和医院行奥曲肽显像未发现肿瘤，查体发现的左胫骨包块经CT证实为软骨瘤，因此无肿瘤性骨软化症的证据。考

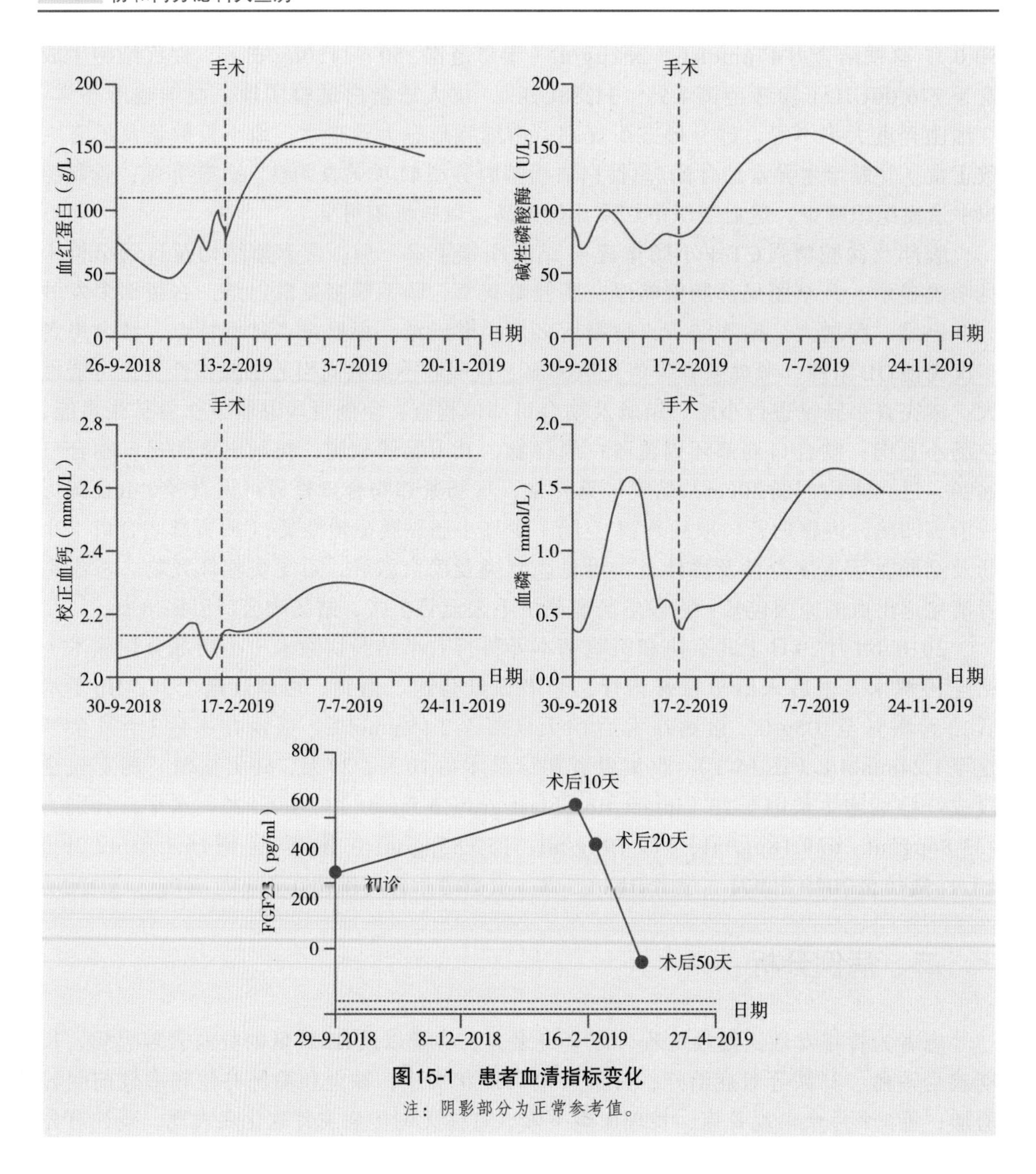

图15-1 患者血清指标变化

注：阴影部分为正常参考值。

虑到患者的另一特点为慢性缺铁性贫血，同时通过Sanger测序筛查了常染色体显性遗传低磷佝偻病的致病基因FGF23。常染色体显性遗传低磷性佝偻病是由于FGF23突变，使得体内产生的FGF23无法被降解，导致FGF23水平轻中度升高，引起低磷血症。常染色体显性遗传低磷性佝偻病外显率在不同个体差异较大，表现出起病较晚、症状较轻等特点，甚至有部分患者无明显临床症状。若有外界因素刺激FGF23生成增多，如缺铁、炎症或促红细胞生成素增多等，体内快速生成过多FGF23而无法被及时降解，使患者出现症状。在本例患者中，缺铁性贫血为其另一特点，因此需考虑常染色体显性遗传低磷性佝偻病可能。然而，测序结果显示患者FGF23基因无致病突变。此外，患者的实验室检查结果不支持Fanconi综合征诊断，相关免疫性指标检测也为正常，否认相关药物使用史，暂不考虑低磷为Fanconi综合征引起。

另外，因患者曾行先天性结肠闭锁手术，是否可能同时存在肠道磷吸收不足或失磷过多？患者无长期腹泻病史，暂无肠道失磷过多证据。在磷的吸收方面，正常人日常膳食中含磷丰富，在磷摄入充足时主要依靠细胞间的弥散作用被动吸收，该患者膳食结构合理，近期不存在膳食结构变化，考虑不存在磷摄入不足，若因手术曾切除部分小肠和结肠影响了磷的吸收，则与患者直到3个月前才出现低磷血症的表现不符，因此考虑该患者被动吸收作用足以提供主要的磷吸收。但患者$1,25(OH)_2D$显著下降，$1,25(OH)_2D$可通过影响近端空肠的钠-磷共转运体数量从而影响主动吸收，所以可认为患者存在一定的磷吸收障碍。然而，我们考虑患者$1,25(OH)_2D$下降是FGF23升高的结果，所以肠道磷吸收下降并非引起患者低磷血症的始动因素，而仅是其中的一个加重因素。

至此，该患者经过慢性低磷血症的常规诊断思路后并无明确发现，低磷血症病因仍不清楚。经查阅文献，笔者发现静脉补铁可引起低磷血症，结合患者近期症状加重有可疑诱因——输血及静脉补铁频率明显增加，笔者猜测静脉补铁可能是患者低磷的病因。考虑到患者贫血程度重，而低磷血症方面暂未引起严重症状，为证实猜想而停用静脉补铁治疗并不合理，笔者选择让尝试治疗患者贫血的病因。患者经过手术后停用了补铁治疗，血磷逐渐恢复正常，骨痛症状消失，支持我们的猜想。

静脉补铁引起低磷血症的案例最早于1982年报道。然而，在之后的几十年间，低磷血症只被看作静脉补铁引起的无症状的并发症，并未引起重视。直至近十年来，有因静脉补铁发生低磷骨软化的病例被报道，人们才开始重视这一现象，并进行了一系列研究。理解这一过程首先需要认识铁缺乏对FGF23的影响。在不存在其他并发疾病的前提下，铁缺乏可使FGF23的产生和裂解同时升高，结果是引起血清羧基端FGF23（cFGF23）水平升高，而iFGF23水平不变或仅有轻微升高。发挥生物学效应的是iFGF23，所以仅有cFGF23升高并不会引起血磷明显变化。静脉补铁引起低磷血症的机制同样与FGF23紧密相关，并且往往存在铁缺乏这一促进FGF23转录的病理背景。研究发现，静脉补铁可能会像常染色体显性遗传低磷性佝偻病一样，影响FGF23的裂解。

一项随机临床对照试验纳入了55例因阴道出血导致缺铁性贫血的患者，这些患者的iFGF23和血磷均正常，而cFGF23显著升高；在分别单次静脉补充右旋糖酐铁或羧基麦芽糖铁后，右旋糖酐铁组cFGF23降低，而iFGF23不变，羧基麦芽糖组iFGF23升高，cFGF23下降，尿磷增加，血磷下降。尽管iFGF23的升高仅持续数小时，降低的血磷却需要1个月以上的时间才能恢复正常，可能与iFGF23的升高导致了$1,25(OH)_2D$下降和PTH升高有关。另一项纳入近2000例缺铁性贫血患者的研究同样证实，有50.8%的患者接受羧基麦芽糖铁后出现低磷血症，并且这些患者一半以上低磷血症持续5周以上。

以上结果说明，单次静脉补充羧基麦芽糖铁可出现一过性iFGF23急剧上升，并造成持续的低磷血症。然而，目前的研究多为单次补铁，实际临床工作中，如本例患者，因贫血病因无法纠正需要长期补铁时，是否会有不同的表现仍需要系统性的研究来探索。在查阅文献的过程中我们注意到，并没有口服补铁引起低磷血症的报道，这提示或许并非铁本身抑制了iFGF23的裂解，而是制剂中的糖的成分在发挥作用。一项Meta分析总结了不同静脉铁制剂引起低磷血症的风险，发现羧基麦芽糖铁导致低磷血症的风险最为明确，发生率为58%，而蔗糖铁、单麦芽糖铁、右旋糖酐铁并未显著增加低磷血症风险。本例患者自述主要应用蔗糖铁，提示虽比例较低，但此类制剂同样可引起低磷血症。遗憾的是，关于部分含糖铁制剂抑制iFGF23裂解的机制，目前尚不清楚，可能与FGF23的翻译后修饰，如O-糖基化等作用有关。

对于这类患者的治疗，目前并无统一标准。笔者认为所有患者都应努力寻找贫血的病因，并予以纠正。需要警惕的是就算是单次的静脉补铁也可使血磷下降持续1个月，对于本例长期反复静脉补铁患者，低磷血症持续达2～3月。所以在补铁治疗停止后，或许仍需继续使用活性维生素D直至患者的骨代谢相关指标恢复正常。对于无法纠正病因而需长期静脉补铁的患者，若出现低磷血症，可以考虑换用其他类型的铁制剂。

三、临床查房

1. 什么是药物性低磷血症?

低磷血症是指血清磷浓度低于0.81mmol/L（2.5mg/L）。药物性低磷血症是由于使用某些药物引起的低磷血症。需注意，某些药物可能引起假性低磷血症，而某些药物可能引起假性高磷血症从而掩盖实际存在的低磷血症。

2. 什么是假性低磷血症?

假性低磷血症是指由于检测过程受到影响而使得获得了低于血清实际磷浓度的检测结果。最常见的药物为甘露醇，是一种常用的利尿剂，多用于降低颅内压。甘露醇有轻微的促尿磷排泄作用，在基线血磷不低的情况下，并不会引起有临床意义的低磷血症。然而大剂量甘露醇可以与比色法中使用的钼酸盐结合，人为性的造成检测出的血磷水平偏低。

3. 什么是假性高磷血症?

假性高磷血症指由于检测过程受到影响而使得获得了高于血清实际磷浓度的检测结果。检测过程中如果受到过高浓度的胆红素或血脂的影响，会使得检测出的血磷浓度高于实际水平。因此，引起高胆红素血症（如合成类固醇、异烟肼、阿莫西林克拉维酸钾）或高脂血症（抗反转录病毒药和干扰素）的药物，均可引起假性高磷血症。此外，大剂量使用脂酯型两性霉素B，或标本被纤溶酶原激活剂或肝素污染，也可引起假性高磷血症。在上述情况下，若患者血磷检测结果为正常，需要考虑患者实际存在低磷血症可能。

4. 有哪些药物可以引起低磷血症？

按照低磷血症的发生机制，引起低磷血症的药物也可分为造成假性低磷血症、促进磷向细胞内转移、减少肠道对磷的重吸收、增加肾脏磷排泄和多种机制共同作用五类（表15-1）。

表15-1　可引起低磷血症的药物

作用机制	药物名称
假性低磷血症	甘露醇
细胞内转移	
儿茶酚胺样作用	肾上腺素、多巴胺、沙丁胺醇、黄嘌呤衍生物
胰岛素作用	胰岛素、肠外营养、葡萄糖、果糖
急性呼吸性酸中毒	水杨酸中毒
细胞快速增殖	粒细胞-巨噬细胞集落刺激因子、促红细胞生成素
肠道吸收减少	与磷结合的抗酸药（如氢氧化铝）、烟酸、大麻
肾脏排泄过多	
利尿剂	碳酸酐酶抑制剂、氢氯噻嗪、噻嗪样利尿剂、呋塞米
酪氨酸激酶抑制剂	索拉非尼、依鲁替尼、伊马替尼、舒尼替尼、达沙替尼、达拉非尼、赛立替尼、尼洛替尼
m-TOR抑制剂	西罗莫司脂化物、依维莫司、西罗莫司
蛋白酶抑制剂	地瑞那韦、洛匹那韦、阿扎那韦
其他化疗药	异环磷酰胺、顺铂、阿扎胞苷、氨柔比星、
抗病毒药	阿德福韦、替诺福韦、恩替卡韦、拉米夫定、西多福韦、阿昔洛韦
引起容量增加的药物	盐水、致抗利尿激素分泌过多的药物（如三环类抗抑郁药、全身麻醉药、氯磺丙脲等）
抗骨质疏松药物	双膦酸盐、地舒单抗、特立帕肽、雌激素
其他	氨基糖苷类抗生素、巯嘌呤、苏拉明、布洛芬、钆、富马酸、阿普斯特、丙戊酸、
多种机制共同作用	糖皮质激素、静脉铁剂、酒精、对乙酰氨基酚、茶碱、苯妥英、苯巴比妥、卡马西平、异烟肼、利福平、依法韦伦

5. 只要使用表15-1中的药物就必然引起低磷血症吗？

不是的。不同药物引起低磷血症的比例不同，表15-1中的部分药物仅有个别引起低磷血症的病理报道，而有一些药物引起低磷血症已在人群研究中得到证实。在抗利尿激素不适当分泌综合征的患者中约27%合并有低磷血症，因此推测引起抗利尿激素不适当分泌综合征的药物引起低磷血症的比例也在20%～30%；粒细胞-巨噬细胞集落刺激因子引起低磷血症的比例约15%；呋塞米和氢氯噻嗪引起低磷血症的比例均在12%左右；铁剂根据制剂不同有所差异，使用羧基麦芽糖铁发生低磷血症的比例可达58%；化疗药物中，低磷血症的发生率在索拉非尼联用卡培他滨时为21%，索拉非尼联用依维莫司时为16%，达沙替尼为18%，舒尼替尼为34%，达拉非尼为7%，瑞戈非尼为6%～18%，赛立替尼为10%；抗病毒药多通过引起Fanconi综合征导致低磷血症，发生率为0～60%；在抗骨吸收药物中，双膦酸盐引起低磷血症比例约10%，而地舒单抗可达30%以上；酒精滥用的住院患者的低磷血症比例约30%。需要注意的是，上述这些发生率仅做参考，零散研究的数据不发代表所有人群，同样的药物在不同人群中引起低磷血症的风险不同，基础血磷偏低、年龄较大、其他合并症均可能明显影响发生率；部分药物引起Fanconi综合征甚至存在基因易患性，在不同人种中有较大差异；而且，低磷血症的发生率与药物使用的剂量、疗程有很大关系。因此，在临床工作中需结合实际情况进行评估。

6. 肠道吸收磷的生理机制是什么?

正常人日常膳食中含磷丰富，每日磷摄入量约20mg/(kg·d)，其中被吸收的约为900mg以下或总摄入量的64%。磷的吸收主要发生在小肠和结肠，吸收方式分为被动吸收和主动吸收。在磷摄入充足时主要依靠细胞间的弥散作用被动吸收，而磷摄入较少时钠-磷共转运体的主动吸收发挥主要作用，1,25(OH)$_2$D可通过影响近端空肠的钠-磷共转运体数量从而影响主动吸收。

7. 铁与血磷的关系如何?

铁对血磷的影响主要是通过FGF23介导的。在不存在其他并发疾病的前提下，铁缺乏可引起血清cFGF23水平升高，而iFGF23水平不变或仅有轻微升高。在动物实验中，缺铁饮食可使骨组织FGF23的mRNA水平以及血清cFGF23同时升高，而iFGF23仅有极轻微升高。上述临床研究和动物实验结果提示，铁缺乏可使FGF23的产生和裂解同时升高，发挥生物学效应的是iFGF23，所以仅有cFGF23升高并不会引起血磷明显变化。铁缺乏并非直接作用于FGF23使其表达增加，而是通过缺氧诱导因子1α(hypoxia-inducible factor，HIF1α)起作用。HIF1α是体内感应氧及铁的反应原件，铁缺乏使HIF1α更加稳定，进一步使FGF23表达增加。对小鼠使用脯氨酰羟化酶抑制剂，阻止其对HIF1α降解，同样可使cFGF23升高而iFGF23不变；而预先加用HIF1α抑制剂则可以减弱FGF23增加的作用。HIF1α促进FGF23转录和裂解的机制目前尚不明确，它可能通过促红细胞生成素发挥作用，也可能直接作用于FGF23的启动子区域。

8. 静脉铁剂引起低磷血症的机制如何?

目前并不完全清楚。现有铁剂引起低磷血症的报道均为静脉制剂，而无口服铁制剂引起低磷血症的报道。提示制剂类型，或者说制剂中铁之外的成分发挥了重要作用。静脉铁制剂多为含糖制剂，含不同糖类的铁制剂引起低磷血症的风险也不尽相同。目前与低磷血症关系最为明确的是羧基麦芽糖铁。研究发现，在铁缺乏，FGF23生成和裂解均增多的背景下，若输入羧基麦芽糖铁，可使iFGF23升高，破坏生成和裂解间的平衡，意味着羧基麦芽糖铁抑制了iFGF23的降解(图15-2)。羧基麦芽糖铁抑制iFGF23降解的具体机制尚不明确，可能与FGF23的翻译后修饰，如O-糖基化等作用有关。此外，铁剂也可能直接损伤了肾小管，导致低磷血症。

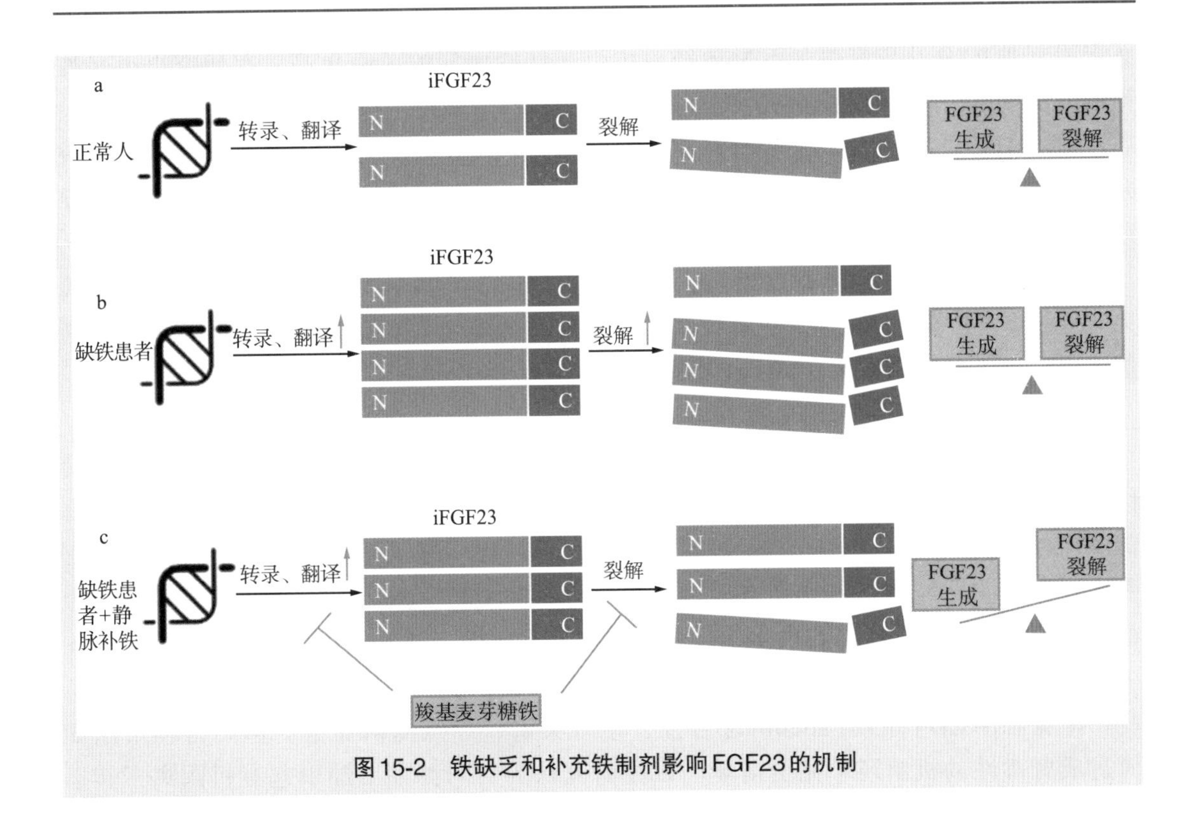

图15-2　铁缺乏和补充铁制剂影响FGF23的机制

9. 胰岛素相关的低磷血症是如何发生的?

胰岛素可以促进磷和葡萄糖进入骨骼肌和肝细胞，但在正常人中胰岛素的升高只会使血磷轻微下降，并不引起低磷血症。而在本身存在磷缺乏的患者中发生低磷血症的风险会增高。例如，糖尿病酮症酸中毒时，患者进食障碍，磷摄入减少，同时高糖引起大量尿磷丢失，导致体内磷缺乏。但糖尿病酮症酸中毒的患者在就诊时并不一定表现出血磷降低，甚至可能升高，因为这时患者体内胰岛素作用缺乏合并酸中毒，均可使血磷升高。在治疗后，大量输入胰岛素和含糖溶液，同时酸中毒被纠正，使得大量的磷向细胞内转移，发生低磷血症。

10. 抗骨质疏松药物如何引起低磷血症?

不同机制的抗骨质疏松药物引起低磷血症的机制不完全相同。

双膦酸盐治疗常引起轻度、无症状的低磷血症，偶尔可能发生重度低磷血症。静脉使用的双膦酸盐，如唑来膦酸、帕米膦酸，在使用后可引起血钙突然的下降，引起PTH的反应性升高，PTH促进了尿磷的排泄，引起低磷血症。据报道，唑来膦酸和帕米膦酸引起低磷血症的发生率分别为12%和7%。另外，口服的双膦酸盐，如阿仑膦酸钠、利塞膦酸、依替膦酸也有引起短期无症状低磷血症的报道。

地舒单抗是一种新型抗骨质疏松药物，它是NF-κB受体激活蛋白配体（receptor activator of NF-κB ligand，RANKL）的单克隆抗体，通过干扰RANKL的作用抑制破骨，达到抗骨质疏松的效果。地舒单抗引起低磷血症的机制与双膦酸盐相同，与低钙血症引起的PTH升高有关。不过地舒单抗引起低磷血症的风险更高，有研究报道轻度和中度低磷血症的发生率分别为32%和16%。

特立帕肽，或其他重组人PTH及其类似物，可以和人体内的PTH一样，通过促进尿磷排泄引起低磷血症。然而，需注意在肝功能受损的患者中，使用特立帕肽可能导致其作用时间延长，引起严重的低磷血症。

雌激素并不仅是抗骨质疏松药，还更广泛地用于妇科疾病。雌激素可下调肾钠磷共转运体Ⅱa和Ⅱc的表达，使肾排磷增加，导致低磷血症。雌激素引起低磷血症与剂量无关，口服避孕药中含有30μg雌激素即可导致低磷血症。

11. 酒精如何引起低磷血症？

酒精引起低磷血症的机制是多方面的，包括摄入不足、肠道吸收障碍、细胞内转移以及肾排泄增多。就吸收而言，这些患者通常饮食摄入受限且营养不良，还常患有胃炎而使用抑酸药，导致肠道磷吸收减少。酒精还可引起酒精性酮症、对肾小管的直接损伤、代谢性碱中毒、低镁血症，均导致肾排磷增加。最后，戒酒时的呼吸性碱中毒，以及酒精中毒再喂养和水化治疗时的高胰岛素血症，都可引起磷向细胞内转移。

12. 阿德福韦酯如何引起低磷血症？

阿德福韦酯可导致Fanconi综合征，使肾失磷，导致低磷血症。但阿德福韦酯如何造成肾毒性的机制还不完全清楚。以往研究认为与阿德福韦酯引起有机阴离子转运蛋白1（organic anion transporter 1，OAT1）表达增加和多药耐药蛋白2（multidrug resistance protein 2，MRP2）表达减少有关。OAT1位于近端肾小管基底膜，参与阿德福韦酯从血中至肾小管细胞的转运，OAT1增加使阿德福韦酯重吸收增加，细胞内药物浓度上升；而MRP2的作用为使药物进入尿液。二者的共同作用时阿德福韦酯在肾小管细胞蓄积，抑制线粒体DNA合成，减少细胞色素氧化酶，降低线粒体功能，线粒体肿胀、变形，严重病例还出现上皮细胞凋亡。肾小管细胞的损伤最终导致Fanconi综合征。

13. 使用阿德福韦酯多大剂量、多久后可能引起Fanconi综合征？

阿德福韦酯每日10mg的剂量就可引起低磷血症。平均来说，在就诊时患者通常已用药4～5年，而症状出现的时间更早，国内患者多在用药后2～3年有骨痛症状。

14. 阿德福韦酯引起的Fanconi综合征可逆吗？

可逆。停用阿德福韦酯后患者的肾小管损伤可逐渐恢复。北京协和医院以往研究发现停药后4周患者的血磷水平就可上升至正常下限左右，但尿糖、尿氨基酸等表现可能持续数年。

15. 低磷血症会造成哪些后果？

轻度或短期低磷血症通常无明显症状。长期中重度低磷血症可引起全身各系统症状。

（1）肌肉骨骼系统：乏力、肌痛、横纹肌溶解（多见于酒精引起的低磷血症）、骨质疏松、骨软化症。

（2）心血管系统：充血性心力衰竭、心律失常。

（3）呼吸系统：呼吸衰竭、呼吸机撤机失败。

（4）神经系统：昏迷、痉挛、瘫痪。

（5）血液系统：溶血、白细胞异常、血小板功能障碍。

（6）代谢异常：代谢性酸中毒。

16. 如何治疗药物性低磷血症？

对于大部分药物性低磷血症患者，低磷血症为轻中度的、无症状的，多数情况下无须特殊治疗，停用相应药物后可自行缓解。若同时合并维生素D缺乏，建议补充维生素D。若引起患者低磷的药物需反复使用，患者存在体内磷缺乏的风险，或患者出现低磷相关症状，需权衡原发病与低磷血症间的风险，考虑是否停用或更换其他药物；在患者药物性低磷血症确实无法避免的情况下，需补充磷制剂。一般采用口服中性磷溶液每日4～5次，效果和耐受性较好；若为重度低磷血症（血磷≤0.31mmol/L），需考虑静脉补充直至血磷恢复至0.31mmol/L以上，再换用口服治疗。治疗时应注意同时出现的其他电解质紊乱情况。

四、推荐阅读

[1] MANGHAT P，SODI R，SWAMINATHAN R. Phosphate homeostasis and disorders [J]. Ann Clin Biochem，2014，51（6）：631-656.

[2] AMANZADEH J，REILLY RF. Hypophosphatemia：an evidence-based approach to its clinical consequences and management [J]. Nat Clin Nephrol，2006，2（3）：136-148.

[3] EDMONSTON D，WOLF M. FGF23 at the crossroads of phosphate，iron economy and erythropoiesis [J]. Nat Rev Nephrol，2020，16（1）：7-19.

[4] MEGAPANOU E，FLORENTIN M，MILIONIS H，et al. Drug-Induced Hypophosphatemia：Current Insights [J]. Drug Saf，2019，43（3）：197-210.

[5] ZOLLER H，SCHAEFER B，GLODNY B. Iron-induced hypophosphatemia：an emerging complication [J]. Curr Opin Nephrol Hy，2017，26（4）：266-275.

（李 响 夏维波）

病例16 产后腰背疼痛

一、病历摘要

患者，女性，24岁。因“腰背疼痛2年”就诊。

（一）现病史

患者2年前产后开始出现腰背疼痛，哺乳8个月，身高变矮3cm，无活动受限。曾就诊于外院，给予骨化三醇0.25μg每日2次，治疗20天，症状无明显好转。遂就诊于北京协和医院，查血钙2.3mmol/L，血磷1.13mmol/L，β-CTX 0.4ng/ml（参考范围0.21～0.44ng/ml），25（OH）D 58.75nmol/L［23.5ng/ml（＜20ng/ml为维生素D缺乏，20～30ng/ml为维生素D不足，30～60ng/ml为维生素D充足）］，PTH 31.8npg/L（参考范围12.0～65.0npg/L），24小时尿钙5.48mmol，24小时尿磷8.45mmol；血常规、血沉、血气分析、肝肾功能、血糖、甲状腺功能、血尿轻链均未见异常。骨密度：腰2～腰4 0.640g/cm^2，Z值-3.4；股骨颈0.611g/cm^2，Z值-2.2；全髋0.602g/cm^2，Z值-2.4。胸腰椎正侧位X线片：多发椎体压缩性骨折，脊柱轻度侧弯（图16-1）。患者无明显口干、多饮、肉眼血尿、尿中排石，否认皮肤紫纹、瘀点、瘀斑，否认畏热、多汗、急躁。患者精神、食欲、睡眠可，二便正常，体重稳定。

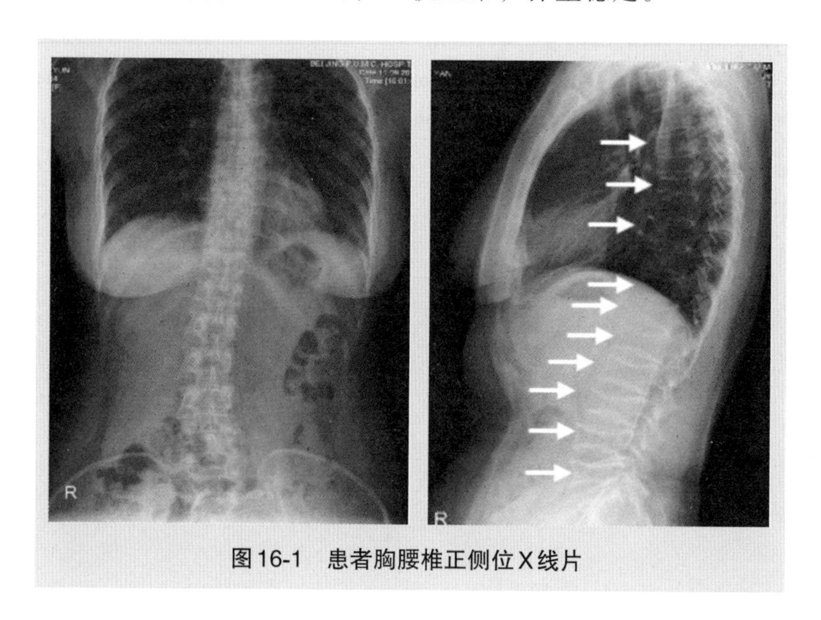

图16-1 患者胸腰椎正侧位X线片

（二）既往史

无慢性肝肾疾病、胃肠道疾病史；无风湿免疫性疾病、血液系统疾病、肿瘤疾病史；无神经系统疾病、长期制动史；无长期服用糖皮质激素等药物史。

（三）婚育史、月经史

G1P1，16岁月经初潮，月经规律。

（四）家族史

否认家族骨质疏松症及骨折史。

（五）体格检查

身高150cm，体重46kg，BMI 20.4，BP 120/80mmHg，P 70次/分。无满月脸，锁骨上脂肪垫（-），巩膜不蓝，甲状腺未触及肿大，心、肺、腹查体无明显异常。四肢无畸形，脊柱无明显侧凸或后凸，无骨骼压痛。双下肢无水肿。

（六）诊断

妊娠哺乳相关骨质疏松症（pregnancy and lactation-associated osteoporosis，PLO）。

（七）治疗

给予患者唑来膦酸5mg静脉滴注，碳酸钙D_3 600mg每晚1次，骨化三醇0.25μg隔日1次治疗。患者输注唑来膦酸后出现发热，体温最高达39.5℃，3天后自行好转。6个月后随诊，患者自觉腰背疼痛较前好转，复查β-CTX 0.1ng/ml，骨密度：腰2～腰4 0.740g/cm^2，Z值-2.6；股骨颈0.655g/cm^2，Z值-1.8；全髋0.627g/cm^2，Z值-2.2。后规律使用唑来膦酸5mg静脉滴注，每年1次；碳酸钙D_3 600mg，每晚1次；骨化三醇0.25μg，隔日1次，再次使用唑来膦酸后未发热。治疗4年，监测骨密度逐渐升高，治疗期间无新发骨折。患者治疗前后骨转换指标及骨密度变化见图16-2。

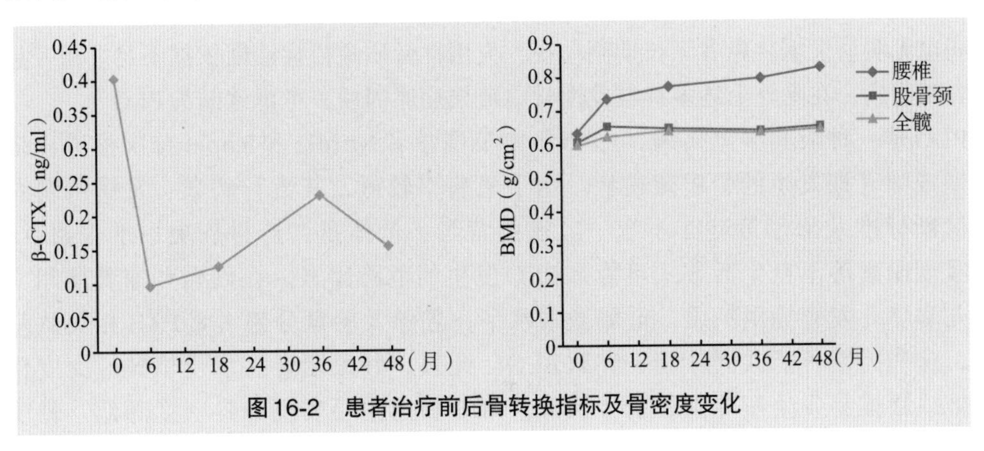

图16-2　患者治疗前后骨转换指标及骨密度变化

二、病例分析

患者系青年女性，慢性病程，临床主要表现为产后腰背部疼痛，身高变矮，骨密度降低，多发椎体压缩性骨折。根据患者腰椎、股骨颈、全髋骨密度Z值＜−2.0，无明显外力或创伤下出现多发椎体压缩性骨折，患者骨质疏松症诊断明确。

骨质疏松症是一种以骨强度下降，导致骨折风险增加为特征的全身性骨病。骨骼的完整性是由不断重复、时空偶联的骨吸收和骨形成过程维持，此过程称为骨重建。当骨形成与骨吸收呈负平衡，骨重建失衡造成骨丢失加剧，则引起骨质疏松症发生。骨质疏松症可分为原发性骨质疏松症和继发性骨质疏松症，前者主要包括绝经后和老年性骨质疏松症，而后者主要指疾病或药物引发的骨质疏松症。由于本例患者起病年龄轻、病情重，应重点进行继发性骨质疏松症的排查。继发性骨质疏松症的原因常包括：①内分泌疾病，如库欣综合征、甲状旁腺功能亢进症、甲状腺功能亢进症、糖尿病、性腺功能减退症等；②免疫系统疾病，如类风湿关节炎、系统性红斑狼疮、干燥综合征等；③肿瘤，如白血病、骨髓瘤、淋巴瘤、多种其他部位实体瘤骨转移等；④药物，如糖皮质激素、抗惊厥类药物、肝素、质子泵抑制剂等；⑤慢性肾功能不全、肝功能异常、胃肠消化吸收功能异常；⑥遗传性骨病，如成骨不全症等；⑦失重、长期制动等引起的失用性骨质疏松症。

患者临床无脸变圆红、皮肤紫纹、高血压、高血糖等库欣综合征表现，血钙、磷、PTH水平正常，甲状腺功能正常，产前月经规律，无性腺功能减退表现，内分泌疾病继发骨质疏松症证据不足。患者无关节肿痛、光过敏、面部红斑、雷诺现象、口干、眼干等免疫系统疾病表现，免疫系统疾病继发骨质疏松症证据不足。患者血常规正常，血尿免疫固定电泳阴性，无淋巴结肿大、体重减轻等表现，骨骼X线片未见骨质破坏，既往无罹患肿瘤的病史，肿瘤继发骨质疏松症依据不足。患者否认长期服用糖皮质激素、抗癫痫药等病史，药物继发骨质疏松症尚无证据。患者肝肾功能正常，无胃肠道疾病史，慢性肾功能不全、肝功能异常、胃肠消化吸收功能异常继发骨质疏松症也证据不足。患者非幼年起病，临床无蓝巩膜、关节韧带松弛、牙本质发育异常，无骨折家族史，成骨不全症等遗传性骨病也无明显证据。患者无长期制动史，失用性骨质疏松症诊断依据不足。由于患者产后哺乳期起病，在除外上述多种继发性骨质疏松症原因后，考虑诊断为PLO。

PLO是一种极其罕见疾病，1955年由英国学者Nordin和Roper首次报道，是指在妊娠期或哺乳期发生的骨质疏松症。由于患病率较低，其流行病学、发病机制尚不明确，诊断标准及治疗策略亦不统一。遗传背景、低体重、产科病史、维生素D缺乏、长期吸烟酗酒等不良生活方式可能是PLO发生的危险因素。在妊娠和哺乳期间，母体为胎儿和婴儿发育提供钙质，低雌激素水平，乳腺及胎盘分泌大量PTH相关肽刺激骨吸收，这些因素可能共同作用，导致PLO。此外，妊娠期脊柱承受机械应力变化，也使胸椎或腰椎易发生压缩性骨折。因此，PLO临床主要表现为骨密度降低，骨质疏松性骨折，其中椎体压缩性骨折最常见，也可有肋骨、髋部骨折。本例患者临床表现为哺乳期发病，主要表现包括腰背部疼痛，身高变矮，骨密度降低，多发椎体压缩性骨折，符合PLO的特点。

PLO的治疗包括停止哺乳，避免负重、摔跤，补充钙剂和维生素D，更重要的是要积极使用更有效的抗骨质疏松的药物治疗，以升高骨密度、预防再次骨折、提高生活质量。必要时可使用降钙素或镇痛药物减轻疼痛症状。抗骨质疏松药物治疗方面，目前报道双膦酸盐类药物、特立帕肽、地舒单抗等药物均可能在一定程度上升高患者骨密度，但使用前需签署知情同意书。本例患者接受唑来膦酸联合钙剂和活性维生素D治疗后，腰背疼痛逐渐缓解，骨转换指标降低，骨密度显著升高，治疗期间无新发骨折，提示治疗有效。文献报道，多数PLO患者经积极治疗后，预后相对较好，本例患者还需继续随访，定期复查观察骨转换指标及骨密度。

三、临床查房

1. 什么是PLO？

PLO是一种极其罕见疾病，在妊娠期或产后发生的骨质疏松症。

2. PLO有哪些危险因素？

PLO的危险因素包括种族（白种人和黄种人易患风险较高）、有母系骨质疏松或脆性骨折家族史、维生素D缺乏、低体重、产后哺乳、吸烟、酗酒、饮用咖啡、浓茶、制动。此外，某些产科病史也是妊娠哺乳相关骨质疏松症危险因素，包括早产、妊娠期高血压等。

3. PLO发病机制是什么？

PLO的发病机制尚未完全阐明，可能与多因素相关。在钙代谢方面，妊娠期母体为胎儿骨骼发育提供约30g钙，哺乳期母体每日从乳汁分泌约210mg钙，引起母体骨钙流失增多。在妊娠哺乳期，胎盘和乳腺分泌大量PTH相关肽，通过作用在PTH受体，加快骨吸收，促进骨丢失。在下丘脑-垂体-性腺轴方面，哺乳和高催乳素血症可抑制下丘脑-垂体-卵巢轴，致雌激素水平降低，刺激破骨细胞活性，加快骨丢失。此外，妊娠期增加的负重和脊柱前凸姿势可能导致患者容易罹患胸椎或腰椎骨折。卧床休息或住院期间活动量减少也一定程度增加骨丢失。

4. PLO有哪些临床表现？

PLO患者主要表现为骨骼疼痛、轻微外力下骨折、脊柱畸形、活动受限、身高变矮。PLO患者以腰背疼痛最常见，也可有肋骨、髋部或其他部位疼痛，负重时疼痛明显或活动受限。PLO引起的脆性骨折以椎体（胸椎下段、腰椎上段）压缩性骨折最常见，严重者可出现脊柱畸形，也可有肋骨、髋部骨折。

5. 如何诊断PLO？

目前尚无统一诊断标准，若在妊娠期或产后18个月内发生骨质疏松（包括发生脆性骨折，或腰椎、股骨颈、全髋骨密度Z值≤−2.0），且排除了其他引起骨质疏松的疾病或因素，可考虑诊断PLO。

6. PLO应与哪些疾病相鉴别?

PLO应与其他继发性骨质疏松症相鉴别，包括以下几类疾病与因素。

（1）内分泌疾病：库欣综合征、甲状旁腺功能亢进症、甲状腺功能亢进症、糖尿病、性腺功能减退症等。

（2）免疫系统疾病：类风湿关节炎、系统性红斑狼疮、干燥综合征等。

（3）肿瘤：白血病、骨髓瘤、淋巴瘤、多种其他部位实体瘤骨转移等。

（4）药物：糖皮质激素、抗惊厥类药物、肝素、质子泵抑制剂等。

（5）慢性肾功能不全、肝功能异常、胃肠消化吸收功能异常。

（6）遗传性骨病：成骨不全症等。

（7）失重、长期制动等引起的失用性骨质疏松症。

7. 有哪些检查对PLO的诊断有帮助?

对PLO初步的检查包括生化指标与影像学检查。

（1）生化指标：肝肾功能、血钙、血磷、24小时尿钙、24小时尿磷、骨转换生化指标（ALP、P1NP、β-CTX）、25(OH)D、PTH和PTH相关肽。

（2）影像学检查：骨密度、胸腰椎正侧位X线片、骨盆正位X线片、其他疼痛或骨折部位影像学检查。

8. 有哪些检查对PLO的鉴别诊断有帮助?

为与其他继发性骨质疏松症相鉴别，需进一步完善以下相关检查。

（1）内分泌疾病：血和24小时尿皮质醇、促皮质醇激素释放激素、PTH、甲状腺功能、性腺轴激素等。

（2）免疫系统疾病：类风湿因子、血沉、C反应蛋白及多种自身抗体等。

（3）肿瘤：血常规、血尿免疫固定电泳、血尿轻链、骨骼X线片、骨扫描、骨穿、骨活检等。

（4）慢性肝肾疾病：肝肾功能、血气等。

（5）若不能除外遗传性相关疾病可能，必要时可考虑行遗传性骨病相关致病基因突变检测。

9. 如何治疗PLO ?

PLO治疗包括四方面：①一般治疗，如停止哺乳，避免负重、摔跤；②基础治疗，补充钙剂和维生素D；③必要时，对症镇痛治疗，包括解热镇痛类药物、降钙素等；④强有效抗骨质疏松药物治疗。针对PLO治疗，目前文献报道主要涉及双膦酸盐类药物、特立帕肽、地舒单抗等药物治疗。

（1）双膦酸盐类药物：通过抑制破骨细胞功能，促进破骨细胞凋亡，抑制骨吸收，从而升高骨密度，降低骨折风险。已有文献报道使用阿仑膦酸钠70mg，每周1次，或唑来膦酸5mg静脉输注，每年1次，或静脉输注帕米膦酸钠或伊班膦酸钠，可明显增加患者骨密度、减轻疼痛。

（2）特立帕肽：通过与PTH受体结合，促进骨形成，升高骨密度，降低骨折风险。目前文献报道使用特立帕肽20IU，皮下注射，每天1次，可明显增加患者骨密度、减轻疼痛。

（3）地舒单抗：是RANKL单克隆抗体，通过与RANKL结合，抑制破骨细胞活化，抑制骨吸收，升高骨密度，降低骨折风险。目前文献报道使用地舒单抗60mg，皮下注射，每6个月1次，可明显增加患者骨密度、减轻疼痛。

然而，目前关于PLO的抗骨质疏松药物治疗文献均为个案报道或小样本量研究，其有效性和安全性仍有待进一步大样本随机对照研究证实。

10. PLO治疗期间应监测哪些指标？

建议治疗期间每6～12个月监测肝肾功能、血钙、血磷、24小时尿钙、24小时尿磷、骨转换生化指标（ALP、PINP、β-CTX）、25(OH)D、骨密度、骨骼影像学（胸腰椎正侧位及其他骨折部位X线片）。

11. 抗骨质疏松治疗药物对再次妊娠有何影响？

双膦酸盐在骨骼中半衰期较长，其对妊娠和胎儿的潜在风险尚不清楚，不建议使用双膦酸盐治疗后短期内妊娠。特立帕肽半衰期较短，停用后对再次妊娠无明显影响。地舒单抗也属于短效药物，但其对妊娠和胎儿的潜在风险尚不清楚，地舒单抗注射后至少6个月内不建议妊娠。

12. PLO患者的预后如何？

PLO对患者的活动能力、生活质量具有明显影响。经过有效的药物治疗，配合多种风险因素干预后，疾病预后相对较好，但PLO对患者的远期影响，尚需长时间随访观察。

13. PLO诊疗流程如何？

PLO的诊疗流程见图16-3。

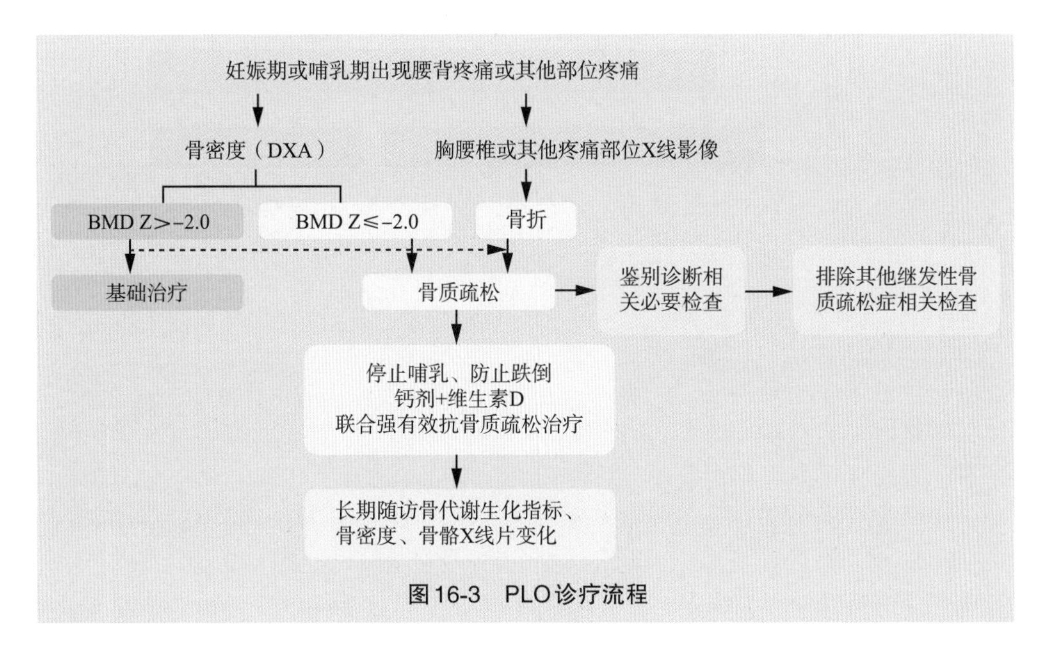

图16-3　PLO诊疗流程

四、推荐阅读

[1] MICHALAKIS K, PEITSIDIS P, ILIAS I. Pregnancy-and lactation-associated osteoporosis: a narrative mini-review [J]. Endocr Regu, 2011, 45 (1): 43-47.

[2] KOVACS CS, RALSTON SH. Presentation and management of osteoporosis presenting in association with pregnancy or lactation [J]. Osteoporos Int, 2015, 26: 2223-2241.

[3] LI LJ, ZHANG J, GAO P, et al. Clinical characteristics and bisphosphonates treatment of rare pregnancy-and lactation-associated osteoporosis [J]. Clin Rheumatol, 2018, 37 (11): 3141-3150.

[4] CANALIS E, GIUSTINA A, BILEZIKIAN JP. Mechanisms of anabolic therapies for osteoporosis [J]. N Engl J Med, 2007, 357 (9): 905-916.

[5] MARTIN G, ANA DOINA L, CHRISTIAN H, et al. Long-term Outcome of Patients With Pregnancy and Lactation-Associated Osteoporosis (PLO) With a Particular Focus on Quality of Life [J]. Clin Rheumatol, 2019, 38 (4): 3575-3583.

[6] 中华医学会骨质疏松和骨矿盐疾病分会. 原发性骨质疏松症诊疗指南(2017)[J]. 中华骨质疏松和骨矿盐疾病杂志, 2017, 10 (5): 413-444.

(李路娇　李　梅)

病例17 男性，骨密度降低

一、病历摘要

患者，男性，46岁。因“发现骨密度降低2年”就诊。

（一）现病史

患者2年前体检发现骨密度减低（具体不详），有时腰背疼，无其他部位骨痛，否认骨折史，无明显身高变矮，否认口干、多饮、多尿，无肉眼血尿及尿中排石史。自觉性欲下降2年，每月同房1次，否认勃起功能障碍及早泄，每4～5天剃须1次，曾就诊于外院，给予骨化三醇0.25μg每日2次，碳酸钙D_3 600mg每日2次治疗，骨痛无明显好转，遂于北京协和医院门诊就诊。精神体力欠佳，睡眠可，二便正常，体重稳定。

（二）既往史

否认皮疹、关节肿痛、脱发及光过敏史，否认长期肝肾疾病、慢性胃肠疾病、恶性肿瘤史等，否认长期服用糖皮质激素、抗癫痫药物及质子泵抑制剂等药物史。否认偏食史，否认吸烟、饮酒史，否认放射性物质、毒物接触史。

（三）婚育史

已婚，育有1子。

（四）家族史

否认骨质疏松症及骨折家族史。

（五）体格检查

身高170cm，体重77kg，BMI 26.6，BP 120/70mmHg，P 90次/分。无满月脸，水牛背、锁骨上脂肪垫（－）。巩膜不蓝，牙本质发育正常。甲状腺未触及肿大，心肺腹查体未见明显异常。脊柱无明显侧凸或后凸，四肢无明显畸形，无骨骼压痛，无关节肿痛，关节韧带不松弛。四肢肌力及肌张力正常。双下肢无水肿。双乳Ⅰ期，阴毛Ⅴ期，双侧睾丸体积5ml，质地偏软。

（六）辅助检查

［**常规检查**］血钙2.32mmol/L（参考范围2.13～2.70mmol/L），血磷0.91mmol/L（参考范围0.81～1.45mmol/L），ALP 75U/L（参考范围42～390U/L），PTH 49.5ng/L（参考范围12～65ng/L），25（OH）D 41.75nmol/L（16.7ng/ml），β-CTX 0.24ng/ml（参考范围0.21～0.44ng/ml）。

［**内分泌相关检查**］性激素：FSH 3.0U/L（参考范围1.27～19.26U/L），LH 1.29U/L（参考范围1.24～8.62U/L），雌二醇59.7pmol/L［16.3pg/ml（参考值＜47pg/ml）］，睾酮0.009nmol/L［0.25ng/dl（参考范围1.75～7.81ng/ml）］。ACTH 6.8pmol/L［30.9pg/ml（参考范围0～46pg/ml）］，血总皮质醇（8am）457.33nmol/L［16.57μg/dl（参考范围4.0～22.3μg/dl）］，24小时尿游离皮质醇75.05μg。甲状腺功能：FT_3 4.85pmol/L［3.15pg/ml（参考范围1.80～4.10pg/ml）］，FT_4 12.77pmol/L［0.99ng/dl（参考范围0.81～1.89ng/dl）］，TSH 0.539mU/L（参考范围0.38～4.34mU/L）。空腹血糖4.7mmol/L。血常规、血沉、肝肾功能未见异常。24小时尿钙、尿磷正常。血清免疫固定电泳（-）。

［**影像学检查**］骨密度：腰1～腰4为0.749g/cm^2，Z值-2.6，股骨颈为0.584g/cm^2，Z值-2.6，全髋为0.629g/cm^2，Z值-2.7。胸腰椎正侧位X线片：胸、腰椎骨质疏松（图17-1）。垂体MRI：垂体缩小，可见空泡蝶鞍样改变。

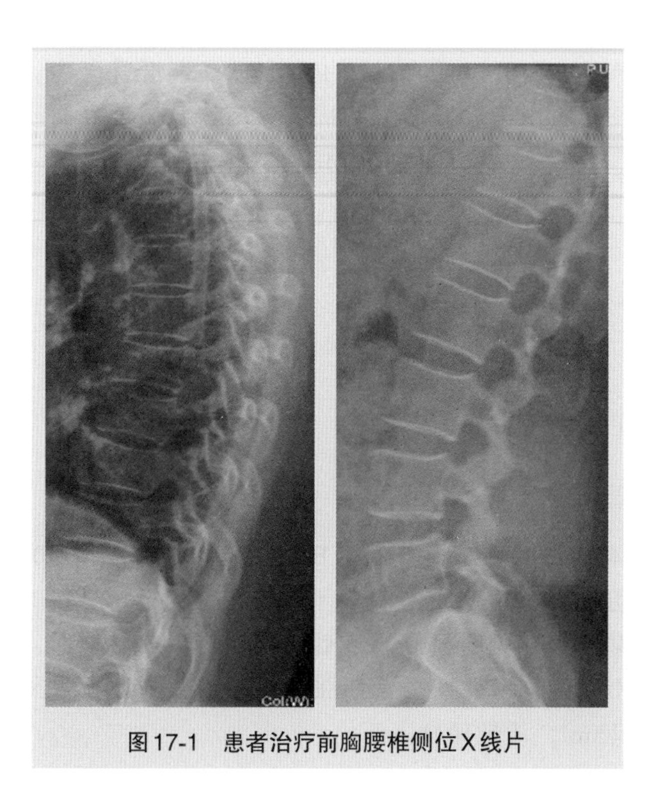

图17-1　患者治疗前胸腰椎侧位X线片

（七）诊断

男性骨质疏松症，低促性腺性性腺功能减退，空泡蝶鞍，维生素D缺乏。

（八）治疗

给予患者阿仑膦酸钠70mg每周1次，十一酸睾酮注射液250mg肌内注射每月1次，碳酸钙D_3 600mg每晚1次，骨化三醇0.25μg每天1次。治疗1年后，患者腰背痛较前明显减轻，无新发骨折，体力较前增强，性生活质量改善，患者服药后无上腹不适等不良反应。复查血钙2.27mmol/L，血磷1.00mmol/L，25（OH）D 51.25nmol/L（20.5ng/ml），β-CTX 0.20ng/ml，肝肾功能、碱性磷酸酶均在正常值范围内。性激素：FSH 0.30U/L，LH 0.22U/L，睾酮0.12nmol/L（3.43ng/dl）。骨密度：腰1～腰4 0.807g/cm^2，Z值−2.8；股骨颈0.572g/cm^2，Z值−2.8；全髋0.638g/cm^2，Z值−2.3。患者规律接受上述药物治疗，治疗3年，血清睾酮水平维持在正常范围，骨密度逐渐升高，治疗期间无新发骨折，见图17-2、图17-3。

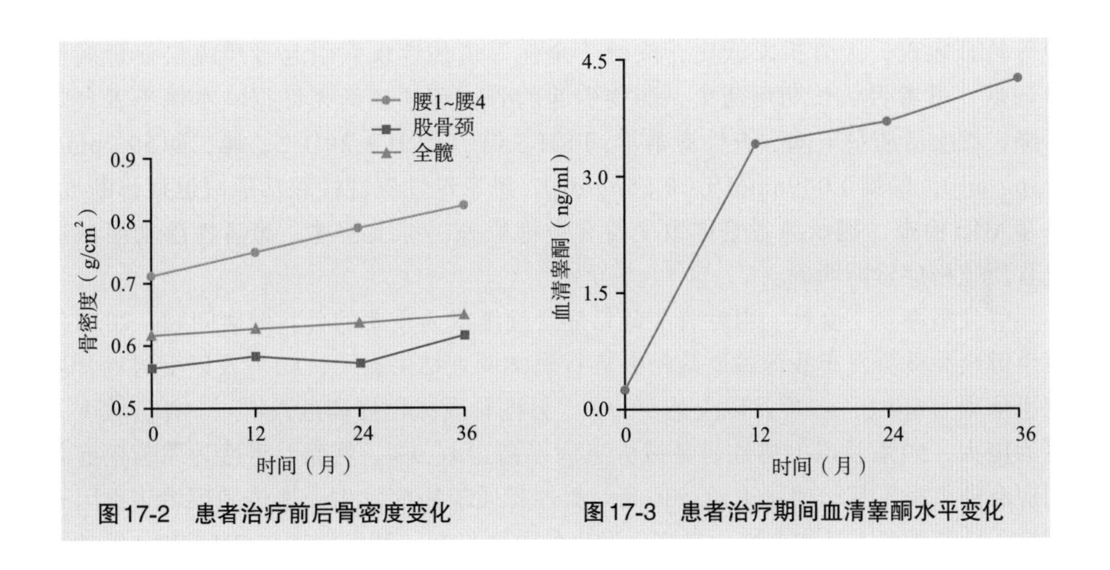

图17-2　患者治疗前后骨密度变化

图17-3　患者治疗期间血清睾酮水平变化

二、病例分析

本例患者为中年男性，慢性病程，主要临床表现为腰背疼痛症状，体检发现骨密度减低，根据其腰椎、股骨颈、全髋骨密度Z值＜−2.0，患者骨质疏松症诊断明确。骨质疏松症是以骨强度下降，导致骨折危险性升高为特征的全身性骨病，分为原发性及继发性。

男性原发性骨质疏松症多见于65岁以上老年人群，男性患者40%以上属于继发性骨质疏松症，病因以性腺功能低下、糖皮质激素诱发及酗酒所致最常见，应注重病因的排查。男性继发性骨质疏松症的原因还包括甲状旁腺功能亢进、甲状腺功能亢进、胃肠道疾病、慢性阻塞性肺疾病、神经肌肉疾病、高钙尿症、类风湿性关节炎、多发性骨髓瘤、肥大细胞增多症、艾滋病、成骨不全等疾病，服用糖皮质激素、抗癫痫药物、甲状腺激素、噻嗪类利尿剂、肿瘤化疗药、质子泵抑制剂等药物。本例患者否认长期饮酒史，酗酒导致骨质疏松症诊断依据不足。患者无脸变圆红、皮肤紫纹、高血压、高血糖等表现，肾上腺激素检查结果正常，库欣综合征证据不足。患者血钙、磷、PTH水平正常，甲状腺功能正常，血糖水平正常，24小时尿钙正常，甲状旁腺功能亢进、甲状腺功能亢进及高钙尿症等内分泌疾病引起骨质疏松症的证据不足。患者肝肾功能正常，无胃肠道疾病史，慢性肝肾功能不全、胃肠道疾病导致的骨质疏松症也证据不足。患者步态、肌力正常，无意识、言语、感觉、运动障碍，神经肌肉疾病继发骨质疏松症证据不足。患者无关节肿痛、皮疹、脱发及光过敏等表现，风湿免疫疾病引起的骨质疏松症证据不足。患者血常规正常，血尿免疫固定电泳阴性，无淋巴结肿大、体重减轻等表现，X线片未见骨质破坏，既往无罹患肿瘤史，肿瘤性疾病导致骨质疏松症的依据不足。患者非幼年起病，查体未见蓝巩膜、牙本质发育异常、关节韧带松弛等特征表现，无骨折家族史，成骨不全症等遗传性疾病引起骨质疏松症骨病也无明显证据。患者否认长期用药史，药物引起的骨质疏松症尚无证据。本例患者自觉性欲下降，性生活质量下降，查性激素示：FSH 3.0U/L，LH 1.29U/L，雌二醇59.7pmol/L（16.3pg/ml），睾酮0.009nmol/L（0.25ng/dl），患者低性腺性性腺功能减退症诊断成立，进一步MRI检查，提示患者垂体改变符合空泡蝶鞍。综上所述，患者性腺功能减退症继发骨质疏松症诊断明确。

尽管发病率低于女性，男性骨质疏松症已逐渐成为重要的公共健康问题。2018年国家卫生健康委员会发布我国骨质疏松症流行病学调查结果显示，50岁及以上男性骨质疏松症患病率为6.0%，65岁及以上达10.7%。男性骨质疏松症高危人群——骨量减少人群则更为庞大，50岁及以上男性骨量减少患病率高达46.9%。然而，男性骨质疏松症并未受到应有的重视，其诊治水平亟待提高。男性骨质疏松症发生受遗传和环境多重因素共同调控，性腺激素不足和老龄化是疾病发生的重要机制，其发生还与GH/IGF-1轴功能异常、肌少症等因素有关，上述机制共同作用导致骨转换失衡，骨形成不足，骨吸收加速，造成骨量减少，骨微结构受损，骨骼质量下降，骨折风险增加。男性骨质疏松症常见临床表现包括不同程度的骨骼疼痛、身高变矮、脊柱畸形、轻微外力下骨折、活动受限等。目前男性骨质疏松症的诊断标准仍参照WHO推荐的诊断标准，即50岁及上男性，基于双能X线吸收测定法（dual energy X-ray absorptiometry，DXA）测量结果，骨密度值低于同性别、同种族健康成人的骨峰值1个标准差及以内（即T值≥−1.0）属正常；降低1.0～2.5个标准差（即−2.5＜T值＜−1.0）为骨量减少（或低骨量）；降低等于和超过2.5个标准差（T值≤−2.5）为骨质疏松；骨密度测定为骨量低下（−2.5＜T值＜1.0），但合并髋部或椎体脆性骨折，或肱骨近端、骨盆或前臂远端的脆性骨折，也可诊断骨质疏松症。50岁及以下男性，将Z值≤-2.0诊为骨质疏松。

男性骨质疏松症治疗包括针对骨质疏松症的病因进行治疗、调整生活方式，如戒烟，限酒，避免过量饮用咖啡、碳酸饮料，避免摔跤，加强功能锻炼等。基础治疗药物包括补充钙剂和维生素D，并积极使用更有效的抗骨质疏松药物治疗，以升高骨密度和降低骨折发生风险。由我国国家食品药品监督管理局明确批准可用于男性骨质疏松症的强有效治疗药物包括双膦酸盐（阿仑膦酸钠和唑来膦酸）；活性维生素D制剂（骨化三醇及阿法骨化醇）、降钙素类（鼻喷鲑降钙素、鳗鱼降钙素）；四烯甲萘醌；雄激素替代治疗，可用于男性性腺功能减退症的患者，不推荐用于性腺功能正常的患者。此外，国外还批准利塞膦酸钠、地舒单抗及PTH类似物（特立帕肽）用于男性骨质疏松症的治疗。本例患者予以阿仑膦酸钠和十一酸睾酮联合治疗，同时予以补充钙剂及维生素D制剂，患者骨密度逐渐增长，血清睾酮水平维持在正常范围，患者临床症状得以改善。

三、临床查房

1. 什么是骨质疏松症?

骨质疏松症是一种与老龄化相关的骨骼疾病，以骨量减低、骨组织微结构损坏，导致骨脆性增加、骨折易发为特征的全身性骨病。

2. 男性骨质疏松症分类有哪些?

男性骨质疏松症根据病因可分为原发性和继发性。男性原发性骨质疏松症病因不明，多见于65岁以上老年男性；男性骨质疏松症病例中40%以上为继发性，以男性性腺功能减退、糖皮质激素过量和酗酒所致最为常见。

3. 男性继发性骨质疏松症的常见病因有哪些?

（1）糖皮质激素过量：内源性或外源性。

（2）性腺功能减退症：低促性腺性性腺功能减退、高促性腺性性腺功能减退。

（3）不良生活习惯：酗酒、吸烟等。

（4）甲状旁腺功能亢进。

（5）甲状腺功能亢进。

（6）风湿免疫疾病：类风湿性关节炎、强直性脊柱炎。

（7）胃肠道疾病：吸收不良综合征、炎症性肠病、原发性胆汁性肝硬化、胃切除术后。

（8）神经肌肉疾病。

（9）多发性骨髓瘤、前列腺癌等恶性肿瘤。

（10）肥大细胞增多症、艾滋病等。

（11）服用导致骨质疏松的药物：糖皮质激素、抗癫痫药物、甲状腺激素、噻嗪类药物、肿瘤化疗药物、质子泵抑制剂等。

（12）慢性阻塞性肺疾病。

（13）移植后骨质疏松症。

（14）高钙尿症。

4. 男性骨质疏松症的发病机制是什么？

男性骨质疏松症是遗传、内分泌和环境等多因素复杂调控的结果。遗传机制尚未阐明，目前已发现多种候选基因位点与男性峰值骨量、骨密度、骨丢失率、骨折发生风险和骨骼微结构有关。

性激素是调控男性骨骼发育及骨骼稳态的重要激素之一，雌、雄激素共同参与骨骼稳态的调控。男性性腺功能减退时，骨形成减少、骨吸收加快。此外，睾酮和雌二醇降低增加老年男性跌倒风险，与骨折风险增加有关。老龄化是男性骨质疏松症的危险因素，老龄化一方面增加细胞衰老和氧化应激，导致骨转换失衡，骨量减少；另一方面通过影响男性性激素水平，导致骨稳态失衡。老年男性GH/IGF-1轴功能受损、维生素D缺乏、PTH增加，进一步导致骨形成减少，骨吸收增加，骨密度降低。此外，老年男性易患肌少症，增加跌倒风险。不良生活习惯、营养摄入不足、服用影响骨转换的药物及患有某些疾病等也是男性骨质疏松发生的重要因素。上述多因素交互作用，导致骨吸收大于骨形成，骨量减少，骨微结构受损，进而引发男性骨质疏松症。

5. 男性骨质疏松症有哪些临床表现？

男性骨质疏松症患者可无明显症状或出现骨骼疼痛、身高变矮、脊柱畸形、轻微外力下骨折、不同程度活动受限等。骨折常见部位为脊椎、髋部、肋骨、前臂和肱骨，也可发生在骨盆和锁骨等部位。髋部骨折是最严重的骨质疏松性骨折，男性髋部骨折导致的死亡率高于女性。

6. 男性中哪些人群需要做DXA骨密度检测？

符合以下任何一条，建议做DXA骨密度检测：

（1）年龄≥70岁。

（2）年龄＜70岁，有一个或多个骨质疏松危险因素者：如体重偏低、减肥、阳性家族史、吸烟、饮酒史、缺乏运动、钙摄入量不足等。

（3）有脆性骨折史的成年人。

（4）各种原因引起的性激素水平低下的成年人：如接受雄激素剥夺治疗的前列腺患者和性腺功能减退者。

（5）X线影像已有骨质疏松改变者。

（6）接受骨质疏松治疗、进行疗效监测者。

（7）患有影响骨代谢疾病或使用影响骨代谢药物史者。

（8）国际骨质疏松基金会（International Osteoporosis Foundation，IOF）骨质疏松症一分钟测试题回答结果阳性者。

（9）亚洲人骨质疏松自我筛查工具（osteoporosis self-assessment tool for Asians，OSTA）结果≤-1者。

（10）骨折风险预测工具（fracture risk assessment tool，FRAX®）评估为骨折高

风险者（计算参数中的骨密度值用体重指数代替）。

7. 男性骨质疏松症诊断标准是什么?

目前男性骨质疏松症的诊断标准仍参照WHO推荐的诊断标准，即50岁及上男性，基于DXA测量结果，骨密度值低于同性别、同种族健康成人的骨峰值1个标准差及以内（即T值≥-1.0）属正常；降低1～2.5个标准差（即-2.5＜T值＜-1.0）为骨量减少（或低骨量）；降低等于和超过2.5个标准差（T值≤-2.5）为骨质疏松；骨密度测定为骨量低下（-2.5＜T值＜1.0），但合并髋部、椎体、肱骨近端、骨盆或前臂远端的脆性骨折，也可诊断骨质疏松症。50岁及以下男性，骨密度Z值≤-2.0诊为骨质疏松。

8. 男性骨质疏松症应进行哪些辅助检查?

（1）实验室检查：对发现男性骨质疏松症继发性病因尤为重要，常规实验室检查包括全血常规、血沉、C反应蛋白、血清钙、磷、碱性磷酸酶、肝转氨酶、肌酐、血清25(OH)D、甲状腺功能、血清总睾酮和性激素结合球蛋白水平、骨代谢指标。此外，根据患者情况酌情增加其他实验室项目以筛查可能的继发性病因（表17-1）。

表17-1　男性继发性骨质疏松症的实验室检查

可能病因	检查项目
性腺功能减退	总睾酮或游离睾酮、SHBG、LH、FSH、催乳素
库欣综合征	血皮质醇、ACTH、24小时尿游离皮质醇、大小剂量地塞米松抑制试验
甲状旁腺功能亢进	血清PTH、血游离钙、25(OH)D、24小时尿钙
甲状腺功能亢进	血清TSH、T_4、T_3、FT_4、FT_3
前列腺癌	血清总的及游离前列腺特异性抗原
多发性骨髓瘤	血、尿免疫固定电泳
高钙尿	24小时尿钙、肌酐
乳糜泻	抗肌内膜抗体、抗组织转谷氨酰胺酶抗体

（2）影像学检查：男性骨质疏松症常用影像学检查包括DXA检测骨密度、骨骼X线片。DXA检测骨密度的测量部位首选腰椎和股骨近端，次选非优势侧桡骨远端1/3。椎体骨折是男性骨质疏松症患者常见的脆性骨折，约70%的椎体骨折无明显临床表现，常借助胸腰椎侧位X线片进行判定。必要时，还应行病变部位的X线、CT、MRI检查，甚至骨扫描、骨穿、骨活检等，以明确病因。

9. 男性骨质疏松症的治疗目的是什么?

男性骨质疏松症的治疗目的在于增加骨密度、改善骨质量、减少骨折等不良事件的发生。

10. 男性骨质疏松症的主要治疗措施有哪些?

男性骨质疏松症治疗措施主要包括一般治疗（即调整生活方式）、药物治疗（包括基础治疗药物和强有效的抗骨质疏松药物）、必要时手术治疗。对于男性继发性骨质疏松症患者，应同时针对病因进行治疗。

11. 男性骨质疏松症一般治疗包括哪些？

（1）戒烟限酒、避免过量饮用咖啡、碳酸饮料。

（2）提倡规律性的负重运动，建议40岁以上的男性每周至少进行3次负重锻炼，包括抗阻训练，以改善肌肉质量、力量及平衡能力。

（3）保证充足的阳光照射，建议11am到3pm间，尽可能多地暴露皮肤于阳光下晒15～30分钟（注意避免强烈阳光照射），每周2次。

（4）尽量避免使用影响骨骼健康的药物。

（5）采取相关措施避免跌倒。

12. 男性骨质疏松症有哪些基础治疗药物？

（1）钙剂：2013年版中国居民膳食营养素参考推荐50岁以内成人摄入钙每日800mg，50岁及以上人群摄入每日1000～1200mg。建议以饮食补充为主，当饮食钙摄入量不足时，应酌情补充钙剂，根据我国膳食营养摄入情况，建议补充元素钙每日500～600mg，高钙血症及高尿钙症患者应避免使用钙剂。

（2）维生素D：2013年版中国居民膳食营养素参考推荐成人维生素D摄入量为每日400U，65岁以上推荐摄入量为每日600U，如用于骨质疏松症防治可给予每日800～1200U，维生素D缺乏者，应酌情补充更大剂量。建议监测血清25（OH）D水平，以指导维生素D的补充，并推荐血清25（OH）D水平应在75nmol/L（30ng/ml）以上。不推荐使用活性维生素D制剂来纠正维生素D缺乏。

13. 哪些男性骨质疏松患者需要接受强有效的药物治疗？

50岁及以上男性，符合以下任意一条及以上者，建议予以强有效抗骨质疏松药物治疗：

（1）髋部或脊椎骨折。

（2）DXA检测腰椎和股骨颈骨密度T值≤-2.5。

（3）DXA检测骨密度-2.5＜T值＜-1.0时，符合以下任意一条：①发生过肱骨上段、前臂远端或骨盆骨折者；②FRAX® 工具计算出未来10年髋部骨折概率≥3%或任何主要骨质疏松性骨折发生概率≥20%。

14. 男性骨质疏松症患者可予以哪些强有效的骨吸收抑制剂？

（1）双膦酸盐类（Bisphosphanates）：能特异性结合至骨骼表面，抑制破骨细胞活性，抑制骨吸收。国内外批准用于治疗男性骨质疏松症的双膦酸盐包括阿仑膦酸钠、唑来膦酸及利塞膦酸钠。推荐剂量为阿仑膦酸钠70mg每周1次口服，或10mg每日1次；利塞膦酸钠35mg每周1次口服；唑来膦酸5mg，每年1次静脉输注。

（2）地舒单抗（Denosumab）：是RANKL特异性人源化单克隆抗体，抑制RANKL与RANK的结合，抑制破骨细胞活化而抑制骨吸收。常用剂量为60mg，每6个月1次，皮下注射。地舒单抗可有效降低男性原发性骨质疏松症、性腺功能减退及接受雄激素剥夺治疗的前列腺癌患者骨质疏松症骨折风险。

15. 男性骨质疏松症患者可予以哪些强有效的骨形成促进剂？

特立帕肽：即重组人甲状旁腺素氨基端1～34活性片段，能促进骨形成，被国外批准用于治疗男性骨质疏松症，推荐剂量为20μg每日1次皮下注射。特立帕肽能有效降低原发性骨质疏松及性腺功能减退患者椎体骨折的发生风险，推荐用于具有高危骨折风险患者。高钙血症、既往骨骼放射治疗、骨恶性肿瘤或骨转移的患者禁用。

16. 男性骨质疏松症患者应给予雄激素替代治疗吗？

对于先天性或年轻起病的性腺功能减退男性，睾酮替代治疗有助于预防骨丢失、提高骨量峰值。对于合并雄激素缺乏相关症状或体征的患者，雄激素替代治疗能够有效增加患者骨密度，但缺乏有力证据表明其能够降低骨折风险，因此对于合并高骨折风险的性腺功能减退症男性，建议加用抗骨吸收药物治疗。80岁以上的老年男性、前列腺癌、男性乳腺癌和催乳素瘤未治疗患者等禁用。

17. 男性骨质疏松症患者还有哪些可能有效的治疗药物？

（1）活性维生素D及其类似物：包括骨化三醇及阿法骨化醇，有助于增加骨密度，改善肌肉功能，减少跌倒风险。长期应用应定期监测血钙和尿钙水平，高钙血症患者禁忌。

（2）降钙素类药物：包括鳗鱼降钙素类似物和鲑降钙素，通过抑制破骨活性，抑制骨吸收，增加骨密度；也能有效缓解骨质疏松及其骨折导致的骨痛。鲑降钙素连续使用时间一般不超过3个月。

（3）维生素K类：四烯甲萘醌，为维生素K_2的同型物，对骨形成具有促进作用，也能一定程度抑制骨吸收的作用。服用华法林的患者禁忌使用。

18. 男性骨质疏松症患者治疗过程中需监测哪些指标？

治疗期间应全面评估患者发生骨质疏松性骨折的风险，包括骨痛及骨折史、用药情况及有无不良反应、身高变化、骨密度变化、骨转换生化指标等。若患者治疗期间身高仍下降，则须行胸腰椎X线检查。男性性腺功能低下患者需监测血清性激素水平。建议治疗开始后每1～2年监测脊柱和髋部的骨密度，每3～6个月监测骨转换指标生化水平。

19. 男性骨质疏松症患者什么时候可考虑进入药物假期？

建议口服双膦酸盐治疗5年，静脉注射双膦酸盐治疗3年后，重新评估患者骨折风险，若患者治疗前及治疗期间未发生脆性骨折、髋部骨密度T值＞−2.5、骨折风险评分不高，可考虑停用双膦酸盐。停药后建议每2～3年监测患者骨密度和骨转换生化指标等，重新评估患者骨折风险。建议特立帕肽治疗疗程不超过24个月，停药后应序贯使用抗骨吸收药物以维持骨密度，持续降低骨折风险。

20. 男性骨质疏松症诊疗流程如何？

男性骨质疏松症的诊疗流程见图17-4。

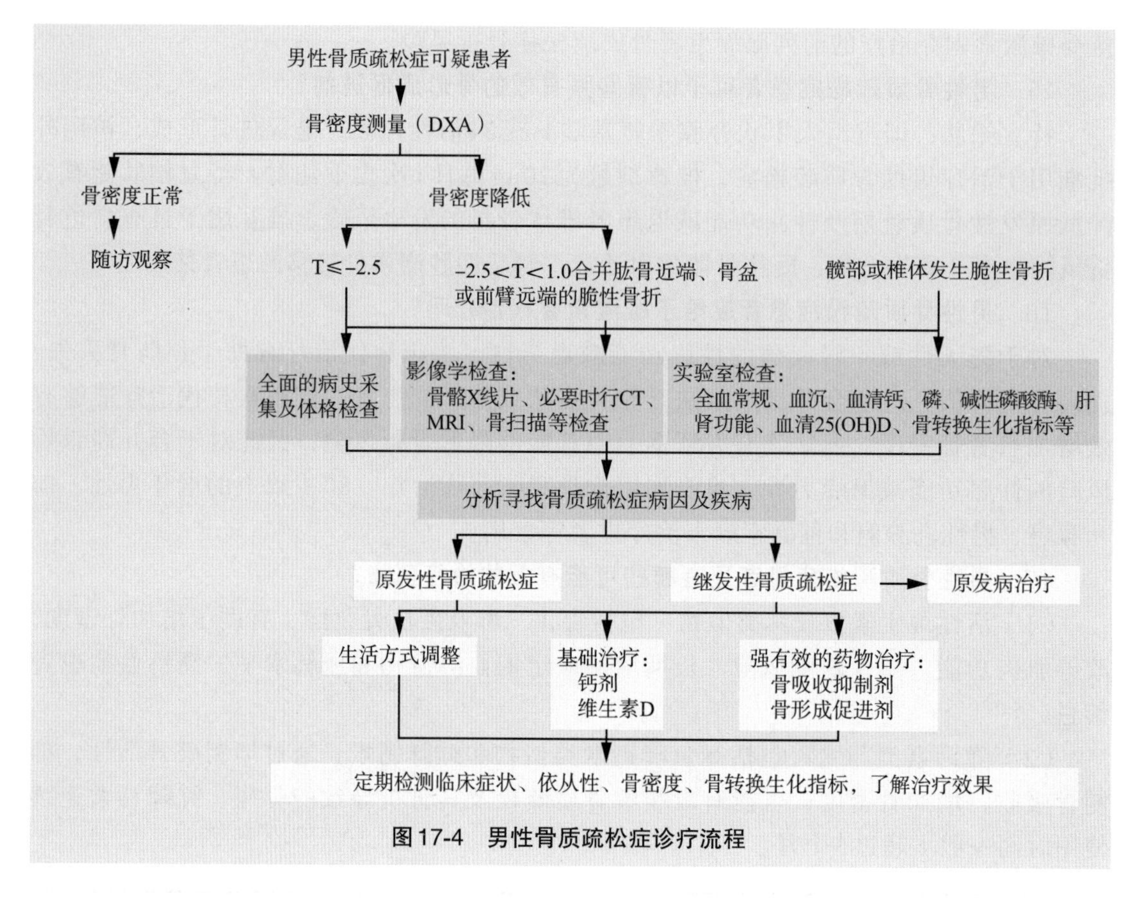

图17-4　男性骨质疏松症诊疗流程

四、推荐阅读

[1] 中华医学会骨质疏松和骨矿盐疾病分会. 男性骨质疏松症诊疗指南［J］. 中华骨质疏松和骨矿盐疾病杂志，2020，13（5）：381-395.

[2] 中华医学会骨质疏松和骨矿盐疾病分会. 原发性骨质疏松症诊疗指南（2017）［J］. 中华骨质疏松和骨矿盐疾病杂志，2017，10（5）：413-443.

[3] 李梅. 男性骨质疏松症的诊治进展［J］. 中国医学前沿杂志（电子版），2015，7（10）：4-7.

[4] 马豆豆，范志宏，李梅. 男性骨质疏松症药物治疗［J］. 中华骨质疏松和骨矿盐疾病杂志，2014，7（4）：369-373.

[5] FINKELSTEIN JS，LEE H，LEDER BZ，et al. Gonadal steroid-dependent effects on bone turnover and bone mineral density in men［J］. J Clin Invest，2016，126（3）：1114-1125.

[6] BOONEN S，REGINSTER JY，KAUFMAN JM，et al. Fracture risk and zoledronic acid therapy in men with osteoporosis［J］. N Engl J Med，2012，367（18）：1714-1723.

[7] ROCHIRA V，ANTONIO L，VANDERSCHUEREN D. EAA clinical guideline on management of bone health in the andrological outpatient clinic［J］. Andrology，2018，6（2）：272-285.

[8] SNYDER PJ，KOPPERDAHL DL，STEPHENS-SHIELDS AJ，et al. Effect of Testosterone Treatment on Volumetric Bone Density and Strength in Older Men With Low Testosterone：A Controlled Clinical Trial［J］. JAMA Intern Med，2017，177（4）：471-479.

（胡　静　李　梅）

病例18 双下肢疼痛、高钙血症

一、病历摘要

患者，女性，21岁。因“双下肢疼痛2年”入院。

（一）现病史

患者2年前开始出现双膝关节间断疼痛，活动后加重，但无明显活动受限。5个月前双下肢疼痛加重，主要为踝部、足跟、膝关节和小腿，发作较前频繁，仍与活动有关，程度加重。伴腰痛，活动略受限，无骨折，无身高变矮。就诊外院查血钙2.85mmol/L（参考范围2.10～2.55mmol/L）↑，血磷0.76mmol/L（参考范围0.87～1.45mmol/L）↓，ALP 1795.1U/L（参考值＜105U/L）↑，肝功、肾功、CRP、ASO、RF、ESR均正常。后就诊北京协和医院查血ALP 1702U/L↑，血钙3.02mmol/L（参考范围2.13～2.70mmol/L）↑，血磷0.79mmol/L↓。病程中偶有恶心、呕吐及食欲减退。无明显口干、多饮，夜尿0～1次，无尿频、尿急、排尿困难、肉眼血尿及尿中排石。常有乏力，精神可，睡眠差，排便3～4天1次，无便秘。近半年体重减轻2.5kg。无发作性心悸、大汗、头痛；无手足增大、面容改变；无发作性颜面潮红，无手足发胀、畏冷、少汗，无溢乳。

（二）既往史

患者为剖宫产早产儿，母孕期有妊高征。幼年时曾患“败血症”“肺炎”“腮腺炎”“水痘”。发育较同龄人无异。5个月前因月经紊乱2个月行宫腔镜下“宫腔息肉”切除术，术中见子宫底及子宫前壁数枚息肉，病理“子宫内膜息肉，间质出血”。

（三）家族史

母15岁时诊断“原发性甲状旁腺功能亢进症（primary hyperparathyroidism，PHPT）”，行双侧甲状旁腺腺瘤摘除手术，术后病理“腺瘤，切面见散在大小不等囊腔”；41岁时因下肢、腰背痛，左胫骨骨性隆起复查血钙、PTH升高，考虑甲旁亢复发，再次手术，病理为“腺瘤”；22岁发现子宫黏膜下肌瘤，46岁因子宫多发肌瘤行子宫全切术。

（四）体格检查

BP 110/70mmHg，BMI 18.5。甲状腺Ⅱ度肿大，质软，无压痛，右下可及一结节，直径约2cm，质软，无压痛，甲状腺未闻及血管杂音。心、肺、腹查体无特殊，脊柱无压痛及叩击痛。

（五）辅助检查

［**常规检查**］血尿便常规、肝肾功能正常。监测血钙2.85～3.09mmol/L，血磷0.76～0.95mmol/L，ALP 1354～1795 U/L，血浆游离钙1.40mmol/L，血清PTH 3366ng/L（参考范围12～65ng/L），24小时尿钙11.57～14.71mmol，4小时尿磷24.42～30.8mmol。

［**影像学检查**］X线片见右手第3掌骨头内类圆形透光区，顶骨小囊状透光区，耻骨联合不规则，符合甲旁亢所致（图18-1），牙槽骨板相可见牙槽骨板吸收。

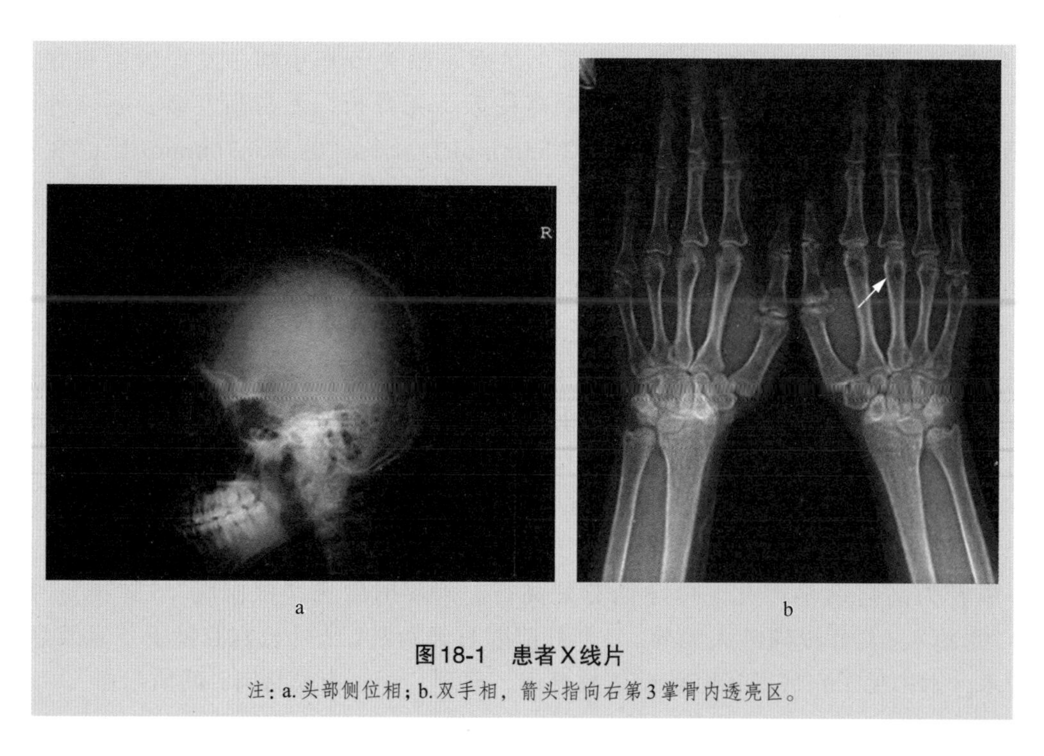

图18-1　患者X线片

注：a.头部侧位相；b.双手相，箭头指向右第3掌骨内透亮区。

骨显像：全身骨骼多发浓聚，异常所见，不除外代谢性骨病；左上颌骨异常所见，考虑为良性病变。骨密度腰2～腰4 0.974g/cm^2，T值-1.4；股骨颈0.609g/cm^2，T值-2.7；全髋0.633g/cm^2，T值-2.6。

泌尿系统超声未见明显异常。甲状旁腺超声，见右侧甲状腺下方实性肿物，甲旁腺腺瘤可能性大。甲状旁腺MIBI显像，相当于甲状腺右叶下方异常所见，结合临床，考虑为功能亢进的甲状旁腺组织。

家族性甲旁亢筛查方面：上颌骨CT，见左上颌骨囊性病变，占位性病变待除外（图18-2）。MEN方面，腺垂体功能、降钙素、24小时尿儿茶酚胺均正常，甲状腺超声（-）。

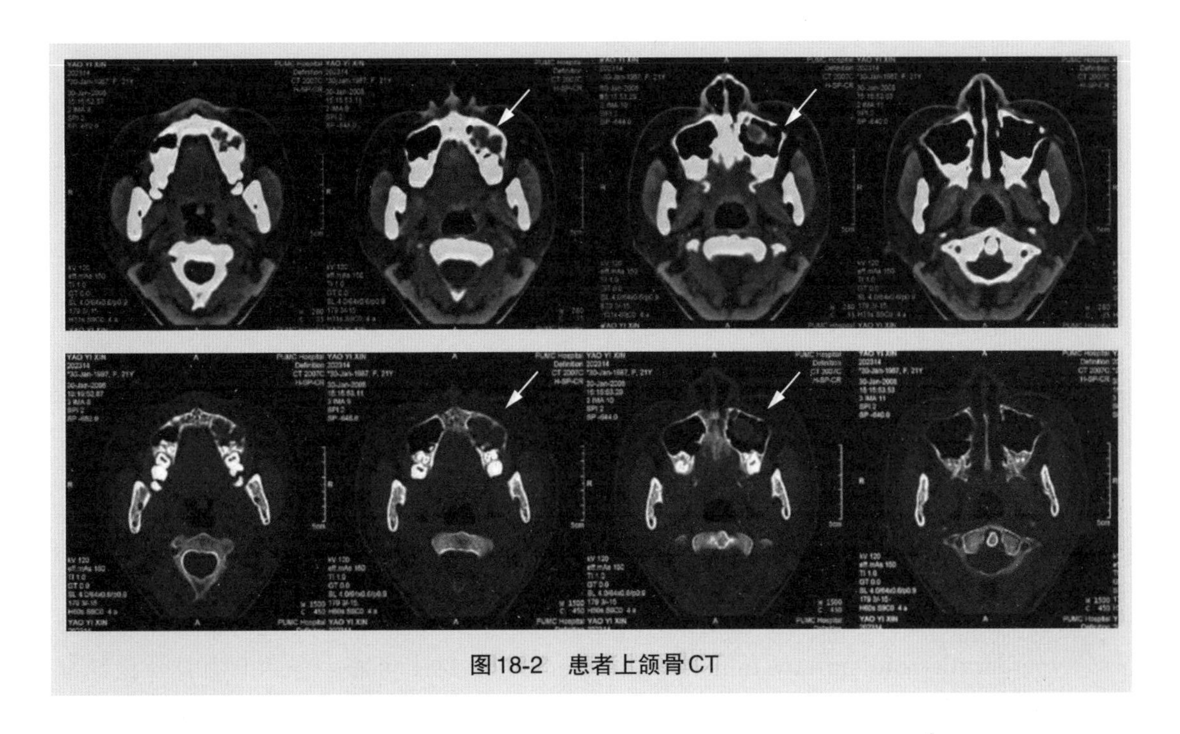

图18-2　患者上颌骨CT

［**基因检测**］后对患者及其母外周血白细胞提取DNA，进行*CDC73*基因的Sanger测序，未发现明确突变，进一步行实时定量PCR检测发现其存在第4、第5、第6外显子的大片段缺失（图18-3）。

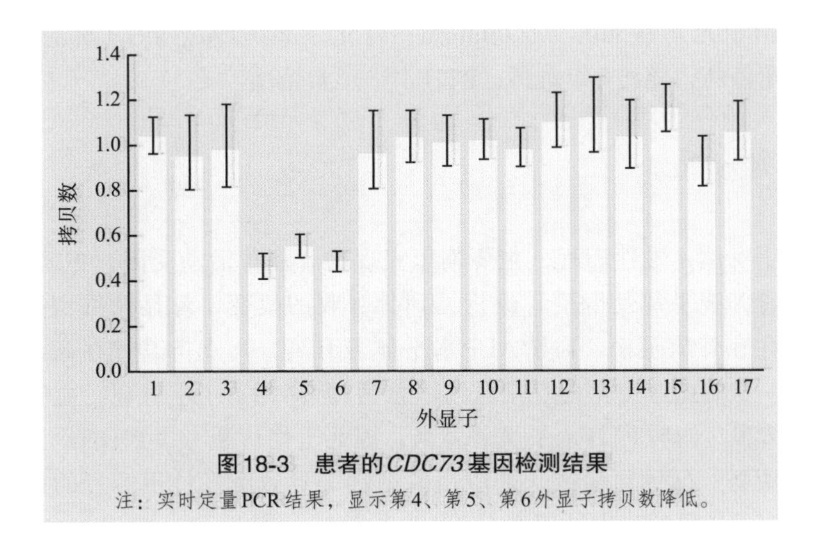

图18-3　患者的*CDC73*基因检测结果

注：实时定量PCR结果，显示第4、第5、第6外显子拷贝数降低。

［**免疫相关检查**］肿瘤组织的parafibromin免疫组化染色显示较正常对照存在表达缺失（图18-4）。

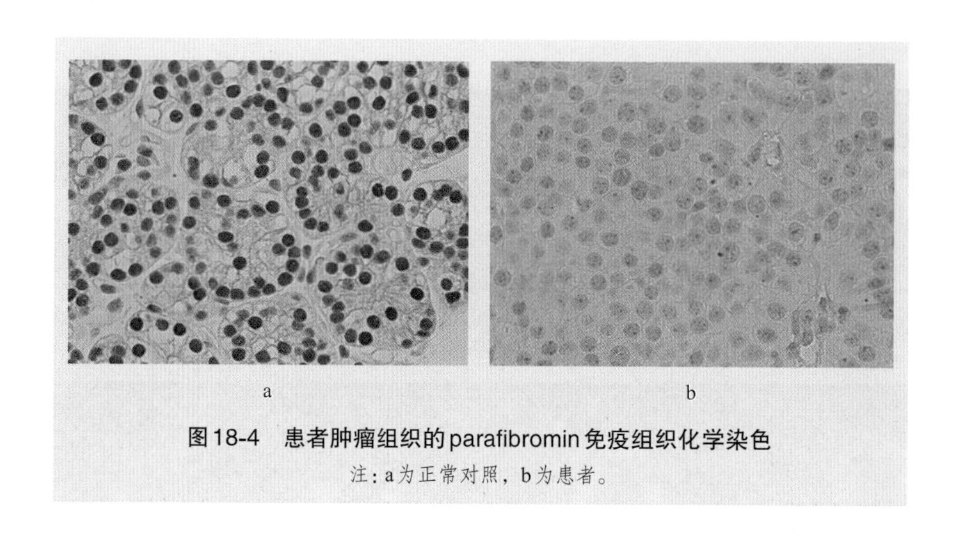

图18-4 患者肿瘤组织的parafibromin免疫组织化学染色

注：a为正常对照，b为患者。

（六）诊断

根据其临床表现及血尿生化检查，考虑PHPT（家族性），甲旁亢-颌骨肿瘤综合征（hyperparathyroidism-jaw tumor syndrome，HPT-JT）可能，合并上颌骨骨化纤维瘤可能，子宫内膜多发息肉术后。

（七）治疗

患者入院后嘱多饮水、避免跌倒，预防骨折，定位诊断明确后转基本外科行右甲状旁腺肿物切除术，术后病理为“甲状旁腺腺瘤”，术后血钙、PTH恢复正常。因存在低骨量，术后给予元素钙600～1200mg/d，骨化三醇0.25μg每日1次治疗1年，复查骨密度正常范围停药，随访8年血钙、PTH水平正常范围。

二、病例分析

患者为青年女性，慢性病程，主要临床表现为骨痛伴活动受限，主要累及双下肢，活动后加重，骨X线平片及齿槽骨板相见到骨吸收的改变，骨显像见到多发浓聚，骨密度检查支持存在骨质疏松，血清ALP水平显著升高，均支持其存在高骨转换状态的骨骼病变；进一步的血尿生化检查见血钙（总钙/游离钙）水平升高，血磷降低，24小时尿钙排泄量增多，同时PTH水平显著升高，因此定性诊断考虑PHPT。该患者既往无明确慢性肾脏疾病、低钙血症或长期服用磷制剂等导致继发性甲旁亢的病因，因此也不考虑在此基础上导致的三发性甲旁亢。

大部分PHPT为散发性，但有不足10%的病例为遗传性，可表现为综合征的一部分或有家族史，由单基因突变导致。本例起病年龄早（30岁以前），本身也应考虑到家族性/综合征性甲旁亢的可能，而其母PHPT的家族史支持家族性PHPT的诊断。家族性PHPT中最常见的类型为多发性内分泌腺瘤病1型（multiple endocrine neoplasia type 1，MEN1），还可见于MEN2、家族性低尿钙性高钙血症（familial hypocalciuric hypercalcemia，FHH）、HPT-JT，以及家族性孤立性原发性甲状旁腺功能亢进症（familial isolated primary hyperparathyroidism，FIHPT）等。本例患者进行了MEN1、MEN2甲状旁腺以外常见受累内分泌腺体的筛查，未发现明显异常；尿钙水平高，不支持FHH；本例患者除了PHPT外，还有颌骨部位的占位性病变，患者及其母亲均有早发、多发的子宫肌瘤，且其母亲第一次手术的甲状旁腺病变切面呈多囊性改变，因此应考虑*CDC73*基因突变导致的HPT-JT综合征可能，进一步的基因检测及肿瘤组织免疫组化染色证实了这一诊断。

本例PHPT以骨骼受累为主要表现，X线有骨吸收改变，骨密度检查见低骨量，血清ALP水平显著升高，临床表现较为典型，血钙水平中等程度升高，尿钙水平高于正常。综上所述，存在明确的手术指征，在进行定位检查后做了右甲状旁腺腺瘤切除术，获得良好的效果，补充钙剂和应用活性维生素D治疗1年后骨密度恢复正常，随访8年尚未见复发。但由于其携带*CDC73*基因的胚系突变，仍然存在PHPT复发的可能，其母亲的病程也支持这一点，因此需要长期甚至终生随访，在其同意的情况下对其后代也应进行相应基因突变的筛查以期早期诊断，或进行必要的PHPT相关生化指标的筛查。颌骨病变方面，由于本病的颌骨受累通常为良性病变，暂不需要特殊处理。

三、临床查房

1. 什么是PHPT？

PHPT，原发性甲旁亢，系由甲状旁腺组织原发异常致PTH分泌过多，导致高钙血症、肾钙重吸收和尿磷排泄增加，肾结石、肾钙质沉着症和以皮质骨为主的骨吸收增加等的一组临床综合征。甲状旁腺的病变以腺瘤为主（75%～80%），其次为增生（10%～15%），甲状旁腺癌最为罕见（大部分西方国家＜1%，中国、日本、意大利等报道为5%～7%）；单发甲状旁腺病变多见。

2. PHPT的发病机制是什么?

不足10%的PHPT为遗传性或某综合征的一部分，目前已发现一些抑癌基因的失活或原癌基因的激活性突变可导致PHPT相关的遗传综合征，钙敏感受体及其通路相关基因的突变、甲状旁腺发育过程中的转录基因*GCM2*突变也可导致遗传性PHPT。大部分为散发性PHPT，病因尚不完全清楚，少数有颈部外照射史或锂剂服用史，在部分甲状旁腺腺瘤组织中发现有细胞周期蛋白D1（CCND1）基因的过度表达，部分发现*MEN1*基因等抑癌基因的失活；部分甲状旁腺癌组织中存在*CDC73*基因的失活。

3. PHPT好发于什么年龄和性别？

PHPT为相对常见的内分泌疾病，总体女性居多，男女比例为1∶（2～4），但在甲状旁腺癌患者中男性比例较高。国外报道大多数患者为绝经后女性，发病多在绝经后前10年，但也可发生于任何年龄。儿童期发病少见，对于儿童/青少年起病或年轻（30岁以内）患者应注意筛查遗传性PHPT的可能。

4. PHPT的经典临床表现包括哪些？什么是无症状性甲旁亢？

PHPT的经典临床表现包括骨吸收为特征的骨骼病变、泌尿系统受累（结石或肾钙化），以及高钙血症相关的症状如胃肠道症状等。而无上述典型表现，或虽然有症状但不能确定是由PTH过多或高钙血症引起的PHPT，称为无症状性PHPT（asymptomatic PHPT），此类患者多数血钙和PTH仅轻度升高。

5. PHPT的骨骼系统表现有哪些？特征性X线表现是什么？

PHPT患者可表现为负重部位为主的骨痛，严重时可出现骨骼畸形、病理性骨折、身高缩短、活动受限等症状，体检有相应骨骼压痛、畸形等体征。X线可表现为骨质疏松、骨软化、骨硬化、骨膜下吸收、骨囊性变等。其特征性X线表现为纤维囊性骨炎（osteitis fibrosa cystica，OFC）。OFC为高PTH血症引起的特征性骨骼改变，影像学上表现为指骨骨膜下吸收、末节指骨末端骨吸收、棕色瘤、颅骨砂砾样改变等。临床上通常将OFC与棕色瘤等同，但实际上棕色瘤是一种严重类型的OFC，常见于长骨的小梁骨为主部位、骨盆、肋骨、颌骨等，在X线片上呈囊性改变，其内有含铁血黄素沉积，因此称为棕色瘤。

6. PHPT的骨密度改变有何特征？

PTH对骨组织的作用复杂，既促进骨形成，又促进骨吸收，不同的剂量、作用方式以及在不同的骨组织类型（皮质骨、松质骨）产生不同的净效应。小剂量间歇给药时松质骨（小梁骨）的骨量显著增加，而皮质骨几乎不受影响；PTH水平持续增高时则首先出现皮质骨骨量的显著丢失。因此在轻度PHPT患者中，皮质骨受累更为明显而松质骨骨量相对得到保存，在骨密度测定中显示以皮质骨为主的桡骨远端1/3处降低更为明显、出现也更早，而以松质骨为主的椎体可无明显降低或轻度降低，皮质骨与松质骨比例相当的髋部骨密度的降低则介于两者之间。但对于严重的PHPT患者，皮质骨和松质骨均受累，各部位骨密度均降低。

7. PHPT的泌尿系统受累是什么表现？

PHPT的泌尿系统受累可表现为高尿钙、泌尿系统结石或肾钙化以及相关的症状，还可出现肾功能不全。高尿钙的发生是由于血钙水平的升高，肾小球滤过的钙超过了肾小管的重吸收能力。泌尿系结石或肾钙化的发生与多重因素相关，包括尿钙、磷排泄增多等。泌尿系结石导致的梗阻性肾病、肾小管功能损害以及脱水状态、合并存在的高血压、药物等因素共同导致肾功能受损。

8. PHPT患者的肾结石有何特点？

不同国家和中心报道PHPT患者的泌尿系统结石的发生率差异较大，西方发达国家多数为4%～20%，发展中国家该比例可达到60%～80%，可能与疾病诊断时间和严重程度相关，但在相对近期发表的无临床症状PHPT患者的观察中，通过影像学检查发现“寂静型”或无症状性肾结石或肾钙化也显著高于普通人群，可达到11%～35%。因此即使是轻症或无症状性PHPT也应进行腹部超声、必要时CT来评估泌尿系统受累情况。有反复肾结石发作史、双侧肾结石、肾钙化等情况时应注意筛查PHPT。PHPT患者结石成分以草酸钙结石最多见。甲状旁腺病变切除术后，泌尿系结石或肾钙化以及其导致的肾功能损害并不能自行缓解，还需要泌尿外科的干预和处理。

9. 肾结石和肾钙化的区别是什么?

钙盐沉积于肾盂肾盏系统称为肾结石，沉积于皮质区或髓质区的肾间质组织称为肾钙化。皮质钙化最常见的病因是缺血性肾病（萎缩性钙化），髓质钙化主要见于PHPT、肾小管酸中毒、高草酸尿、髓质海绵肾、乙酰唑胺或两性霉素B等药物。PHPT和高草酸尿与肾结石和肾钙化均相关。

10. PHPT的消化系统表现有哪些?

主要与高钙血症相关。高钙血症可导致胃肠平滑肌肌张力下降，导致恶心、食欲减退、便秘等症状；高钙血症刺激促胃液素分泌增多，导致胃壁细胞胃酸分泌增加，引起消化性溃疡；高钙血症还导致胰管内结石导致胰管梗阻及炎症，激活胰蛋白酶原导致胰腺自身消化，共同导致急性胰腺炎。高钙危象时消化道症状更为突出，可因摄入减少进一步加重脱水和高钙血症。

11. PHPT的心血管系统表现有哪些?

PHPT患者中高血压、左心室肥厚、内皮功能损伤、动脉硬化、血管钙化以及心血管疾病死亡率增加，与高钙血症、高PTH血症相关。甲状旁腺病变切除术后上述表现可减轻，但不一定完全缓解。心血管疾病相关危险因素，如糖代谢异常、胰岛素抵抗、代谢综合征等患病率在国外报道的轻症PHPT患者中高于普通人群。

12. PHPT的神经精神系统表现有哪些?

神经系统方面可表现为四肢近端为主的肌无力，肌痛、肌肉萎缩、腱反射减弱；精神方面可表现为淡漠、消沉、烦躁、反应迟钝、记忆力减退、幻觉、躁狂、昏迷、抑郁、神经质、社会交往能力下降、认知障碍等。甲状旁腺病变切除术后上述症状可改善。

13. PHPT的血液系统异常包括哪些?

PHPT患者可表现为贫血、血小板减少，可能是由于PTH及一些细胞因子介导的骨髓纤维化导致，多见于重症患者，甲状旁腺病变切除手术后可改善。

14. 什么是甲状旁腺危象?

PTH增高导致的高钙危象称为甲状旁腺危象，患者可出现神志认知改变，通常血清钙＞3.5mmol/L（14mg/dl），PTH水平大多显著性升高，需要给予积极处理降低血钙水平。

15. 什么是正常血钙性PHPT?

正常血钙性PHPT是指白蛋白校正的血清总钙或游离钙水平持续正常，伴PTH升高，同时需除外继发性甲旁亢，包括维生素D缺乏、肾功能不全、药物（袢利尿剂、双膦酸盐）、特发性高钙尿症、导致钙吸收不良的胃肠疾病等因素。大多无明显临床表现，但部分患者也可有靶器官损害，包括骨质疏松、脆性骨折、肾结石等。有一项研究显示正常血钙性PHPT患者随访3年，约20%发展为显性PHPT（高血钙性）。

16. 家族性或综合征性PHPT包括哪些？

PHPT患者中有5%～10%的病例有家族史或作为综合征的一部分，称为遗传性或家族性或综合征性PHPT（hereditary/familial/syndromic forms of primary hyperparathyroidism）。包括以下类型：MEN1、MEN2A、MEN4、FHH1～3、新生儿重症甲状旁腺功能亢进症（neonatal severe hyperparathyroidism，NSHPT）、新生儿甲状旁腺功能亢进症（neonatal hyperparathyroidism，NHPT）、常染色体显性温和性甲状旁腺功能亢进症（autosomal dominant moderate hyperparathyroidism，ADMH）、HPT-JT，以及FIHPT等，见表18-1。

表18-1　家族性PHPT的致病基因

综合征（OMIM）	染色体定位	致病基因	编码蛋白	突变类型
MEN1（131100）	11q13	*MEN1*	Menin	失活
MEN2A（171400）	10q11.1	*RET*	RET	激活
MEN4（610755）	12p13	*CDKN1B*	p27Kip1	失活
FHH1/NSHPT/NHPT（145980/239200）	3q13.3-q21	*CaSR*	CaSR	失活
ADMH（601199）	3q13.3-q21	*CaSR*	CaSR	不典型失活
FHH2（145981）	19p13.3	*GNA11*	Gα11	失活
FHH3（600740）	19q13.32	*AP2S1*	AP2σ2	失活
HPT-JT（145001）	1q25-q31	*CDC73*	Parafibromin	失活
FIHPT（145000）	11q13	*MEN1*	Menin	失活
	1q25-q31	*CDC73*	Parafibromin	失活
	3q13.3-q21	*CaSR*	CaSR	失活
	6p24.2	*GCM2*	GCM2	激活
	未知位置			

17. MEN1相关的PHPT有何特点？

MEN1是遗传性PHPT中最常见的类型，甲状旁腺也是该综合征中最常受累的内分泌腺体，可达到90%以上，是由于抑癌基因*MEN1*失活性突变导致，除了PHPT外，典型的内分泌表现包括胃肠胰神经内分泌肿瘤、垂体腺瘤。与散发性PHPT相比，MEN1相关PHPT患者起病年龄偏早（国外指南建议30岁以前起病PHPT筛查MEN1）、生化改变相对较轻（高钙血症、高PTH血症程度），与散发性PHPT绝大多数为单发病变、腺瘤不同，MEN1-PHPT多个腺体均受累，且病理以增生多见，几乎无恶性病变。对于手术，MEN1-PHPT通常建议行至少3个腺体切除，术后复发及不缓解率高于散发性PHPT。

18. 什么是HPT-JT？

HPT-JT，常染色体显性遗传，以颌骨骨化纤维瘤（ossifying fibroma）、PHPT为特征，可合并肾脏肿瘤性病变或多囊肾，少数家系中女性患者子宫肿瘤多发。其甲状旁腺病变以腺瘤居多（多数为囊性改变），但甲状旁腺癌比例高于普通PHPT人群，可高达15%～30%，多个腺体受累比例（首次手术时约86%）及术后复发率（约20%）高于散发PHPT。该综合征是由抑癌基因*HRPT2/CDC73*基因失活性突变导致，编码parafibromin蛋白。对其PHPT手术方式仍存在争议，有建议全切联合前臂自体移植或次全切，也有建议切除发现的病变甲状旁腺，如临床怀疑甲状旁腺癌，应行整块根治性切除（en bloc）。术后需要长期随访。

19. 如何对PHPT患者进行定性诊断？

对于临床怀疑PHPT的患者，需要进行血尿生化检验，PHPT患者的生化改变包括高血钙、低血磷、高尿钙和高尿磷，PTH水平升高，维生素D代谢产物血清25(OH)D水平多降低，1,25(OH)$_2$D水平可不低甚至升高，骨骼受累明显的患者骨转换指标（包括血ALP、P1NP、β-CTX等）可显著升高。对于血钙水平测定，可测定血总钙水平，并计算白蛋白校正的血钙水平，有条件时可进行血游离钙的检测，较血总钙水平对高钙血症的诊断更为敏感。PHPT患者血钙可持续或波动性增高，需要多次测定。对于血清PTH测定，目前临床普遍采用第二代免疫测定方法（化学发光或电化学发光法）测定intact PTH。当患者存在高钙血症的同时PTH水平高于正常或在不被抑制的水平（＞20ng/L）时，应考虑PHPT的诊断。

20. 术前如何对病变甲状旁腺进行定位？

PHPT术前定位最常用的影像学检查为甲状旁腺超声和^{99m}Tc-甲氧基异丁基异腈（methoxyisobutylisonitrile，MIBI）甲状旁腺显像。前者无创、经济，有经验的超声科医师检出率较高，对异常解剖位置尤其是位于上纵隔的病变难以检出。后者敏感性和特异性均较高，对异常解剖位置的病变也有较高的检出率，病灶过小、多个病灶、合并甲状腺病变等情况下可出现假阴性。两者结合术前定位的准确性可达到90%以上。对甲状旁腺超声/MIBI显像阴性或不一致的PHPT病例，^{11}C/^{18}F-胆碱PET/CT、四维甲状旁腺增强CT、超声造影等新型影像学检查是可供选择的补充性检查手段。

21. PHPT的手术适应证包括哪些？

手术为PHPT的首选治疗，也是目前唯一可能治愈的治疗手段。参考国内临床指南，其手术指征包括：

（1）有症状的PHPT患者。

（2）无症状的PHPT患者符合以下任一条：①高钙血症［高于正常上限0.25mmol/L(1.00mg/dl)］；②肾损害，肌酐清除率＜60ml/min；③影像学提示肾结石；④任何部位骨密度低于峰值骨量2.5个标准差和/或出现骨折；⑤年龄小于50岁；⑥患者不能接受常规随访。

22. **PHPT的手术方式有哪些？**

现有的PHPT手术方式包括双侧颈部探查手术（bilateral neck exploration，BNE）、单侧颈部探查手术（unilateral neck exploration，UNE），以及微创甲状旁腺切除术（minimally invasive parathyroidectomy，MIP）。术前定位检查明确且为单发病变者可酌情选择后两种手术方式，MIP通常需要联合术中PTH监测判断疗效。定位不明确或双侧多发病变者通常采用BNE。甲状旁腺癌的手术治疗不同于甲状旁腺良性病变，需行整块根治性切除（甲状旁腺肿瘤连带同侧甲状腺腺叶及峡部），详见2019版甲状旁腺癌诊治的专家共识。

23. **PHPT术后会发生什么样的生化改变？**

若成功切除所有病变甲状旁腺，血清PTH水平在术中即可下降超过50%，当日即可降至正常或低于正常，但如存在持续性低钙血症或维生素D缺乏，PTH可在1天或数周后又高于正常范围；血钙水平在术后12小时开始下降，多在24～36小时达到谷值。根据术前骨骼受累的程度，术后血磷可恢复正常或在出现骨饥饿综合征（hungry bone syndrome，HBS）的情况下仍然低于正常，后者常伴有ALP水平的明显升高。骨转换指标的恢复需要较长时间，与骨骼修复情况相关，甚至数月以致1年。

24. **PHPT手术对骨密度有何影响？**

成功的甲状旁腺病变切除手术后，腰椎及髋部骨密度可显著增加，在第1年可增加5%～10%，其后的10年中增加12%～15%。但桡骨远端骨密度变化不大。

25. **甲状旁腺术后低钙血症包括哪些原因？**

可见于HBS、暂时性甲状旁腺功能减退症（简称暂时性甲旁减）、低镁血症、永久性甲旁减、严重维生素D缺乏等。HBS见于术前骨骼病变较重的患者，是由于PTH水平降低后破骨细胞活性突然降低而成骨细胞活性仍然存在，促使钙磷沉积于骨，以低钙血症、低磷血症、低镁血症和升高的ALP水平、低尿钙为特征。暂时性甲旁减是高钙血症抑制了正常甲状旁腺的功能导致，通常需要1周左右恢复。术中正常甲状旁腺的损伤或缺血也可导致暂时性甲旁减，但有时会导致永久性甲旁减。

26. **HBS的原因是什么？哪些PHPT患者更容易发生HBS？**

HBS最常见的原因是原发性、继发性、三发性甲旁亢手术，也可见于佝偻病、骨软化症仅接受维生素D治疗而不同时补充钙剂、未治疗的重症甲亢患者甲状腺手术后、肾小管酸中毒患者纠正代谢性酸中毒、成骨性骨转移患者接受骨吸收抑制剂治疗，罕见于库欣综合征患者接受治愈性手术后（尤其是有严重骨病、维生素D缺乏及酮康唑治疗的患者）。PHPT患者中，高龄（60岁以上）、绝经、维生素D缺乏、骨病程度重（OFC，ALP水平高）、术前血钙和PTH水平较高、巨大甲状旁腺肿瘤（＞5cm）为术后发生HBS的危险因素。有研究报道术前应用双膦酸盐可降低术后HBS发生风险，轻度高钙血症患者术前纠正维生素D缺乏可能有助于改善术后HBS。术后应监测血钙水平，如血钙＜2.1mmol/L或出现低钙血症相关症状，应及时补充钙剂，可分次补充元素钙

2～4g/d，同时补充骨化三醇0.5～4.0μg/d。若合并维生素D缺乏，应给予普通维生素D补充。通常不需要补充磷制剂。如出现惊厥发作、心律失常、喉痉挛或严重低钙血症（游离钙＜0.9mmol/L）可给予静脉补充钙剂，但需要密切监测避免血钙过高。

27. PHPT术后患者应如何随访？

病变甲状旁腺成功切除后，血钙及PTH在术后短期内降至正常，甚至出现低钙血症。术后定期复查的时间为3～6个月，病情稳定者可逐渐延长至每年1次。随访观察的内容包括症状、体征、血钙、血磷、骨转换指标、25(OH)D、PTH、肌酐、尿钙和骨密度等。

28. PHPT患者未手术时如何处理高钙血症？

取决于血钙水平和临床症状，若出现症状和体征的中度高钙血症或血钙＞3.5mmol/L，应给予积极处理。治疗手段包括扩容和促进尿钙排泄、应用骨吸收抑制剂，必要时应用低钙透析液进行透析。骨吸收抑制剂包括降钙素类药物和静脉双膦酸盐。降钙素类包括鲑鱼降钙素和鳗鱼降钙素类似物，起效快，但降低幅度有限，容易出现逸脱。可用于高钙血症处理的静脉双膦酸盐包括帕米膦酸钠每次60～90mg、伊班膦酸钠每次4～6mg、唑来膦酸每次4mg，起效2～4天，降钙作用较强且持续时间长，需要注意肾功能方面的要求、充分水化。

29. 对于不能手术或不接受手术的PHPT患者如何处理？

建议此类患者多饮水，避免噻嗪类利尿剂及长期制动，并不建议低钙饮食。可使用的药物包括：①双膦酸盐，常用阿仑膦酸钠，也有利塞膦酸钠、唑来膦酸使用的报道，通过抑制骨吸收改善患者椎体及髋部骨密度，对于血清钙可有暂时性降低的作用；②雌激素或选择性雌激素受体调节剂，可用于绝经后女性，通过促进破骨细胞凋亡和拮抗PTH受体水平作用等抑制骨吸收，小样本临床研究观察到可轻度降低血钙0.125～0.250mmpl/L(0.5～1.0mg/dl)，改善椎体及髋部骨密度；③西那卡塞，作用于钙敏感受体抑制PTH分泌，可降低血钙水平，对骨密度无明确作用，国内尚无PHPT方面的适应证。

30. 甲状旁腺手术的并发症有哪些？

双侧颈部探查手术的并发症包括喉返神经损伤（＜1%）、暂时性（10%）或永久性甲旁减（＜1%）。另有1%～6%的患者手术失败，甲旁亢未缓解。微创手术并发症发生率显著降低。

31. 如何判断成功的甲状旁腺手术？

术后血清钙、磷、PTH水平持续以及恢复正常的钙-PTH轴调节。骨转换指标、骨密度恢复正常需要较长的时间，通常不用于判断手术是否成功。若术后高钙血症不缓解或术后6个月内再次出现被定义为持续性PHPT，若在术后6个月以后再次出现高钙血症被定义为PHPT复发。持续性PHPT或PHPT复发的原因有术中未找到病变甲状旁腺、腺瘤切除不完整、多个腺体病变（如家族性PHPT）、异常解剖位置甲状旁腺肿瘤、甲状旁腺癌等。

四、推荐阅读

[1] 中华医学会骨质疏松和骨矿盐疾病分会，中华医学会内分泌分会代谢性骨病学组. 原发性甲状旁腺功能亢进症诊疗指南[J]. 中华骨质疏松和骨矿盐疾病杂志，2014，7(3)：187-198.

[2] BILEZIKIAN JP，BRANDI ML，EASTELL R，et al. Potts JT Jr. Guidelines for the management of asymptomatic primary hyperparathyroidism：summary statement from the Fourth International Workshop[J]. J Clin Endocrinol Metab，2014，99(10)：3561-3569.

[3] WALKER MD，SILVERBERG SJ. Primary hyperparathyroidism[J]. Nature Reviews Endocrinology，2018，14(2)：115-125.

[4] SILVA BC，CUSANO NE，BILEZIKIAN JP. Primary hyperparathyroidism[J]. Best Practice & Research Clinical Endocrinology & Metabolism，2018，32(5)：593-772.

[5] BRINGHURST FR，DEMAY MB，KRONENBERG HM. Hormones and disorders of mineral metabolism. //Williams textbook of endocrinology[M]. 11th ed. Saunders Elsevier，2008：1203-1268.

（王　鸥）

病例19 身材矮小、双下肢搐搦、多关节痛

一、病历摘要

患者，女性，27岁。因“自幼身材矮小，双下肢搐搦、多关节痛10个月”入院。

（一）现病史

患者为其母第1胎第1产，其母孕32周时早产，患者头先露，出生体重2kg，身长不详，可疑窒息（具体不详）。无吐奶、喂养困难。5个月可抬头，9个月出牙，12个月走路。自幼身高矮于同龄儿（具体数据不详），终身高150cm（-2SD）。青春发育正常；智力水平较差，成绩班中倒数。10个月前，患者开始出现双下肢间断搐搦，伴双下肢无力、肌痛，穿衣、梳头、蹲起费力。同时出现双侧指间关节、腕关节、肘关节、膝关节、踝关节、髋关节疼痛，活动受限。上述症状逐渐加重。

1个月前，外院查白蛋白校正后血总钙1.76mmol/L（参考范围2.10～2.55mmol/L），血磷1.79mmol/L（参考范围0.90～1.60mmol/L），PTH 22.3ng/L（参考范围12.0～88.0ng/L），ALP 98.5U/L（参考范围40.0～150.0U/L），血镁0.83mmol/L（参考范围0.67～1.15mmol/L），24小时尿钙0.86mmol，24小时尿磷11.72mmol。头部CT平扫：双侧基底核区钙化灶。ESR 58mm/h↑，CRP 85.2mg/L↑。ANA均质型1∶80（＋），抗ds-DNA弱阳性。RF、抗CCP抗体（－）。双手正位：双手各掌骨、指骨密度略减低；指间关节间隙变窄，关节周围软组织肿胀。骨密度：腰2～腰4 1.015g/cm^2，Z值-0.35；左侧股骨颈0.9225g/cm^2，Z值0.35。给予骨化三醇0.5μg每日2次、元素钙600mg每日1次、依托考昔60mg每日1次治疗。2周后复查校正后血总钙2.01mmol/L，血磷1.66mmol/L。双下肢无力、多关节疼痛症状较前稍减轻，未再发作双下肢搐搦。

（二）既往史

否认黏膜皮肤念珠菌感染病史。无颈部手术、放射线接触史。否认白癜风、大量脱发、慢性腹泻史。

（三）家族史

家中独女，父亲身高170cm，母亲身高156cm，父母非近亲结婚，否认家族成员

类似症状或疾病史。

（四）月经史、婚育史

12岁初潮，月经规律；G1P0，孕12周自然流产。

（五）体格检查

身高150cm，体重70kg，BMI 30.8；BP 136/87mmHg，HR 92次/分；眼距稍宽，鼻梁基部宽大，双侧耳位低、耳郭小（图19-1），后发际线低；双手偏小；无腭裂；皮肤未见色素缺失；双肘、双肩关节活动受限；双侧腕关节、指间关节、掌指关节压痛，无关节肿胀；四肢肌力Ⅳ级；面神经叩击征（Chvostek征）、束臂加压试验（Trousseau征）（－）；认知功能评估（MMSE）：26分，轻度认知障碍。

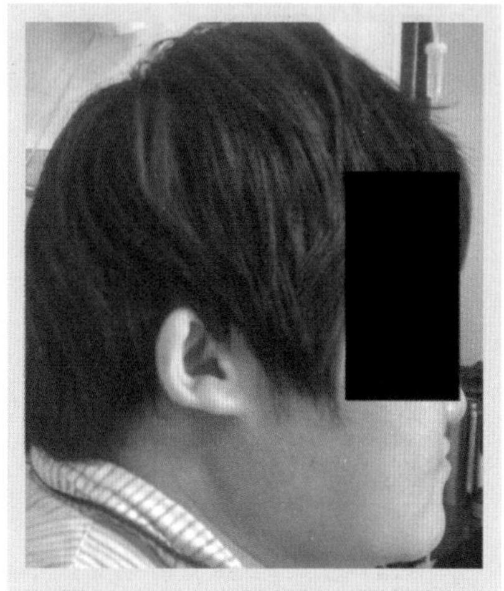

图19-1 患者耳位低、耳郭小

（六）辅助检查

［**常规检查**］校正后血总钙2.16mmol/L（参考范围2.13～2.70mmol/L），血磷1.64mmol/L（参考范围0.81～1.45mmol/L），游离钙1.11mmol/L（参考范围1.08～1.28mmol/L），PTH 14.7ng/L，ALP 108U/L。β-CTX 0.319ng/ml（参考范围0.21～0.44ng/ml）。25（OH）D 40.25nmol/L（16.1ng/ml）。1,25（OH）$_2$D$_3$ 77.83pmol/L［32.43pg/ml（参考范围19.6～54.3pg/ml）］。24小时尿钙2.00mmol，24小时尿磷5.80mmol。肝肾功能：正常。血镁0.74mmol/L（参考范围0.70～1.10mmol/L）。血清铁2.8μmol/L［15.5μg/dl（参考范围50～170μg/dl）］，铁蛋白49μg/L（参考范围14～307μg/L）。铜蓝蛋白498mg/L（200～600mg/L）。ANA：致密颗粒型1∶80（＋）。

［**免疫相关检查**］自身免疫指标：抗dsDNA抗体、抗ENA抗体、PR3-ANCA、MPO-ANCA、抗CCP、APF、AKA、RF、TPOAb、TgAb、GADA、ICA、抗IA2均阴性。hsCRP 101.80mg/L（参考范围0～3.0mg/L），ESR 94mm/h（参考范围0～20mm/h）。

［**内分泌相关检查**］ACTH（8am）3.3pmol/L（15.1pg/ml），血总皮质醇（8am）295.60nmol/L（10.71μg/dl）。甲状腺功能：正常。空腹血糖5.6mmol/L，同步胰岛素14.36mU/L；餐后2小时血糖12.9mmol/L，同步胰岛素197.56mU/L。HbA1c 6.3%。纯音测听：无明显异常。

［**影像学检查**］甲状旁腺彩超：甲状旁腺区未见占位。心脏彩超：结构和功能未见异常。泌尿系彩超：无异常。双手、腕关节、肘关节、肩关节、踝关节、膝关节、髋关节X线片：全身关节未见明显异常；双侧腓骨、胫骨皮质增厚、髓腔缩窄（图19-2）。

［**基因检测**］第二代DNA测序：*TBCE*基因未检测到突变。*FAM111A*基因，纯合突

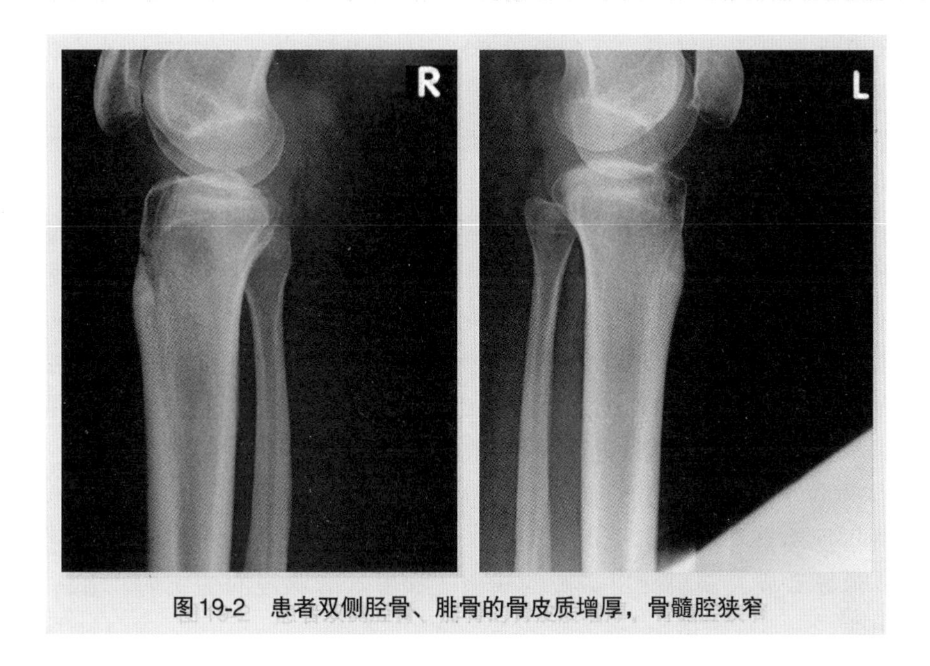

图19-2　患者双侧胫骨、腓骨的骨皮质增厚，骨髓腔狭窄

变，Exon 6 c.1462A＞T，p.I488F，rs199632362；父母均为此位点杂合突变。多重连接探针扩增技术（MLPA）：*TBX1*基因杂合缺失。

（七）诊断

DiGeorge综合征（22q11.2缺失综合征，22q11.2 deletion syndrome）。

（八）治疗

患者入院后给予碳酸钙片1000mg每日3次（元素钙每日1200mg）、骨化三醇0.25μg每日2次、维生素D_2 10000U每日1次。治疗2周后复查：校正后血总钙2.21mmol/L，血磷1.71mmol/L。24小时尿钙6.64mmol。hsCRP 42.36mg/L，ESR 41mm/h。全身多关节疼痛、活动受限症状较前明显减轻。出院后3个月随访：未再发作双下肢搐搦，多关节疼痛、活动受限症状已消失。

二、病例分析

本例患者为青年女性，以低钙血症相关症状（双下肢搐搦）及多发对称性关节疼痛起病。但通过仔细询问病史和查体，发现本列患者除上述表现外，尚存在多种异常情况：①早产儿，低出生体重；②自幼身高增长慢，身材矮小，智力发育差，青春发育正常；③存在异常外貌体征。临床表现复杂，在病因诊断方面，可将低钙血症作为鉴别诊断的切入点。

根据低钙血症时血PTH的水平，将低钙血症的病因分为两大类：①PTH不高的低钙血症，即甲状旁腺功能减退症（简称甲旁减）；②PTH升高的低钙血症，甲旁减以外其他原因所致低钙血症。本例患者血总钙低至1.76mmol/L时，其血PTH水平仍在所谓的“正常范围”内，结合其存在高血磷、大脑基底核区钙化，故其低钙血症病因为甲旁减诊断明确。

甲旁减的病因繁多，可分为先天性甲旁减和获得性甲旁减。此患者成人起病，首先需考虑获得性甲旁减可能。成人获得性甲旁减的最常见原因为颈部手术致甲状旁腺受损，此患者无相关病史，可除外。其次常见原因为自身免疫性甲状旁腺炎，因目前临床上尚未广泛开展针对甲状旁腺的特异性抗体检测，确诊较困难，可评估患者是否并发有其他自身免疫性疾病来辅助判断。此例患者为育龄期女性，曾发生自然流产，存在多发对称性关节痛，炎症指标明显升高，需警惕自身免疫性疾病可能。笔者对此例患者的自身免疫指标进行了全面筛查，除外ANA 1∶80阳性外，其他包括类风湿性关节炎相关指标等自身免疫指标均为阴性，但并不能完全除外自身免疫性甲状旁腺炎的可能。其他导致成人获得性甲旁减的病因（如甲状旁腺浸润性疾病、血镁异常等），也未发现证据。

本例患者除甲旁减外，尚存在多种其他异常，如身材矮小、智力发育差及异常外貌和体征，上述特点提示：此患者低钙症状虽在成人后起病，但是否可能为先天性甲旁减？

先天性甲旁减可分为孤立性先天性甲旁减和综合征性先天性甲旁减（尚存在除甲旁减外其他表现）。孤立性先天性甲旁减主要有：家族性高尿钙性低钙血症（familial hypocalcemia with hypercalciuria）、家族性孤立性甲旁减（familial isolated hypoparathyroidism）、X连锁甲状旁腺功能减退症（X-linked hypoparathyroidism）等。本例患者若为先天性甲旁减，因其存在多种表现，不符合孤立性先天性甲旁减。综合征性先天性甲旁减主要有：自身免疫性多内分泌腺病综合征1型（autoimmune polyendocrine syndrome 1，APS 1）、DiGeorge综合征（22q11.2缺失综合征）、甲旁减-发育迟缓-畸形综合征（hypoparathyroidism-retardation-dysmorphism syndrome，HRD综合征）、甲旁减-耳聋-肾脏发育不良综合征（hypoparathyroidism-deafness-renal dysplasia syndrome，HDR综合征）、Kenny-Caffey综合征1型、Kenny-Caffey综合征2型、伴有甲旁减的线粒体病、CHARGE综合征、Dubowitz综合征等。

根据患者的临床特点、入院后生化检查，对照上述各种综合征性先天性甲旁减的临床特点，下列几种综合征与本例患者特点存在相符之处：

（1）DiGeorge综合征：为22q11.2染色体片段杂合缺失所致，又称22q11.2缺失综合征，患者多为新发突变，少数为常染色体显性遗传。22q11.2染色体片段中包含众多基因，不同长度的片段缺失造成不同的多种基因联合缺失，进而表现为不尽相同的广泛症状谱，其临床表现与其中*TBX1*基因缺失的关系最为密切。常见临床表现有上腭先天畸形（如先天性腭裂）、先天性心脏病（圆锥动脉畸形、室间隔缺损等）、特殊面容（鼻及鼻梁基部宽大、人中短、上唇薄、耳郭异常、外耳小、眼距宽）、甲状旁腺发育不良（甲旁减）、胸腺发育不良、智力障碍和精神异常、肾畸形、眼畸形、骨骼发育异常、免疫功能低下和紊乱等，先天性心脏病和上腭先天畸形是其外显率最高的特征性表现。本例患者无腭裂，超声心动示心脏结构正常，但患者的面容异常（眼距宽、鼻梁基部宽大、双侧耳位低、耳郭小）符合DiGeorge综合征特点，虽无上腭畸形和先天性心脏病这些特征性表现，但不能完全除外DiGeorge综合征可能。

（2）HRD综合征：1991年首次报道，又称Sanjad-Sakati综合征，为常染色体隐性遗传疾病，目前发现主要与*TBCE*基因突变有关，病例报道几乎均来自中东和北非的阿拉伯国家，特征性表现为甲旁减、身材矮小及智力发育迟缓、颅面部为主的畸形和异常体征，故得名HRD综合征。本例患者多种表现符合HRD综合征特点，需考虑HRD综合征可能。

（3）Kenny-Caffey综合征：与HRD综合征具有多种类似临床表现，同样可表现为甲旁减、身材矮小、智力障碍、颅面部为主的畸形和异常体征。其区别于HRD综合征的特征性表现为骨骼的异常，表现为长骨骨皮质增厚、骨髓腔狭窄等骨硬化特点。根据遗传方式及临床表现上的一些差别，Kenny-Caffey综合征又被分为1型和2型。随着致病基因的确定，发现Kenny-Caffey综合征1型其实也是*TBCE*基因突变所致，故Kenny-Caffey综合征1型和Sanjad-Sakati综合征实质上属同一基因突变的不同临床表型。而Kenny-Caffey综合征2型则为*FAM111A*基因突变所致常染色体显性遗传疾病。本例患者除甲旁减外，尚存在身材矮小、智力障碍、颅面部异常体征，入院后骨X线片提示存在长骨骨皮质增厚、骨髓腔狭窄，符合Kenny-Caffey综合征特点，故临床上高度提示Kenny-Caffey综合征1型或2型可能。

根据上述分析，针对上面几种疑诊的病因进行了基因检测。*TBCE*基因未检测到突变。*FAM111A*基因存在纯合突变，Exon 6 c.1462A＞T（rs199632362），检索美国国家生物技术信息中心SNP数据库，此突变应为非致病性突变。通过MLPA，检测发现*TBX1*基因存在杂合缺失，提示22q11.2染色体片段杂合缺失，故本例患者DiGeorge综合征（22q11.2缺失综合征）诊断明确。

但此患者存在的长骨骨皮质增厚、骨髓腔狭窄这些骨硬化表现该怎么解释呢？通过检索文献发现，既往曾有1例报道明确22q11.2缺失的DiGeorge综合征患者存在长骨骨皮质增厚及骨髓腔狭窄表现。结合本例病例，提示骨硬化可能为DiGeorge综合征的少见表现。

本例患者存在严重的多发对称性关节疼痛、活动受限，又该如何解释呢？DiGeorge综合征因免疫紊乱可出现类风湿性关节炎等自身免疫性疾病，此患者入院后查类风湿关节炎相关自身免疫指标均为阴性；更重要的是，此例患者在经过补充钙剂、维生素D治疗，纠正低钙血症后，复查hsCRP、ESR等炎症指标下降，多关节疼痛、活动受限症状逐渐缓解消失，提示上述症状的原因可能与低钙血症相关。既往也有一些类似报道，致低钙血症、高钙血症的钙代谢异常疾病可出现类似强直性脊柱炎、类风湿性关节炎等相关症状。

另外，研究显示，低钙血症未纠正的甲旁减患者，其妊娠后自然流产的风险明显增加。本例患者孕12周自然流产，考虑与其当时尚未被发现的低钙血症相关。

综上所述，此患者DiGeorge综合征（22q11.2缺失综合征）诊断明确，其多种临床表现均可用DiGeorge综合征和低钙血症来解释。

三、临床查房

1. 低钙血症病因的鉴别诊断思路是怎样的？

对于低钙血症患者，可参考流程图进行病因鉴别诊断（图19-3）。

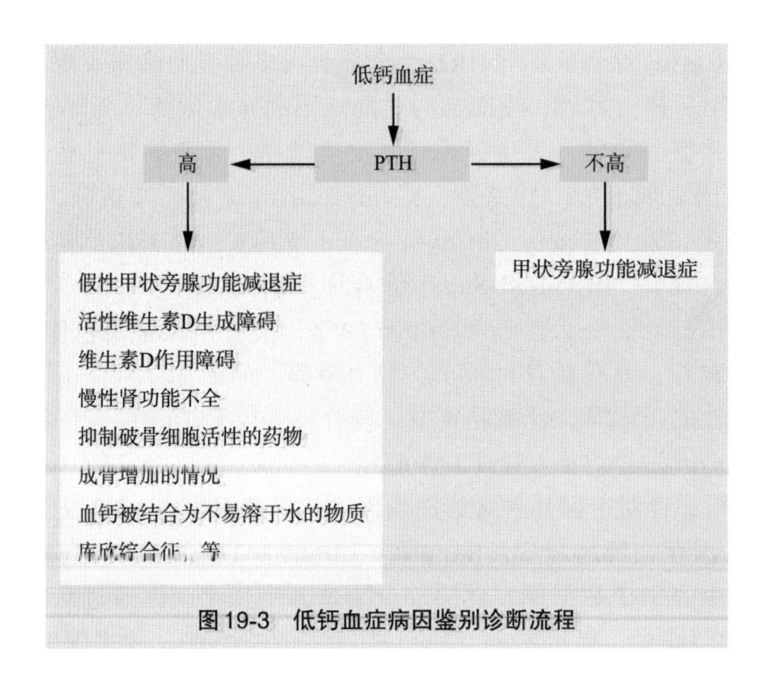

图19-3　低钙血症病因鉴别诊断流程

2. 什么是甲旁减？

甲旁减是因循环中PTH不足导致钙磷代谢异常，以低血钙、高血磷为特点，临床常表现为肢端或口周麻木、感觉异常、手足搐搦，甚至出现癫痫发作、意识障碍、支气管痉挛、喉痉挛、心律失常、充血性心力衰竭等严重症状，并可合并颅内钙化、低钙性白内障等并发症。

3. 当患者存在低钙血症时，其PTH水平未低于参考值下限、仍在正常范围内，也是甲旁减吗？

PTH是人体内维持血钙稳态的最重要激素，低钙血症会强烈刺激PTH的分泌，对于甲状旁腺功能正常的人，当校正后血清总钙值≤1.88mmol/L时，其血PTH水平应增加5～10倍。故当患者存在低钙血症时（需经血浆白蛋白校正），若其血PTH水平仍在所谓的“正常范围”内，符合甲旁减的诊断。

4. 甲旁减患者出现低钙血症、高磷血症的病理生理机制是什么?

当PTH不足时，会出现下列这些病理生理改变，共同导致了低钙血症、高磷血症：①破骨细胞功能减弱，骨钙释放入血减少；②1α羟化酶水平下降，导致1,25(OH)$_2$D生成减少，从而使肠道的钙吸收入血减少；③肾小管对钙的重吸收减少；④肾近曲小管磷重吸收增加，尿磷排出减少。

5. 束臂加压试验怎么做?

首先测量受试者血压，然后将血压计袖带的压力打到收缩压之上20mmHg，维持该压力3～5分钟以阻断动脉血流，若出现该侧手的搐搦（典型表现为腕关节及掌指关节屈曲、指间关节伸展、大拇指内收，即所谓“助产士手”），即为束臂加压试验阳性。束臂加压试验阳性可见于低钙血症、代谢性或呼吸性碱中毒、低镁血症等，少部分正常人也可出现阳性。

6. 面神经叩击征怎么查?

嘱受试者放松面部肌肉，用叩诊锤或手指叩击：①耳垂前方；②颧骨与该侧嘴角连线的约中外1/3分界处。若出现该侧面肌痉挛，即为面神经叩击征阳性。轻者仅表现为叩击侧嘴角的抽动，重者可表现为叩击侧所有面部肌肉的痉挛。

7. 怎么计算校正血总钙浓度?

血钙中大约有50%的钙以与白蛋白结合的形式存在，血白蛋白浓度的升高或降低会影响血总钙浓度，但单纯血白蛋白浓度的改变并不影响实际发挥作用的游离钙浓度，因此血总钙浓度需要经过校正以去除白蛋白浓度变化造成的影响。

常用的校正公式为：校正血总钙浓度（mmol/L）＝实测血总钙浓度（mmol/L）＋0.02×（40−实测血白蛋白浓度）。血白蛋白浓度单位为g/L。

8. 甲旁减的病因有哪些?

甲旁减的病因可分为先天性（遗传性）甲旁减和获得性甲旁减两大类。主要病因如下：

（1）甲状旁腺发育不全：多为染色体异常或基因突变所致，如DiGeorge综合征、*GATA3*基因突变、*TBCE*基因突变等。

（2）先天PTH合成或分泌障碍：前甲状旁腺素原基因突变。

（3）钙敏感受体激活性突变：PTH分泌受抑制，常染色体显性遗传，少数为散发性。

（4）线粒体病：线粒体基因缺陷。

（5）APS-1：*AIRE*基因突变。

（6）自身免疫性甲状旁腺炎：孤立性甲状旁腺损伤、CaSR激活性自身抗体。

（7）甲状旁腺浸润性病变：过量金属沉积（如血色病、Wilson病）、恶性肿瘤浸润、肉芽肿浸润。

（8）低镁或高镁血症致PTH合成及释放减少。

（9）颈部手术致甲状旁腺受损。

（10）放射损伤。

9. 什么样的患者需要考虑先天性（遗传性）甲旁减？

成年前起病的甲旁减需要考虑先天性（遗传性）甲旁减可能。但即使是成年后发病的甲旁减患者，若存在异常外貌体征、身材矮小、智力障碍或其他单纯用甲旁减不易解释的症状和体征，也需警惕先天性（遗传性）甲旁减可能。而异常体征、症状的发现则依赖于认真仔细的询问病史和查体。

10. 本例患者疑诊的Sanjad-Sakati综合征、Kenny-Caffey综合征1型、Kenny-Caffey综合征2型的临床特点和差异有哪些？

Sanjad-Sakati综合征、Kenny-Caffey综合征1型、Kenny-Caffey综合征2型各自的临床特点和主要鉴别点见表19-1。

表19-1 Sanjad-Sakati综合征、Kenny-Caffey综合征1型与2型的临床特点及比较

临床特点	Sanjad-Sakati综合征	Kenny-Caffey综合征1型	Kenny-Caffey综合征2型
遗传方式	常染色体隐性	常染色体隐性	常染色体显性
致病基因	*TBCE*	*TBCE*	*FAM111A*
流行病学	几乎均来自中东地区 沙特1∶100 000～1∶40 000活婴	几乎均来自中东地区	报道＜60例
颅面部	小头畸形 小颌畸形 眼窝深 薄上唇 外耳异常 长人中 鼻梁塌陷	小头畸形 宽面颊 眼距宽 薄上唇 外耳异常 鼻梁塌陷	巨头畸形 前囟闭合延迟 眼距宽 小眼球 角膜和视网膜钙化 先天性白内障
骨骼	骨龄落后 局部骨硬化 手足小	骨龄落后 颅骨骨化不良 颅骨骨硬化 长骨骨皮质增厚 长骨骨髓腔狭窄 手足小	骨硬化 长骨骨皮质增厚 长骨骨髓腔狭窄 手足小
身高	矮小	矮小	矮小
智力	智力障碍（轻-中度）	多数智力障碍	多数智力正常
其他	低出生体重 小阴茎、隐睾	低出生体重	低出生体重
生化异常	甲旁减	甲旁减	甲旁减 可有低磷血症 T细胞免疫缺陷

11. 可以通过Sanger测序技术或二代测序技术检测*TBX1*基因突变来诊断DiGeorge综合征吗?

绝大多数DiGeorge综合征是因22q11.2染色体片段杂合缺失，从而导致包括*TBX1*基因在内的众多基因杂合缺失，进而致病，故又称22q11.2缺失综合征。只有个例报道的DiGeorge综合征是由*TBX1*基因本身突变所致。Sanger测序不能检测出染色体大片段缺失或基因拷贝数变异，二代测序技术对基因拷贝数变异也不敏感，因此Sanger测序技术和二代测序技术都不适用于DiGeorge综合征的诊断，需要通过MLPA等可以检测基因拷贝数变异的技术来诊断DiGeorge综合征。

12. 甲旁减患者同时存在关节疼痛或腰背痛伴关节活动受限，需要考虑哪些原因?

当时甲旁减患者同时存在多关节痛、关节活动受累、腰背痛等风湿性疾病相关症状时，需要考虑下列可能：

（1）自身免疫性甲状旁腺炎是成人甲旁减的常见原因。自身免疫性甲状旁腺炎患者可合并存在其他自身免疫性疾病。若甲旁减患者同时存在关节疼痛、活动受限等症状，需警惕合并其他自身免疫性疾病的可能。

（2）某些甲旁减的病因，如APS-1、DiGeorge综合征等，其临床表现即可包含自身免疫性疾病。

（3）低钙血症或高钙血症等钙代谢异常患者可出现腰背疼痛、关节疼痛、脊柱或关节活动受限等类似风湿性疾病相关的症状，并可伴有炎症指标的升高，文献中有误诊为类风湿关节炎、强直性脊柱炎的报道。此类患者在纠正血钙异常后，上述症状可缓解。

13. 甲旁减的急性低钙症状怎么治疗?

当患者出现手足搐搦、喉痉挛、癫痫样发作等急性低钙症状时，需给予静脉注射或滴注钙剂治疗。首先可静脉缓慢注射10%葡萄糖酸钙或氯化钙10～20ml，症状通常可立即缓解，必要时可重复上述步骤。若急性低钙症状反复发作难以缓解，可给予10%葡萄糖酸钙100ml（含元素钙930mg）稀释于0.9% NS或GS 500～1000ml静脉滴注，速度0.5～1.5mg/(kg·h)[不超过元素钙4mg/(kg·h)为宜]。密切监测血钙水平，使之维持在＞2.00mmol/L即可，避免发生高钙血症，以免出现致死性心律失常。必要时可给予地西泮或苯妥英钠肌内注射，以迅速控制搐搦、终止癫痫样发作。在控制急性症状的同时，需考虑开始启动甲旁减的长期治疗或调整长期治疗方案。

14. 甲旁减的长期治疗是什么?

甲旁减的长期治疗包括口服钙剂、活性维生素D或其类似物，补充普通维生素D纠正维生素D缺乏，纠正低镁血症。PTH 1～84已在美国及欧洲批准用于传统治疗无效的成人甲旁减，在我国尚未上市。长期治疗期间需监测患者低钙症状的缓解情况，维持空腹血钙在正常低限或略低于正常低限，维持血磷正常或略高于正常上限，尽可能避免或减少高尿钙的发生。对于存在高尿钙的患者，需嘱其低钠饮食，必要时可加用氢氯噻嗪帮助减少尿钙排泄，并注意预防低钾血症。具体治疗措施请参阅2018年中国《甲状旁腺功能减退症临床诊疗指南》。

15. 甲旁减患者在长期治疗过程中出现高尿钙该怎么办?

尿钙量与机体钙和钠的摄入量呈正相关。当甲旁减患者在治疗过程中出现高尿钙时，若此时患者补钙剂量较大，可尝试减少补钙量，并相应增加活性维生素D的剂量以维持血钙水平，而活性维生素D可增加肾小管对钙的重吸收，相较于钙剂其增加尿钙的作用相对较小。若上述措施效果不佳，可加用噻嗪类利尿剂，以增加肾远曲小管对钙的重吸收、减少尿钙排出、提升血钙，通常剂量为每日25～100mg，分2次服用，用药过程中需警惕低钾血症、低镁血症、低钠血症；有研究显示联用阿米洛利可能可以进一步降低尿钙排出，并减少尿钾、尿镁的丢失。

16. 甲旁减患者在长期治疗过程中若高磷血症控制不佳该怎么办?

降低甲旁减患者血磷的方法有：①增加钙剂的量，并与餐同服，以结合食物中的磷，减少肠道磷的吸收；②减少骨化三醇或其类似物，因骨化三醇可增加肠道磷的吸收并增加肾对磷的重吸收。但上述措施存在增加尿钙排出的风险，需密切监测24小时尿钙。若患者经上述措施治疗后，仍存在严重的高磷血症（如＞2mmol/L），需给予低磷饮食，并可考虑加用其他不含钙的磷结合剂（如碳酸镧等）。

四、推荐阅读

[1] 中华医学会骨质疏松和骨矿盐疾病分会，中华医学会内分泌分会代谢性骨病学组. 甲状旁腺功能减退症临床诊疗指南[J]. 中华骨质疏松和骨矿盐疾病杂志，2018，11(4)：323-337.

[2] BILEZIKIAN JP. Hypoparathyroidism[J]. J Clin Endocrinol Metab，2020，105(6)：1722-1736.

[3] SULLIVAN KE. Chromosome 22q11. 2 deletion syndrome and DiGeorge syndrome[J]. Immunol Rev，2019，287(1)：186-201.

[4] McDONALD-McGINN DM，SULLIVAN KE，MARINO B，et al. 22q11. 2 deletion syndrome[J]. Nat Rev Dis Primers，2015，1：15071.

[5] ALBARAMKI J，AKL K，AL-MUHTASEB A，et al. Sanjad Sakati syndrome：a case series from Jordan[J]. East Mediterr Health J，2012，18(5)：527-531.

[6] BILGE ŞY，KORKMAZ C. Calcium metabolism disorders simulating rheumatologic diseases[J]. Rheumatol Int，2012，32(6)：1503-1505.

[7] 刘巍，王鸥，王亚冰，等. 第519例 身材矮小-低钙血症-耳廓小-骨皮质增厚-多关节痛[J]. 中华医学杂志，2020，100(38)：3018-3021.

（刘　巍　王　鸥）

病例20 进行性肢体疼痛、无力

一、病历摘要

患者，女性，45岁。因“进行性肢体疼痛伴无力2年”入院。

（一）现病史

患者2年前无明显诱因出现右侧髋部持续性疼痛，NRS 2分，未诊治，疼痛程度逐渐加重，需每日口服2～3次非甾体类抗炎药物镇痛，疼痛范围逐渐进展至四肢大关节，伴进行性加重的肢体无力，下肢近端肌无力为著，近1年站立、行走及翻身困难，需杵杖行走，伴身高下降约4cm。外院曾考虑“骨质疏松症”，给予钙片及骨化三醇治疗无效（具体不详）。

1个月前于北京协和医院门诊筛查血磷0.54mmol/L，24小时尿磷10.80mmol/L；血钙2.34mmol/L，24小时尿钙3.24mmol；PTH 20.9ng/L（参考范围12.0～68.0ng/L），25(OH)D 24.75nmol/L［9.9ng/ml（参考范围8.0～50.0ng/ml）］，血清ALP 401U/L（参考范围35～100U/L），血清β-CTX 0.71ng/ml（参考范围0.21～0.44ng/ml），血清P1NP 161.7ng/ml（参考范围15.1～58.6ng/ml）；血钾3.1mmol/L，24小时尿钾42.8mmol；血肌酐110μmol/L［eGFR 52.37ml/(min·1.73m^2)］，尿素2.79mmol/L；肝功、血钠、血镁正常；骨骼X线片：颅骨、双手及腕关节、骨盆、双髋关节和胸腰椎骨质疏松，胸12椎体压缩性骨折，符合骨软化症。考虑低血磷性骨软化症可能，为进一步诊治收入我院。患者病程中，否认泻药、利尿剂、胰岛素、糖皮质激素、棉籽油、两性霉素B及阿德福韦酯应用史，否认跌倒、骨折及骨骼畸形，否认血尿及尿中排石，否认口干、多饮、多尿及夜尿增多，否认口眼干、猖獗齿、发热、皮疹、关节肿胀及晨僵。患者自起病以来，因疼痛影响睡眠，每日排黄色成形软便1次，夜尿0～1次，体重无明显变化。

（二）既往史

既往体健，否认高血压、糖尿病、肝炎等慢性病史。

（三）月经、婚育史

月经规律，已婚，育有一子，爱人及儿子体健。

（四）家族史

否认家族中类似疾病史，否认家族遗传病史和肿瘤病史。

（五）体格检查

身高160cm，体重55kg，腰围90cm，BP 126/89mmHg，HR 66次/分；体型正常，轮椅入室，站立、行走和翻身等活动受限；皮肤温暖不潮；甲状腺未及肿大和结节；心、肺、腹查体无殊；齿列齐，未见牙齿缺失；胸骨和肋骨压痛（+），胸廓挤压痛（+），四肢及胸腰椎棘突压痛（-）；肋髂距三横指；脊柱和四肢无畸形，关节无红肿和压痛，关节活动正常；四肢肌张力正常，上肢近端肌力4级，上肢远端肌力5级，下肢近端肌力3级，下肢远端肌力4级，四肢肌肉无触痛；皮肤浅感觉对称无减退；乳房V期，阴毛V期。

（六）辅助检查

［**低血磷性骨软化症相关筛查**］包括磷廓清试验示肾磷阈0.3mmol/L，中性磷负荷试验示肠磷吸收减少和尿磷排泄增多（表20-1）；骨扫描：全身骨骼异常所见，伴多发骨折或假骨折，符合骨软化症；生长抑素平扫及断层显像：未见明确生长抑素受体高表达病灶。

表20-1　中性磷负荷试验

时间（小时）	血磷（mmol/L）
0	0.38
0.5	0.44
1	0.53
1.5	0.72
2.5	0.65
3.5	0.61

注：3.5小时尿磷浓度，24.0mmol/L。

［**常规检查**］血气分析筛查：pH 7.32，二氧化碳分压35mmHg，氧分压99mmHg，碳酸氢根浓度17.3mmol/L，碱剩余-7.7mmol/L；血糖4.3mmol/L，血尿酸43μmol/L；尿常规：pH 7.0，白蛋白0.3g/L，葡萄糖≥55mmol/L（同步血糖4.3mmol/L），其余指标为阴性；尿氨基酸强阳性；24小时尿蛋白2.23g；尿蛋白圆盘电泳：U-Pro 1962mg/L，G-P 37.9%，T-P 62.1%；血β_2微球蛋白4.1mg/L（参考范围0.7～1.8mg/L），尿β_2微球蛋白 138.000mg/L（参考范围0～0.227mg/L）；尿N-乙酰β-D氨基葡萄糖苷酶/尿

肌酐（UAG/Cr）2.84U/mmol（Cr 0～1.10mmol）。

［**病因筛查**］考虑Fanconi综合征可能性大，进一步完善病因筛查，包括：超敏C反应蛋白0.59mg/L，血沉8mm/h，IgG 15.32g/L（参考范围7.00～17.00g/L），IgA 2.45g/L（参考范围0.70～4.00g/L），IgM 0.87g/L（参考范围0.40～2.30g/L），补体C3 0.969g/L（参考范围0.730～1.460g/L），C4 0.155g/L（参考范围0.100～0.400g/L），类风湿因子、抗核抗体谱和抗ENA抗体谱（－）。血常规正常（Hb 125g/L），血清蛋白电泳和血清免疫固定电泳（－）；血游离轻链（sFLC）-κ 602.5mg/L（参考范围3.3～19.6mg/L），sFLC-λ 18.7mg/L（参考范围5.7～26.3mg/L），sFLC-κ/λ 32.219（参考范围0.26～1.65）；尿游离轻链：κ 53.90mg/dl（参考范围0～5.10mg/dl），λ 5.08mg/dl（参考范围0～5.00mg/dl），24小时尿κ 1294mg，24小时尿λ 122mg；尿免疫固定电泳：F-κ（＋），F-λ（－），M蛋白（－）；血涂片（－）；骨髓涂片：浆细胞2%；骨髓活检：造血组织与脂肪组织比例大致正常，造血组织中粒红系比例大致正常，巨核细胞可见，未见明确聚集成灶的浆样细胞；免疫组化：AE1/AE3（－），CD68（散在＋），Ki-67 60%，MPO（局灶＋），Kappa（－），Lambda（－），CD123（－），CD138（－），CD146（小灶＋），CD163（部分＋），CD20（个别＋），CD3（－），CD38（－），CD61（散在＋）；特染结果：醇化刚果红（－），刚果红（－），高锰酸钾化刚果红（－）；PET-CT：未见明确代谢异常增高病灶。患者拒绝行肾穿。

（七）诊断

M蛋白相关Fanconi综合征，低血磷性骨软化症，低钾血症，慢性肾功能不全（CKD 3期），维生素D缺乏。

（八）治疗和随诊

血液内科会诊后，予BCD方案治疗，具体为：硼替佐米2.3mg皮下注射，第1日、第8日、第15日和第22日；环磷酰胺400mg口服，第1日、第8日和第15日；地塞米松40mg口服，第1日、第8日、第15日和第22日。同时，给予枸橼酸合剂（枸橼酸140g＋枸橼酸钠98g＋枸橼酸钾96g，加蒸馏水至1000ml）30ml每日3次口服和碳酸氢钠片1g每日3次口服，纠正酸中毒和低钾血症；中性磷合剂（磷酸氢二钠73.1g＋磷酸氢二钾6.4g，加蒸馏水至1000ml）30ml每日4次口服，纠正低磷血症；普通维生素D_3 1000U每日1次口服，纠正维生素D缺乏。患者骨痛和无力逐渐缓解，活动受限逐渐减轻，治疗后半年已可自行下地行走。复查血气：pH 7.41，碳酸氢根浓度23.7mmol/L，碱剩余2.1mmol/L；血钾4.2mmol/L，血磷1.17mmol/L，血钙2.26mmol/L，血尿酸91μmol/L，血肌酐89μmol/L，25（OH）D 62.5nmol/L（25.0ng/ml）；2个月后复查血sFLC-κ 8.6mg/L，sFLC-λ 8.5mg/L，sFLC-κ/λ 1.008；尿免疫固定电泳3项，F-κ（－），F-λ（－），M蛋白（－）。

二、病例分析

患者为中年女性，慢性进行性病程，临床以逐渐加重的肢体疼痛及无力为主要表现，伴身高变矮和明显活动受限，查体示多发骨骼压痛、肋髂距缩短和四肢肌力下降，辅助检查示严重低磷血症伴肾磷阈下降、尿磷排泄增加和肠道磷吸收下降，骨转换指标水平升高、全身骨质疏松伴多发骨折及假骨折，故考虑肾性失磷所致低血磷性骨软化症诊断明确。病因方面，可分为遗传性和获得性两大类。患者成年起病，无相关家族遗传疾病史，应首先考虑获得性因素。成人获得性肾性失磷的常见原因包括：利尿剂应用、维生素D缺乏或抵抗、甲状旁腺功能亢进症、肿瘤性骨软化症（TIO）和Fanconi综合征。患者虽然同时有低钾血症和低磷血症，但低磷程度明显重于低钾，无明确低血容量表现，否认利尿剂应用史，不支持利尿剂应用所致肾性失磷。患者虽然有维生素D缺乏，但低血磷程度较重，血钙不低，活性维生素D治疗无效，维生素D缺乏所致可能性较小。患者于门诊筛查血钙和血清PTH水平正常，不支持甲状旁腺功能亢进症。TIO是成人获得性低血磷性骨软化症最常见的原因，也是门诊收治患者入院首先考虑的病因。TIO常表达生长抑素受体2和受体5，故生长抑素受体显像是其主要筛查手段。但患者生长抑素受体显像阴性，且后续筛查的PET/CT也未见其他可疑肿瘤性病变，TIO证据不足。入院后筛查发现患者同时具有近端肾小管酸中毒、低尿酸血症、尿氨基酸强阳性、血糖正常性尿糖、尿蛋白水平升高和尿磷排泄增加，以及尿β_2微球蛋白和UAG/Cr水平升高等近端肾小管功能指标异常，支持完全性Fanconi综合征的诊断。

低血磷性骨软化症是Fanconi综合征的常见表现之一。近端肾小管磷酸根重吸收功能障碍，肾丢失磷增加，导致低磷血症，从而可引起骨软化症。此外，近端肾小管碳酸氢根重吸收障碍，肾丢失碳酸氢根，导致慢性代谢性酸中毒。慢性酸中毒会引起钙磷从骨骼中释放，从而可加重骨软化症。Fanconi综合征的病因也可分为遗传性和获得性两大类。同样地，针对该患者应首先考虑获得性因素。获得性Fanconi综合征的常见病因包括药物，如阿德福韦酯、氨基糖苷类抗生素和过期四环素等；重金属，如镉、汞和铅等；有机物，如甲苯；甲状旁腺功能亢进症；自身免疫性疾病，如干燥综合征。该患者无相关药物、重金属和有机物接触史，门诊筛查血钙和血清PTH水平正常，无口眼干、猖獗齿等常见干燥综合征表现，入院后筛查炎症指标、补体及自身抗体谱均正常，无明确上述病因导致Fanconi综合征的证据。

此外，浆细胞病也是导致成人获得性Fanconi综合征的常见病因之一，由异常克隆性扩增的浆细胞分泌一种单克隆免疫球蛋白（又称M蛋白或副蛋白）损伤近端肾小管所致。一个完整的免疫球蛋白包括两条同类的多肽重链（包括IgA、IgM、IgG、IgD和IgE）和两条同型的轻链（κ和λ）。M蛋白可以是完整的免疫球蛋白（即同时含有重链和轻链），也可以仅包含轻链。浆细胞病包括多发性骨髓瘤（multiple myeloma,

MM）、华氏巨球蛋白血症（Waldenström macroglobulinemia，WM）、意义未明的单克隆高球蛋白血症（monoclonal gammopathy of undetermined significance，MGUS）、原发性系统性淀粉样变性（amyloidosis，AL）、轻链沉积症（light chain deposition disease，LCDD）以及少见浆细胞病。其中，少见浆细胞病包括单克隆丙种球蛋白（M蛋白）相关Fanconi综合征，该病可独立存在或继发于上述其他浆细胞病，临床多进展缓慢，主要表现Fanconi综合征和轻度肾功能损害，可继发低血磷性骨软化症，几乎均为κ型游离轻链升高，肾脏病理示小管间质损害、无肾小球受累，以及近端肾小管细胞细胞质中可见κ型游离轻链结晶。

患者血尿游离轻链检查均提示游离轻链κ显著升高，骨髓涂片示浆细胞比例轻度升高，无淋巴瘤、慢性淋巴细胞性白血病和自身免疫病等可能导致血M蛋白升高的其他病因，支持浆细胞病诊断。患者慢性病程，进展较慢，存在明确肾脏受累，突出表现为Fanconi综合征伴轻度肾功能不全，无高钙血症、贫血、心力衰竭、镜下血尿、发热、盗汗和淋巴结肿大，免疫球蛋白升高以IgG为主，骨髓浆细胞比例小于10%，影像学未见溶骨性改变，骨髓活检无淀粉样证据，虽然无肾穿活检病理进一步鉴别，但从上述临床特征推断，MM、WM、MGUS、AL及LCDD诊断依据不足，M蛋白相关Fanconi综合征诊断基本明确。

获得性Fanconi综合征相关低血磷性骨软化症的治疗应包括原发病治疗、代谢性酸中毒纠正以及骨病治疗。因患者丢失较多碳酸氢钠，纠酸可予较大剂量碳酸氢钠，如8～12g，分次口服。因补充碳酸氢钠增加尿中碳酸氢钠排出的同时会增加尿钾丢失，应同时口服或静脉补充钾盐，一般给予10%枸橼酸钾每次20～30ml，每日3次。或者，可给予枸橼酸复合制剂同时纠酸和补钾。低血磷性骨软化症的治疗，以口服中性磷合剂为主，一般每次20～30ml，每日4～5次，同时口服维生素D_3制剂或活性维生素D，以避免继发性甲状旁腺功能亢进症的发生而加重尿磷酸盐的丢失。本例患者经抗浆细胞病治疗、纠酸、补磷和补钾治疗后，骨病症状、酸中毒、低血钾及低血磷均已缓解，肾功能不全减轻。但是，今后仍需定期随访监测，以决定药物剂量调整甚至停用时机，警惕继发性甲状旁腺功能亢进症等治疗相关并发症发生，警惕浆细胞病进展和肾功能恶化。

三、临床查房

1. 什么是Fanconi综合征？

Fanconi综合征在1931年由Fanconi首先报道，又称复合肾小管转运缺陷症，是近端肾小管对多种物质吸收障碍引起的一组临床综合征，主要表现为尿中丢失过多的葡萄糖、氨基酸、磷酸盐、碳酸氢盐和尿酸等；临床以肾性糖尿、氨基酸尿、磷酸盐尿及近端肾小管性酸中毒为特征，常伴低钾血症等电解质紊乱、佝偻病/骨软化症和生长发育迟缓等。

2. Fanconi综合征的常见病因有哪些？

可分为遗传性与获得性两大类。

（1）遗传性Fanconi综合征：儿童多见，多数为常染色体隐性遗传，包括两类。①原发性Fanconi综合征，多与调节近端肾小管重吸收功能的相关基因突变有关，目前报道的有近端肾小管上钠磷共转运通道（*NaPi-II*）基因错义突变、*EHHADH*基因突变和*HNF4A*基因R76W突变；②继发性于其他遗传性系统疾病，如胱氨酸贮积症、半乳血糖症、遗传性果糖不耐受、糖原贮积症、Wilson病、Dent病和Lowe综合征等。

（2）获得性Fanconi综合征：成人多见。此类原因引起的Fanconi综合征比与遗传相关的Fanconi综合征更为多见，常见于系统性免疫疾病（尤其是原发性干燥综合征）、血液系统疾病（多发性骨髓瘤、淀粉样变和轻链沉积病等）、马兜铃酸肾病、肾移植排斥反应、重金属中毒（如铅、镉和汞）、药物（过期四环素、庆大霉素、链脲霉素、巯嘌呤、顺铂、异环磷酰胺、丙戊酸钠和地拉罗司等）和有机物中毒（如甲苯）。

3. Fanconi综合征常见的临床表现有哪些？

除原发疾病和遗传综合征相关表现外，Fanconi综合征因广泛近端肾小管重吸收功能障碍，导致多种物质经肾丢失，出现肾性糖尿、氨基酸尿、磷酸盐尿和蛋白尿，以及尿中碳酸氢盐、尿酸、钠和钾排泄增多等，进而引起一系列酸碱、电解质和代谢异常。

肾性糖尿和氨基酸尿是Fanconi综合征的核心特征之一，但较少引起临床症状，如有症状，常表现为体重减轻和低血糖。磷酸盐尿也是Fanconi综合征的核心特征之一，长期尿中磷酸盐排泄增多可引起低磷血症，进而导致佝偻病/骨软化症。临床上将同时具备肾性糖尿、氨基酸尿和磷酸盐尿三项异常者称为完全性Fanconi综合征，而将只具备其中1～2项者称为不完全性Fanconi综合征。Fanconi综合征中近端肾小管碳酸氢盐重吸收障碍，可损失近30%的肾小球滤过的碳酸氢盐，导致高氯性代谢性酸中毒，严重酸中毒可加重骨病和儿童生长障碍，检验示血清碳酸氢根浓度多维持于12～18mmol/L。Fanconi综合征中尿钠和尿钾排泄增多较为常见，与碳酸氢根重吸收障碍相关，有时可引起严重的临床表现，比如尿钾排泄增多引起严重低钾血症时可出现低钾性麻痹、肌无力、肠梗阻及心律失常等；肾浓缩功能受损，尿钠排泄增多时，儿童可出现多尿、烦渴和血容量不足表现。Fanconi综合征患儿常有生长迟缓，可能与低磷血症、持续性酸中毒、慢性低钾血症、佝偻病及血容量不足等多种因素相关。

4. 如何诊断Fanconi综合征？

氨基酸尿、正常血糖性糖尿和磷酸盐尿为基本诊断条件，结合近端肾小管酸中毒、血尿酸降低、低钾血症、低磷血症、佝偻病/骨软化症、生长迟缓和多尿等临床表现可确立诊断。此外，Fanconi综合征的病因众多，病因的筛查也有助于进一步诊治。

5. 什么是Fanconi骨病（Fanconi bone disease，FBD）？其发病机制如何？

Fanconi综合征有十多种类型，FBD是指近端肾小管多发性重吸收障碍所致肾性佝偻病/骨软化症中的一种临床类型，可表现为骨痛、骨折、骨骼畸形和生长障碍等。

近端肾小管磷酸根重吸收功能障碍，肾丢失磷增加，出现低磷血症，长期磷缺乏可导致骨矿化异常，从而导致佝偻病/骨软化症。此外，近端肾小管碳酸氢根重吸收障碍，肾丢失碳酸氢根，导致慢性代谢性酸中毒。慢性酸中毒会引起钙磷从骨骼中释放，从而可加重骨病。患者常有不恰当低下或正常的骨化三醇，导致肠道和肾脏重吸收磷减少，进一步加重低磷血症。

6. 如何诊断FBD？

在确诊Fanconi综合征的基础上，进行佝偻病/骨软化症的相关评估，具体包括：①临床表现，骨痛、骨折和骨骼畸形等；②测定血钙、血磷、24小时尿钙、24小时尿磷、骨转换指标（β-CTX、P1NP、ALP等）、25(OH)D和PTH；③行磷廓清试验和中性磷负荷试验评估尿磷丢失和肠磷吸收；④双能X线测定（DXA）评估骨密度；⑤骨骼X线片，示骨质疏松、骨骼发育异常、骨骼畸形、骨折及假骨折等。

7. 如何治疗Fanconi综合征？

获得性病因者应首先针对病因治疗，同时应治疗不同的代谢并发症，具体如下。

（1）代谢性酸中毒：因患者丢失较多碳酸氢钠，故以补充碳酸氢钠或枸橼酸钠为宜，可每日予碳酸氢钠8～12g，分次口服。儿童患者应及早补碱治疗，即便不能完全纠正酸中毒，也可促进患儿生长发育。

（2）低钾血症：Fanconi综合征常存在低钾血症，碳酸氢盐的补充会进一步增加尿钾丢失，因此应同时口服或静脉补充钾盐，一般给予10%枸橼酸钾每次20～30ml，每日3次。

（3）低血磷性佝偻病/骨软化症：患者应增加日晒、增加奶制品摄入，活动小心，警惕跌倒骨折。合并维生素D不足或缺乏者，应给予维生素D制剂补充。给予中性磷合剂20～30ml，每日4～5次补充以纠正低磷血症。中性磷合剂的配法，磷酸氢二钠73.1g＋磷酸氢二钾6.4g，加蒸馏水至1000ml。

（4）肾功能不全者：慢性肾病非透析治疗，必要时给予透析治疗。

8. 什么是M蛋白相关Fanconi综合征？

M蛋白相关Fanconi综合征是浆细胞病中的少见类型，可独立存在或继发于其他常见浆细胞病，如MM、WM和AL等。该病临床多进展缓慢，主要表现Fanconi综合征和轻度肾功能损害，同样可继发低血磷性佝偻病/骨软化症。M蛋白相关实验室检查几乎均为游离轻链κ升高，只有极个别的游离轻链λ相关病例报道。这种差异的机制尚不清楚，可能跟与两种轻链不同的生物化学特性相关。骨髓涂片和活检示浆细胞比例正常或轻度升高（不足10%）。组织病理刚果红染色阴性。通过肾脏病理确诊，可见小管间质损害、无肾小球受累和近端肾小管细胞细胞质中可见κ型游离轻链结晶。

9. 什么是肾小管酸中毒（renal tubular acidosis，RTA），分为哪些类型？

RTA是由于肾小管泌酸功能障碍和/或碳酸氢根重吸收障碍所引起的具有高氯性代谢性酸中毒的一组临床综合征。一般按肾小管功能障碍部位不同，分为4型：远端肾小管酸中毒（dRTA，亦称为Ⅰ型RTA），近端肾小管酸中毒（pRTA，亦称为Ⅱ型

RTA），混合型肾小管酸中毒（Ⅲ型RTA），高钾血症型肾小管酸中毒（Ⅳ型RTA）。

10. 什么是Ⅰ型RTA？

Ⅰ型RTA的主要缺陷是远端肾小管酸化功能障碍，临床特征为低钾血症、代谢性酸中毒、肾钙质沉着、尿路结石和佝偻病/骨软化。病因可分为遗传性和获得性。

遗传性在儿童中最为常见，已报道的致病基因突变有：①*SLC4A1*（*AE1*）基因，肾小管基底侧膜的氯离子-碳酸氢根交换器基因，最常见为常染色体显性遗传。亦可为常染色体隐性遗传，伴溶血性贫血；②*ATP6V0A4*和*ATP6V1B1*基因，肾小管顶端膜的H-ATP酶，常染色体隐性遗传，常伴感音神经性听力障碍。

成人远端RTA多为获得性病因，最常见为自身免疫性疾病（如干燥综合征、类风湿关节炎和系统性红斑狼疮等）、高钙尿症（在一些家系中为主要缺陷）和药物（两性霉素B、异环磷酰胺和非甾体类抗炎药等）。

11. 什么是Ⅱ型RTA？

Ⅱ型RTA主要是由于近曲肾小管回吸收HCO_3^-有障碍，过多丢失HCO_3^-所引起。近端RTA可表现为单纯性近端小管HCO_3^-重吸收障碍，或伴有其他溶质（如磷酸盐、葡萄糖、尿酸和氨基酸）重吸收障碍的广泛近端肾小管重吸收功能障碍，后者称为Fanconi综合征。近端RTA以代谢性酸中毒、低钾血症、生长发育迟缓和佝偻病/骨软化症为特征。与远端RTA不同，近端RTA患者多饮和多尿较明显，婴幼儿常伴有明显的营养不良和生长发育障碍。

导致近端RTA的病因与Fanconi综合征类似。儿童近端RTA最常见的原因为特发性RTA、异环磷酰胺治疗和胱氨酸病。虽然大多数儿童会出现Fanconi综合征，一些儿童为单纯性近端RTA。跨膜转运蛋白负责近端小管酸化，因此指导这类蛋白合成的基因出现遗传缺陷能引起单纯性近端RTA。*SLC4A4*基因指导基底侧膜碳酸氢钠转运蛋白（NBCe1）的合成，其发生突变会导致常染色体隐性遗传性近端RTA，并伴有身材矮小和眼异常。成人近端RTA也可能由碳酸酐酶抑制剂引起，如乙酰唑胺和托吡酯，碳酸酐酶抑制剂影响近端小管对碳酸氢根的重吸收，但不影响近端小管对其他溶质的重吸收。

12. 什么是Ⅲ型RTA？

Ⅲ型RTA指Ⅰ、Ⅱ混合存在，患者也兼有Ⅰ、Ⅱ两型的临床表现，其远曲小管酸化功能障碍较Ⅰ型为重，肾丢失HCO_3^-亦较多，故高氯性代谢性酸中毒程度比Ⅰ、Ⅱ为均重。该术语目前最常用于描述一种罕见的常染色体隐性遗传综合征（由碳酸酐酶Ⅱ缺乏引起），除了RTA，患者还存在骨硬化病、肾结石、大脑钙化、精神发育迟滞和视力障碍。

13. 什么是Ⅳ型RTA？

1957年，Hudson等首次报道。一般是醛固酮缺乏或肾小管对醛固酮抵抗所致，因无法潴Na^+排K^+、Cl^-与H^+而引起高氯性代谢性酸中毒、高钾血症和血钠降低，常伴轻度肾功能不全和氮质血症，因酸中毒和高钾血症与肾功能减退程度不相称，可与尿毒症所致所鉴别。患者因血容量减少，可出现直立性低血压。常见病因包括：①单纯醛固酮缺乏，如遗传性（皮质酮甲酰氧化酶缺乏）、肾素分泌低下（糖尿病肾病和肾小管间质病）、非甾体类抗炎药和ACEI/ARB等；②醛固酮缺乏伴糖皮质激素缺乏，如先天性肾上腺皮质增生、Addison病和双侧肾上腺切除等；③醛固酮抵抗，如假性低醛固酮血症、药物（如螺内酯）和肾移植。

14. **如何鉴别各型RTA？**

对于任何存在其他原因无法解释的阴离子间隙正常型（高氯性）代谢性酸中毒，应考虑RTA。4型RTA鉴别要点见表20-2。

表20-2 鉴别不同类型RTA

指　标	Ⅰ型	Ⅱ型	Ⅲ型	Ⅳ型
尿pH*	＞5.5	可变	＞5.5	＜5.5
尿NH_4^+	降低	正常	降低	降低
尿重碳酸氢根	＜5%	＞10%～15%	＞5%	＞5%～10%
尿糖/尿氨基酸	无	可有	无	无
血钾	降低	降低	降低	升高
氯化铵试验	尿PH不能降至＜5.5	NA	NA	NA

注：NA，不适用。*，大多数远端RTA病例，尿pH可维持在不低于5.5，常增至7.0，反映了远端小管酸化的主要缺陷，尿pH低于5.5通常可排除远端RTA。近端RTA尿PH可变，在酸中毒严重时，尿pH可升高，而酸中毒较轻时可降低。

15. **尿蛋白盘状电泳试验有何意义？**

尿蛋白盘状电泳可分析尿中蛋白质成分的分子量范围。正常情况，尿中以中小分子蛋白质为主，没有或仅有极少量大分子蛋白质，称为选择性蛋白尿。若尿中各分子量蛋白质均有，且大分子蛋白质量较多，称为非选择性蛋白尿。大、中分子量蛋白尿常见于肾小球疾病，如急性肾小球肾炎和肾病综合征等；低分子蛋白尿反映肾小管疾病，如慢性肾盂肾炎、肾小管间质性肾炎、重金属及药物毒性引起的肾小管间质病变等；多发性骨髓瘤因血浆中异常免疫球蛋白升高，免疫球蛋白分子的轻链过多，轻链经肾小球滤过增加，超过肾小管重吸收能力，使尿中小分子轻链增多。

16. **测定尿β_2微球蛋白有何意义？**

β_2微球蛋白是体内有核细胞包括淋巴细胞、血小板和多形核细胞产生的一种小分子球蛋白，分子量为11 800Da。正常情况下，它可经肾小球自由滤过，绝大部分在近端小管被重吸收，尿中含量极低。血中β_2微球蛋白升高，见于肾小球滤过功能受损害和体内有炎症或肿瘤。尿中β_2微球蛋白升高，常见于：①血中β_2微球蛋白明显升高，超过肾小管的回吸收能力；②肾小管间质病变，如肾盂肾炎、RTA和肾小管坏死等。

四、推荐阅读

[1] VIGNON M, JAVAUGUE V, ALEXANDER MP, et al. Current anti-myeloma therapies in renal manifestations of monoclonal light chain-associated Fanconi syndrome: a retrospective series of 49 patients [J]. Leukemia, 2017, 31(1): 123-129.

[2] FOREMAN JW. Fanconi Syndrome [J]. Pediatr Clin North Am, 2019, 66(1): 159-167.

[3] SANTOS F, ORDONE FA, CLARAMUNT-TABERNER D, et al. Clinical and laboratory approaches in the diagnosis of renal tubular acidosis [J]. Pediatr Nephrol, 2015, 30: 2099-2107.

[4] CHRISTOHPE S, FRANK B, CLAIRE C, et al. Role of the Monoclonal Kappa Chain V Domain and Reversibility of Renal Damage in a Transgenic Model of Acquired Fanconi Syndrome [J]. Blood, 2006, 108(2): 536-543.

[5] 廖二元，曹旭．湘雅代谢性骨病学［M］．北京：科学出版社，2013：1175-1192.

（贾觉睿智）

病例21 反复轻微外力下骨折、骨骼畸形

一、病历摘要

患儿，女性，11岁3月。因“反复轻微外力下骨折10年”就诊。

(一)现病史

患儿为第1胎第1产，母亲孕期平顺，足月剖宫产，出生身长50cm，体重2.7kg。患儿1岁3个月学习走路时、轻微外力下发生左侧股骨骨折，此后于5岁、10岁时轻微外力下再次发生骨折，分别为右侧桡骨、左侧尺骨，均行外固定治疗，平时未接受药物治疗。患儿平素活动可，无长期制动史，无明显骨痛，否认搐搦，否认多饮、多尿及尿中排结石史。否认长期服用糖皮质激素、抗癫痫药物、利尿剂等，否认慢性肝肾疾病史。否认偏食，平素日晒可，每日饮牛奶150ml。精神、睡眠可，智力与同龄儿相仿。

患儿因反复骨折，遂就诊于北京协和医院门诊，查血钙2.34mmol/L（参考范围2.13～2.70mmol/L），血磷1.65mmol/L（参考范围1.29～1.94mmol/L），ALP 283U/L（参考范围42～390U/L），PTH 37.6ng/L（参考范围12.0～65.0ng/L），25(OH)D 48.75nmol/L(19.5ng/ml)，β-CTX 0.859ng/ml（参考范围0.260～0.512ng/ml），甲状腺功能、肝肾功能均在正常范围内。骨骼X线片示：胸腰椎多个椎体密度减低，伴有压缩性骨折；左侧股骨弯曲畸形，皮质菲薄，颅骨内外板变薄，可见缝间骨（图21-1），未见骨骼膨胀性、囊性改变。骨密度：腰1～腰4 0.501g/cm^2（Z值为-2.2），股骨颈0.575g/cm^2（Z值为-2.6），全髋0.581g/cm^2。

(二)既往史

无特殊。

(三)月经史

尚未初潮。

(四)家族史

父母非近亲婚配，母亲身高150cm(-2.5SD)，巩膜稍蓝，13岁时曾有脆性骨折史；父亲，身高170cm(-0.5SD)，既往无骨折史，否认其他家族成员骨折史。

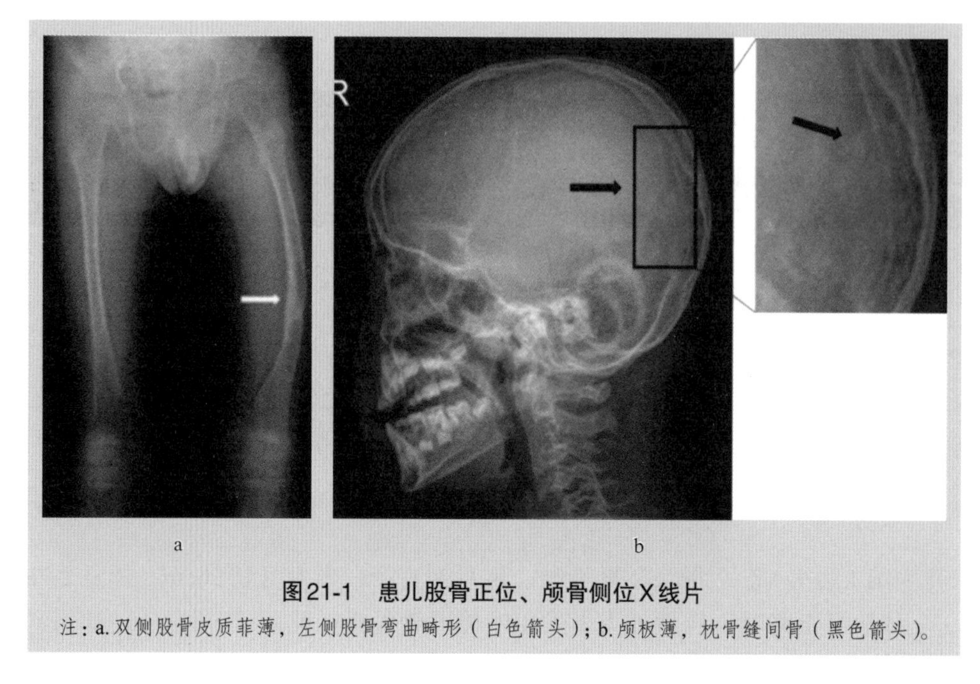

a　　b

图21-1　患儿股骨正位、颅骨侧位X线片

注：a.双侧股骨皮质菲薄，左侧股骨弯曲畸形（白色箭头）；b.颅板薄，枕骨缝间骨（黑色箭头）。

（五）体格检查

身高130cm(−1.5SD)，体重33kg(−0.5SD)，活动自如，头部形状、大小未见异常，牙本质发育不全，巩膜蓝，粗测听力正常，四肢关节韧带无松弛。甲状腺未及肿大，双乳Ⅰ期，阴毛Ⅰ期，心肺听诊未见异常，咖啡牛奶斑（−）。脊柱轻度后凸畸形，椎体叩压痛（−），胸廓未见畸形，未及串珠肋，胸廓挤压痛（−）。未见明显长骨缩短，左侧股骨弯曲畸形，无膝内外翻畸形。手镯、脚镯征（−）。

（六）诊断

成骨不全症（osteogenesis imperfacta，OI），反复骨折。

（七）治疗

在征得患儿父母同意，并签署书面知情同意书后，立刻给予患儿唑来膦酸5mg静脉输注，每日口服碳酸钙D_3 600mg，骨化三醇0.25μg隔日1次治疗。患儿输注唑来膦酸后出现发热，最高体温38.0℃，未给予特殊处理，2日后自行好转。治疗1年期间，患儿无新发骨折、无骨痛、活动自如，身高增长7cm。治疗1年，复查血钙、磷浓度及肝肾功能，均在正常范围，血β-CTX较治疗前明显下降，为0.589ng/ml。骨密度值明显增加，腰椎1～4 0.740g/cm^2（Z值−0.6），股骨颈0.655g/cm^2（Z值−1.5），全髋0.627g/cm^2。此后患儿每年静脉输注唑来膦酸5mg，继续碳酸钙D_3 600mg每晚1次，骨化三醇0.25μg隔日1次，此后再次使用唑来膦酸后无发热。治疗24个月，复查骨密度，患儿腰椎及髋部骨密度逐渐升高，X线片提示胸腰椎压缩的椎体出现明显再塑形（图21-2）。治疗期间患儿腰椎及股骨近端骨密度逐渐升高，骨转换指标，尤其是骨吸收指标明显降低（图21-3）。

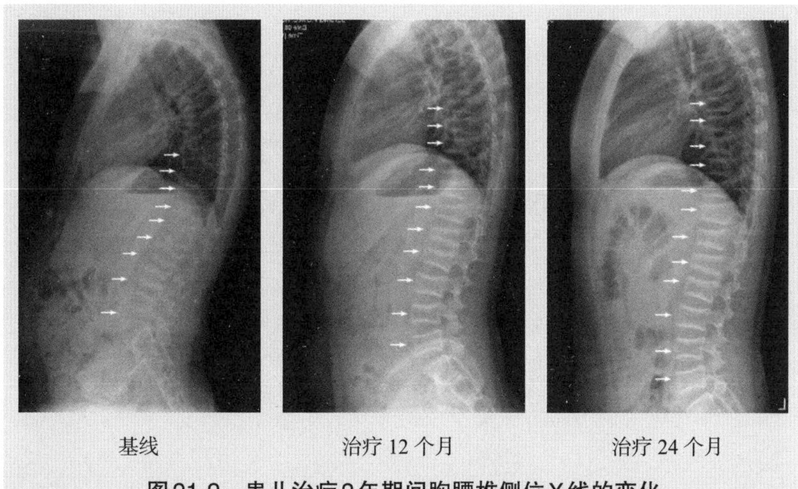

图21-2 患儿治疗2年期间胸腰椎侧位X线的变化

注：胸腰椎多个椎体压缩性骨折，治疗24个月后胸腰椎各压缩椎体出现再塑形（箭头所示）。

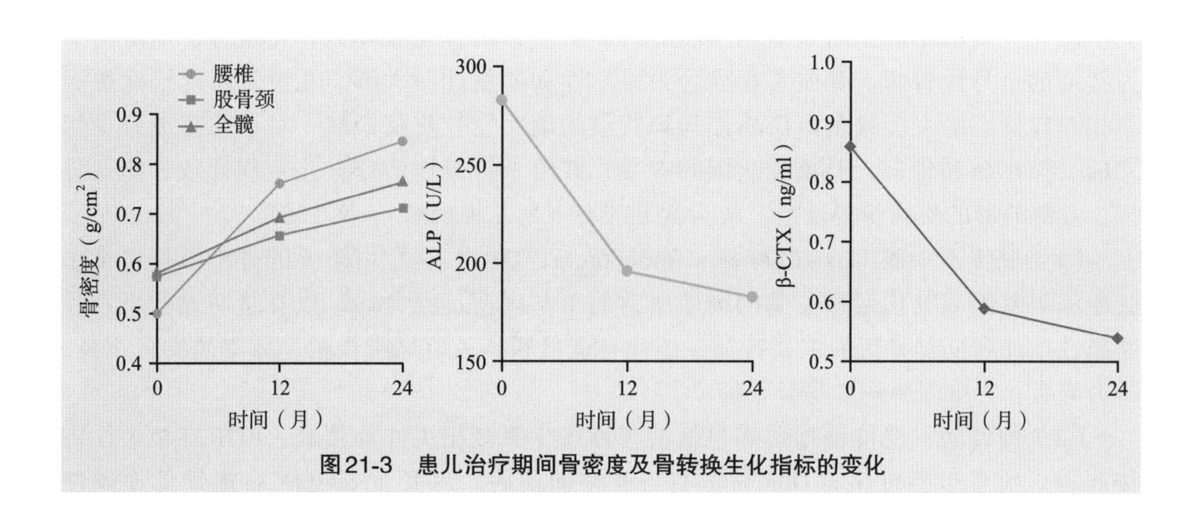

图21-3 患儿治疗期间骨密度及骨转换生化指标的变化

患儿和其母亲均检测到Ⅰ型胶原编码基因*COL1A2*的杂合错义突变（c.506G＞A，p.Gly169Glu），即*COL1A2*基因第11外显子506位核苷酸G突变为A，导致Ⅰ型前胶原α2链169位甘氨酸被谷氨酸替换，使Ⅰ型胶原三螺旋结构改变（图21-4）。

二、病例分析

本例患儿为11岁3个月女童，自幼起病，慢性病程，主要临床表现包括反复轻微外力下骨折，母亲幼年骨折史（＋）；体征见蓝巩膜，脊柱后凸，左侧股骨弯曲畸形；辅助检查示骨吸收指标β-CTX轻度升高，血钙、磷、ALP、肝肾功能正常；骨密度明显降低；X线片提示多部位骨质疏松、多发椎体压缩性骨折、脊柱后凸、四肢长骨纤

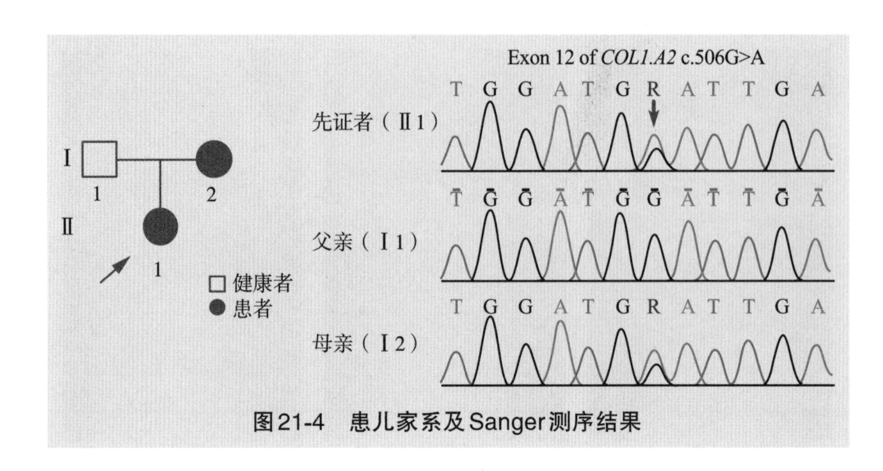

图21-4　患儿家系及Sanger测序结果

细、皮质菲薄、左侧股骨弯曲畸形，颅骨内外板变薄，可见缝间骨。患儿仅接受过外固定治疗，未接受药物治疗。

根据患儿自幼起病，轻微外力下多发骨折史，患儿腰椎及股骨颈密度Z值＜-2.0，提示患儿骨质疏松症诊断明确。骨质疏松症是一种以骨强度降低，导致骨折风险增加为特征的全身性骨病，骨质疏松症分为原发性和继发性两大类。儿童骨质疏松症患病率相对较低，绝大多数是由疾病或药物所致的继发性骨质疏松症，对于儿童或青少年期的骨骼疼痛和骨折，要重视病因的查寻，并给予针对性治疗。儿童期导致骨痛、骨折、骨骼畸形的疾病纷繁复杂，较为常见的有下列几种疾病。

（1）成骨不全症（osteogenesis imperfacta，OI）：这是由重要的骨基质蛋白Ⅰ型胶原编码基因或其代谢相关基因突变所致的单基因遗传性骨病，以骨量明显低下、骨骼脆性增加和反复骨折为主要特征，还伴有蓝巩膜、关节韧带松弛、牙本质发育不全、听力异常、心脏瓣膜病变等异常征象。

（2）佝偻病：遗传性佝偻病包括遗传性维生素D相关性佝偻病、FGF23相关性佝偻病等。前者包括维生素D依赖Ⅰ型与Ⅱ型佝偻病。后者主要包括X-连锁低血磷性佝偻病（XLH）、常染色体显性遗传低血磷性佝偻病（ADHR）、常染色体隐性遗传低血磷性佝偻病（ARHR）、遗传性低血磷高尿钙性佝偻病（HHRH）等。非遗传性佝偻病主要包括维生素D缺乏性佝偻病等。主要临床表现为骨骼疼痛、畸形、骨折、骨骺增大和生长缓慢。临床表现和病因关系密切，若血磷降低，可伴有肌肉乏力；血钙降低者可有搐搦。查体可有典型的串珠肋、手镯征、脚镯征、膝关节内翻或外翻畸形。

（3）骨纤维异常增殖症（fibrous dysplasia，FD）：是一种较罕见的疾病，分为单骨型和多骨型，其特点为病变部位存在异常编织骨替代正常骨组织。它是由于编码鸟苷酸结合蛋白刺激型α亚基的基因（*GNAS1*）发生了体系突变。多骨型纤维异常增殖症合并内分泌腺体功能异常和皮肤咖啡牛奶斑，被称为McCune-Albright综合征。

（4）低磷酸酶血症：是由编码组织非特异性碱性磷酸酶的基因*ALPL*基因变异，导致血清及骨组织碱性磷酸酶活性降低，引起骨骼和/或牙齿的钙化障碍、钙磷代谢紊乱、癫痫发作及肌无力为主要特征的遗传代谢性疾病。

（5）软骨发育不全：主要是由成纤维细胞生长因子受体3（*FGFR3*）基因突变引起软骨细胞增殖受抑制，导致软骨内骨形成受损、生长受限、骨缩短和其他骨骼异常。最显著的临床特征包括不成比例的身材矮小、长骨缩短和大头畸形。

（6）失用性骨质疏松：机械载荷和肌肉收缩对骨量维持具有重要作用。机械载荷可提高肌肉强度、增加骨转换率、刺激成骨细胞活性、增加骨重建和骨量累积。机体长期制动，骨骼受力缺乏和肌肉收缩减少，机体出现骨量丢失。此外，神经的营养作用缺失、内分泌紊乱也促使失用性骨质疏松症的发生。

（7）药物继发性：多种药物可引起骨丢失，最常见的是糖皮质激素。抗惊厥药，如苯妥英钠可通过干扰维生素D代谢并可能影响钙吸收，导致大量骨丢失。此外，如抗肿瘤药物、移植后的免疫抑制药、利尿剂（特别是呋塞米）、肝素、质子泵抑制剂等药物也可能引起骨丢失。

（8）多种内分泌疾病：库欣综合征、甲状旁腺功能亢进症、甲状腺功能亢进症、生长激素缺乏症、腺垂体功能减退症等。

本例患儿以反复骨折为主要特点，血钙磷、ALP正常，维生素D轻度缺乏，查体未见串珠肋、手镯征、脚镯征，无明显膝内外翻畸形，佝偻病证据不足；患儿无内分泌功能亢进表现，皮肤未见咖啡牛奶斑，骨转换指标ALP正常，骨吸收指标轻度升高，影像学未见骨骼膨胀性、囊性改变，骨纤维异常增殖症依据不足；患儿ALP在正常范围内，无骨骼矿化不全的表型，低磷酸酶血症依据不足；患儿无典型的软骨发育不良的外形，*FGFR3*基因检测未发现突变，软骨发育不良也依据不足；患儿无长期制动史，失用性骨质疏松症可能性不大；患儿否认长期服用糖皮质激素、抗癫痫药等病史，药物继发骨质疏松症尚无证据；患儿临床无库欣综合征表现，血钙、磷、PTH水平正常，甲状腺功能正常，内分泌疾病继发骨质疏松症证据不足。患儿幼年起病，临床有反复脆性骨折，进行性骨骼畸形，伴有蓝巩膜，有脆性骨折家族史，血钙、磷、PTH、碱性磷酸酶水平正常，骨骼X线见多部位骨质疏松、多发椎体压缩性骨折、脊柱后凸、四肢长骨纤细、皮质菲薄、股骨弯曲畸形、颅骨内外板变薄、可见缝间骨，更为重要的是，基因检测提示患者及其母亲具有Ⅰ型胶原的编码基因*COL1A2*存在杂合错义突变。综上，本例患儿OI诊断明确。

OI是一种危害严重的单基因遗传性骨病，新生儿患病率为1/(15 000～20 000)。OI主要临床特点包括骨量明显减少、骨脆性增加、反复脆性骨折和进行性骨畸形。OI还可引起多种复杂骨骼外表现，包括蓝巩膜、关节韧带松弛、牙本质发育不全和听力异常等。OI是由于Ⅰ型胶原蛋白编码基因或其代谢相关调控基因突变所致。Ⅰ型胶原占骨有机质90%以上，形成有序的网状结构，成为骨骼羟磷灰石结晶附着的骨架，对于维持骨结构的完整性和力学性至关重要。Ⅰ型胶原蛋白由两条α1链和一条α2链构成，其合成与代谢是复杂有序的过程。多种基因突变影响Ⅰ型胶原的合成、修饰、转运，导致Ⅰ型胶原蛋白数量的不足或结构异常，从而引起骨皮质变薄、骨小梁纤细或形态异常，使骨密度显著降低、骨微结构损害、骨强度下降，患儿反复发生骨折和进行性骨骼畸形。

目前尚无针对OI致病基因突变的有效治疗方法，现有治疗主要是症状性治疗。OI治疗主要包括避免摔跤，加强功能锻炼，增加日晒，补充钙剂和维生素D，积极联合使用更有效的抗骨质疏松的药物治疗，必要时手术治疗，辅以康复治疗，以增加患儿的骨密度、降低骨折率、改善骨畸形、提高生活质量。较为有效的治疗药物主要有双膦酸盐类药物，由于其治疗OI属于超适应证用药，需患儿或其法定监护人签署知情同意书后方能使用。本例患儿接受唑来膦酸联合钙剂和活性维生素D治疗后，骨转换指标降低，骨密度显著升高，骨皮质增厚，压缩的椎体出现再塑形，治疗期间无新发骨折，患儿活动能力改善，提示治疗有效。还有小样本的文献报道PTH 1～34、地舒单抗等药物可能提高患儿骨密度，由于目前尚无PTH 1～34用于儿童的安全性资料，不推荐使用。本例患儿还需继续治疗随访，定期观察骨转换指标、骨密度、骨折及生长速度等情况。

三、临床查房

1. 什么是OI？

OI又称脆骨病，是由重要的骨基质蛋白Ⅰ型胶原编码基因或其代谢相关基因突变所致的最常见单基因遗传性骨病，以骨量低下、骨骼脆性增加和反复骨折为主要特征，还可伴有蓝巩膜、关节韧带松弛、牙本质发育不全和听力异常等。

2. OI的发病机制是什么?

骨有机质是指骨骼中的蛋白质，其中90%以上是Ⅰ型胶原蛋白。OI的发病机制是由Ⅰ型胶原蛋白编码基因或其代谢相关调控基因突变，导致Ⅰ型胶原蛋白数量减少或质量异常，引起骨皮质变薄、骨小梁纤细或形态异常，使骨密度显著降低、骨微结构损害、骨强度下降，反复发生骨折和进行性骨骼畸形。

3. OI的致病基因有哪些?

目前已报道的致病基因有二十余种，其中常染色体显性遗传：*COL1A1*、*COL1A2*、*IFITM5*、*P4HB*；隐性遗传：*SERPINF1*、*CRTAP*、*P3H1*、*PPIB*、*SERPINH1*、*FKBP10*、*BMP1*、*PLOD2*、*SP7*、*TMEM38B*、*WNT1*、*CREB3H1*、*SPARC*、*SEC24D*；X伴性遗传：*PLS3*、*MBTPS2*。

4. OI有哪些临床表现?

OI的临床表现主要有骨骼表现和骨骼外表现。OI发病年龄从出生到40岁不等，多于儿童青少年时期起病，OI的骨骼相关临床表现主要是自幼起病的轻微外力下反复骨折，进行性骨骼畸形，不同程度活动受限。骨折好发于四肢长骨和胸腰椎，但骨骼畸形严重程度和骨折频率等临床表型因不同分型而异。OI骨骼外表现主要有蓝巩膜、牙本质发育不全、听力下降、韧带松弛、心脏瓣膜病变等。

5. **OI如何进行临床分型?**

根据临床表型，OI常分为5型：Ⅰ型患者临床表型轻，多无骨畸形表现，患者身高无明显变矮；Ⅱ型为围生期致死型，常围生期有多发骨折、严重骨骼畸形，引发心肺功能衰竭而致死；Ⅲ型为存活患者中最严重类型，常有多发骨折，进行性骨骼畸形及身材矮小；Ⅳ型患者病情介于Ⅰ型和Ⅲ型之间；Ⅴ型患者具有肥厚性骨痂、桡骨头脱位、前臂骨间膜钙化等特征性表现（表21-1）。

表21-1 OI的临床分型

分型	临床表现
Ⅰ型（轻型）	骨折频率相对较低 较少发生椎体压缩性骨折 无明显骨畸形 生长速度及身高基本正常 多有蓝巩膜表现
Ⅱ型（围生期致死型）	严重宫内发育异常 严重骨畸形 可因呼吸窘迫或心力衰竭导致围生期死亡
Ⅲ型（重型）	存活患者中最严重的类型 骨密度值很低 骨折频率较高 多发椎体压缩性骨折 进行性骨畸形 干骺端膨大变形（可表现为爆米花样骨骺） 身高显著低于同种族同年龄同性别人群 常活动受限
Ⅳ型（中间型）	病情轻重介于Ⅰ型与Ⅲ型之间 可有椎体压缩性骨折 长骨弯曲畸形 身高低于同种族同年龄同性别人群
Ⅴ型	肥厚性骨痂 桡骨头脱位 前臂骨间膜钙化 桡骨干骺端下密集骺线

6. **如何诊断OI？**

OI的临床诊断主要依据疾病的临床表现和影像学特点如下。

（1）自幼发病，反复轻微外力下骨折史；蓝巩膜；听力下降。

（2）阳性骨折家族史。

（3）特征性骨骼X线影像特征：全身多部位骨质稀疏；颅板薄，囟门和颅缝宽，枕骨缝间骨，颅底扁平；椎体变形，多椎体压缩性骨折，脊柱侧凸或后凸；胸廓扭曲、变形，甚至塌陷；四肢长骨纤细、皮质菲薄，骨髓腔相对较大，干骺端增宽，多发长骨骨折，长骨弯曲畸形等。

（4）应排除多种遗传性及代谢性骨骼疾病，如软骨发育不全、低血磷性佝偻病、维生素D依赖性佝偻病、Fanconi综合征、骨纤维异样增殖症、低磷酸酶血症、肿瘤相关骨病和关节活动过度综合征等。

7. 有哪些检查有助于OI的诊断?

对OI初步的检查包括：①生化指标，如血常规、肝肾功能、血钙、血磷、25(OH)D、骨转换生化指标（ALP、P1NP、β-CTX）、PTH。②影像学检查，如骨密度、胸腰椎正侧位X线片、头部的正侧位X线片、骨折部位X线片。必要时建议完善基因检测。

8. 哪些人建议行基因检测?

①高度疑似OI的重型患者，建议行基因诊断，以了解致病原因，明确疾病诊断和分型，帮助判断疾病预后；②先证者的一级亲属建议行基因诊断，有助于明确OI的遗传方式，并分析基因突变的致病性；③有生育需求的OI患者，或已育有OI患儿的夫妇拟再生育者，建议行基因诊断，为遗传咨询和产前基因诊断做准备。

9. OI基因诊断的常用方法有哪些?

可根据OI先证者的临床分型及其遗传方式，对重要的OI候选致病基因进行PCR-Sanger测序分析。如具有Ⅴ型OI独特临床表现者，可对*IFITM5*基因进行突变检测。根据中国人群OI致病基因突变谱，可对较常见的*WNT1*、*SERPINF1*和*FKBP10*基因进行PCR-Sanger测序分析。

二代测序技术：适合对大样本OI患者的多种致病基因突变进行检测，其筛查到的候选致病基因变异，需应用PCR-Sanger测序等方法进行突变验证和家系其他成员的突变分析。

10. 哪些人建议行产前诊断?

曾经育有OI患儿的夫妇，或夫妻一方或双方为OI患者，建议行产前基因诊断。

11. 行产前诊断的前提是什么?

行产前诊断需先明确致病基因突变。建议对有生育OI胎儿的高风险孕妇，行产前诊断与遗传咨询，明确其家系的OI致病基因突变后再备孕为宜；对尚未明确致病基因突变且已妊娠的夫妇，紧急情况下可先对*COL1A1*和*COL1A2*进行直接测序，筛选致病突变。

12. 产前诊断的方式及时机如何?

建议通过羊膜穿刺获得胎儿基因组DNA样本行基因鉴定。羊膜穿刺有3个时机：妊娠第11～13周取绒毛组织；或妊娠第16～24周取羊水细胞；妊娠第23周后取脐血。

13. 如何治疗OI？

OI治疗包括以下五个方面。

（1）生活方式干预：避免跌倒，加强功能锻炼，进食含钙丰富的食物，加强户外阳光照射。

（2）基础治疗：补充钙剂和维生素D。

（3）强有效抗骨质疏松药物治疗：针对OI治疗，目前文献报道主要包括双膦酸盐类药物、特立帕肽、地舒单抗等药物治疗，其中双膦酸盐类药物用于OI治疗的临床经验较为丰富，其能够有效抑制破骨细胞活性，减少骨吸收，从而增加骨密度、降低骨折风险。双膦酸盐治疗OI目前属于超适应证用药，需患者或其法定监护人签署知情同意书后方能使用。小剂量、间断PTH 1～34治疗可增加成骨细胞活性，促进骨形成、增加骨密度，可能对OI患者有益。目前该药尚无用于儿童的安全性资料，不推荐使用。地舒单抗在小样本OI患者中，能够减少破骨细胞的生成与活性，抑制骨吸收、增加骨密度、降低骨折风险，但其对OI患者的远期疗效和安全性，尚需评估。

（4）手术治疗：对于发生不稳定骨折、骨折延迟愈合或不愈合，出现严重骨骼畸形、严重或反复关节内骨折造成创伤性关节炎，引起OI患者活动受限，明显影响生活质量时，需行手术治疗。

（5）康复训练：有助于增强OI患者的肌肉力量，改善活动能力。

14. OI的基础治疗方案有哪些?

钙剂与维生素D是OI的基础药物治疗，可根据患儿体重，选择给予不同剂量的钙剂与维生素D。如下：

体重＜15kg，元素钙每日500mg；体重≥15kg，元素钙每日1000mg。

体重≤30kg，普通维生素D每日500U；体重＞30kg，普通维生素D每日1000U。

成人OI患者的钙剂与维生素D的补充剂量参照骨质疏松症患者的处理原则。

15. OI的双膦酸盐类药物治疗方案如何?

治疗OI的双膦酸盐类药物剂量、使用频率、药物疗程尚未达成共识。①目前治疗OI较常用的双膦酸盐类药物剂量为：帕米膦酸钠每年9～12mg/kg体重，分3～4次给药；唑来膦酸每6个月静脉输注1次，每次0.05mg/kg体重，也可采用唑来膦酸每年静脉输注1次，每次5mg。由于口服双膦酸盐类药物生物利用度较低，可给予每周70mg阿仑膦酸钠治疗中重度OI患儿。②双膦酸盐类药物治疗疗程：由于药物治疗的前2～4年疗效最明显，建议患者至少接受2年的双膦酸盐类药物治疗，后续治疗取决于骨折次数、骨痛和骨密度的改变情况。病情较轻的OI患者双膦酸盐类药物治疗4年左右，有望骨密度达峰值骨量而停药随访观察，而病情较重的OI患者则需要接受双膦酸盐类药物治疗更长时间。

16. 双膦酸盐类药物治疗OI的注意事项是什么?

双膦酸盐类药物主要通过肾排泄，肌酐清除率＜35ml/min的OI患者禁用。口服双膦酸盐类药物治疗，需注意患者是否有反酸、胃灼热、上腹不适等胃肠道不良反应，具有食管狭窄、食管裂孔疝、反流性食管炎、消化性溃疡等胃肠道疾病者慎用。

OI患儿静脉输注双膦酸盐类药物的常见不良反应：首次静脉输液后可能出现明显的急性期反应，如发热、头痛、恶心、肌痛、关节痛等，多在输液后1天内出现，持续3天左右缓解，发热明显者可给予非甾体类抗炎药对症处理。再次输注双膦酸盐类药物时，患者的急性期反应较少发生，且程度明显减轻。OI患儿静脉输注双膦酸盐类药物后也可能出现一过性低钙血症、低磷血症等不良反应，应给予补充钙剂及维生素D制剂，以减轻此不良反应。

双膦酸盐类药物的罕见不良反应包括虹膜炎、黏膜炎、皮疹、肝损害、非典型性骨折等。虽然双膦酸盐类药物相关的下颌骨坏死极其罕见，但建议OI患者在双膦酸盐类药物治疗期间避免拔牙、种植牙等有创口腔治疗。

17. OI诊疗流程怎么样？

OI的诊疗流程见图21-5。

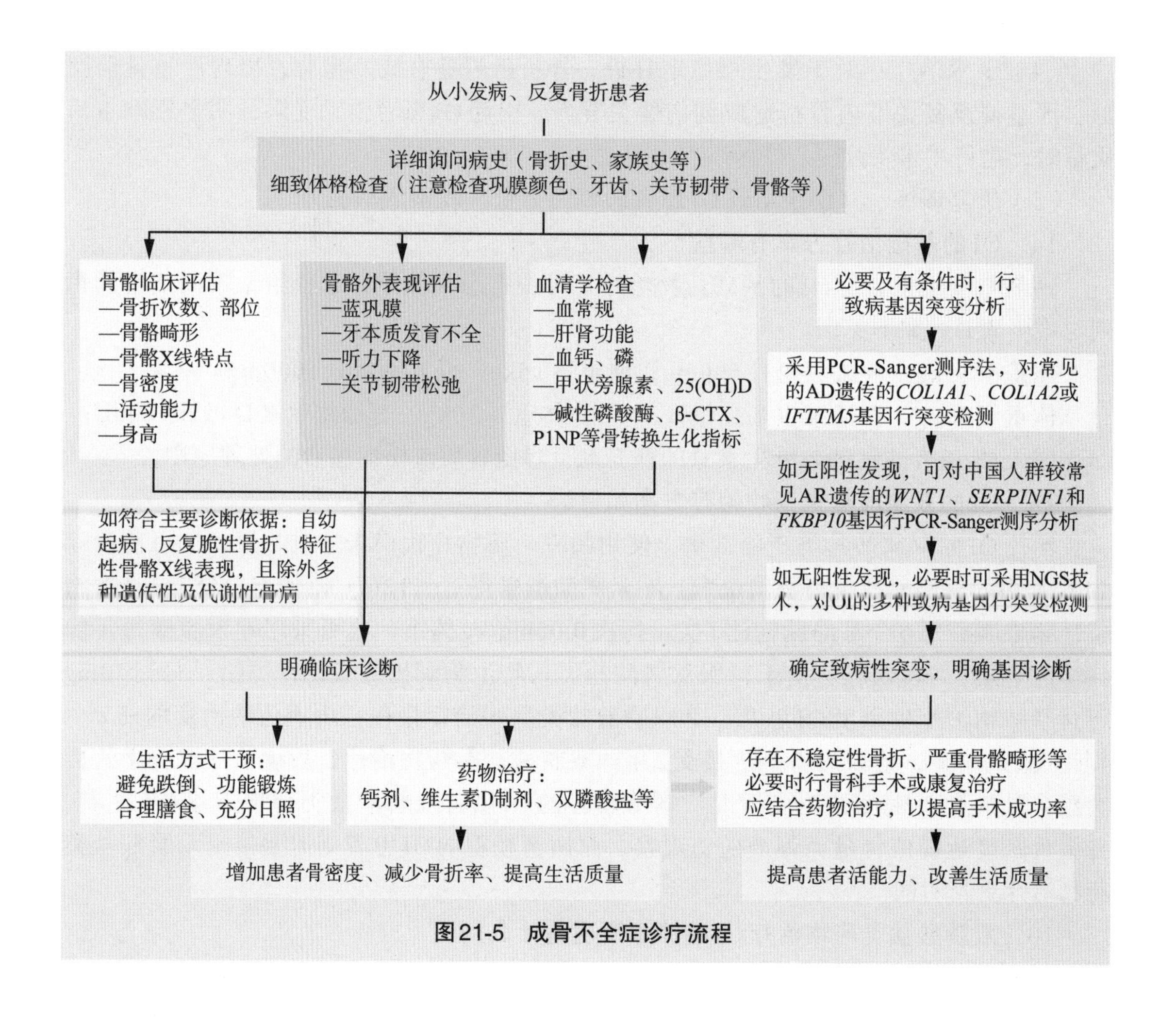

图21-5 成骨不全症诊疗流程

四、推荐阅读

[1] 中华医学会骨质疏松和骨矿盐疾病分会. 成骨不全症临床诊疗指南［J］. 中华骨质疏松和骨矿盐疾病杂志，2019，12（1）：11-23.

[2] MARINI JC，FORLINO A，BäCHINGER HP，et al. Osteogenesis imperfecta [J]. Nature reviews Disease primers，2017，3：17053.

[3] FORLINO A，MARINI JC. Osteogenesis imperfecta [J]. Lancet，2016，387（10028）：1657-1671.

[4] LIU Y，ASAN，MA D，et al. Gene mutation spectrum and genotype-phenotype correlation in a cohort of Chinese osteogenesis imperfecta patients revealed by targeted next generation sequencing [J]. Osteoporos Int，2017，28：2985-2995.

[5] TOURNIS S，DEDE AD. Osteogenesis imperfecta-A clinical update [J]. Metabolism：clinical and experimental，2018，80：27-37.

[6] DWAN K，PHILLIPI CA，STEINER RD，et al. Bisphosphonate therapy for osteogenesis imperfecta [J]. Cochrane Database Syst Rev，2016，10（10）：CD005088.

（郑文彬　李　梅）

病例22 面部不对称、反复骨折

一、病历摘要

患者，女性，27岁。因“面部不对称21年，反复骨折12年”入院。

（一）现病史

患者6岁起开始发现两侧面部不对称，表现为右侧颞骨及颧骨突出，7岁面部不对称较前有所加重，右额顶部骨膨大明显，X线发现局部骨膨隆，考虑“骨纤维异常增殖症”，建议随诊。同年患者出现不规律阴道出血，出血量较少，无乳房及阴毛发育，未治疗。此后每年阴道出血1～2次，否认外源性雌激素、雄激素接触史，生长速度无加快（具体不详），无乳房及阴毛发育。9岁时患者于跑跳时感右下肢无力、轻度疼痛，就诊当地医院拍X线片发现右侧髋部、右下肢骨膨大畸形，建议避免剧烈运动，未进一步诊治。患者觉右侧颧骨及颅骨呈膨胀性生长，逐年加重，无头痛、流泪、复视，无视力、听力下降，无牙齿松动、张口困难。15岁时患者滑倒后出现右侧胫腓骨骨折，行手术予以髓内钉固定，术后右下肢略有缩短。17岁时患者再次滑倒后，在原骨折部位再次发生轻微骨裂，卧床休息后渐愈合。此后患者行走时常感下肢疼痛。21岁时行面部整形手术。26岁时活动后又发生右小腿裂缝骨折，当地拍X线片提示右侧髂骨、右股骨上段、右胫腓骨膨大、增厚，呈囊样改变。为进一步明确诊治入院。

自发病以来，患者无脸变圆红，无向心性肥胖、水牛背，无手足粗大、鞋码增大，无心悸、手抖。患者为第1胎第1产，足月顺产，无窒息，出生身长46cm，体重3.35kg，无畸形。10岁以后有乳房发育，11～12岁身高增长加快，12岁开始月经规律，16岁以后身高停止生长。

（二）既往史

2年前外院查甲状腺功能TSH 8.0U/L左右，FT_3、FT_4正常，诊断“亚临床甲减”，予以左甲状腺素钠替代治疗，现为62.5μg/d，甲状腺功能控制正常。

（三）家族史

否认类似疾病家族史。

（四）体格检查

身高156cm，体重49kg，右下肢跛行。全身皮肤未见色素沉着，未见咖啡牛奶斑。右侧额顶部凸起，右侧颞骨及颧骨突出。粗测听力、视力正常。双乳对称V期，无触发泌乳。心、肺、腹查体未见异常，双下肢不等长，右下肢较左下肢短约3cm，右侧股骨上段外凸畸形。阴毛V期，阴蒂不大。

（五）辅助检查

［**常规检查**］血常规、尿常规、血沉正常，肝肾功能，血糖和电解质正常。

［**内分泌相关检查**］FT_3 4.93pmol/L（3.20pg/ml），FT_4 12.487pmol/L（0.968ng/dl），TSH 0.875mU/L，TPO-Ab 249.80U/ml，TgAb 531.20U/ml，Tg 0.66ng/ml；血皮质醇（8am）256.13nmol/L（9.28μg/dl），ACTH（8am）5.06pmol/L（23.0pg/ml），24小时尿游离皮质醇30.80μg；FSH 4.77U/L，LH 8.62U/L，E_2 446.5pmol/L（122.0pg/ml），孕酮14.42nmol/L（4.55ng/ml），睾酮0.97nmol/L（0.28ng/ml），β-HCG 0.44U/L，PRL 13.66ng/ml，GH 5.9ng/ml，IGF-1 446ng/ml（正常117 ～ 329ng/ml）；患者葡萄糖生长激素抑制试验结果见表22-1。血钙2.14mmol/L，血磷0.93mmol/L，ALP 398U/L，血镁0.75mmol/L，PTH 51.6ng/L；25（OH）D 20.75nmol/L（8.3ng/ml）；1,25（OH）$_2D_3$ 115.90pmol/L（48.29pg/ml），β-CTX 1.610ng/ml；24小时尿钙1.92mmol，24小时尿磷10.24mmol。

表22-1 患者葡萄糖生长激素抑制试验结果

时间（分钟）	Glu（mmol/L）	GH（ng/ml）
0	4.7	6.7
30	9.0	6.57
60	10.9	7.44
120	7.3	9.05
180	4.9	5.91

［**影像学检查**］骨密度：腰2 ～腰4 1.052g/cm^2，Z值-0.7；股骨颈0.822g/cm^2，Z值-0.8；全髋0.871g/cm^2，Z值-0.7。全身骨显像：右侧颅骨（额、颞、颧、枕）、左侧上颌骨及下颌骨、双侧肱骨、右桡骨、左尺骨、右侧多根肋骨、右侧髂骨、右侧股骨及胫腓骨、左胫骨、右侧第一跖骨及第一、第二趾骨见多发异常放射性增高影，考虑为多骨型骨纤维异常增殖症。骨骼X线（图22-1）：头部相，右侧上颌骨、颅骨板障增厚，右侧额骨为著，内密度不均。蝶鞍形态不规则，鞍底及前后结节显示不清。骨

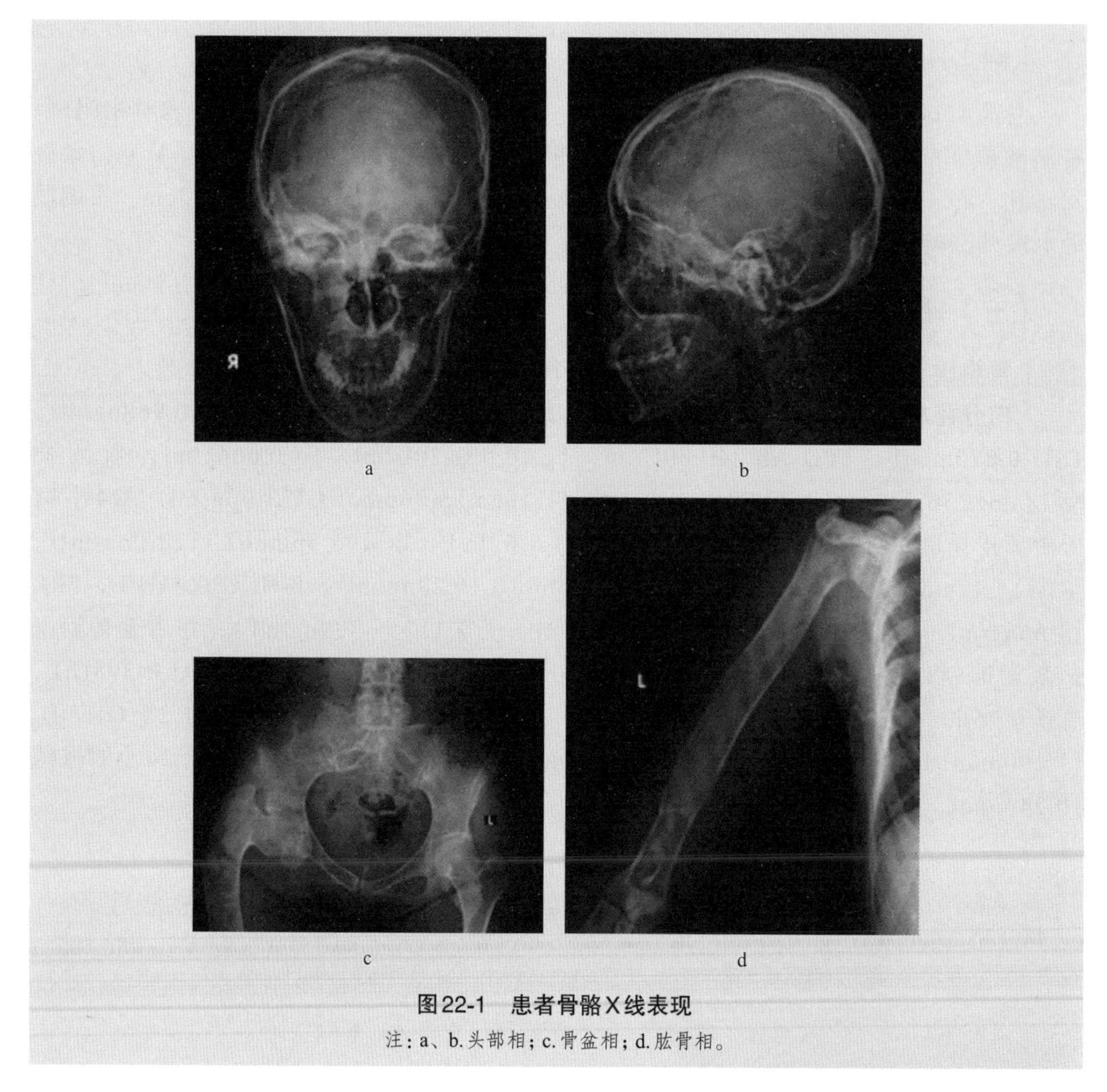

图22-1 患者骨骼X线表现

注：a、b.头部相；c.骨盆相；d.肱骨相。

盆相，右侧股骨、髂骨、耻骨及坐骨形态欠规则，骨质密度不均匀，内见多发小圆形低密度影，局部可见密度增高影；右侧髋臼关节面欠规则，局部凹陷。长骨相，双侧尺桡骨、左侧肱骨骨干增宽、呈膨胀性改变，密度不均匀；平片所见可符合骨纤维异常增殖症。垂体平扫及增强MRI：右侧额顶骨、枕骨、颞骨及双侧蝶骨骨质改变，可符合骨纤维异常增殖症表现；垂体右翼低强化（大小7mm），微腺瘤可能（图22-2）。甲状腺超声提示甲状腺弥漫性病变。行电测听及声导抗检查未见异常；双眼视力、眼压、视野正常。

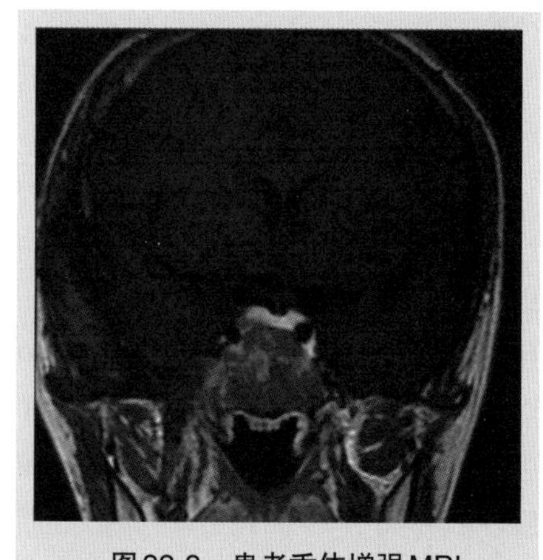

图22-2 患者垂体增强MRI

（六）诊断

McCune-Albright综合征（McCune-Albright syndrome，MAS），多骨型骨纤维异常增殖症，垂体生长激素微腺瘤。

（七）治疗

给予碳酸钙500mg，每日3次；骨化三醇0.25μg，每日1次；唑来膦酸5mg静脉输液1次。10天后查血钙2.15mmol/L，血磷0.88mmol/L，ALP 308U/L，β-CTX 0.325ng/ml。经与神经外科医师充分沟通，2周后行神经内镜下经鼻蝶窦垂体腺瘤切除及鞍底重建术，术后病理垂体腺瘤及腺垂体组织。免疫组化结果：LH（部分+），CgA（+），ACTH（-），FSH（+），GH（+），PRL（灶+），TSH（-）。Ki-67 3%。术后3个月复查IGF-1 226ng/ml，复查葡萄糖生长激素（GH）抑制试验，结果见表22-2。

表22-2 患者术后3个月葡萄糖生长激素抑制试验结果

时间（分钟）	Glu（mmol/L）	GH（ng/ml）
0	4.9	0.10
30	7.9	0.36
60	7.4	1.03
120	5.0	0.18
180	4.1	0.88

二、病例分析

患者为青年女性，慢性病程，幼年起病。临床主要有两大表现。

（1）颜面及下肢不对称：患者有颅脑畸形，右侧额顶部、颞部及颧部突出，右侧股骨上段突出，右下肢缩短畸形。X线表现为右股骨中上段弯曲变形，右侧胫腓骨膨大，骨皮质变薄，呈多囊样改变。从体征及影像学提示明确存在“多骨型骨纤维异常增殖症”。骨纤维异常增殖症病变部位的骨小梁被大量增生的纤维组织取代，皮质骨变薄，骨密度减低，可分为单骨型和多骨型，其中多骨型多见。表现为多个骨骼膨大变形，甚至出现病理性骨折。最常受累的部位以长骨（如肱骨、尺桡骨、胫腓骨）居多，同时颅脑也容易受累。骨纤维异常增殖症主要需与Paget骨病鉴别，后者先出现破骨细胞活性明显增强，之后成骨细胞活跃，骨形成增加，骨骼变形，编织骨样改变，局部骨密度增加；常见受累的区域包括颅骨、脊柱、骨盆以及下肢长骨。从发病年龄及生化指标上两者也有明显差异性：Paget骨病发作通常在50岁之后，男性发病略多，骨转换指标会更加活跃，ALP一般升高非常明显，部分患者在病程中可见高钙血症。而骨纤维异常增殖症好发于儿童及青年，女性多见，少年时期呈进行性改变，青春期以后趋于静止，本病ALP一般是轻中度的升高，高钙血症也很少见。结合该患者幼年起病、多部位受累的骨骼膨大畸形呈进展性、伴反复骨折，根据影像学典型的改变，可除外Paget骨病，诊断“多骨型骨纤维异常增殖症”明确。

（2）性早熟：女孩在8岁以前、男孩在9岁以前出现第二性征的发育为性早熟，主要分为中枢性及周围性性早熟。下丘脑－垂体轴－性腺轴提早启动导致的性早熟为中枢性（真性）性早熟，女孩会表现为乳房和阴毛的序贯性成熟，最后月经来潮。周围性（假性）性早熟是由性腺或肾上腺分泌的性激素（雌激素或雄激素）过多所致。本例患者7岁时出现不规律阴道出血（每年1～2次），不伴乳房和阴毛的发育，符合周围性性早熟。患者同时有骨纤维异样增殖症和性早熟的表现，虽然查体未发现皮肤咖啡牛奶斑，考虑诊断符合MAS。MAS是由*GNAS*基因激活突变所致，引起携带有G蛋白α亚基的体细胞突变，此突变会持续激活cAMP，激活下游信号通路活跃，造成骨骼损害。另外，G蛋白是许多内分泌激素的受体，如激活MSH受体可引起皮肤咖啡牛奶斑，激活LH、FSH、TSH、ACTH、GH受体可引起相应的内分泌功能亢进，临床上可表现为周围性性早熟、甲状腺功能亢进症、Cushing综合征、肢端肥大症。有些患者性早熟导致过快的生长发育，骨骺过早闭合，对终身高影响较大。本例患者性早熟程度不重，7岁时不规律阴道出血，从12岁以后月经开始规律，现身高156cm，对终身高影响较小，目前已是规律月经，进入正常性发育状态。患者从病史和体征上没有甲亢、肢端肥大症以及库欣综合征的临床表现，但入院后检查时发现IGF-1升高，葡萄糖生长激素抑制试验示GH不能被抑制，MRI可见垂体微腺瘤，考虑GH瘤诊断明确。

治疗方面：①骨纤维异样增殖症，目前缺乏有效的治疗办法。对于骨转换活跃的患者，可使用双膦酸盐类药物抑制骨转换、降低骨转换，减轻骨骼变形程度、增加骨密度、减少骨折发生。该类药物的疗效仅在部分患者中获得验证。本例患者颅骨纤维增殖较明显，颅骨变形，容易产生神经压迫症状，长骨变形明显，反复骨折，且血ALP水平呈中等程度升高，提示骨转换比较活跃，考虑给予双膦酸盐治疗。②性早熟，患者已成年，正常规律月经状态，现无须特殊治疗。③GH腺瘤诊断明确，虽然目前无肢端肥大症的典型体貌，但从发病机制考虑，GH呈持续激活状态，GH微腺瘤有手术指征，可考虑手术干预。但因颅面骨受累，局部骨质异常和解剖结构异常导致手术难度较高，经与神经外科医师充分沟通后，行手术切除治疗肿瘤。术后患者GH和IGF-1水平恢复正常。另外MAS患者需要长期随访观察病情变化，注意骨骼情况和内分泌激素水平的变化。

三、临床查房

1. 什么是骨纤维异常增殖症？

骨纤维异常增殖症，是一种罕见的先天性非遗传疾病，病变部位正常的骨组织被大量增生的纤维组织取代，皮质骨变薄，因而患者易表现为骨痛、骨骼畸形甚至病理性骨折。根据骨骼受累多寡分为单骨型和多骨型两大类。

2. 骨纤维异常增殖症最常受累的部位有哪些？

骨纤维异常增殖症最常受累的部位以长骨（如股骨、肱骨、尺桡骨、胫腓骨）居多，同时颅面骨也容易受累。

3. 骨纤维异常增殖症长骨受累有哪些表现和危害？

患者可出现不同程度骨痛，长骨弯曲变形、局部膨胀性隆起等骨骼畸形，反复发生骨折，因此可导致患者肢体不等长，跛行，活动困难，影响生活质量。

4. 颅面骨受累有哪些表现和危害？

颅面骨以颅骨基底部和面骨受累常见，常在儿童期即出现面部不对称，膨出，颧骨和额骨突出最为常见。受累严重时可有视力、听力下降、内耳功能障碍、脑组织受压等表现。

5. 骨纤维异常增殖症的骨骼影像学特点是什么？

病变部位骨骼可表现为骨皮质变薄，髓腔内呈磨玻璃样、虫蚀样及囊状膨大改变，骨骼变形，股骨近端病变可出现牧羊人手杖样畸形。颅面骨受累可出现形态不规则、局部变形，板障边界不清、厚薄不均、局部密度减低；也可呈现硬化性改变，表现为病灶处局部骨密度均匀增高、骨膨胀，骨质增生硬化，骨髓腔不规则变窄。

6. 骨纤维异常增殖症的病理表现特点是什么？

骨纤维异常增殖症病灶部位骨与骨髓被纤维样或纤维骨样组织替代，病灶部位正常的骨小梁结构消失，骨髓腔内被大量堆积的灰粉色纤维组织填充，并从骨髓腔向皮质骨进展，致使皮质骨变薄，可向外隆起呈现囊肿样改变。其内夹杂着不规则分布的不成熟编织骨，病灶内可见未成熟的间充质细胞——梭形成纤维样细胞以及活性增高的破骨细胞。

7. 什么是MAS？

多骨型骨纤维异常增殖症若同时合并皮肤咖啡牛奶斑和/或内分泌功能异常（如周围性性早熟、甲亢、肢端肥大症等），则称为MAS。

8. MAS患者咖啡斑的特点是什么？

MAS患者常出现咖啡牛奶斑。咖啡牛奶斑发病年龄早，出生或出生后几年内出现，单个或多个。多分布在躯体的一侧，不越过中线，少数同时出现在躯体两侧，好发于臀部、胸部与后颈部，面积随生长发育变大，呈锯齿状、不规则边缘。

9. MAS的发病机制如何？

MAS是由于体细胞内编码Gsa蛋白的*GNAS1*基因激活性突变，致使腺苷酸环化酶和cAMP通路的非激素依赖性持续激活所致。*GNAS*基因位于20号染色体长臂（20q13.2），编码细胞周期中cAMP通路相关的G蛋白受体α亚单位——鸟嘌呤核苷酸结合蛋白的激活型α亚单位（GSα）。第8外显子第201位密码子的错义突变是本病最常见的突变类型，其中*R201H*和*R201C*最为多见。骨骼病变部位Gsa蛋白持续性激活，导致骨髓基质干细胞分化受损，持续增殖，形成大量纤维组织，成骨细胞分化障碍，形成不成熟编织骨。皮肤病变部位促黑素细胞激素（melanocyte stimulating hormone，MSH）受体偶联的Gsa蛋白持续性激活，产生大量cAMP，促进黑色素产生，皮肤色素沉着，呈现咖啡牛奶斑表现。

10. MAS是否能通过外周血细胞的基因检测方法发现*GNAS1*突变？

*GNAS1*基因突变是合子后的体细胞突变。并非在所有细胞中都存在突变，骨纤维异常增殖症和MAS患者病变组织细胞中含有突变基因，而正常组织细胞中基本无突变。即使在典型的病变组织中，突变细胞和正常细胞也是呈镶嵌分布的，有文献报道骨纤维异常增殖症受累骨组织突变检出率为82%，而外周血细胞突变检出率很低。

11. MAS常见哪些内分泌功能异常？

由于MAS是由于Gsα的基因突变引起的疾病，而LH、FSH、GHRH、PRL、TSH、ACTH的信号传导依赖G蛋白偶联受体，Gsα的持续性激活性突变可出现类似于这些激素分泌过多的临床表现，如性早熟、肢端肥大症、巨人症、高催乳素血症、甲状腺功能亢进症、皮质醇增多症等。

12. 为什么有些MAS患者合并低血磷佝偻病/骨软化症？

目前认为这可能是因为MAS病变部位骨组织中的成骨细胞能够过度产生和分泌FGF23。而FGF23是重要的磷调节激素，其主要生理功能为促进肾排磷，通过抑制近端肾小管的钠磷共转运蛋白的作用，促进尿磷排泄；FGF23使$1,25(OH)_2D$生成减少，降解增加，循环中$1,25(OH)_2D$水平降低，使肠道磷吸收减少，进一步加重低磷血症。MAS患者合并低血磷佝偻病/骨软化症较罕见，且与骨骼病变的严重程度成正比。

13. 骨纤维异常增殖症如何与甲旁亢纤维囊性骨炎相鉴别？

严重甲旁亢患者X线可出现纤维囊性骨炎，还可见到骨皮质外侧边缘骨膜下骨吸收的表现。生化检查有高钙血症、低磷血症、高钙尿症和高PTH血症，皮肤无咖啡牛奶斑表现。而骨纤维异常增殖症患者X线无骨膜下骨吸收征象。生化检查血钙、血磷和PTH水平大致在正常范围内，患者多伴咖啡牛奶斑的皮肤改变。

14. 骨纤维异常增殖症如何与Paget骨病相鉴别？

Paget骨病患者一般在50岁以后发病，男性多见，以骨盆、脊柱、颅骨、股骨和胫骨受累多见，患者血ALP明显升高，无咖啡牛奶斑的皮肤表现和其他内分泌激素异常。

15. 骨纤维异常增殖症如何治疗？

骨纤维异常增殖症在幼年和青少年期相对症状明显，而骨损害常在成年以后发展缓慢，进入相对静止期，但不能自愈。对于骨骼病变，目前尚缺乏有效根治性方法。若无明显临床症状，骨纤维异常增殖症可不予特殊处理。密切随访中如出现疼痛症状，可给予非甾体类抗炎药镇痛。若症状明显，骨转换明显活跃时，因骨纤维异常增殖症患者破骨细胞活性增强，可采用骨吸收抑制剂治疗，通过降低骨转换水平延缓病灶进展。应用帕米膦酸钠或唑来膦酸治疗后多数患者骨痛较前缓解，血ALP水平下降。对于长期双膦酸盐疗效不佳的患者，有文献报告采用RANKL单克隆抗体治疗，取得一定效果。合并低血磷佝偻病/骨软化症的患者，应适当补充磷制剂和骨化三醇。对于严重骨骼畸形、骨折等情况，必要时需考虑手术治疗。

16. MAS的内分泌激素异常的治疗如何？

合并性早熟的患者，应注意骨龄变化和阴道出血情况。对于骨龄提前，预期身高较矮，频繁出现阴道出血的患者，需考虑药物治疗。主要使用的药物为来曲唑，治疗中应注意监测中枢性性早熟的出现，此时可加用GnRH类似物治疗。合并短期甲亢的患者可采用抗甲状腺药物治疗，病程超过5年以上的甲亢患者可考虑甲状腺手术治疗或放射性碘治疗。合并库欣综合征者，必要时需采用肾上腺切除术。合并巨人症和肢端肥大症，可采用长效生长抑素治疗，也可采用鞍区手术治疗，但需注意存在颅面骨受累的MAS患者，因局部骨质异常和解剖结构异常导致手术难度较高，需听取经验丰富的神经外科医师的意见。高催乳素血症者，可采用溴隐亭治疗。

四、推荐阅读

[1] CHAPURLAT RD, HUGUENY P, DELMAS PD, et al. Treatment of fibrous dysplasia of bone with intravenous pamidronate: long-term effectiveness and evaluation of predictors of response to treatment [J]. Bone, 2004, 35 (1): 235-242.

[2] MAJOOR BC, APPELMAN-DIJKSTRA NM, FIOCCO M, et al. Outcome of Long-Term Bisphosphonate Therapy in McCune-Albright Syndrome and Polyostotic Fibrous Dysplasia [J]. J Bone Miner Res, 2017, 32 (2): 264-276.

[3] JAVAID MK, BOYCE A, APPELMAN-DIJKSTRA N, et al. Best practice management guidelines for fibrous dysplasia/McCune-Albright syndrome: a consensus statement from the FD/MAS international consortium [J]. Orphanet J Rare Dis, 2019, 14 (1): 139.

[4] WANG YB, WANG O, JIANG Y, et al. Efficacy and safety of bisphosphonate therapy in McCune-Albbight syndrome-related polyostotic fibrous dysplasia: A single-center experience [J]. Endocr Pract, 2019, 25 (1): 23-30.

（姜　艳）

病例23　间断腰痛，血尿、血钙升高

一、病历摘要

患者，女性，48岁。因“间断腰痛、血尿7年，发现血钙升高2年半”入院。

（一）现病史

患者7年前起间断出现腰痛、肉眼血尿，每年发作1次，外院诊断“肾结石”，予碎石治疗，未查血钙。2年前患者出现口干、多饮、多尿、消瘦，查静脉空腹血糖10.2mmol/L，诊断“2型糖尿病”，加用二甲双胍0.5g 每日3次治疗，血糖控制可。同年查血钙2.7～2.8mmol/L，PTH 800ng/L，甲状旁腺B超“无异常”，^{99m}Tc-甲状旁腺MIBI显像示“左上甲状旁腺显影”，外院行“左上甲状旁腺切除术”。术后病理：甲状旁腺腺瘤，生长活跃。术后复查PTH＞700ng/L，监测血钙2.7mmol/L左右。当时未行胰腺、肾上腺、垂体评估。1个月前复查血钙2.77～2.87mmol/L，血磷0.73mmol/L，游离钙1.46mmol/L，PTH 428ng/L，ALP 95.8U/L，CA199 62.56U/ml，CEA 97.93 μg/L；PET-CT：胰头部见一大小约3.9cm×3.0cm，FDG摄取增高灶，SUV最大值为3.4，延迟后为4.1。鞍区增强MRI：垂体微腺瘤，直径约2mm。腹部增强CT＋胰腺薄扫：胰头饱满，强化不均，右肾上腺区2.2cm×1.6cm类圆形低密度影（图23-1）。

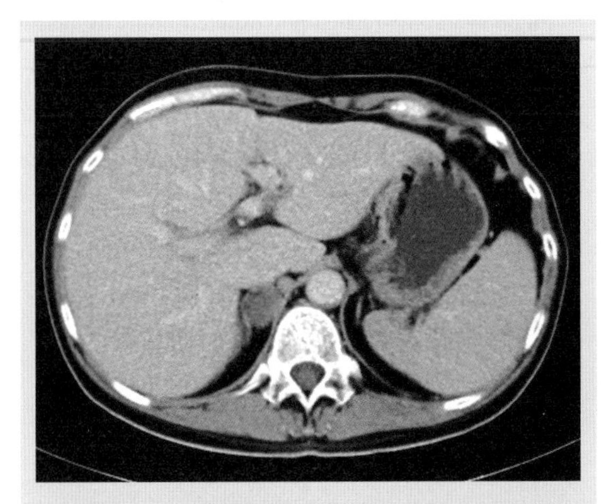

图23-1　患者腹部增强CT示左侧肾上腺占位

为进一步评估收入院。患者1年前滑倒后右侧肩胛骨骨裂，无骨痛、身高变矮；无恶心、呕吐，偶大便干，无反酸、腹泻，无皮肤红斑、舌炎，无易饥、心悸、大汗，无头痛、视野缺损，无闭经、泌乳、手足变大，无脸变圆红、毳毛增多等。

（二）既往史

发现全身散在皮下结节十余年，诊断“脂肪瘤”。10年前诊断胆囊结石，未处理。8年前诊断子宫肌瘤，行子宫肌瘤剔除术。5个月前发现血压升高，120/90mmHg，加用厄贝沙坦治疗，血压控制可。

（三）家族史

父亲患“高血压、糖尿病、胃十二指肠溃疡（治疗效果差）、骨肿瘤、心脏病”，60岁时因“脑出血”去世。有一兄两弟，1个弟弟有肾结石，自述2个弟弟查血钙、PTH均偏高。患者家系见图23-2。

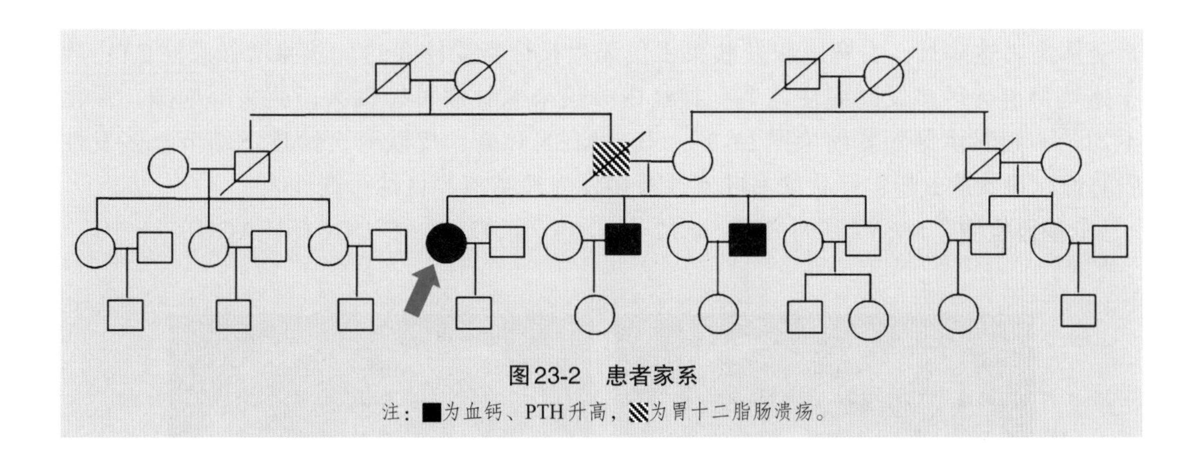

图23-2 患者家系

注：■为血钙、PTH升高，▨为胃十二脂肠溃疡。

（四）体格检查

BP 140/90mmHg，HR 80次/分，体重54kg，身高164cm，BMI 20.1，全身皮肤未见皮疹，颈部、背部、腹部、左上肢多发皮下结节，无满月脸、水牛背、锁骨上脂肪垫，无皮肤紫纹，粗侧双眼视野正常，甲状腺不大，全身骨骼无压痛及畸形。乳腺Ⅴ期，无触发泌乳。心肺腹查体无异，双肾区无叩痛。

（五）辅助检查

［**常规检查**］血常规：WBC 3.52～2.82×10^9/L，Hb、PLT正常。肝肾功正常。HbA1c 6.9%。肿瘤标志物：CEA 70.01ng/ml，CA19-9 40.7U/ml，CA242 22.6U/ml。HBsAg（+）。HBV-DNA＜10^3拷贝/ml。CXR：未见明显异常。甲旁亢定性定位检查：血钙2.83～2.99mmol/L，游离钙1.38mmol/L，血磷0.72～0.81mmol/L，ALP 134U/L，PTH 253ng/L，24小时尿钙746.8mg，尿磷790mg，β-CTX 0.5ng/ml。

［**内分泌相关检查**］垂体评估：IGF-1 196ng/ml，GH 5.9ng/ml，PRL 31.09ng/ml；甲状腺功能正常；性激素：FSH 7.1U/L，LH 5.19U/L，E_2 379.9pmol/L（103.8pg/ml），

睾酮4.6ng/dl，孕酮6.94nmol/L(2.19ng/ml)。肾上腺占位评估：24小时尿儿茶酚胺，正常范围；血ACTH(8am) < 1.1pmol/L(5.0pg/ml)；血皮质醇节律，8am 462.58nmol/L(16.76μg/dl)，0am 431.39nmol/L(15.63μg/dl)。联合经典大小剂量地塞米松抑制试验：均不被抑制。胰腺占位评估：促胃液素50ng/L，胰高血糖素130ng/L(50 ～ 150ng/L)，粪便苏丹Ⅲ染色（-）。

［**影像学检查**］骨密度（DXA）：腰2 ～腰4，T值-2.6；股骨颈T值-2.0。骨骼X线：无明显骨吸收改变。甲状旁腺彩超：左下甲状旁腺区3.0cm×0.6cm实性占位；甲状腺右叶中部后方实性占位1.7cm×0.5cm。MIBI显像：相当于双侧甲状腺下极放射性增高区，考虑为功能亢进之甲状旁腺组织可能性。胰腺彩超：胰头区见4.4cm×2.6cm低回声，形态不规则，其内见丰富血流；胰体尾区见多个低回声，较大者分别为2.3cm×1.2cm、1.4cm×1.1cm，其内见丰富血流。生长抑素受体显像：胃后方生长抑素受体高表达病灶，右肾上腺及胰头占位无生长抑素受体表达。胰腺增强灌注CT：胰腺体尾部走行区多发高灌注结节，神经内分泌来源肿瘤可能性大；胰头部饱满，强化不均匀；胰腺体尾部萎缩（图23-3）。其他MEN筛查：皮肤科会诊皮下结节，多发性脂肪瘤。甲状腺B超：甲状腺右叶实性及多发囊性结节，良性可能性大。

［**基因检测**］*MEN1*基因突变，c.124 G > A，p.42 G > S（GGC > AGC）。

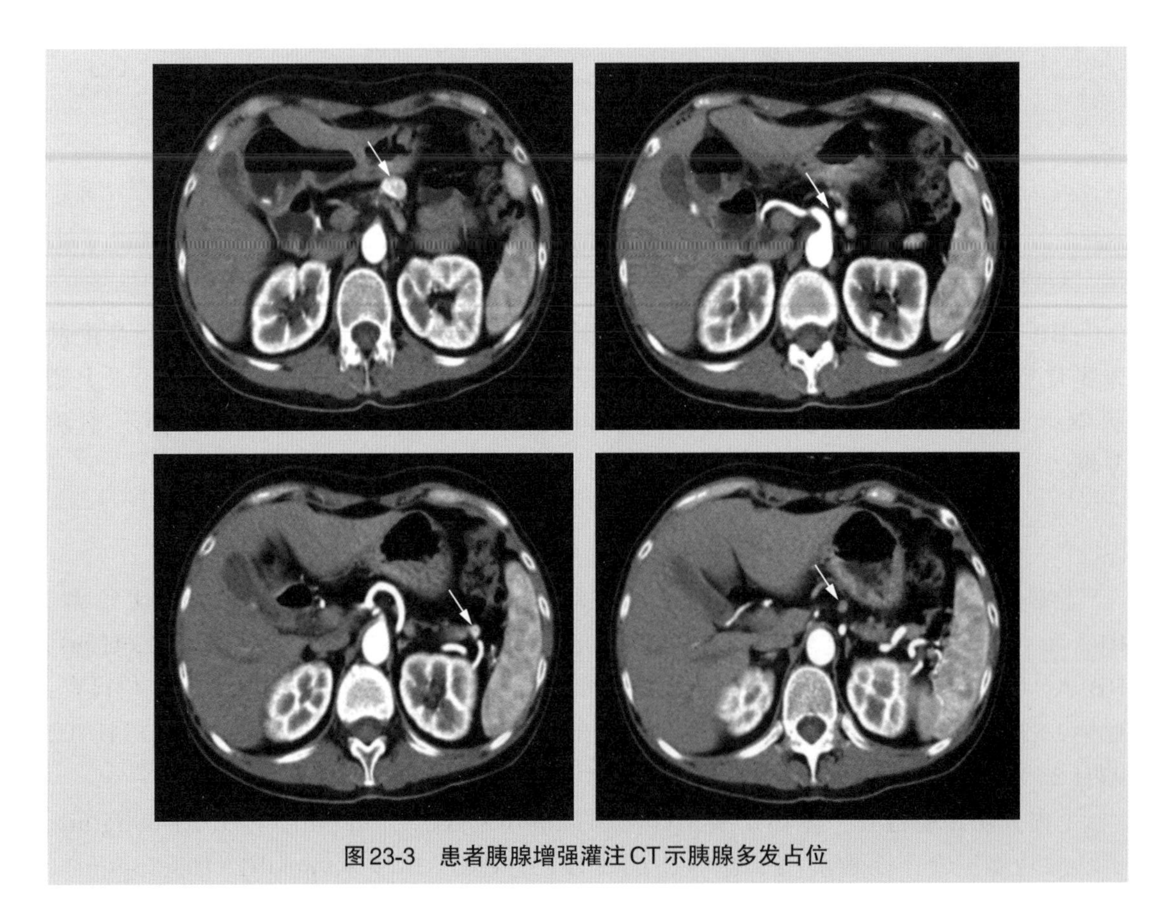

图23-3　患者胰腺增强灌注CT示胰腺多发占位

（六）诊断

多发性内分泌腺瘤病1型（multiple endocrine neoplasia type 1，MEN1），原发性甲状旁腺功能亢进症，左甲状旁腺切除术后，双肾多发结石，垂体无功能微腺瘤，胰腺多发占位，神经内分泌肿瘤可能性大，库欣综合征，右肾上腺皮质醇腺瘤，多发性脂肪瘤，糖尿病，高血压，骨质疏松，子宫肌瘤剔除术后，胆囊结石。

（七）治疗及随访

给予患者硝苯地平30mg每日1次，控制血压在正常范围；二甲双胍0.5g每日3次，血糖控制良好。转基本外科行双侧甲状旁腺肿物切除，病理为甲状旁腺结节状增生。术后复查血钙最低降至2.00mmol/L，PTH 75.2ng/L，给予补充钙剂及骨化三醇治疗。后于泌尿外科行腹腔镜下右肾上腺腺瘤切除术，术后病理为皮质腺瘤，术后给予泼尼松5mg每日3次。胃肠胰腺神经内分泌肿瘤（pancreatic neuroendocrine tumors，PNET）方面，建议手术治疗，但患者对手术风险顾虑较大，要求暂不手术，予以密切随诊。

2年后发现CEA进行性升高（45.63μg/L升至110.70μg/L），胰头占位较前增大5.0cm×3.3cm×3.0cm，遂行全胰切除＋脾切除＋胆囊切除术，术后病理示PNET(G2，核分裂5个/10HPF)，侵及胰腺周围脂肪组织及小肠肌层，淋巴结转移性肿瘤。免疫组化：CA19-9（＋），CD10（－），CEA（＋），CK7（－），CgA（＋），E-Cadherin（－），PR局部（＋），S-100（－），Syn（＋），p53（－），β-catenin（＋），Ki-67 10%。

二、病例分析

患者为中年女性，慢性病程，表现为多个内分泌腺体受累。①甲状旁腺功能亢进方面：患者以泌尿系结石起病，继而发现血钙升高，血磷下降，PTH升高，24小时尿钙升高，骨密度提示骨质疏松，泌尿系超声、CT提示肾结石，考虑甲状旁腺功能亢进定性诊断明确；定位检查方面，有过一次外院手术史，切除单个“腺瘤”后未缓解，此次入院查甲状旁腺超声及MIBI显像均提示多个甲状旁腺功能亢进病灶。行手术切除病理提示为甲状旁腺结节状增生。②PNET方面：患者临床无反复低血糖、腹泻、反酸、腹痛、游走性红斑、口角炎等临床表现，查血清促胃液素、胰高血糖素均正常，CA19-9、CEA明显升高；胰腺增强灌注CT及腹部超声提示多发胰腺占位，奥曲肽显像可见胃后方生长抑素受体高表达病灶，考虑为多发胃肠PNET，无功能可能性大，术后病理也支持临床诊断。③肾上腺方面：患者虽库欣综合征症状和体征不明显，但有高血压、糖尿病。查ACTH＜1.1pmol/L(5.0pg/ml)，血皮质醇节律消失，大小剂量地塞米松抑制试验均不被抑制，影像学提示右肾上腺腺瘤，临床支持肾上腺皮质功能腺瘤，术后病理支持为皮质腺瘤。④垂体瘤方面：筛查性激素、催乳素、甲状腺功能、IGF-1均正常，MRI提示微腺瘤，定期随诊观察。⑤其他：皮下多发脂肪瘤。⑥家族史方面：患者父亲患有消化道溃疡、高血压，2个弟弟患有泌尿系结石，有血钙升高。总结患者临床特点，存在甲状旁腺功能亢进、胃肠PNET、垂体瘤、肾上腺皮脂腺瘤、脂肪瘤，并有相关家族史，且基因检测提示*MEN1*基因存在突变，故该患者MEN1诊断明确。

MEN1为常染色体显性遗传，患病率约2/100 000，在原发性甲旁亢、胃泌素瘤和垂体腺瘤患者中，MEN1的发病率分别为1%～18%、16%～38%和小于3%。致病基因*MEN1*位于染色体11q13，为肿瘤抑制基因，编码蛋白Menin，基因突变无明确热点，突变类型多样。该患者基因检测提示编码Menin蛋白第42位氨基酸的密码子GGC（甘氨酸）突变成了AGC（丝氨酸），这是一个既往已报道过的突变。通常认为MEN1无明确的基因型-表型相关性，但也有一些不同报道，如家族性孤立性原发性甲状旁腺功能亢进症（familial isolated primary hyperparathyroidism，FIHP）认为主要由较轻的错义突变或框架内缺失突变引起，而PNET主要由截短突变导致Menin完全失活所致，内含子引起的突变通常发病时间较晚，程度较轻，外显率较低。MEN1的各种肿瘤外显率不一，其中原发性甲旁亢最高，可达95%，其次为胃泌素瘤（40%）、催乳素瘤（25%）、胰腺无功能瘤（20%）、胰岛素瘤（10%）等。

MEN1患者发生甲旁亢常由多个腺体病变引起，早期多为甲状旁腺增生，后可发展为腺瘤，相比散发性甲旁亢，MEN1的甲旁亢患者临床表现相对较隐匿，高钙血症、高甲状旁腺素、高碱性磷酸酶和低磷血症的程度较轻，骨骼改变发生较少，泌尿系统结石、胃肠道症状发生比例较低。本例患者病史达7年，但长期监测血钙水平仅轻度升高，X线也未见明显的骨吸收改变。超声及MIBI显像提示多个腺体受累。符合MEN1甲旁亢的临床特点。治疗方面首选手术，由于多累及3～4个甲状旁腺，手术方式仍存争议，目前倾向于切除至少3个或3个半甲状旁腺，但术后复发率较高，术后8～12年复发率可达50%。该患者在第一次手术后，PTH及血钙水平均未降至正常，考虑为多个甲状旁腺病变，但第一次手术未能完全切除。第二次手术病理提示有多个甲状旁腺受累，术后血钙及PTH水平均明显下降，也提示手术治疗有效。

胃肠PNET根据其分泌细胞及分泌激素的区别又可分为无功能瘤、胃泌素瘤、胰岛素瘤、胰高血糖素瘤、血管活性肠肽瘤（vasoactive intestinal polypeptidoma，VIP瘤）等。其中在MEN1中最常见的胃肠PNET为胃泌素瘤，其次为无功能瘤、胰岛素瘤。临床表现根据其肿瘤分泌激素的差别而具有特异性，此外原发肿瘤的占位效应、肿瘤转移表现也可引起相关的临床症状，其特异性生化标志物如促胃液素、胰高血糖素等，在实验室检查中可为诊断提供较大帮助。本例患者起病隐匿，除影像学检查发现胰腺及胃后部占位外，无其他特异性临床表现及肿瘤占位效应，实验室筛查胰腺神经内分泌激素水平均在正常范围，支持无功能胰腺神经内分泌瘤表现。不同指南对胃肠PNET的治疗方案基本一致：①对于功能性肿瘤和直径大于2cm的无功能瘤，首选手术切除；②药物治疗，胰岛素瘤可选二氮嗪、生长抑素类似物、mTOR抑制剂，胃泌素瘤可选H_2受体阻断剂、质子泵抑制剂、生长抑素类似物，其他其他功能性肿瘤可选长效生长抑素类似物等；③进展期的胃肠PNET的治疗措施有肝切除、肝动脉栓塞/化疗、核素、传统化疗、生物治疗及新的化疗药物（如替莫唑胺、VEGF通路抑制剂、mTOR抑制剂）等。该患者虽诊断无功能神经内分泌肿瘤，但瘤体较大，应积极手术治疗，患者因顾虑手术风险，要求密切随访，在随访过程中发现瘤体进行性增大，术后病理提示Ki-67 10%，G2期，手术后可根据患者情况，进一步考虑生长抑素类似物治疗。

MEN1肾上腺表现主要指影像学异常（肾上腺增粗、增生、腺瘤）或功能异常（临床表现、功能试验）。本例患者在临床上虽无明显库欣貌，但存在高血压、糖尿病，实验室检查发现血皮质醇节律消失，小剂量地塞米松抑制试验不能被抑制，支持库欣综合征，结合血皮质醇升高时，ACTH＜1.1pmol/L（5.0pg/ml），符合非ACTH依赖库欣综合征，大剂量地塞米松不能被抑制、影像学发现肾上腺占位，支持为肾上腺皮质腺瘤，最后病理结果也支持临床诊断。治疗方面，对于有功能的肾上腺腺瘤首选手术治疗，无功能肾上腺腺瘤的治疗尚未达成共识，一般推荐瘤体＞4cm或1～4cm有恶性发展倾向（半年内肿瘤显著生长＞1cm），首选手术治疗，＜1cm的肾上腺病变则长期随访。由于研究发现肾上腺病变发现时间较诊断MEN1平均晚6.9年，肾上腺正常的MEN1患者仍然有密切随访的必要性。对于有肾上腺表现的MEN1患者，首次发现肾上腺异常后半年需常规复查，之后可延长至1年或2年1次。

三、临床查房

1. 什么是MEN1?

MEN1是一种常染色体显性遗传病，患者通常出现至少两种以上内分泌腺肿瘤包括甲状旁腺腺瘤/增生、垂体瘤和胃肠PNET等。肿瘤可为良性或恶性，外显率较高，有家族聚集倾向，但也有散发性病例。

2. 各种内分泌肿瘤在MEN1的外显率是多少?

各种内分泌腺体肿瘤及非内分泌肿瘤的外显率见表23-1。

3. MEN1的发病机制是怎样的?

MEN1为常染色体显性遗传病，其致病基因位于染色体11q13，由10个外显子组成，编码610个氨基酸的核蛋白称为Menin，它可以与细胞核中的JunD/AP1、smad3、NF-κB和其他蛋白相互作用，对细胞的转录和生长、DNA复制和修复均有调节作用。截止到2008年，*MEN1*基因共有1336个突变被鉴定，其中有1133个胚系和203个体细胞突变被报道。*MEN1*作为抑癌基因，在发生失活性突变后，使Menin蛋白发生功能障碍或失活，进而使细胞生长失控，导致肿瘤的发生。

4. MEN1患者甲旁亢与散发性甲旁亢有何区别?

（1）流行病学不同：与散发的甲状旁腺腺瘤（发病年龄平均55岁）相比，MEN1中的甲旁亢发病年龄更早，国外文献报道通常为25岁左右，男女比例为1∶1，而散发性甲旁亢男女比例为1∶3。

表23-1　各种肿瘤在MEN1中的外显率

肿瘤类型	平均外显率	肿瘤类型	平均外显率
甲状旁腺腺瘤	95%	肾上腺肿瘤	
胃肠胰神经内分泌瘤		无功能腺瘤	30%
胃泌素瘤	40%	皮质腺瘤或皮质癌	2%
胰岛素瘤	10%	嗜铬细胞瘤	＜1%
无功能瘤（包括胰多肽瘤）	20%	非内分泌肿瘤	
其他（如胰高血糖素瘤、VIP瘤）	每个小于1%	血管纤维瘤	85%
类癌		胶原瘤	70%
胸腺类癌	2%	脂肪瘤	30%
支气管类癌	4%	平滑肌瘤	25%
胃肠胰类癌	10%	脑膜瘤	5%
垂体瘤			
催乳素瘤	25%		
无功能垂体瘤	30%		
生长激素瘤	5%		
ACTH瘤	2%		
TSH瘤	5%		

（2）受累范围不同：MEN1的甲旁亢患者，通常会有3～4个甲状旁腺受累，而散发性甲旁亢以单发甲状旁腺腺瘤最为常见。

（3）临床症状严重程度不同：MEN1甲旁亢临床表现相对轻，可表现为无症状的高钙血症，高钙危象及甲状旁腺癌很少见，X线中骨质吸收也相对少。

（4）手术后预后不同：由于MEN1甲旁亢通常为多个甲状旁腺受累，因此在初次手术时需要检查每个腺体，常需要切除多个腺体，导致术后甲状旁腺功能减退率高，但甲旁亢复发或不缓解率也较高。成功的甲状旁腺次全切除术后10年内有50%的MEN1病例会复发。

5. MEN1中的胃肠PNET有什么临床特点？

（1）胃泌素瘤：MEN1患者中最常见的胃肠PNET为胃泌素瘤，外显率可达到40%。由于肿瘤自主分泌促胃液素，促进胃酸大量分泌，临床可出现反酸、胃灼热、腹泻、反复发作的消化性溃疡。可通过实验室检查促胃液素水平及胃酸分泌量协助诊断，胃镜、超声内镜及腹部CT、MRI对定位诊断有重要意义。相比散发的胃泌素瘤，MEN1胃泌素瘤患者发病年龄相对小（发病时间大多比散发胃泌素瘤患者早10年），瘤体较小，且常为多发。

（2）胰岛素瘤：在MEN1中的外显率为10%左右，与散发性胰岛素瘤的临床表现基本一致，主要表现为反复低血糖发作，低血糖时，伴胰岛素、C肽、胰岛素原水平升高。奥曲肽显像及胰腺增强CT、MRI对定位诊断有意义，必要时也可行胰腺动脉钙输注刺激试验协助定位。MEN-1的胰岛素瘤通常为多发的病灶，术后复发率可能高于散发病例。

（3）无功能瘤：也包括分泌胰多肽或其他激素，但未引起相关临床症状的神经内分泌肿瘤，外显率为20%，在MEN1中可以为恶性，通常体积较大，可出现转移。

（4）其他：胰高血糖素瘤较少见，临床可表现为游走性皮疹、口角炎、舌炎、贫血、血栓、血糖升高等。VIP瘤罕见，可引起水样泻，低钾血症。胰高血糖素瘤及VIP瘤在MEN1中通常为恶性，肿瘤体积大，容易出现转移。

6. MEN1中垂体瘤有哪些特点?

约1/3的MEN1患者可出现垂体瘤，以催乳素瘤最常见，无功能瘤及生长激素瘤次之。多数为良性及多灶性，部分肿瘤可分泌两种或两种以上腺垂体激素。相比非MEN1患者，MEN1患者的垂体瘤体积相对更大，对治疗反应欠佳，术后容易复发。

7. MEN1中肾上腺病变有哪些特点?

从流行病学数据看，MEN1中肾上腺受累及的比例为9%～73%，结合肾上腺病变在一般人群中发生率为1%～4%，考虑在MEN1患者中肾上腺更易受累。病理方面，MEN1患者肾上腺表现具有多样性，几乎涵盖了皮质及髓质的所有病变，大部分为无功能增生或腺瘤（单侧或者双侧），小部分为嗜铬细胞瘤、原醛、库欣综合征、肾上腺皮质癌。

8. MEN1的其他临床表现都有哪些?

类癌在MNE1患者中的外显率为5%～15%，包括胸腺类癌、支气管类癌、胃肠胰类癌。多数类癌无明显临床症状，在晚期可由于肿瘤体积增大，引起压迫症状。少部分类癌可分泌ACTH、降钙素、GHRH等，引起相应临床症状。

MEN1患者也可同时伴发非内分泌肿瘤，如脂肪瘤、血管纤维瘤、胶原瘤、脑膜瘤、脊髓小脑室管膜瘤、恶性黑色素瘤等。

9. 如何诊断MEN1？

诊断MEN1需满足以下标准中至少一条：①三种主要的MEN1相关内分泌肿瘤（甲状旁腺肿瘤、垂体腺瘤、胃肠PNET）中至少发生两种；②患者患有MEN1中的一种内分泌肿瘤，且其一级亲属诊断MEN1；③存在*MEN1*基因胚系突变，即使该患者目前尚未发现内分泌肿瘤，亦需密切观察随访内分泌肿瘤的发生。

10. MEN1甲旁亢治疗方式如何选择?

甲旁亢患者定位明确，首选手术治疗，由于MEN1的甲旁亢患者通常有多个甲状旁腺受累，手术方式通常选择切除3个或3.5个甲状旁腺，国外也有指南推荐切除全部甲状旁腺，将少部分甲状旁腺组织自身移植到非优势手前臂的组织中并标记，以便复发后再手术时易于寻找。根据患者临床情况，部分甲状旁腺切除、联合经颈胸腺切除等术式也可用于MEN1甲旁亢的治疗。

对于不能手术治疗、拒绝手术或反复复发定位不明确的患者，可考虑药物治疗并长期随访，旨在控制高钙血症、减少甲旁亢相关并发症。目前临床主要使用的药物包括双膦酸盐、降钙素、选择性雌激素受体调节剂、拟钙化合物（西那卡塞）等。存在高钙血症的患者还需注意保证足够液体摄入，容量补足后可予呋塞米利尿治疗，促进钙排泄。

11. MEN1中PNET的治疗方案如何选择?

MEN-1中PNET的治疗原则是尽可能减少瘤负荷，减轻症状，降低转移发生率。治疗方法包括手术治疗、药物治疗、局部治疗、放射性核素治疗、对症治疗。对于无功能PNET，治疗的总体目标是降低肿瘤转移相关的发生率和死亡率，同时保护胰腺组织，避免手术相关的并发症。对于小于1cm的肿瘤可以随诊观察，如3～6个月内有明显的生长，则建议手术切除。对于大于2cm的无功能PNET，则建议手术治疗。大小为1～2cm肿瘤的处理，目前处理仍存在争议，如不行手术治疗，则需密切随访。对于功能性PNET，无论肿瘤大小，均应行手术切除治疗。

无法行手术治疗、肿瘤负荷重、疾病明显进展者，需考虑非手术治疗：①药物治疗，包括生长抑素类似物（奥曲肽、兰瑞肽、帕瑞特）、化疗药物（链脲霉素、氟尿嘧啶、表阿霉素、替莫唑胺等）、靶向治疗药物（舒尼替尼、依维莫司）等。可有效改善功能性肿瘤引起的临床症状，减轻肿瘤负荷。②局部治疗，如射频、激光、冷冻、栓塞等治疗可明显减轻肝转移灶的肿瘤负荷，减少激素分泌，改善患者生活质量。③放射性核素治疗，如肽受体介导的靶向放射核素治疗，目前仅作为其他手段治疗失败后的选择。

对于部分功能性神经内分泌肿瘤，在上述治疗发挥有效作用前，由于内分泌激素过度分泌引起的临床症状，也需对症支持治疗以改善症状，减少严重并发症的发生。质子泵抑制剂和H_2受体阻断剂可有效缓解胃泌素瘤引起的反酸、胃灼热、反复发作的消化性溃疡。胰岛素瘤患者由于反复低血糖发作，会不断加餐，可能引起体重增加。可通过生玉米淀粉、二氮嗪等有效治疗减少低血糖的发作。VIP瘤、胰高血糖素瘤患者常伴有体重减轻和严重的消耗症状，部分患者可能需要肠内肠外营养的支持治疗。

12. MEN1中垂体瘤的治疗包括哪些?

MEN1患者垂体瘤的治疗方式与非MEN1的垂体瘤患者是基本一致的。包括手术治疗、药物治疗、放疗。对于垂体生长激素瘤、垂体ACTH瘤、TSH瘤及有压迫或瘤体急性卒中等并发症的无功能垂体瘤，手术为首选治疗。催乳素瘤首选药物治疗（多巴胺受体激动剂如溴隐亭或卡麦角林）。对于无法手术、手术后未缓解的患者，可考虑药物治疗（如生长抑素、多巴胺受体激动剂、替莫唑胺等）及放射治疗。但根据相关研究发现，MEN1患者的垂体瘤更具侵袭性，对内科或外科治疗的反应相比非MEN1患者更差。

13. 对什么样的人群需要筛查*MEN1*基因?

对于已知的*MEN1*基因突变携带者的所有一级亲属，有疑似或非典型MEN1的个体（如多发性甲状旁腺腺瘤、胃泌素瘤或多发性PNET）需筛查*MEN1*基因。

14. 对于MEN1患者的直系亲属，应如何进行筛查评估？

对于MEN1患者，已知*MEN1*基因携带者以及未经DNA检测排除风险的家族成员，应筛查其是否存在MEN1相关肿瘤，需评估是否有肾结石、闭经、溢乳、生长异常、类库欣综合征变化、头痛、视力异常、咳嗽、勃起功能障碍、消化性溃疡、腹泻、低血糖等症状。每年检测1次血清钙浓度，以发现是否存在无症状性甲状旁腺功能亢进症，其可能需要手术治疗。

15. 对于*MEN1*基因突变携带者如何筛查肿瘤？

对于*MEN1*基因突变携带者筛查肿瘤的时间及项目见表23-2。

表23-2 MEN1基因突变携带者筛查肿瘤的时间及项目

肿　瘤	开始筛查年龄（岁）	生化检查	影像学检查（每3～5年）
甲状旁腺腺瘤	8	血钙、PTH	无
胃泌素瘤	20	促胃液素	无
胰岛素瘤	5	空腹血糖	无
其他胃肠PNET	15	无	奥曲肽显像或CT或MRI
垂体瘤	5	催乳素、IGF-1	垂体MRI
类癌	20	无	CT

四、推荐阅读

[1] SHLOMO MELMED, Kenneth S. Polonsky, P. Reed Larsen, et al. Williams textbook of Endocrinology [M]. 12th edition. 2011: 1605-1632.

[2] THAKKER RV, NEWEY PJ, WALLS GV, et al. Clinical practice guidelines for multiple endocrine neoplasia type 1 (MEN1) [J]. J Clin Endocrinol Metab, 2012, 97 (9): 2990-3011.

[3] KAMILARIS CDC, STRATAKIS CA. Multiple Endocrine Neoplasia Type 1 (MEN1): An Update and the Significance of Early Genetic and Clinical Diagnosis [J]. Front Endocrinol (Lausanne), 2019, 10: 339.

[4] LIPS CJ, DREIJERINK KM, HöPPENER JW. Variable clinical expression in patients with a germline MEN1 disease gene mutation: clues to a genotype-phenotype correlation [J]. Clinics (Sao Paulo), 2012, 67 (1): 49-56.

[5] GIUSTI F, TONELLI F, BRANDI ML. Primary hyperparathyroidism in multiple endocrine neoplasia type 1: when to perform surgery? [J] Clinics (Sao Paulo), 2012, 67 (1): 141-144.

[6] MARX SJ. Recent topics around multiple endocrine neoplasia type 1 [J]. J Clin Endocrinol Metab, 2018, 103 (4): 1296-1301.

[7] HYDE SM, COTE GJ, GRUBBS EG. Genetics of multiple endocrine neoplasia type 1/multiple endocrine neoplasia type 2 syndromes [J]. Endocrinol Metab Clin North Am, 2017, 46 (2): 491-502.

（赵宇星）

病例24 左侧髂骨、髋部疼痛

一、病历摘要

患者，男性，64岁。因“左侧髂骨、髋部疼痛2年余”入院。

（一）现病史

患者2年余前无明显诱因出现左髂骨疼痛，逐渐加重，累及左髋部，影响行走，夜间疼痛较白天明显，严重时影响睡眠。外院查ALP 323U/L，血总钙2.3mmol/L，血磷0.74mmol/L。血清免疫固定电泳阴性。左髋X线片“左侧髂骨内密度不均匀”。髂骨及髋关节CT“左髂骨局部骨质密度减低，骨小梁稀疏粗大；髂骨体部皮质略毛糙，局部皮质增厚粗糙”。骨髓涂片（髂后）“骨髓相未见明显形态学异常”。行左侧髂骨局部密度减低区手术活检，病理报“浆细胞轻度增多并伴有溶骨反应，不除外浆细胞骨髓瘤可能”。术后未给予特殊治疗，间断服用多种镇痛药。1年半前，外院全身骨显像示“左侧髂骨及坐骨处见异常放射性浓聚区，左侧髂嵴处局部见异常放射性稀疏缺损区，考虑手术有关”。未给予特殊治疗，左侧髂骨、髋部疼痛逐渐加重。

1年前，外院查ALP 297U/L，血总钙2.21mmol/L，血磷1.14mmol/L。血游离κ-轻链34.39mg/L（参考范围3.30 ～ 19.40mg/L），游离λ-轻链24.13mg/L（参考范围5.71 ～ 26.30mg/L）。全身骨显像“左侧髂骨带状放射性高度浓聚灶。考虑左侧髋骨异常浓聚灶为恶性病灶”。两次行骨髓涂片（髂后）均报“未见明显异常”。骨髓活检（髂后）病理“浆细胞标记阳性的细胞数量少，不足以诊断浆细胞骨髓瘤”。诊断为“孤立性骨髓瘤，骨质破坏”，未给予特殊治疗，间断镇痛治疗。

半年前，外院查ALP 335U/L，血总钙2.29mmol/L，血磷1.10mmol/L。全身骨显像报“左侧髂骨、坐骨、耻骨及双侧骶髂关节代谢异常，考虑恶性病变”。双髋关节正侧位X线片示“左侧坐骨及耻骨内可见多发类圆形低密度影”。骨髓活检（左髂后）报“送检骨小梁粗细不等，有明显黏合线和骨溶解现象，骨小梁间为骨髓造血组织，其中见少许浆细胞，少数骨小梁间纤维组织轻度增生，请临床排除“Paget骨病”。诊断“Paget骨病”，给予唑来膦酸4mg治疗2次（间隔半月），每次用药后上述骨痛症状可缓解1周左右，之后逐渐加重，仍间断服镇痛药治疗。2个月前，外院再次应用唑来膦酸4mg共2次（间隔1个月），疼痛稍减轻，未完全缓解。为进一步诊治入院。

（二）既往史

高血压，卡托普利治疗。

（三）个人史、家族史

无特殊。

（四）体格检查

身高171cm，体重77kg，BMI 26.33，BP 132/84mmHg。缓慢步行入室。头部无畸形；胸廓挤压痛（-），胸廓无畸形；左髂部可见陈旧手术瘢痕；按压左侧髂骨后疼痛加重；左侧臀部、髋部皮温、肤色正常。左侧肢体肌力Ⅳ级，右侧肌力正常。

（五）辅助检查

［**常规检查**］血常规无异常。ESR 2mm/h。血钾3.8～3.9mmol/L，白蛋白校正后血总钙2.15mmol/L（参考范围2.13～2.70mmol/L），血磷0.87mmol/L（参考范围0.81～1.45mmol/L），ALP 81U/L（参考范围30～120U/L），Cr(E) 76μmol/L。实测游离钙1.18mmol/L（参考范围1.13～1.23mmol/L）。PTH 62.6ng/L（参考范围12～65ng/L）。β-CTX 0.2ng/ml（参考范围0.260～0.512ng/ml）。25(OH)D_3 68.25nmol/L (27.3ng/ml)。1,25(OH)$_2$$D_3$ 144.24pmol/L［60.10pg/ml（参考范围19.6～54.3pg/ml）］。24小时尿钙1.31mmol。血轻链：κ 980mg/dl（参考范围598～1329mg/dl），λ 507mg/dl（参考范围298～665mg/dl）。尿轻链：正常。血、尿免疫固定电泳（-）。游离PSA 0.49ng/ml（参考范围0～0.93ng/ml），总PSA 2.31ng/ml（参考范围0～4.0ng/ml）。多次粪便OB（-）。

［**骨髓涂片**］未见明显异常。会诊外院左侧髂后骨髓活检病理：送检骨小梁粗细不均，黏合线紊乱，符合Paget骨病；免疫组化结果显示：AE1/AE3（-），CD138（散在少许+），CD15（+），CD20（散在少许+），CD3（-），CD38（散在少许+），MPO（弥漫+）。

［**影像学检查**］前列腺彩超：未见明显异常。胃镜：浅表性胃炎。结肠镜：未见明显异常。胸部CT：未见明显异常。头部X线片：头部骨质密度减低。骨盆及双侧股骨X线片（图24-1）：左侧髂骨翼散在片状低密度灶，左髂

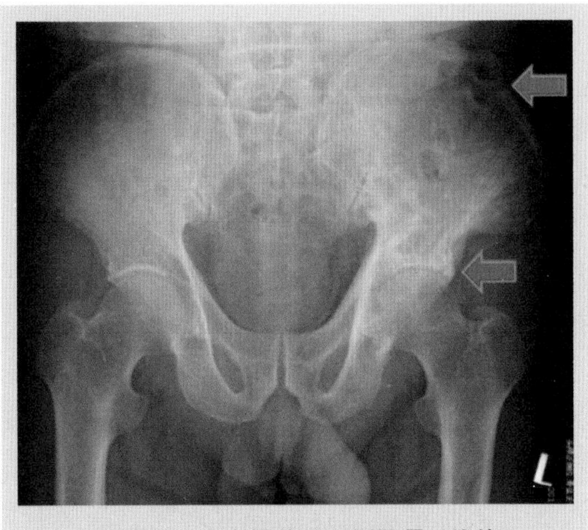

图24-1 患者骨盆及双侧股骨X线片

骨翼边缘骨质破坏可能；左侧髋臼及附近髂骨体骨质密度不规则增高。胸、腰椎侧位X线片：胸腰椎退行性变。全身骨显像：相当于左侧股骨头区域放射性增高灶，余骨骼未见明显异常。骨密度（DXA）：左侧股骨颈0.749g/cm^2，T值-1.8；大转子0.758g/cm^2，T值-0.6；左髋全部0.849g/cm^2，T值-1.1；腰2～腰4 0.888 g/cm^2，T值-1.8。

（六）诊断

Paget骨病（Paget's disease of bone）。

（七）治疗

因近2个月外院已应用2次唑来膦酸治疗，目前ALP正常、β-CTX轻度下降，未再予双膦酸盐治疗。心理医学科医师会诊：考虑抑郁状态。予度洛西汀60mg每日1次、曲马多100mg每日1次、阿普唑仑0.4mg每晚1次治疗，骨痛症状减轻。

二、病例分析

本例为老年男性，临床特点如下：①左侧髂骨疼痛2年余，呈加重趋势，累及左髋部，晨轻暮重；未见明显骨骼畸形。②X线和CT示左侧髂骨多发溶骨性病灶，同时亦可见左侧髂骨内存在骨硬化病灶。③全身骨显像示左侧髂骨、坐骨、耻骨多发放射性摄取增高灶。④ALP明显升高，血钙、血磷、PTH在正常范围内。⑤唑来膦酸治疗后骨痛症状减轻。

可导致溶骨性病灶的疾病种类非常繁多，主要有：骨纤维异常增殖症（fibrous dysplasia）、嗜酸性肉芽肿（eosinophilic granuloma）、内生软骨瘤（enchondroma）、骨巨细胞瘤（giant cell tumor）、非骨化性纤维瘤（non-ossifying fibroma）、成骨细胞瘤（osteoblastoma）、动脉瘤性骨囊肿（aneurysmal bone cyst）、孤立性骨囊肿（solitary bone cyst）、甲旁亢的棕色瘤（Brown tumor）、感染、成软骨细胞瘤（chondroblastoma）、软骨黏液样纤维瘤（chondromyxoid fibroma）、恶性肿瘤骨转移、骨髓瘤、Paget骨病等。此患者影像学上的一个特点是：髂骨存在溶骨性病灶的一侧同时存在骨硬化区域。溶骨性病灶与骨硬化病灶共存的疾病相对就比较少，文献报道多为Paget骨病、某几类恶性肿瘤（乳腺癌、肺癌、结肠癌、前列腺癌）的骨转移、骨髓瘤、骨纤维异常增殖症等，也有在原发性甲旁亢、胃癌骨转移、髓系白血病中的罕见报道，这其中最常见的是Paget骨病。

Paget骨病又称为畸形性骨炎（osteitis deformans），是很多西方国家中除骨质疏松症外第二常见的代谢性骨病，在英国、美国、加拿大、澳大利亚、新西兰等国高发，在亚洲、北欧、非洲较罕见，其病因尚未完全阐明。Paget骨病在病理生理学上的主要特征是破骨细胞活性的异常增强，导致骨吸收极度活跃，活跃的骨吸收又导致成骨细胞在骨吸收部位大量聚集，产生大量的新骨基质，病灶骨转换异常活跃，最后骨形成超过骨吸收，形成大量不规则的板层骨和编织骨。Paget骨病的自然病程可分为3个阶段，分别为溶骨期、溶骨/成骨混合期及骨硬化期，这3期可同时存在于同一患者的不同骨骼病灶中，使患者同时存在溶骨性病灶和骨硬化病灶。Paget骨病常在55岁以后发病，男性略多于女性，常累及骨盆、股骨、胫骨、颅骨、椎体，国外报道20%～25%的患者可无症状，常见症状为骨痛、骨骼膨大或畸形、骨折，骨痛可有晨轻暮重的特点，病灶部位皮肤可出现局部皮温升高，骨骼畸形（特别是颅骨、脊椎）可致神经等周围结构受压而造成听力下降、视力下降、脊髓压迫等压迫症状。Paget骨病不直接累及关节，但可因关节周围骨骼受累畸形致继发性关节炎，表现为关节疼痛。罕见合并高输出量性心力衰竭。Paget骨病常累及多个骨骼（多骨型），但也可累及单个骨骼（单骨型）。X线检查是诊断Paget骨病的重要依据，处于不同阶段的骨骼病灶在影像学上有不同表现，可表现为溶骨性病灶（溶骨期）、棉絮样病灶（混合期）和骨硬化病灶（骨硬化期），骨骼可出现畸形、膨大，上述表现可在同一患者不同部位同时存在。对不典型的患者，特别是需与恶性肿瘤相鉴别时，病理学是帮助诊断的重要手段。

本例患者发病年龄、临床特点、影像学表现，可符合Paget骨病特点，但其影像学表现并不非常典型，重点需与恶性肿瘤骨转移、骨髓瘤等其他可同时导致溶骨性病灶和骨硬化病灶的疾病相鉴别。患者入院后对其前列腺癌、肺癌、胃癌、结肠癌等恶性肿瘤进行了全面筛查，未发现提示。患者在外院和北京协和医院多次行骨髓涂片、骨髓活检、M蛋白等骨髓瘤相关检查，也未发现骨髓瘤证据。根据患者骨骼病灶的病理学特点，结合其病程至少已2年余，仍未发现存在恶性肿瘤，故诊断考虑Paget骨病基本明确。

Paget骨病的治疗主要采用抑制破骨细胞活性的药物，使用经验较多的是降钙素（如鲑鱼降钙素等）和双膦酸盐（如口服阿仑膦酸钠、利塞膦酸钠等，静脉唑来膦酸、帕米膦酸等）。因使用相对方便、总体疗效较降钙素好、循证证据更充足，目前主流治疗药物为双膦酸盐；对于不能耐受双膦酸盐副作用或存在双膦酸盐治疗禁忌的患者，可选用降钙素治疗。上述药物对控制骨痛、抑制异常活跃的骨转换有较好疗效，但对继发性关节炎所致疼痛效果常欠佳。地舒单抗等新型骨吸收抑制剂在Paget骨病中的应用，目前仅有少量报道，显示可控制疼痛、降低骨转换指标，但应用经验尚有限。少数发生骨折、严重畸形、压迫症状的患者，需要接受手术治疗。

本例患者在外院接受过多次唑来膦酸治疗，经治疗后ALP等骨转换指标明显下降至正常，疼痛症状可减轻，但疼痛缓解维持时间较短，疼痛缓解维持的时长与骨转换指标下降维持的时长不平衡，需要考虑是否存在其他因素导致的疼痛。既往研究显示，因为长期疼痛、颅面部畸形、骨折或骨骼畸形造成的活动能力受限等因素，抑郁症等心理障碍在Paget骨病患者中并不少见，而抑郁等心理状态会放大疼痛感受。本例患者入院后心理医学科医师评估存在抑郁状态，加用了抗抑郁药及镇痛药，疼痛症状有减轻。另外，如前所述，双膦酸盐对继发性关节炎引起的疼痛治疗效果常不佳。本例患者影像学提示左侧髋臼及附近髂骨存在骨硬化，提示左髋关节周围骨质受累，双膦酸盐效果不佳可能与其左侧髋关节继发性关节炎有关。严重的继发性关节炎需要接受包括关节置换术等手术治疗，但考虑患者髋关节症状的严重程度及手术风险、费用等因素，且加用抗抑郁药、镇痛药后疼痛症状减轻，手术治疗尚未达指征。

恶变是Paget骨病少见但严重的并发症，严重影响患者预后，其中最常见的是骨肉瘤（发生率为0.2%～1.0%），其他有纤维肉瘤、软骨肉瘤、骨巨细胞瘤等，可表现为持续性疼痛加剧、局部肿块。对于双膦酸盐治疗后疼痛缓解不明确的患者，也需警惕恶变的可能。本例患者影像学上未见相关提示，但也需长期监测。

三、临床查房

1. Paget骨病的可累及哪些骨骼？

Paget骨病可累及身体几乎所有骨骼，最常受累的骨骼为骨盆、脊椎、股骨、胫骨、颅骨，可同时累及一处或多处骨骼。仅有单个骨骼受累的称为单骨型，存在多个骨骼受累的称为多骨型。

2. Paget骨病的发病机制是什么？

Paget骨病的发病机制尚未完全阐明，目前认为遗传因素和环境因素在Paget骨病的发病中均发挥作用。不少Paget骨病患者存在家族史，并表现为不完全外显的常染色体显性遗传模式，提示Paget骨病的发病具有遗传因素。目前研究发现的最可疑相关基因为*SQSTM1*基因，编码蛋白质p62，而p62是参与NF-κB信号通路的一种蛋白。*SQSTM1*基因突变损害p62功能，可导致NF-κB信号通路的激活，进而增强破骨细胞活性。环境因素方面，有不少研究认为慢病毒感染可能与Paget骨病的发病有关，但不同研究的结果并不一致，尚无定论。

3. Paget骨病的临床表现有哪些？

Paget骨病最常见的症状为骨痛，通常表现为位于深部的酸痛，可为持续性，且常有夜间加重的特点。最典型的体征为骨骼畸形，全身各处骨骼均可能受累。骨骼畸形多表现为骨骼体积和形状的改变。当累及下肢长骨时，可出现骨骼弯曲，多由近端逐渐发展至远端；当累及颅骨、下颌骨、锁骨时，骨骼可出现明显的膨胀性生长。骨骼的畸形、膨大可压迫周围组织结构而产生相应症状，如听力障碍、视力下降、脊髓压迫、脑神经压迫等。需要注意的是，部分患者可无任何症状（国外报道为20%～25%），因各种原因行X线片时意外被发现。表24-1总结了Paget骨病在各系统可能出现的临床表现。

4. Paget骨病在X线片上的表现有哪些？

Paget骨病在X线片上可表现为溶骨性病灶、骨皮质增厚、骨皮质和骨髓质的界限消失、骨小梁增粗、骨硬化、骨骼膨大、骨骼畸形。上述X线表现单独出现时并不具有诊断特异性，不少其他疾病也可出现上述X线表现，但当上述X线表现多个一起出现时，常提示Paget骨病。

表24-1　Paget骨病在各系统可能出现的临床表现

系统	临床表现
骨骼肌肉	骨痛、骨骼畸形、邻近关节的骨关节炎、髋臼突出、骨折、椎管狭窄
神经	听力障碍、耳鸣、脑神经损害、颅底凹陷、脑脊液压力升高、椎管狭窄、盗血综合征
心血管	充血性心力衰竭、心排血量增加、主动脉瓣狭窄、全身性动脉粥样硬化、心内膜钙化
代谢	高钙血症、高尿酸血症、高尿钙、肾结石
恶变	肉瘤（骨肉瘤、软骨肉瘤、纤维肉瘤）、骨巨细胞瘤等相应表现

5. 全身骨显像在Paget骨病诊断和评估上的价值？

全身骨显像相比X线平片在发现Paget骨病病灶方面的敏感性更高，主要用于评估全身骨骼受累的程度及范围，但对于“非活动性”病灶或骨硬化期的病灶，可能出现假阴性。Paget骨病在累及椎体时具有一些特异性的骨显像表现，如“三叶草征”“米老鼠征”以及“心脏征”，有助于与骨纤维异常增殖症、感染、肿瘤转移等疾病相鉴别。

6. Paget骨病的诊断应采用哪些影像学手段？

根据2019年JBMR杂志发表的*Diagnosis and Management of Paget's Disease of Bone in Adults: A Clinical Guideline*的推荐：综合病灶检出的敏感性、费用、辐射暴露量等因素，推荐X线片作为疑诊患者的首选诊断性检查；诊断后推荐行全身骨扫描来全面、准确评估代谢活跃病灶累及的范围；CT和MRI被推荐用于评估并发症，如颅底凹陷、椎管狭窄和骨肉瘤等情况，也可作为X线片的补充来协助诊断。

7. Paget骨病的病理学表现有哪些？

Paget骨病受累骨骼在病理中表现为破骨细胞数量增多、体积增大，处于破骨细胞异常活化状态，此为Paget骨病的基础病理特征。病灶部位的破骨细胞及破骨细胞前体表达大量炎性因子（如IL-1），破骨细胞过度活化使病变部位骨吸收增加，发生溶骨性改变。同时，异常活跃的骨吸收会导致成骨细胞在骨吸收部位大量聚集，产生大量的新骨基质，病灶骨转换异常活跃，最后骨形成超过骨吸收，且剧烈的成骨活动所形成的新生骨小梁结构紊乱，失去正常的板层结构，形成大量不规则的编织骨，新旧骨质之间形成特征性的黏合线。

8. Paget骨病需与哪些疾病鉴别？

Paget骨病需与多种可出现溶骨性病灶和/或骨硬化病灶的疾病相鉴别，如骨纤维异常增殖症、慢性骨髓炎、恶性肿瘤骨转移、骨髓瘤、各种骨肿瘤等。特别需要注意跟恶性肿瘤相鉴别，某几类恶性肿瘤（乳腺癌、肺癌、结肠癌、前列腺癌、胃癌）的骨转移、骨髓瘤也可在其骨骼中同时出现溶骨性病灶与骨硬化病灶。当临床及影像学鉴别困难时，需要进行活检帮助诊断。

9. 评估Paget骨病的病情活跃程度有哪些指标？

除临床表现外，骨转换标志物是评估Paget骨病病情活跃程度的重要指标，包括总

ALP、BALP（骨源性ALP）、P1NP、β-CTX、uNTX等。总ALP可作为评估病情活跃程度的一线指标，但存在肝损害时ALP也会升高，故需结合其他肝功能指标综合判断。部分病情活跃患者总ALP可能在正常范围内，故当临床怀疑存在病情活动而ALP正常时，建议检测BALP、P1NP、β-CTX等指标。

10. Paget骨病的治疗目标是什么？

Paget骨病的主要治疗目标是缓解骨痛症状，而非单纯为了降低骨转换标志物水平，治疗主要针对病情活动期患者。

对于无症状的患者，目前指南和多数文献推荐：若患者存在骨转换指标升高等病情活动征象，可以考虑应用双膦酸盐治疗，但临床获益尚不明确。对于无症状且无病情活动证据的患者，不推荐治疗。

11. 双膦酸盐在治疗Paget骨病上的作用？

对于有症状的病情活动期Paget骨病患者，推荐使用双膦酸盐作为一线治疗方案。双膦酸盐对于缓解骨痛症状具有明确疗效；但在改善生活质量、预防骨折、延缓骨关节炎进展、减少骨科手术出血、预防恶变、预防或改善骨骼畸形、改善听力等方面的作用，目前尚无充足循证医学证据支持。

对于无症状的病情活动期患者，双膦酸盐可有效降低骨转换标志物水平，并可能改善溶骨性病灶，可以考虑应用双膦酸盐治疗，但临床获益尚不明确。

12. Paget骨病患者使用双膦酸盐治疗时，在双膦酸盐的选择上有什么倾向？

根据既往多项研究，唑来膦酸较帕米膦酸、利塞膦酸钠在改善骨痛方面有更好的疗效，2019年JBMR杂志发表的*Diagnosis and Management of Paget's Disease of Bone in Adults：A Clinical Guideline*将唑来膦酸推荐作为用于Paget骨病治疗的首选双膦酸盐。但需要注意的是，不少患者在应用双膦酸盐后，还需要服用镇痛药来更好地控制骨痛。

13. 地舒单抗可以治疗Paget骨病吗？

有少量病例报道提示地舒单抗可以改善Paget骨病患者的疼痛症状，但尚无足够循证医学证据支持其常规用于Paget骨病治疗。若Paget骨病患者发生恶变，出现难以切除的骨巨细胞瘤时，可考虑使用地舒单抗，可能缩小肿瘤体积。

14. 什么时候应用降钙素治疗Paget骨病？

降钙素治疗Paget骨病已有数十年的历史，对改善骨痛、降低ALP等骨转换指标均有疗效，但长期使用可能存在肿瘤发生风险增加的问题，且需要频繁注射，费用较双膦酸盐昂贵。目前推荐：当患者存在双膦酸盐禁忌时，可考虑短期使用降钙素缓解骨痛。

有少量研究显示，降钙素对缓解患者的神经症状可能有效，对此类患者可以尝试应用。

15. 怎么评估双膦酸盐等药物治疗Paget骨病的疗效？

药物治疗Paget骨病的疗效主要通过临床症状及骨转换标志物来进行评估。在骨转换标志物中，P1NP对治疗反应最为敏感。推荐将骨转换标志物控制在正常范围中值以下以尽量延长缓解时间，但骨转换标志物并不能准确预测骨痛症状对治疗的反应。

16. 什么情况下要警惕Paget骨病恶变？

恶变是Paget骨病少见但严重的并发症，常见的有骨肉瘤、纤维肉瘤、软骨肉瘤、骨巨细胞瘤。当患者出现疼痛突然加重、局部肿块增大、X线提示溶骨性病灶迅速增大时，需要警惕恶变可能。

四、推荐阅读

[1] RALSTON SH，CORRAL-GUDINO L，COOPER C，et al. Diagnosis and Management of Paget's Disease of Bone in Adults：A Clinical Guideline [J]. J Bone Miner Res，2019，34（4）：579-604.

[2] KRAVETS I. Paget's disease of bone：Diagnosis and treatment [J]. The American Journal of Medicine，2018，131（11）：1298-1303.

[3] WINN N，LALAM R，CASSAR-PULLICINO V. Imaging of Paget's disease of bone [J]. Wien Med Wochenschr，2017，167（1-2）：9-17.

[4] SINGER FR，BONE HG，HOSKING DJ，et al. Paget's disease of bone：an endocrine society clinical practice guideline [J]. J Clin Endocrinol Metab，2014，99（12）：4408-4422.

[5] APPELMAN-DIJKSTRA NM，PAPAPOULOS SE. Paget's disease of bone [J]. Best Pract Res Clin Endocrinol Metab，2018，32（5）：657-668.

[6] REID IR. Management of Paget's disease of bone [J]. Osteoporos Int，2020，31（5）：827-837.

（刘　巍）

病例25 心动过速、多食、面容改变

一、病历摘要

患者，男性，51岁。因“心动过速近30年，多食10年余，面容改变5年”入院。

（一）现病史

患者近30年前（20岁左右）自觉静息状态下无明显诱因出现心动过速，一般在90～110次/分，活动后心悸，未重视。20年前（1995年初）患者因心动过速查甲状腺功能提示T_3升高，TSH正常范围内（未见化验单），心电图提示“期前收缩”（具体不详），当地医院考虑“甲亢”，给予口服美托洛尔药物治疗，服药后心率可为每分钟80～90次/分，仍有活动后心悸，诉复查甲状腺功能间断T_3或T_4升高（未见化验单），遂2～3个月后自行停药。之后患者未规律诊治，症状同前。近10余年觉多食明显，每天主食500g，体重缓慢增加，排便2天1次，活动耐量稍差。近5年渐出现颧弓、眉弓突出等面容改变，齿缝稍增宽，面部出油多，睡眠打鼾，声音低沉，口齿欠清，自觉下颌突出不明显。5年前（2010年）患者因心动过速、头晕就诊当地医院就诊考虑“二尖瓣中度反流”。4年前（2011年底）患者无明显诱因先后出现双眼视物模糊，当地医院眼科就诊考虑眼底出血，均给予“光动力”治疗，之后右眼视力改善，左眼视力明显下降、以中心视力下降为主。

2年前（2013年1月4日）复查甲状腺功能：FT_3 7.35pmol/L［4.77pg/ml（参考范围1.5～4.2pg/ml）］↑，FT_4 40.38pmol/L［3.13ng/dl（参考范围0.89～1.76ng/dl）］↑，TSH 2.859mU/L（参考范围0.55～4.78mU/L），T_3 2.02nmol/L［131.47ng/dl（参考范围60～181ng/dl）］，T_4＞387nmol/L［30μg/dl（参考范围4.5～15.5μg/dl）］↑，TPO（-）。甲状腺彩超：双侧甲状腺弥漫性肿大，血流增多，考虑桥本甲状腺炎并甲亢改变可能。未进一步诊治。近1～2年自觉畏热、多汗，心率快较前改善，静息状态下可在80～90次/分。

2个月前（2015年2月）因心动过速、头晕行超声心动图：二尖瓣后叶脱垂；左心房增大（50mm），右心轻大（右心房43mm×56mm，右心室41mm）；二尖瓣及主动脉瓣反流（少量）；三尖瓣反流（少-中量）；主肺动脉及左肺动脉增宽（27mm，18mm）；肺动脉高压（轻度，45.3mmHg）；左心室舒张功能减低。甲状腺功能：FT_3 14.57pmol/L

[9.46pg/ml（参考范围1.5～4.2pg/ml）]↑，FT_4 52.25pmol/L[4.05ng/dl（参考范围0.89～1.76ng/dl）]↑，TSH 7.11mU/L（参考范围0.55～4.78mU/L）↑，T_3 5.33nmol/L[346.08ng/dl（参考范围60～181ng/dl）]↑，T_4＞387nmol/L[30μg/dl（参考范围4.5～15.5μg/dl）]↑，TPO（-）。垂体MRI平扫：考虑垂体瘤。

患者为进一步诊治就诊北京协和医院内分泌科，查甲状腺功能：FT_3 21.45pmol/L（13.93pg/ml）↑，FT_4 57.82pmol/L（4.482ng/dl）↑，TSH3 7mU/L↑，T_3 0.065nmol/L（4.221ng/ml）↑，T_4＞387nmol/L（30μg/dl）↑，Tg、TPO（-）。GH 1.8ng/ml，IGF-1 254ng/ml↑，ACTH 4.9pmol/L（22.4pg/ml），皮质醇157.60nmol/L（5.71μg/dl），LH 6.41U/L，FSH 6.48U/L，E_2 54.9pmol/L（15.0pg/ml），睾酮17.14nmol/L（4.94ng/ml），PRL 2.19ng/ml。甲状腺超声：甲状腺弥漫性病变伴肿大，甲状腺多发囊性及囊实性结节，良性倾向。门诊拟TSH不适当分泌综合征、垂体TSH大腺瘤可能收治入院。

自幼眉毛稀疏，病程中否认颈部增粗、多食、易饥、近十余年体重增加10kg。否认眼干胀痛、突眼。近2年性欲减退，无阴毛脱落，每月刮胡须1次。否认鼻翼增宽、口唇变厚、手足变大、手足发胀。否认剧烈头痛使。否认脸圆红、向心性肥胖、紫纹、瘀斑。否认多饮、多尿，夜尿1次。否认骨痛、肾绞痛、尿中排石、身高变矮。否认面部潮红、皮肤游走性红斑、晨起意识丧失。近5年余间断夜间憋醒，平地可步行1km以上，上3层楼梯觉胸闷，日常活动后易胸闷、气短。

（二）既往史

10年前因“鞘膜积液”手术治疗。10年前车祸外伤致“左侧锁骨骨折”行手术治疗好转，2015年2月行手术取出内固定。2006年发现“腰椎管狭窄”。否认高血压、冠心病、糖尿病等慢性病史。

（三）个人史

幼年生长发育、智力发育情况与同龄儿相仿，自幼活动耐力较同龄儿差，体育成绩差，心率情况不详。

（四）婚育史

24岁结婚，25岁育有1女，体健，诉查甲状腺超声正常（未见化验单），甲状腺功能未查。

（五）家族史

否认家族中有类似疾病史。

（六）体格检查

体温36.4℃，HR 96次/分，呼吸18次/分，BP 125/60mmHg，身高177cm，体重

81.0kg，BMI 25.85。面容安静，皮肤不潮，未见黑棘皮征、牛奶咖啡斑。头部眉弓及牙槽骨突出，眉毛稀疏。双眼不突，球结膜无充血、水肿。粗测视野配合欠佳，双眼上、下方视野缺损。手颤（+/-）。甲状腺Ⅱ度肿大，质地不均，中上部质硬明显，左叶可及大小约0.5cm结节，质硬，无压痛，未闻及血管杂音。双肺呼吸音清，未闻及干湿啰音。HR 96次/分，心律绝对不齐，第一心音强弱不等，心尖可闻及Ⅲ～Ⅳ级吹风样收缩期杂音。腹软，无压痛，肝脾肋下未及。四肢肌张力正常，肌力Ⅴ级，双下肢无可凹性水肿。双足背动脉搏动可。阴毛Ⅴ期，阴茎长8cm，周径9cm，右侧睾丸20ml，左侧睾丸20ml。

（七）辅助检查

［**常规检查**］入院后完善检查，血、尿、便常规+OB、肝肾功能、血脂、凝血2项、血沉、输血8项、CK、CK-MB、cTnI未见异常。HbA1c 5.3%。ANA、ANCA（-）。肿瘤标志物：NSE 25.8ng/ml，PSA-T 1.17ng/ml，PSA-F 0.49ng/ml，F/T 0.42。胸部正侧位X线片：双肺纹理增厚，右上肺斑片影；心影增大。肝胆胰脾超声：轻度脂肪肝。双肾、输尿管、膀胱、前列腺超声：前列腺稍大。

［**甲状腺功能测定及病因相关检查**］一步法甲状腺功能：TSH3 9.073mU/L，T_3 0.058nmol/L（3.785ng/ml），T_4大于387nmol/L（30μg/dl），FT_3 14.23pmol/L（9.24pg/ml），FT_4 48.169pmol/L（3.73ng/dl），Tg 81.77ng/ml，anti-TPOAb 12.81U/ml，anti-TgAb 15.33U/ml，TRAb小于1U/L。两步法查甲状腺功能：FT_3 11.87pmol/L［7.71pg/ml（参考范围1.71～3.71pg/ml）］，FT_4 43.73pmol/L［3.39ng/dl（参考范围0.70～1.48）］，T_3 0.04nmol/L［2.70ng/ml（参考范围0.58～1.59ng/ml）］，T_4 291.28nmol/L［22.58μg/dl（参考范围4.84～11.72μg/dl）］，TSH3 6.322mU/L（参考范围0.35～4.94mU/L）。超声：甲状腺弥漫性肿大，甲状腺多发囊性及囊实性结节，良性可能性大。

垂体平扫+增强MRI（图25-1）：蝶鞍扩大，鞍底下陷，垂体横径22mm，高13mm，前后径16mm，垂体上缘膨隆，下缘倾斜，垂体平扫信号欠均匀，增强后鞍内大部分强

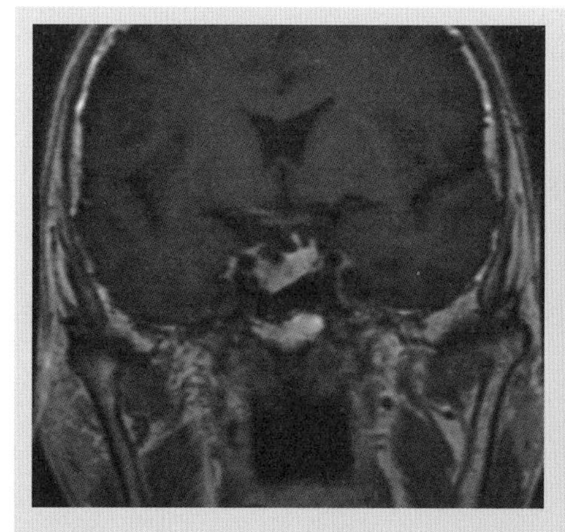
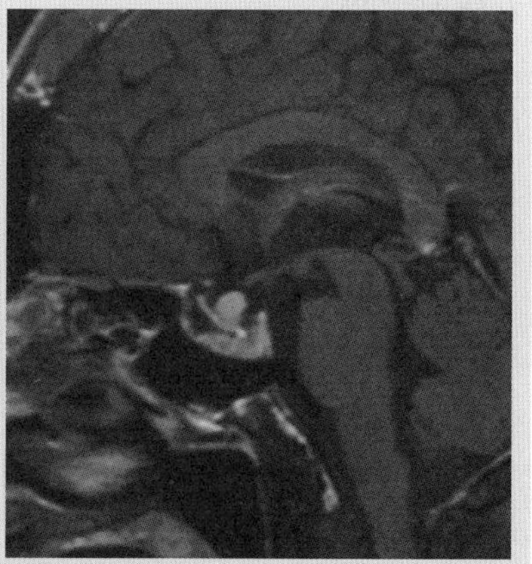

图25-1　患者垂体平扫+增强MRI

化程度弱于正常腺体。垂体柄向左偏。视交叉未见受压上移征象，右侧海绵窦Knosp 2～3级，左侧海绵窦未见明显异常。神经垂体短T1信号存在。生长抑素受体显像：稍高表达病灶。腺垂体功能：PRL 2.53ng/ml，FSH 5.94U/L，E_2 135.42pmol/L(37.00pg/ml)，睾酮16.69nmol/L(4.81ng/ml)，LH 6.53U/L，GH 1.1ng/ml，IGF-1 285ng/ml，ACTH 4.6pmol/L(21.1pg/ml)，皮质醇182.16nmol/L(6.60μg/dl)，24h UFC 15.20μg。

*TRβ*基因突变（−）。

奥曲肽敏感试验：奥曲肽0.1mg皮下注射，每8小时1次，注射3天，结果见表25-1。

表25-1　患者奥曲肽敏感试验结果

时间（小时）	FT_3 [pmol/L（pg/ml）]	FT_4 [pmol/L（ng/dl）]	T_3 [nmol/L（ng/ml）]	T_4 [nmol/L（μg/dl）]	TSH3（mU/L）
0	14.37（9.33）	47.911（3.714）	0.051（3.318）	＞387.00（30.00）	8.117
2	13.27（8.62）	53.432（4.142）	0.058（3.742）	＞387.00（30.00）	6.159
4	13.29（8.63）	45.124（3.498）	0.047（3.051）	356.43（27.63）	4.277
6	13.38（8.69）	38.481（2.983）	0.045（2.920）	385.45（29.88）	3.239
8	11.89（7.72）	43.241（3.352）	0.038（2.498）	302.89（23.48）	2.917
12	11.53（7.49）	42.635（3.305）	0.046（2.984）	＞387.00（30.00）	2.437
24	9.44（6.13）	35.449（2.748）	0.035（2.241）	311.92（24.18）	0.966
48	6.25（4.06）	31.218（2.420）	0.023（1.503）	258.13（20.01）	0.345
72	4.80（3.12）	26.613（2.063）	0.019（1.218）	232.72（18.04）	0.264

葡萄糖生长激素抑制试验结果见表25-2。

表25-2　患者葡萄糖生长激素抑制试验结果

时间（小时）	血糖（mmol/L）	胰岛素（mU/L）	GH（ng/ml）
0	4.80	7.14	1.50
0.5	10.00	125.19	0.86
1	9.40	88.01	0.68
2	4.60	19.84	0.54
3	4.90	6.63	2.08

［**MEN筛查**］促胃液素27.9ng/L；PTH 49.6ng/L，游离钙1.22mmol/L，血磷1.16mmol/L，血钙2.30mmol/L，ALP 215U/L，24小时尿钙0.95mmol，24小时尿磷29.12mmol。T-25(OH)D 28.5nmol/L(11.4ng/ml)，1,25(OH)$_2$D$_3$ 71.88pmol/L(29.95pg/ml)。降钙素＜1.5ng/L、胰高血糖素75.37ng/L。

［**并发症方面检查**］ALP 215U/L，铁蛋白229μg/L。BNP呈进行性升高（146ng/L—241ng/L—316ng/L）。Holter结果回报：持续心房颤动，室性期前收缩有16 970次，占总心搏14.9%（123阵成对室早，有291阵室性二联律，有125阵室性三联律）。ST-T未见明显异常。超声心动图（心内科）：双心房增大，轻度二尖瓣、三尖瓣关闭不全；轻度主动脉瓣关闭不全；下腔静脉增宽。左心室EF 67%。骨密度：全髋T值-0.2，腰1～腰4 T值0.9。眼科医师会诊意见：双眼颞侧视野缺损，左眼颞侧视野缺损。

（八）诊断

TSH/GH混合瘤，甲亢性心脏病，慢性心功能不全，心功能Ⅱ级，双心房增大，轻度二尖瓣、三尖瓣关闭不全，轻度主动脉瓣关闭不全，心律失常，持续心房颤动，室性期前收缩。

（九）治疗

入院后给予低碘饮食，目前口服美托洛尔12.5mg每8小时1次，单硝酸异山梨酯20mg每日3次，螺内酯20mg每日1次，阿司匹林100mg每日1次。

醋酸奥曲肽3次治疗后复查MRI：垂体占位，较前信号改变，内部呈囊变信号，实性成分减少。超声心动图：双心房、右心室增大，轻度二尖瓣、三尖瓣关闭不全，主动脉瓣退行性变，轻度主动脉瓣关闭不全，下腔静脉增宽。Holter：平均心率每分钟80次，最慢每分钟53次，最快每分钟183次；可见多发室性期前收缩、心房颤动。

醋酸奥曲肽6次后复查超声心动图：双心房、右心室增大，轻度二尖瓣、三尖瓣关闭不全，主动脉瓣退行性变，轻度主动脉瓣关闭不全，下腔静脉增宽，EF 54%。鞍区MRI：垂体占位，较前大小、信号变化不大。

2015年11月行鼻全麻下垂体瘤切除术，切除肿瘤1.7cm×1.2cm×1.0cm，病理符合TSH/GH混合瘤，术后心悸及皮肤油腻较前好转。2016年6～8月放疗25次。

监测甲状腺功能及GH变化见表25-3。术后肾上腺皮质功能减退，长期服用泼尼松治疗。

表25-3 患者甲状腺功能及GH变化

指　标	奥曲肽治疗前	3次奥曲肽后	6次奥曲肽后	垂体手术后	垂体放疗后
FT_3［pmol/L（pg/ml）］	14.23（9.24）	7.22（4.69）	5.81（3.77）	9.13（5.93）	5.73（3.72）
FT_4［pmol/L（ng/dl）］	48.169（3.734）	27.361（2.121）	26.045（2.019）	36.726（2.847）	26.484（2.053）
TSH（mU/L）	9.073	2.793	4.331	6.795	5.019
GH（ng/ml）	1.1	0.3	0.5	2.5	1.9
IGF-1（ng/ml）	285	70	51	77	161
GH谷值（ng/ml）	0.54		0.16	0.44	0.403

二、病例分析

患者为中年男性，慢性病程，起病隐匿，心动过速至今近30年，起初为窦性心动过速，现在呈持续心房颤动，室性期前收缩，心脏结构上提示心房增大，心脏功能下降，此外容貌呈逐渐改变的过程。高代谢的症状并不明显。检查结果提示T_3、T_4升高同时TSH未被抑制。GH可以被高糖抑制。影像学提示垂体大腺瘤，信号不均。符合TSH不适当分泌综合征，考虑TSH瘤可能性大。但是患者存在以下几方面的问题：

（1）患者甲状腺激素水平，无论T_3还是T_4，都是增高的，而高代谢症状不明显。患者甲状腺激素多次不同检验平台检测，结果比较一致。不支持实验室误差。一步法及两步法检测平台的测定结果也是一致的，自身抗体干扰甲状腺激素检测的证据不足。TSH不适当分泌综合征诊断成立。需要针对TSH瘤以及甲状腺激素抵抗（resistance to thyroid hormone，RTH）进行鉴别。TSH不适当分泌综合征患者，同时合并直径6mm以上的垂体瘤，首先考虑TSH瘤。患者垂体表现为大腺瘤，生长抑素受体显像为阳性，奥曲肽抑制试验敏感，均支持TSH瘤的诊断。但患者甲状腺激素水平高，高代谢症状不明显，而是以心脏受累的症状为主。而RTH患者往往以心脏症状为突出表现。TSH瘤及RTH均为罕见病，但两者同时出现并不是不可能，既往有病例报道，TSH瘤患者发病机制中可能存在垂体*TRβ*基因突变参与，该患者检测*TRβ*基因突变（-），没有家族史。目前RTH合并TSH瘤证据不充分。

（2）患者TSH瘤是否合并其他腺垂体激素分泌增多。30%的TSH瘤患者常合并GH或PRL等分泌增多，临床可以表现为巨人症/肢端肥大症，由于此表现更具有特征性，有时可以掩盖TSH分泌增多的症状。患者有肢端肥大症相关面容表现，但是IGF-1的值不高，葡萄糖生长激素抑制试验被抑制到0.54ng/ml，鞍区MRI提示垂体腺瘤内部信号不均，考虑既往卒中不除外。典型的垂体瘤卒中可以有头部剧痛的症状，但也有患者发生卒中时并无剧烈头痛，而是一个相对隐匿的过程。推测患者在漫长的病程中垂体瘤出现卒中，以致目前生长激素水平不高。

（3）腺垂体其他功能是否受累：垂体大腺瘤压迫周围正常组织，导致腺垂体功能减退。患者在术前临床无皮质功能减退表现，皮质醇接近正常下限，有可能存在应激状态下皮质醇功能减退，应行兴奋试验以明确；患者诉性欲减退，实验室检查睾酮水平尚可，甲亢状态可影响性激素结合球蛋白（sex hormone binding globulin，SHBG）导致总睾酮升高，可检测游离睾酮以协助诊断。患者功能性垂体大腺瘤，包绕右侧海绵窦，之后面临垂体手术以及鞍区放疗，腺垂体功能会进一步受损，术后需要糖皮质激素长期替代治疗。

（4）治疗方案：TSH/GH混合瘤，且为大腺瘤，首选手术治疗。术前行药物准备，将甲状腺激素水平降至正常，改善高代谢状态，缓解心脏病变。药物治疗上，生长抑素类似物短效1～2周可控制症状，应用长效1～3个月可改善代谢；有文献报道一例直径1.5cmTSH瘤患者应用奥曲肽后达到临床治愈。但本例患者瘤体较大通过生长抑素类似物治愈的考虑可能性非常小。溴隐亭对合并有催乳素瘤患者效果较好；一般不推荐抗甲状腺药物治疗，除非生长抑素类似物不敏感。长期应用抗甲状腺药物治疗TSH瘤，可促进TSH瘤的增长。由于肿瘤包绕海绵窦，通过垂体瘤手术治愈可能性小。手术时机方面，患者长期甲状腺功能控制不佳，心功能不全，大腺瘤侵犯右侧海绵窦，对奥曲肽敏感，对溴隐亭反应差，应用奥曲肽治疗后行手术治疗。术后根据患者情况决定进一步治疗，通常建议垂体放疗以获得完全治愈。

三、临床查房

1. 甲状腺激素增多的原因有哪些？

血液循环中甲状腺激素过多导致的临床综合征统称为甲状腺毒症。甲状腺毒症的病因有很多，主要包括甲亢和非甲亢性甲状腺毒症。后者甲状腺腺体并无功能亢进，是由于摄入过量外源性甲状腺激素或甲状腺炎症破坏甲状腺滤泡，导致甲状腺激素释放至血液增多等病因所致，产生一过性甲亢。

2. 甲状腺毒症有什么样的临床表现？

甲状腺毒症患者的主要表现是循环中甲状腺激素水平增高所造成的代谢亢进和神经、循环、消化等系统兴奋性增高。临床主要表现为乏力、畏热、多汗、体重减轻、易激惹，心血管系统常表现为心悸、气短、活动后加剧，严重者可发生心肌缺血、心脏增大、心力衰竭。消化系统常表现为食欲亢进、排便次数增多或腹泻、肠鸣音活跃。女性常表现为月经量减少、周期延长，甚至闭经。男性可出现乳房发育、阳痿等症状。

3. 甲亢的病因有哪些？

甲亢有多种原因，按照发病部位和病因可分为原发性甲亢和中枢性甲亢。原发性甲亢属于甲状腺腺体本身病变，包括自身免疫性甲亢——Graves病（毒性弥漫性甲状腺肿）、多结节性毒性甲状腺肿、甲状腺自主高功能腺瘤、碘甲亢。而中枢性甲亢又称为垂体性甲亢，是由于TSH瘤分泌过多TSH所致甲亢。

4. 什么是TSH瘤？

TSH瘤是功能性垂体腺瘤的一种，占所有垂体腺瘤的0.5%～3.0%。是导致中枢性甲亢的主要原因。以血清甲状腺激素水平升高，TSH不被抑制，伴有不同程度的甲状腺毒症和甲状腺肿为临床特征。

5. TSH瘤与Graves甲亢的区别是什么？

TSH瘤与Graves甲亢都是甲状腺毒症的病因，都可以存在甲状腺激素增多带来的高代谢以及多系统受累，但是两者也存在很多区别。Graves甲亢同时存在自身免疫相关的表现，而TSH瘤可以表现为垂体形态学和功能的异常。TSH瘤与Graves甲亢的区别见表25-4。

表25-4　TSH瘤与Graves甲亢的区别

	指　标	Graves甲亢	TSH瘤
临床表现	浸润性眼病/黏液性水肿/甲状腺血流增多	可能有	无
	头痛、视野缺损	无	可能有
	腺垂体功能异常	无	可能有
实验室检查	TSH	被抑制	不被抑制
	TRAb	阳性	阴性
	腺垂体激素	不受影响	可以升高/降低
影像学检查	垂体MRI	无/无功能垂体瘤	垂体腺瘤

6. TSH瘤的流行病学特点是什么?

TSH瘤1960年首次报道。患病率约1/1 000 000，不存在性别差异，各个年龄阶段都可以发病，中年以上人群多见，儿童罕见。家族性TSH瘤可以作为MEN1的一部分。

7. TSH瘤的甲状腺相关表现有哪些?

TSH瘤的首先是在外周甲状腺激素增高的同时，有甲亢的症状和体征，病程长，易误诊误治。同样水平的甲状腺激素水平下，TSH瘤的高代谢症状较原发甲亢轻，心脏表现少。重症患者可以出现甲亢周期性麻痹、甲亢心脏病以及甲亢危象。不伴眼病及胫前黏液性水肿等自身免疫性甲亢的特征。其次是长期TSH刺激甲状腺增生，甲状腺肿大、甲状腺结节多见，可伴毒性结节，甲状腺分化癌的发生率与TSH水平正相关。

8. TSH瘤的中枢表现有哪些?

TSH瘤具有垂体腺瘤的临床表现。TSH瘤可以合并其他腺垂体激素分泌增多，并出现相应的临床症状，最常见的是生长激素分泌增多造成的巨人症/肢端肥大症，其次是催乳素增高导致的闭经泌乳。在这种情况下，甲亢的症状易被肢端肥大症等表现所掩盖。TSH瘤，尤其是大腺瘤，压迫、浸润垂体及周围组织，导致腺垂体功能减退，性腺轴最易受累。压迫视交叉，可出现视野缺损、视力下降。垂体腺瘤的占位效应可以导致颅内压增高、头痛等表现。垂体大腺瘤也可以有卒中的表现。

9. 什么是甲亢心脏病?

过量甲状腺激素可导致心动过速，心脏收缩功能增强、心排血量增多，造成心脏负荷加大、心肌氧耗量增加、冠状动脉供血相对不足，可引起心脏异常改变，在具有潜在缺血性心脏病的患者容易发生。甲亢患者有至少1项下述心脏异常症状者，可诊断为甲亢性心脏病：①心脏增大；②心律失常；③充血性心力衰竭；④心绞痛或心肌梗死。诊断时需排除同时存在其他原因引起的心脏改变，甲亢控制后上述心脏情况好转或明显改善。甲亢心脏病与甲状腺激素增多的病因不相关。

10. TSH瘤的实验室特点有哪些?

TSH瘤特征性实验室表现为：T_3、T_4增高的同时，TSH不被抑制。不存在其他干扰因素的情况下，FT_3、FT_4与TT_3、TT_4的趋势是一致的。TRAb通常是阴性的。由于T_3、T_4增高且可发挥生理作用，性激素结合球蛋白以及骨转化指标可见到增高。促甲状腺激素释放激素刺激试验TSH不能被兴奋，T_3抑制试验TSH不能被抑制，奥曲肽敏感试验TSH可以被抑制。

11．奥曲肽敏感试验如何进行？

奥曲肽敏感试验的方法并不统一。本患者采用的是3日法，奥曲肽0.1mg皮下注射，每8小时1次，连续3天，分别在注射前及注射后2小时、4小时、6小时、8小时、12小时、24小时、48小时、72小时测定甲状腺功能，比较TSH谷值下降的比例以及T_3、T_4是否有相应的改变。TSH水平较基线下降50%提示奥曲肽敏感，下降程度越高，奥曲肽敏感性越好。T_3、T_4下降晚于TSH，能否下降至正常范围，可以确定生长抑素类似物治疗的效果。简版抑制试验，奥曲肽0.1mg皮下注射1次，试验操作简便，TSH下降幅度＞50%，支持TSH瘤的诊断，但无法观察到T_3、T_4对于治疗的效果。

12．TSH瘤的诊断如何？

当出现血清甲状腺激素水平增高，但TSH不被抑制时，要考虑到TSH瘤的可能。但是首先要通过多次、多个检测平台检测，除外试验误差。除外抗甲状腺激素自身抗体，甲状腺激素转运蛋白异常等所致的甲状腺激素水平假性增高，或嗜异性抗体干扰TSH测定导致TSH假性升高。排除抗甲状腺药物或L-T_4的影响，之后需要根据垂体MRI、家族史和/或基因的检测，以及生长抑素类似物的敏感性综合判断。当TSH不适当增高，同时伴垂体6mm以上的肿瘤，TSH瘤的可能性大TSH瘤的诊断流程见图25-2。

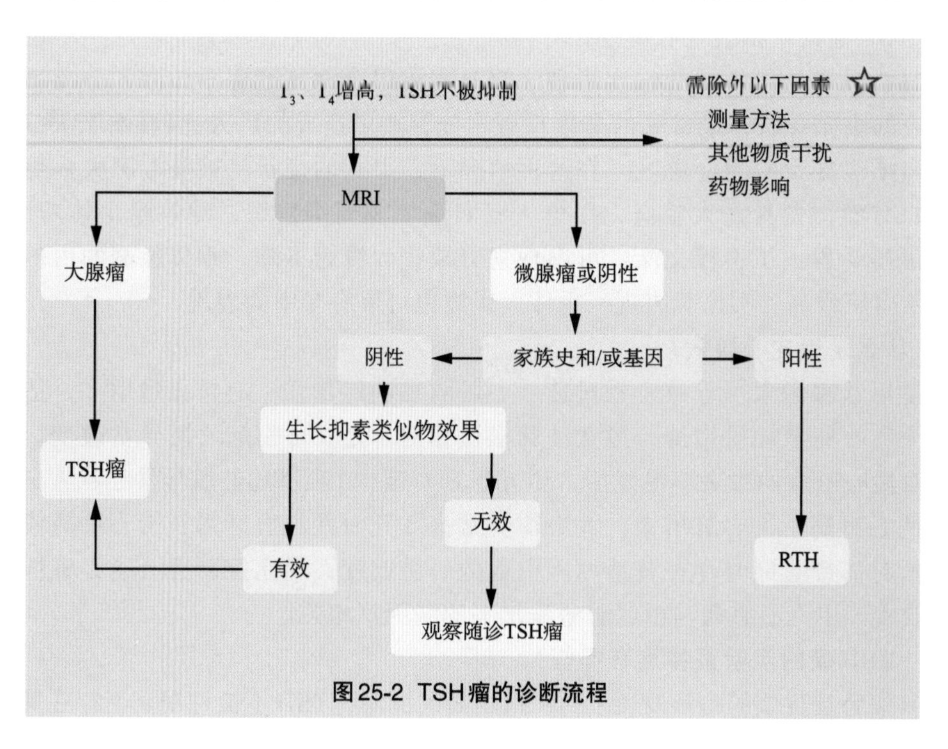

图25-2 TSH瘤的诊断流程

13. TSH瘤和RTH的鉴别诊断如何?

RTH与TSH瘤有同样TSH不受增高的T_3、T_4负反馈的实验室数据，且也可以有甲状腺毒症和甲状腺肿的临床表现，临床与TSH瘤尤其是微腺瘤较难鉴别。甲状腺激素β受体基因突变、家族史支持RTH的诊断。垂体可见肿瘤、对生长抑素类似物敏感支持TSH瘤。罕见情况下，TSH瘤可以合并RTH。TSH瘤与RTH的区别见表25-5。

表25-5　TSH瘤与RTH的区别

指　　标		TSH瘤	RTH
人群特征		一致	一致
临床表现	甲亢高代谢症状	明显	有（垂体抵抗） 无（全身抵抗）
	其他腺垂体功能异常	有	无
	垂体瘤压迫症状	有	无
家族史		无	可有
*TR*基因突变		无	可有
垂体MRI		有/无	有/无
α-GSU/TSH升高		有	无
性激素结合蛋白		升高（除非GH高）	正常
T_3抑制试验		不抑制	部分抑制
TRH刺激试验		反应迟钝	正常
长效生长抑素类似物		好	无

14. TSH瘤的治疗原则是什么?

TSH瘤的治疗目标是去除或控制肿瘤的生长，恢复残存的垂体功能，维持甲状腺轴的正常功能。手术为一线治疗。首选经蝶窦入路垂体腺瘤切除术。微腺瘤和部分大腺瘤可以获得治愈。部分大腺瘤由于显著纤维化以及鞍外、鞍旁浸润，治愈率不到60%。术前准备，首选生长抑素类似物。抗甲状腺药物可术前短期应用。放疗应用于手术有禁忌证或术后未能完全缓解的患者。不做首选。

15. TSH瘤术前准备要如何进行?

TSH瘤术前，需要先控制甲状腺激素水平在正常范围，防止术中或术后出现甲亢危象，以减少手术风险。术前准备的药物：①生长抑素类似物，针对肿瘤表面的生长抑素受体，可控制TSH。可用于术前准备或术后未愈的患者。长效生长抑素类似物控制甲亢的能力达90%，可以使40%的患者肿瘤缩小20%。副作用有胆石症、高血糖、胃肠道症状等。②多巴胺激动剂，可部分抑制TSH，对合并高泌乳素的患者效果好。③抗甲状腺药物，可使甲状腺激素水平下降甚至正常，但可以使TSH水平增高。仅建议术前短期使用，避免长期应用导致TSH增高，TSH瘤增大。

16. TSH瘤的术后结果判断如何?

TSH瘤的治愈标准：术后3～6个月临床甲亢症状缓解、神经系统表现消失，下丘脑-垂体-甲状腺轴的功能恢复正常，其他升高的腺垂体指标恢复正常。MRI无垂体肿瘤残余。术后TSH水平降至极低，提示治愈的可能。

术后TSH水平降至正常，下丘脑-垂体-甲状腺轴的功能未完全恢复正常，MRI显示肿瘤残存＜50%，提示治疗后好转。

17. TSH瘤治疗后如何随诊?

无论是手术、放疗还是药物治疗后，TSH瘤治疗后均需要密切随诊。术后3个月、6个月、1年，以及以后的每年都需随访。随访的内容包括：①病情的缓解情况，甲状腺功能、鞍区肿瘤的切除情况和可能的复发。②腺垂体功能，治疗及改善情况。③靶腺功能，包括心脏形态及功能、甲状腺结节的治疗及改善情况。

18. TSH瘤术后未缓解该如何处理?

部分大腺瘤或腺瘤向鞍上、鞍旁侵犯时，或过度纤维化时，难以彻底切除肿瘤，手术不能完全缓解。术后未缓解的患者，可以考虑：①外科处理，手术后鞍区解剖结构紊乱，术野内瘢痕形成，再次手术难度大。若仍存在明确肿瘤，可借助术中神经导航、术中MRI等技术手段。②放射治疗，包括普通放疗和放射外科治疗，适用于手术有禁忌或术后未缓解的患者。部分患者可通过放射治疗获得治愈。放射治疗时要注意保护视交叉，治疗后监测腺垂体功能，必要时替代治疗。③长效生长抑素类似物，可以控制甲状腺功能正常，并部分对于肿瘤体积有改善，术后未缓解可以应用，但很难通过生长抑素类似物治愈垂体TSH瘤，需长期应用。

19. 什么是垂体瘤卒中?

垂体大腺瘤由于生长迅速、瘤体内缺血，或肿瘤压迫血管，颅内压突然增高等情况，可导致瘤体内出血、坏死。临床表现可以无症状或症状轻微，也可为剧烈头痛、视野缺损，以及脑膜刺激征等。卒中结局多种多样，可以出现内分泌疾病自发性缓解、垂体功能减退、空蝶鞍形成等。单纯TSH瘤很少出现卒中，合并GH瘤时卒中的相对常见。

四、推荐阅读

[1] 中国垂体腺瘤协作组. 中国垂体促甲状腺激素腺瘤诊治专家共识（2017）[J]. 中华医学杂志，2017，97（15）：1128-1131.

[2] BECK-PECCOZ P，LANIA A，BECKERS A，et al. 2013 European Thyroid Association Guidelines for the Diagnosis and Treatment of Thyrotropin-Secreting Pituitary Tumors [J]. Eur Thyroid J，2013，2（2）：76–82.

[3] RULAI HAN，LIYUN SHEN，JIE ZHANG，et al. Diagnosing thyroid-stimulating hormone（TSH）-secreting pituitary adenomas by short-term somatostatin analogue test [J]. J Thyroid，2020，30（9）：1236-1244.

[4] 李贞伟，黄楹. 以肢端肥大症为表现的促甲状腺激素细胞腺瘤6例伴文献复习 [J]. 西南军医，2019，

21（1）：61-63.
[5] 范晓静，臧丽，杜锦，等. 对国内153例垂体促甲状腺素腺瘤临床报道的文献复习［J］. 中华内分泌代谢杂志，2018，34（8）：660-666.
[6] 陈适，李梅，连小兰，等. 生长抑素类似物在垂体促甲状腺激素瘤诊断和治疗中的作用［J］. 中华内科杂志，2006，45（11）：910-913.

（柴晓峰）

病例26 胸闷、颈部变粗、记忆力减退

一、病历摘要

患者，女性，45岁。因“胸闷、颈部变粗4年，记忆力减退2年”入院。

（一）现病史

患者2009年无明显诱因出现胸闷，自觉颈部增粗，易失眠，否认乏力、畏寒、声音嘶哑、腹胀、便秘，否认淡漠、精神抑郁，月经规律，体重无明显变化。就诊于当地某医院，查T_3、T_4降低、TSH升高（未见单），甲状腺超声提示：甲状腺增大伴弥漫性质地改变（桥本甲状腺炎？）；甲状腺左右叶低回声（甲状腺结节？）。考虑“桥本甲状腺炎”，给予左甲状腺素钠（L-T_4）50μg每日1次。1年后复查甲状腺功能仍T_3、T_4降低、TSH升高（不详），遂加量至75μg每日1次。自觉服药后上述症状无明显改善，2012年底患者自行停用L-T_4。

2013年7月24日，于当地医院复查甲状腺功能：TSH 24.5mU/L（参考范围0.4～4.0mU/L），FT_4＞77.4pmol/L［6.0ng/dl（参考范围0.89～1.76pg/dl）］，FT_3＞61.6pmol/L［40.0pg/ml（参考范围1.5～4.1pg/ml）］，anti-TPOAb＞1000U/ml（参考范围0～35U/ml），anti-TGAb＞3000U/ml（参考范围0～40U/ml）。甲状腺超声提示：甲状腺弥漫性病变伴左叶结节。头部、垂体MRI平扫未见明显异常。FSH 10.34U/L，LH 5.34U/L，E_2 117pmol/L（32pg/ml），PRL 10.76ng/mL，睾酮2.12nmol/L（0.61ng/ml），孕酮13.9nmol/L（4.4ng/ml）。考虑“甲亢”，给予甲巯咪唑10mg每日3次，当时患者否认心悸、手抖、乏力、畏热、多汗、多食善饥、消瘦，否认腹泻、排便次数增多、体重变化。服药期间仍觉胸闷、颈部无明显变化。9月3日复查TSH 92.93μU/L（参考范围0.27～4.20μU/L），FT_4 25.38pmol/L（参考范围12～22pmol/L），FT_3 3.37pmol/L（参考范围3.1～6.8pmol/L），Tg 18.65ng/ml（参考范围1.4～78ng/ml）。改为甲巯咪唑10mg每日2次。10月25日复查TSH＞100μU/L（参考范围0.27～4.20μU/L），FT_4 14.18pmol/L（参考范围12～22pmol/L），FT_3 2.5pmol/L（参考范围3.1～6.8pmol/L）。停用甲巯咪唑，建议上级医院进一步诊治。

2013年11月5日就诊北京协和医院门诊，查：TSH3 9.497mU/L，T_3 0.022nmol/L（1.440ng/ml），T_4 108.36nmol/L（8.40μg/dl），FT_4 139.84pmol/L（10.84ng/dl），FT_3

5.76pmol/L（3.74pg/ml），anti-TPOAb 577.40U/ml，anti-TgAb＞4000U/ml，Tg 12.8ng/ml，TRAb 0.48U/L；癌胚抗原（CEA）：0.72μg/L。建议入院进一步明确诊断。否认颜面、眼睑及手部皮肤水肿，否认向心性肥胖、脸变圆红、皮肤紫纹，否认面容改变、手足变大，否认心前区疼痛、夜间阵发呼吸困难，否认手足麻木、踩棉花感等，否认视力下降。起病以来精神、食欲、睡眠可，大小便正常，近2年体重缓慢增加3.5kg。

（二）既往史

梅尼埃病。否认高血压、糖尿病、冠心病、肾炎等慢性病史。

（三）个人史

从事“燃料原件”制造工作。否认明确毒物接触史。同事400人中已知包括患者在内3人患甲状腺疾病。

（四）婚育史

患者已婚已育，G2P1，育有1女，爱人及女儿均体健。

（五）家族史

母亲因“尿毒症”47岁去世，曾患“高血压”。父亲体健。一姐一哥一弟，均体健。否认家族中肿瘤史及类似疾病史。

（六）体格检查

BP 115/75mmHg，HR 76次/分。全身浅表淋巴结未触及肿大，眉毛外1/3略稀疏。眼睑无水肿，眼球不突出。甲状腺Ⅲ度肿大，质软，无压痛，未闻及明显血管杂音。心肺腹（-）。肌张力正常，肌力Ⅴ级，双下肢无可凹性水肿。双足背动脉搏动可。双手细颤可疑阳性。

（七）辅助检查

［**常规检查**］血尿便常规、凝血、血沉、输血8项未见明显异常；肝、肾、血脂正常。ASO、RF、ANCA三项结果未见明显异常。

［**内分泌相关检查**］

1. **甲状腺功能检查** 11月12日甲状腺功能：TSH3 9.949mU/L，FT_4 130.896pmol/L（10.147ng/dl），FT_3 5.24pmol/L（3.40pg/ml），T_3 0.023nmol/L（1.525ng/ml），T_4 123.45nmol/L（9.57μg/dl），anti-TPOAb 541.60U/ml，anti-TgAb＞4000U/ml，Tg 14.6ng/ml。

11月18日复查甲状腺功能：TSH3 9.740mU/L，FT_3 5.08pmol/L（3.30pg/ml），FT_4 121.647 pmol/L（9.430ng/dl），T_3 0.02nmol/L（1.31ng/ml），T_4 132.87nmol/L（10.30μg/dl）， anti-TPOAb 492.00U/ml，anti-TgAb＞4000U/ml，Tg 13.2ng/ml。

患者女儿查甲状腺功能：FT_4、FT_3、T_4、T_3、TSH、anti-TgAb、anti-TPOAb均正常。患者姐姐查甲状腺功能：FT_4、FT_3、T_4、T_3正常，TSH升高，anti-TgAb、anti-TPOAb升高。

抽血送检本院及北京同仁医院、原煤炭总医院（各送检2管血标本，其中1管经PEG沉淀）。并与正常对照者进行比较，结果见表26-1。

2. **腺垂体功能检查** ACTH（8am）2.7pmol/L（12.4pg/ml），血皮质醇（0am）54.37nmol/L（1.97μg/dl）、（8am）332.86nmol/L（12.06μg/dl），GH＜0.05ng/ml，IGF-1 199ng/ml，PRL 6.71ng/ml，FSH 16.8U/L，E_2 92.6pmol/L（25.3pg/ml），LH 4.67U/L，睾酮0.5nmol/L（15.8ng/dl），孕酮2.31nmol/L（0.73ng/ml）。奥曲肽抑制试验结果见表26-2。

表26-1 患者与对照者甲状腺功能比较

化学发光			FT_3	FT_4	T_3	T_4	TSH
对照者	一步法（本院）	处理前	3.52	1.53	1.24	8.9	2.343
		处理后	2.94	1.14	0.78	3.7	0.875
患者	一步法（本院）	处理前	3.47	8.952	1.396	10.66	7.659
		处理后	3.08	0.723	0.665	1.13	2.087
	两步法（外院1）	处理前	3.27	0.96	1.27	5.06	7.485
		处理后	2.63	0.79	0.85	3.21	0.876
	一步法（外院2）	处理前	5.42	113.45	2.21	145.3	7.513
		处理后	5.00	9.77	1.05	13.8	2.057

注：外院1，原煤炭总医院；外院2，北京同仁医院。此表中数据为3家医院原始数据，因各医院使用的单位与数值不一致，故不列出单位。

表26-2 奥曲肽试验结果

时间	FT_4 [pmol/L（ng/dl）]	FT_3 [pmol/L（pg/ml）]	TSH （mU/L）	T_3 [nmol/L（ng/ml）]	T_4 [nmol/L（μg/dl）]
0	137.024（10.622）	5.36（3.48）	5.694	0.022（1.423）	121.91（9.45）
2小时	143.783（11.146）	5.48（3.56）	3.672	0.024（1.528）	133.26（10.33）
4小时	132.999（10.310）	4.96（3.22）	3.246	0.018（1.140）	127.71（9.90）
6小时	120.512（9.342）	4.71（3.06）	2.890	0.019（1.227）	118.68（9.20）
8小时	122.021（9.459）	4.79（3.11）	3.708	0.019（1.229）	120.36（9.33）
16小时	121.724（9.436）	4.51（2.93）	3.509	0.017（1.109）	117.91（9.14）
24小时	＞154.800（12.000）	4.12（2.68）	2.897	0.015（1.003）	121.39（9.41）
32小时	129.774（10.060）	3.71（2.41）	4.067	0.014（0.930）	122.55（9.50）
40小时	132.741（10.290）	4.00（2.60）	3.647	0.013（0.900）	107.07（8.30）
48小时	139.359（10.803）	3.57（2.32）	3.239	0.015（0.947）	113.52（8.80）
56小时	133.515（10.350）	3.43（2.23）	4.515	0.011（0.720）	121.26（9.40）
64小时	120.551（9.345）	3.62（2.35）	8.774	0.011（0.688）	114.04（8.84）
第4天	136.740（10.600）	3.51（2.28）	4.398	0.010（0.680）	118.68（9.20）
第5天	119.493（9.263）	4.80（3.12）	8.070	0.020（1.304）	129.77（10.06）

［**影像学检查**］胸部正侧位X线片，肝胆胰脾超声，双肾、输尿管、膀胱超声检查未见明显异常。甲状腺及颈部淋巴结超声：甲状腺弥漫性病变，右叶6.9cm×3.0cm×1.6cm，左叶8.2cm×3.5cm×2.1cm，峡部厚0.6cm，甲状腺左叶低回声，良性可能性大；双侧颈部淋巴结可见。

甲状腺摄碘率：功能增高，曲线上升快（表26-3）。

表26-3　患者甲状腺摄碘率

摄碘时间（小时）	摄碘率（%）	比对24小时（%）	参考值（%）
2	54.89	72.29	10～25
4	65.83	86.70	13～35
6	70.23	92.50	15～45

垂体平扫＋动态增强MRI：未见明显异常，见图26-1。

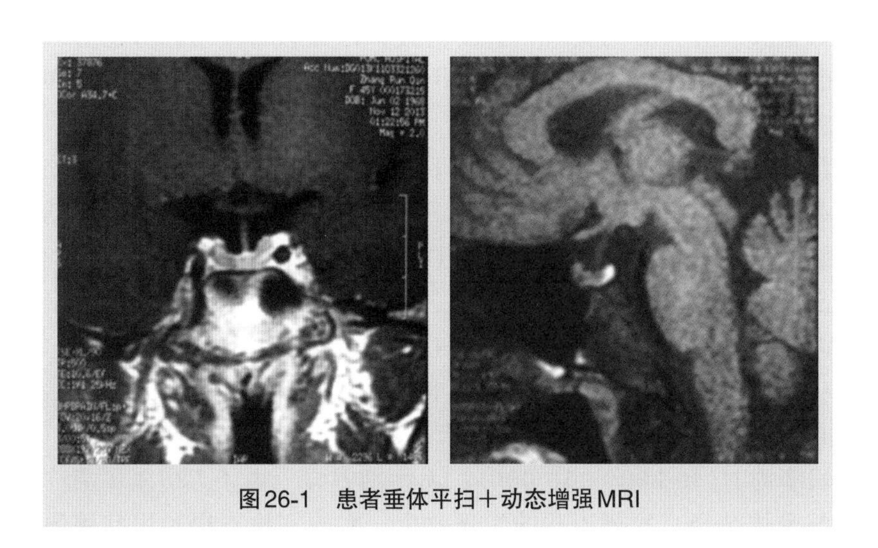

图26-1　患者垂体平扫＋动态增强MRI

［**基因检测**］RTH相关β基因检查结果未见明显异常。

（八）诊断

慢性淋巴细胞性甲状腺炎，甲状腺功能减退症，抗T_4抗体，甲状腺左叶结节。

（九）治疗

明确诊断后，予以L-T_4 25μg每日1次替代治疗，定期监测甲状腺功能，控制TSH在正常范围。

二、病例分析

患者为中年女性，慢性病程，临床主要表现为甲状腺增大，甲亢的表现以及甲减的表现均不明显。但是实验室检查结果比较特异，且病程可以分为几个阶段。在最初似乎为单纯的桥本甲状腺炎，亚临床甲减。之后出现FT_3、FT_4明显升高，TSH不被抑制。给予甲巯咪唑治疗后TSH显著升高，FT_3低于正常，但FT_4在正常低限。停药之后表现为FT_4显著升高，而FT_3、TT_3、FT_3都在正常范围，TSH轻度高于正常上限。甲状腺自身抗体TPO-Ab、TgAb高滴度阳性，TRAb阴性。

对于甲状腺疾病而言，判断甲状腺功能状态是第一步，之后需要进一步评判病变部位以及明确病因。明确诊断之后才能进行针对性的治疗。但该患者并不存在明确的甲亢或甲减的症状，实验室检查也存在矛盾之处。而且，患者的甲状腺功能检测在多家医院进行了多次检查，结果基本一致，除外实验室误差。

进一步分析，可以明确患者存在两个特征，一是甲状腺激素水平与临床表现不相符且存在波动，可见于病情轻微、甲状腺激素不能正常发挥作用、甲状腺激素虚假增高。二是甲状腺激素对TSH的负反馈抑制消失，符合TSH不适当分泌。综合这两个特征，需要考虑到桥本甲状腺炎、TSH瘤、甲状腺激素抵抗（RTH），以及甲状腺激素自身抗体等疾病。

桥本甲状腺炎是最常见的自身免疫性甲状腺疾病，可以导致甲状腺功能异常，最终甲减发生率较高，但在病程中可能出现甲亢。会存在甲状腺功能的波动。患者存在明确的甲状腺自身免疫性疾病的证据，TPO-Ab、TgAb均为高滴度阳性，病程中存在甲状腺功能的波动。桥本甲状腺炎诊断成立。但是桥本甲状腺炎患者，甲状腺激素对TSH的负反馈抑制存在，不能解释患者TSH不适当分泌，无法解释患者的全貌。

TSH不适当分泌综合征常见于两种情况：RTH和TSH瘤。①RTH在1967年由Refetoff等首先报道，85%是由甲状腺激素β受体（*TRβ*）基因突变所致，多为常染色体显性。发病率为1/(40 000～50 000)，无性别差异。由于*TRβ*基因突变，导致甲状腺激素不能与受体结合，发挥正常的生理效应。实验室检查提示甲状腺激素增高，但TSH不被抑制。根据垂体以及外周部位抵抗程度的不同，临床可以表现为甲亢、甲减或甲状腺功能正常。该患者甲状腺激素与TSH同时升高，且甲状腺激素升高时，临床表现不明显，需要考虑到RTH。但是患者*THβ*基因未发现突变，无家族史，且以FT_4增高为主，FT_3一过性增高，之后恢复正常，而且病情早期存在甲减的阶段，RTH证据不足。②TSH瘤是一种少见的功能性垂体腺瘤，占垂体腺瘤的0.5%～3.0%，发病率在人群为1/100万。无性别差异，任何年龄均可见，但是在儿童十分罕见。临床表现主要为两部分，甲亢的高代谢症状，包括甲状腺肿、皮肤潮热、体重减轻等，但不会有甲状腺相关性眼病、胫前黏液性水肿和杵状指等自身免疫性甲亢的表现。此外是垂体腺瘤相关表现，可以为大腺瘤，也可以为微腺瘤。30%的患者同时分泌GH、RPL、

FSH、LH等增多，表现为视力障碍、头痛、腺垂体功能减退；肢端肥大或泌乳、月经不调等。该患者垂体无明显占位，其他腺垂体功能均未见异常，甲状腺激素增高时高代谢症状不明显，临床存在FT_3水平的波动，奥曲肽抑制试验在TSH抑制后FT_4下降不明显，TSH瘤的证据不足。

那么患者甲状腺激素增高的同时，不存在明显的高代谢症状，且奥曲肽抑制试验中见到FT_4与TSH变化趋势不一致，要考虑到甲状腺激素自身抗体（thyroid hormone autoantibodies，THAAb）影响检测所致的异常结果。THAAb是一种IgG同种型抗体，针对T_3、T_4，可以形成T_3Ab、T_4Ab，与T_3、T_4结合，不影响甲状腺功能，但可以干扰甲状腺激素测定，导致误诊误治。THAAb的免疫原并不清楚，因为甲状腺激素本身是氨基酸小分子，可能和Tg的变性有关。正常人中THAAb的阳性率为0～0.3%，但对于自身免疫性甲状腺疾病患者，如Graves病、桥本甲状腺炎，阳性率可以高达25%。其他自身免疫性疾病者，如系统性红斑狼疮、类风湿关节炎患者中，也存在THAAb。THAAb对于检测的干扰，与检测的方法学有很大关系，可以导致假性升高或降低。文献报道，目前临床广泛应用的一步法检测，通常会出现受干扰指标显著升高；而两步法检测，受干扰影响较小，可能会导致结果轻度偏低。该患者在采用两步法的检验方式后，FT_4水平恢复正常，支持之前显著增高的FT_4是检验干扰所致。此外，抗原、抗体亲和力不同，也会导致干扰程度不一致。只有高滴度、高亲和力THAAb才能干扰测定。这可以解释虽然相当多的自身免疫性甲状腺疾病的患者体内都存在THAAb，但甲状腺激素的异常结果并不常见。而且，抗体水平与自身免疫状态相关，并不是一直稳定存在的，也可以解释该患者曾出现FT_3水平显著增高，之后又恢复到正常范围。THAAb直接测定困难，但可以通过聚乙二醇（PEG）沉淀法，清除THAAb，去除测定干扰。PEG实验室易得，作用快、反应条件温和，可以沉淀广泛浓度的IgG，对甲状腺激素没有共沉作用。该患者进行PEG沉淀后，升高的FT_4显著下降，达90%以上，支持THAAb的存在。

综上所述，桥本甲状腺炎患者中THAAb阳性率较高；患者FT_4增高，临床无甲亢症状，TSH未被抑制；奥曲肽抑制试验示TSH与T_4不同步；两步法测定FT_4正常范围；PEG沉淀后FT_4明显下降，均支持THAAb干扰所致FT_4增高。患者本身TSH轻度增高，FT_3、FT_4均在正常范围，亚临床甲状腺功能诊断明确。予以L-T_4替代治疗，定期监测甲状腺功能，治疗目标为控制TSH正常范围。

三、临床查房

1. 什么是THAAb？

THAAb是各种状态下，身体内产生的针对甲状腺激素的自身抗体，有针对T_3、T_4的抗体，以T_3抗体更常见。甲状腺激素与这些抗体后，不能发挥生理作用。但是可以干扰甲状腺激素的检测，形成虚假增高或降低的数值，导致误诊误治。

2. **THAAb是如何产生的？**

THAAb的机制并不是十分明确，因为甲状腺激素本身是氨基酸小分子，不具备免疫原性。推测可能和甲状腺球蛋白的变性有关。由于甲状腺激素的合成和储存都是以甲状腺球蛋白为载体的，变性的甲状腺球蛋白可能导致内源性抗体产生，与甲状腺激素结合。

3. **什么情况下容易产生THAAb？**

THAAb本质是一种IgG同种型抗体，是一种内源性自身抗体，可见于各种自身免疫性疾病。尤其是自身免疫性甲状腺疾病，Graves病、桥本甲状腺炎患者中，THAAb的阳性率，最高可达25%。

4. **正常人体内有THAAb吗？**

研究报道，正常人体内THAAb的阳性率很低，有0.3%。

5. **THAAb为什么会干扰甲状腺激素检测？**

平衡透析法是测定T_4标准的方法，但是临床上没有广泛的应用。目前临床甲状腺激素的测定，是利用抗原-抗体反应原理，进行定量检测。作为免疫检测技术，当体内存在内源性抗体，参与到抗原-抗体反应的过程中，就会干扰检测过程，出现不准确的数值。这种干扰，与检测的方法学有关。一步法由于自身抗体与待测抗体竞争，实验结果出现虚假增高。两步法由于样本洗脱后自身抗体不能与待测抗体接触，实验结果受影响较小，可能会稍偏低。临床检测中，一步法较两步法广泛，因此，受到干扰后，甲状腺激素会出现虚假升高的数值。

6. **什么情况下，THAAb会干扰甲状腺激素的测定？**

虽然THAAb在自身免疫性甲状腺疾病的患者中，阳性率较高，但是，临床中甲状腺激素检查异常的比例并不高。有文献报道，148例THAAb阳性患者中，只有3例FT_4、FT_3测定受到影响，出现假性升高。只有高滴度、高亲和力的抗体，才能干扰甲状腺激素的检测。由于体内的免疫状态并不固定，THAAb的滴度会随免疫状态改变，对甲状腺激素测定的干扰也存在变化。

7. **为什么FT_4、FT_3升高更明显？**

由于血清中甲状腺激素绝大多数以结合的形式存在，FT_3、FT_4值远比TT_3、TT_4低，所以THAAb对FT_3、FT_4的干扰作用比对T_3、T_4的干扰作用更显著。FT_3、FT_4显著升高，而TT_3、TT_4相对正常，如果不存在甲状腺结合球蛋白（thyroxine binding globulin，TBG）的异常。则很可能存在检测干扰。由于T_3抗体的检出率显著高于T_4抗体，FT_3虚假增高较FT_4更为常见。

8. **能否直接测定THAAb？**

直接测定THAAb，既可以证实其存在，也可以测定其数值高低。但THAAb没有可以临床应用的检测方案。根据文献记载，可以采用放射性碘-125标记的T_3及T_4，温育并PEG沉淀后，离心弃上清，测沉淀物放射性计数，以此得到THAAb的数值。但是此方法涉及放射性物质，无法进行常规检验。临床无法获得THAAb的数值。

9. 如何除去THAAb的影响?

THAAb存在的最大问题，是可以造成甲状腺激素检测的异常。当怀疑存在THAAb时，可见采用两步法的检测方法，受干扰程度最小。此外，也可以采用PEG沉淀的方法，去除THAAb之后再进行检测，会使虚假增高的数据明显下降。但是PEG沉淀并没有统一的操作方法以及明确的切点。为更好地观察PEG沉淀的效果，可以同时与甲状腺功能正常者进行对照，被干扰出现异常升高的指标，在PEG沉淀后出现显著下降，至少下降70%以上，其下降程度较正常对照者或患者的其他指标都非常明显。

10. THAAb的鉴别诊断如何?

由于THAAb的存在，可能造成甲状腺激素水平，尤其是FT_3和/或FT_4水平的虚假升高，造成甲状腺激素水平增高，而缺乏相应的高代谢症状。甲状腺激素测定表现为FT_3和/或FT_4升高，同时TSH不被抑制。在这种情况下，需要和TSH瘤以及RTH相鉴别。此外还要注意多次复查，除外化验误差。事实性，干扰甲状腺激素测定的因素非常多，除了THAAb，还存在嗜异性抗体、人抗动物抗体等。对于甲状腺功能的判断，一定要结合临床，不能单纯依赖实验室数据。

11. 如何治疗THAAb阳性的患者?

THAAb是自身免疫性疾病的一部分，其存在并不影响甲状腺的生理功能，无须针对THAAb进行治疗，只需治疗基础病即可。但是THAAb的存在，可能干扰甲状腺激素的检测，出现异常的结果。若不能正确认识，则会导致误诊误治。明确诊断后，摒弃受干扰的指标，针对甲状腺本身的疾病治疗即可。

12. 甲状腺功能减退症的流行病学特点是什么?

甲状腺功能减退症是由于甲状腺激素合成和分泌减少或组织作用减弱导致的全身代谢减低综合征。主要分为临床甲减和亚临床甲减。甲减的患病率与TSH诊断切点值、年龄、性别、种族等因素有关。根据2010年我国10个城市甲状腺疾病患病率调查，以TSH＞4.2mU/L为诊断切点，甲减的患病率为17.8%，其中亚临床甲减患病率为16.7%，临床甲减患病率为1.1%。女性患病率高于男性，随年龄增长患病率升高。我国甲减年发病率为2.9‰。

13. 甲减的病因包括什么?

甲减病因复杂，以原发性甲减最多见，此类甲减占全部甲减的约99%，其中自身免疫、甲状腺手术和甲亢^{131}I治疗三大原因占90%以上。垂体外照射、垂体大腺瘤、颅咽管瘤及垂体缺血性坏死是中枢性甲减的较常见原因。消耗性甲减是因为表达3型脱碘酶而致甲状腺激素灭活或丢失过多引起的甲减。甲状腺激素抵抗综合征是由于甲状腺激素在外周组织实现生物效应障碍引起的甲减。

14. 甲减的临床表现有哪些?

甲减发病隐匿，病程较长，不少患者缺乏特异症状和体征。症状主要表现以代谢率减低和交感神经兴奋性下降为主，病情轻的早期患者可以没有特异症状。典型患者畏寒、乏力、手足肿胀感、嗜睡、记忆力减退、体重增加、便秘等。女性月经紊乱或者月经过多、不孕。少数病例出现胫前黏液性水肿。累及心脏可以出现心包积液和心力衰竭。重症患者可以发生黏液性水肿昏迷。

15. **TPO-Ab和TgAb阳性的患者一定会发生甲减吗?**

TPO-Ab 阳性与甲减有明显相关，在亚临床甲减人群中，高滴度TPO-Ab水平有助于预测向临床甲减的进展。亚临床甲减伴TPO-Ab阳性者每年进展为临床甲减的概率为4.3%，而伴抗体阴性者为2.6%。TgAb的意义不如TPO-Ab。但是，研究发现TgAb单独阳性的女性中，血TSH水平也显著升高。因此，在TSH升高而TPO-Ab阴性者应该检测TgAb。我国学者经过对甲状腺抗体阳性、甲状腺功能正常的个体随访5年发现，当初访时TPO-Ab＞50U/ml和TgAb＞40U/ml者，临床甲减和亚临床甲减的发生率显著增加。

16. **影响血清甲状腺激素测定的因素有哪些?**

正常情况下，循环中T_4约99.97%，T_3约99.7%，与特异的血浆蛋白（主要是甲状腺素结合球蛋白）相结合。凡是能引起血清TBG水平变化的因素均可影响TT_4、TT_3的测定结果，尤其对TT_4的影响较大，如妊娠、病毒性肝炎、遗传性TBG增多症和某些药物（雌激素、口服避孕药、三苯氧胺等）可使TBG增高而导致TT_4和TT_3测定结果假性增高；低蛋白血症、遗传性TBG缺乏症和多种药物（雄激素、糖皮质激素、生长激素等）则可降低TBG，使TT_4和TT_3测定结果出现假性降低。有上述情况时应测定游离甲状腺激素。目前大多数临床实验室测定FT_4和FT_3所采用的方法并非直接测定游离激素，其测定结果在某种程度上仍受甲状腺激素结合蛋白浓度的影响，所以称之为“游离激素估计值”。

17. **什么是甲减的高危人群?**

在高危人群中甲减的发生率相对较高，建议积极筛查甲状腺功能，包括自身免疫病者；有恶性贫血者；一级亲属有自身免疫性甲状腺病者；有颈部及甲状腺的放射史包括甲亢的放射性碘治疗及头颈部恶性肿瘤的外放射治疗者；既往有甲状腺手术或功能异常史者；甲状腺检查异常者；患有精神性疾病者；服用胺碘酮、锂制剂、酪氨酸激酶抑制剂等者；高催乳素血症者；有心包积液者；血脂异常者。

18. **原发性甲减的治疗目标是什么?**

原发性临床甲减的治疗目标是甲减的症状和体征消失，TSH、TT_4、FT_4值维持在正常范围。L-T_4是甲减的主要替代治疗药物。一般需要终身替代，也有桥本甲状腺炎所致甲减自发缓解的报道。

19. **什么是亚临床甲减?**

亚临床甲减通常缺乏明显的临床症状和体征，诊断主要依赖实验室检查，是指仅有血清TSH水平升高，TT_4和FT_4水平正常。根据TSH水平，亚临床甲减可分为两类：轻度亚临床甲减，TSH＜10mU/L；重度亚临床甲减，TSH≥10mU/L。其中，轻度亚临床甲减占90%。

20. 亚临床甲减的危害有哪些?

亚临床甲减的危害包括：①发展为临床甲减，在初诊时TSH＞6mU/L、甲状腺自身抗体阳性、原碘缺乏补碘至碘超足量是亚临床甲减患者甲状腺功能不易恢复正常的影响因素；②血脂代谢异常及其导致的动脉粥样硬化，亚临床甲减总胆固醇水平高于甲状腺功能正常者，且高总胆固醇血症发生率高于正常人，与TSH水平呈正相关；③妊娠期亚临床甲减可能影响后代的神经智力。

21. 亚临床甲减的治疗原则是什么?

重度亚临床甲减患者，建议给予L-T_4替代治疗；治疗的目标和方法与临床甲减一致。为避免L-T_4过量导致心律失常和骨质疏松，替代治疗中要定期监测血清TSH。轻度亚临床甲减患者，如果伴有甲减症状、TPO-Ab阳性、血脂异常或动脉粥样硬化性疾病，应给予L-T_4治疗，不伴有上述情况的患者，定期监测TSH的变化。70岁以上的老年重度亚临床甲减患者推荐给予治疗，而轻度亚临床甲减患者，建议密切随访观察，治疗应谨慎选择。

四、推荐阅读

[1] 朱立，连小兰，苏薇，等. 甲状腺激素自身抗体的检测及其临床意义[J]. 标记免疫分析与临床，2003，10（1）：11-14.

[2] ZOUWAIL SA，O'TOOLE AM，CLARK PMS，et al. Influence of Thyroid Hormone Autoantibodies on 7 Thyroid Hormone Assays [J]. Clinical Chemistry，2008，54（5）：927-928.

[3] JOHN R，HENLEY R，SHANKLAND D. Concentrations of free thyroxin and free triiodothyronine in serum of patients with thyroxin-and triiodothyronine-binding autoantibodies [J]. Clin Chem，1990，36（3）：470-473.

[4] 李玲，臧丽，吕朝晖，等. 桥本甲状腺炎伴甲状腺激素自身抗体的临诊应对[J]. 中华内分泌代谢杂志，2020，36（5）：421-424.

[5] 李洋，滕卫平，滕晓春. 看懂甲状腺功能化验单：甲状腺功能指标异常的临床解析[J]. 中华内分泌代谢杂志，2020，36（5）：448-452.

[6] 董作亮，高硕. 自身抗体干扰甲状腺激素检测的试验研究[J]. 中华内科杂志，2009，（6）：503-504.

[7] 中华医学会内分泌学分会. 成人甲状腺功能减退症诊治指南[J]. 中华内分泌代谢杂志，2017，33（2）：167-180.

（柴晓峰）

病例27 颈部增粗、疼痛，吞咽困难，声嘶

一、病历摘要

患者，女性，59岁。因“颈部增粗、疼痛4个月，吞咽困难、声嘶1个月”入院。

（一）现病史

2019年5月患者因胆囊结石手术住院时医师发现颈部增粗，自诉触诊无结节，未进一步行超声检查。2019年7月患者自觉右侧颈部疼痛伴发热，体温最高达37.8℃，无咳嗽、咳痰、寒战，无腹泻等不适，右侧颈部可见大小约2cm×2cm结节，局部无发红，有触痛，自觉轻微吞咽困难、声音嘶哑，无明显憋气。就诊于当地医院，查甲状腺功能：FT_3 5.36pmol/L（3.48pg/ml）、FT_4 13.80pmol/L（1.07ng/dl）、TSH 12.323mU/L，TPO-Ab＞1300U/ml，TgAb 85.2U/ml；血常规正常；甲状腺彩超示：右叶6.6cm×3.6cm×3.8cm，左叶3.9cm×1.2cm×1.6cm，腺体回声不均，气管旁及双侧颈部多发淋巴结肿大，考虑“甲状腺炎甲减期”，予以左甲状腺素钠17.6μg每日1次口服、百枯草每次6粒每日3次口服、炎宁每次1袋每日2次冲服对症治疗，自觉颈部结节有缩小。应用药物11天后复查甲状腺功能：TT_3 0.01nmol/L（0.97ng/ml）、TT_4 112.2nmol/L（8.7μg/dl）、TSH 8.47mU/L，ESR 63mm/H，甲状腺彩超示：右叶7.2cm×3.9cm×4.0cm，左叶3.9cm×1.6cm×1.7cm，腺体回声不均，双侧叶血流信号增多，气管周围及右侧颈部多发淋巴结肿大，仍考虑“甲状腺炎”，继续上述治疗。

患者颈部增粗但较前变化不明显，自觉轻微吞咽困难及声音嘶哑，无平躺憋气，2019年7月29日就诊于北京协和医院门诊，查血常规：WBC 14.08×10^9/L，NEUT% 75.4%，NEUT# 10.61×10^9/L，ESR 86mm/h，hsCRP 76.14mg/L；甲状腺功能：TSH 8.354mU/L，FT_4 15.87pmol/L（1.23ng/dl），FT_3 4.02pmol/L（2.61pg/ml），anti-TPOAb 107U/ml，anti-TgAb 42U/ml，TRAb 0.78U/L；IgG4 770mg/L。甲状腺彩超示：甲状腺右叶7.8cm×4.5cm×4.8cm，左叶4.0cm×1.6cm×2.3cm，右侧颈部见数个低回声淋巴结，较大者位于Ⅱ区，2.7cm×1.7cm，皮质增厚，皮髓质分界尚清晰，颈部淋巴结考虑反应性增生。患者自诉颈部增粗较前无明显变化，进食、呼吸较前无明显变化，否认憋气，考虑亚甲炎不除外，建议密切随诊观察。

2019年8月28日患者复查甲状腺功能：TSH3 21.491mU/L，FT_4 11.09pmol/L（0.86ng/dl），FT_3 3.91pmol/L（2.54pg/ml），anti-TgAb 43U/ml，anti-TPOAb 120 U/ml，Tg 2.80ng/ml；ESR 59mm/h，血常规、肝肾功能正常，甲状腺彩超示：甲状腺右叶8.7cm×5.2cm×4.9cm，左叶4.1cm×1.4cm×1.9cm，右侧颈部见数个低回声淋巴结，较大者位于Ⅱ区，3.0cm×2.0cm，皮质增厚，皮髓质分界不清晰。气管正侧位像示：气管左偏，气管受压移位，管腔略窄。考虑甲状腺恶性肿瘤可能性大，为进一步诊治收入院。起病来患者精神可，近1个月患者自觉颈部增粗明显，右侧增粗为著，吞咽困难及声音嘶哑加重，伴平躺憋气，反应迟钝、记忆力差，畏寒。无头晕头痛，无上肢肿胀感，无发热，小便正常，间断腹泻，每天2～3次，不成形，伴里急后重感，大多数情况下为每天1次。自发病至今体重减轻6kg。

（二）既往史

高血压病史1年，血压最高达175/150mmHg，口服硝苯地平缓释片（Ⅱ）20mg，每日1次，血压可控制在140/80mmHg左右。2019年5月因胆囊结石曾行腹腔镜胆囊切除术。

（三）个人史、婚育史、月经史

无特殊。

（四）家族史

父母及两个哥哥均因脑血管病去世，有一哥哥患糖尿病、高血压，否认家族中类似肿瘤疾病病史。

（五）体格检查

身高150.5cm，体重63.5kg，BMI 28.04，SpO_2 94%～98%，双手掌部大小鱼际处皮肤陈旧皮疹脱屑，皮肤潮湿。双侧甲状腺Ⅲ度肿大，右侧为著，质硬，触痛。双肺可闻及哮鸣音，心率80次/分，律齐，肋间及胸骨压痛（+），腹部查体（-），双侧巴宾斯基征（-）。

（六）辅助检查

［**常规检查**］入院后完善检查血常规、尿常规、便常规+OB（-）。肝、肾、血脂：UA 444μmol/L，PA 128mg/L，其余项目均正常。凝血检查：PT 13.0秒，Fbg 3.75g/L，APTT 22.5秒，D-Dimer 2.20mg/L。

［**甲状腺相关检查**］甲状腺功能：TSH3 12.299mU/L，FT_4 13.55pmol/L（1.05ng/dl），FT_3 3.99pmol/L（2.59pg/ml）；anti-TPOAb 93U/ml，Tg 4.79ng/ml；TRAb＜1U/L；PTH 34.1pg/ml。

［**肿瘤相关检查**］NSE 28.2ng/ml（参考范围0～16.3ng/ml），LD 346U/L（参考范围0～250ng/ml）。

［**感染相关检查**］ESR 59mm/h，hsCRP 34.70mg/L，PCT＜0.05ng/ml；EBV-DNA 500copies/ml。

［**免疫相关检查**］ACL-IgG 阳性（＋）12.2GPLU/ml，血尿免疫固定电泳、ANCA阴性。

［**影像学检查**］甲状腺超声：右侧甲状腺肿大，右侧颈部见数个低回声淋巴结，较大者位于Ⅱ区，3.0cm×2.0cm，皮质增厚，皮髓质分界不清晰。入院第9天复查甲状腺彩超示：双侧颈部可见多个低回声淋巴结，皮髓质结构尚清，皮质回声明显减低，增厚，右侧较大位于下颌角，大小分别为2.2cm×1.4cm、2.2cm×2.0cm，左侧较大者位于颈内静脉内侧，大小约1.3cm×0.8cm，皮质回声明显减低，增厚，不除外淋巴瘤。

颈部增强CT示：甲状腺占位，考虑恶性；病灶压迫气管左移、变窄；压迫右侧颈总动脉，使其变细；双侧颈部淋巴结肿大；双肺间质纹理增多；双肺微小结节影，建议随诊；纵隔内淋巴结肿大。

PET/CT：巨大甲状腺肿物包绕压迫气管，SUVmax 29.7，代谢异常增高；胸4水平气管后壁代谢异常增高灶；颈部、双肺门及纵隔多发淋巴结，代谢异常增高，均考虑恶性病变，淋巴瘤可能，中央骨髓代谢增高，肱骨近端及双股骨上端骨髓扩张，性质待定，脾代谢较增高；头部、颈部、胸部、腹部和盆部其余部位未见明确代谢异常增高病灶。

全身骨扫描：双侧上颌骨异常所见，考虑炎性病变或生理性摄取；其余骨骼未见明显异常。

［**病理学检查**］甲状腺粗针穿刺细胞学病理示：异型增生的淋巴样细胞，不除外淋巴瘤。组织病理示坏死物及挤压变形的异型细胞；免疫组化结果回报：AE1/AE3（－），CD3（－），CD20（＋），CgA（－），Ki-67（组织少，约60%），PAX-5（＋），Syn（－），TTF-1（－），Thy（－）。结合免疫组化考虑弥漫大B细胞淋巴瘤。因组织较少无法行FISH检测。骨髓涂片：增生活跃，未见异常淋巴细胞。骨髓活检：少许骨及骨髓组织，骨髓组织中造血组织与脂肪组织比例大致正常，造血组织中粒/红系比例升高，巨核细胞可见，可见散在淋巴细胞及浆细胞浸润。免疫组化结果：TdT（零星＋），MPO（＋），PAX-5（零星＋），CD79α（－），CD138（散在＋），CD38（散在＋），CD235a（＋），CD20（散在＋），CD3（＋），CD61（散在＋），CD15（＋）。

［**并发症筛查**］双下肢静脉彩超未见血栓，心脏彩超及腹部彩超未见明显异常。

（七）诊断

考虑非霍奇金淋巴瘤（弥漫大B细胞淋巴瘤，ⅡB期可能，aaIPI 1分可能），气管左移伴气道狭窄，亚临床甲状腺功能减退症。

（八）治疗

甲状腺穿刺病理结果初步回报后，给予甲泼尼龙40mg每日2次静点，同时予以PPI抑酸、充分水化对症治疗，甲状腺肿物明显缩小，颈围明显变小（43cm→39cm），吞咽困难、喘憋症状改善。后转入血液科，完善腰穿：脑脊液压力250mmH_2O，脑脊液Pro 0.51g/L，白细胞计数为0，IL-6 4.1pg/ml，IL-8 136pg/ml，IL-10 5.0pg/ml，TNF-α 5.2pg/ml；考虑颅内压增高不除外颈部肿物压迫回流所致，但淋巴瘤中枢受累亦不能除外。予鞘注阿糖胞苷50mg＋地塞米松5mg，并开始第1疗程R-CHOP化疗，具体为：利妥昔单抗600mg第1天，长春地辛4mg第2天，表柔比星120mg第2天，环磷酰胺1.2g第2天，泼尼松100mg第2～6天。同时继续左甲状腺素钠25μg每日1次治疗。患者颈部肿物进一步缩小，喘憋和吞咽困难进一步改善（图27-1）。

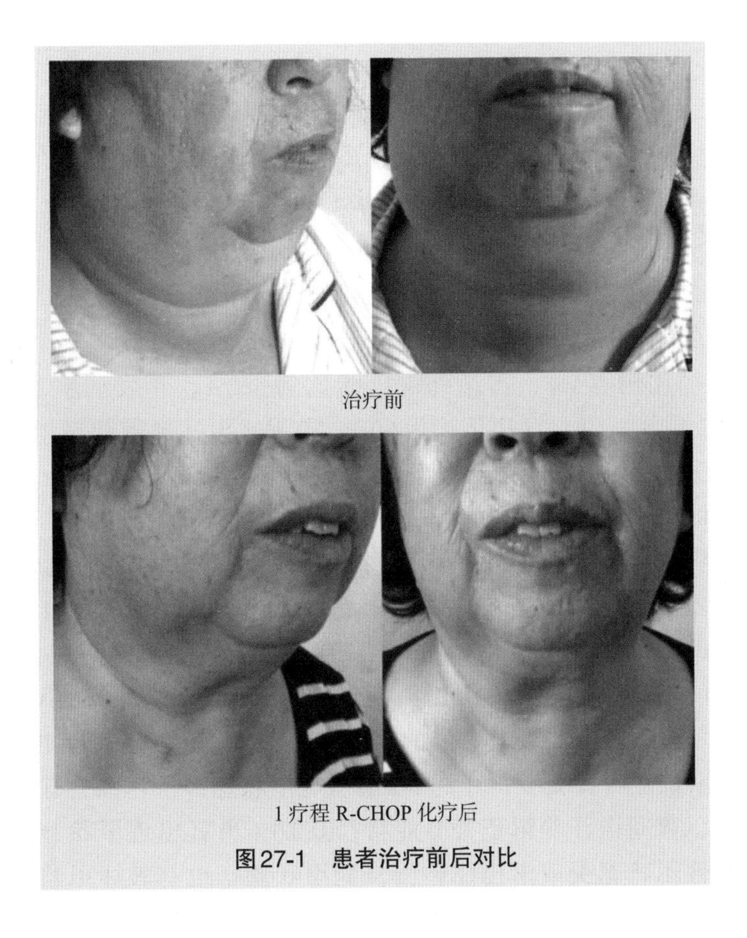

图27-1　患者治疗前后对比

至今患者已完成5疗程R-CHOP方案化疗，2疗程化疗结束后患者颈部肿物已无法触及，4疗程化疗结束后复查PET/CT：甲状腺两叶不大，密度尚均匀，未见放射性摄取，颈部肌肉间隙清晰，未见明确肿大及放射性摄取增高结节。双肺门及纵隔见多发放射性摄取增高结节，大小0.4～1.5cm，SUVmax 3.7。中央及外周骨髓放射性摄取增高，SUVmax 3.7。肝SUVmax 3.7，SUVavg 2.9。纵隔SUVmax 2.3，SUVavg 1.8。

诊断意见：原巨大甲状腺代谢异常增高肿物、原胸4水平气管后壁代谢异常增高灶、原颈部代谢增高淋巴结，此次未见；原双肺门及纵隔多发淋巴结，代谢较前明显减低；中央及外周骨髓代谢较前增高，建议密切随诊；颈部、胸部、腹部和盆部其余部位未见明确代谢异常增高病灶。

二、病例分析

患者为中年女性，病程4个月，临床主要表现为颈部增粗、包块增长速度快，逐渐出现吞咽困难、声音嘶哑、憋气，伴发热、颈部疼痛。查体见甲状腺Ⅲ度肿大，右侧为著，质硬，压痛（＋）。甲状腺功能示：亚临床甲减，甲状腺自身抗体（＋）。甲状腺BUS：甲状腺右叶肿大，回声不均，双侧叶血流信号增多，气管旁及双侧颈部淋巴结肿大。PET/CT：巨大甲状腺肿物包绕压迫器官，SUVmax 29.7，胸4水平气管后壁、颈部、双肺门及纵隔多发淋巴结，代谢异常增高，均考虑恶性病变，淋巴瘤可能。甲状腺粗针穿刺活检：细胞涂片：异型增生的淋巴样细胞，不除外淋巴瘤。病理活检：坏死物及挤压变形的异型细胞；免疫组化结果回报：CD20（＋），Ki-67（组织少，约60%），PAX-5（＋），结合免疫组化考虑弥漫大B细胞淋巴瘤。综上结果，考虑诊断甲状腺淋巴瘤。

原发性甲状腺淋巴瘤（primary thyroid lymphoma，PTL）是一种罕见恶性肿瘤，占甲状腺恶性肿瘤比例＜5%，占结外淋巴瘤比例＜2%，年发病率2/100万，女性常见，女男比为（2～8）：1，发病年龄为60～70岁，男性患者起病年龄早于女性。其危险包括慢性淋巴细胞性甲状腺炎，患病率是正常人群的67倍，由甲状腺炎转变为PTL的发生率为0.5%，PTL患者中患甲状腺炎的比例为60%～90%。其发病机制是在自身免疫性疾病基础上，抗原慢性刺激促使淋巴细胞向恶性病变转化。

PTL临床表现：①颈部肿物快速增大（超过70%患者，更常见于弥漫性大B细胞淋巴瘤（diffused large B-cel lymphoma，DLBCL）；②少数患者，淋巴瘤会表现为孤立甲状腺结节，有些黏膜相关组织淋巴瘤（mucosa-associated lymphoma tissue，MALT）可表现为形态较小、缓慢进展的甲状腺占位；③约1/3患者出现压迫症状，如呼吸困难、吞咽困难、声音嘶哑；④约1/2患者有甲状腺部位疼痛；⑤约10%的患者伴体重减轻、发热、夜间盗汗等淋巴瘤B症状；⑥10%患者出现甲状腺功能减退，原因为慢性淋巴细胞性甲状腺炎或淋巴瘤弥漫浸润甲状腺，也有破坏甲状腺滤泡导致甲状腺毒症的个案报道；⑦从起病到诊断时间数天至36个月，DLBCL病程更短；⑧甲状腺查体，甲状腺质地坚硬，与周围组织粘连，可不随吞咽活动，约50%患者有颈部或锁骨上淋巴结肿大；⑨胸骨后侵袭较常见，甲状腺内结节直径通常超过5cm。

PTL治疗前评估——Ann Arbor肿瘤分期系统：

Stage Ⅰ：单个淋巴结区或单个结外器官受累（ⅠB）（50%）。

Stage Ⅱ：横膈同侧两个或两个以上淋巴结受累（Ⅱ），或病变局部侵犯淋巴结以外器官及横膈同侧一个以上淋巴结区（ⅡE）（45%）。

Stage Ⅲ：横膈上下均有淋巴结病变（Ⅲ），可伴脾累计（ⅢS）、结外器官局限受累（ⅢE）或脾与局限性结外器官受累（ⅢES），（结外器官包括骨髓、胃肠道、肺、肝、胰腺和肾等）。

Stage Ⅳ：单个或多个结外器官受到广泛性或播散性侵犯，伴或不伴淋巴结肿大。

本例患者胸部增强CT示侵犯横膈同侧两个以上淋巴结，且伴有体重减轻的B症状，故分期为ⅡB。

PTL的治疗：①手术治疗。ⅠE可以手术，ⅠE期的MALT患者，手术治疗的5年生存率可达100%。ⅡE、ⅢE不推荐，外科手术干预应仅用于病理活检难以明确诊断的患者及解除气道压迫。②局限、惰性病变，放疗（适用于ⅠE、ⅡE，且没有纵隔受累），局部MALT患者采用放疗，5年生存率达88%，手术联合放疗并不能提高缓解率。③广泛、侵袭性病变，对于侵袭性或临床分期超过ⅠE期的患者，通常采用以化疗为主的化放疗结合的综合治疗。最常用的化疗方案为CHOP（环磷酰胺、阿霉素、长春新碱、泼尼松）方案。利妥昔单抗是在B细胞表面发现的一种针对CD20的嵌合单克隆抗体，最早用于DLBCL的治疗，后逐渐扩展至惰性淋巴瘤和滤泡性淋巴瘤（follicular lymphoma，FL）等其他病理类型淋巴瘤的治疗。R-CHOP方案可显著提高生存率（92% vs 71%）。

本例患者病情进展迅猛，甲状腺肿大明显压迫气管出现憋气、吞咽困难，影像学显示压迫气管及右侧颈总动脉，颈前部被肿瘤遮挡，影响气管插管入路及阻挡气管切开入路，麻醉插管及气管切开均存在困难，即使尝试插管，若不成功导致气管水肿可能出现急性气道梗阻、呼吸骤停而危及生命，因此治疗上首先考虑化疗。目前患者已完成5疗程R-CHOP方案化疗，临床表现及PET/CT结果均提示病情得到较好缓解。因此，对于甲状腺结节突发增大的情况，临床上需警惕恶性肿瘤的可能，积极完善相关检查，争取尽早治疗机会。

三、临床查房

1. 什么是原发性甲状腺淋巴瘤?

PTL指原发于甲状腺淋巴组织的恶性肿瘤，伴或不伴有邻近颈部淋巴结转移，不包括其他部位淋巴瘤扩散或转移到甲状腺的淋巴瘤。

2. 甲状腺淋巴瘤的流行病学特点是什么?

甲状腺淋巴瘤几乎都是非霍奇金淋巴瘤，因为甲状腺霍奇金淋巴瘤极其罕见。结外淋巴瘤中仅有约2%发生于甲状腺内，并且淋巴瘤在所有甲状腺恶性肿瘤中的占比也不超过2%。丹麦的一项流行病学调查显示，甲状腺淋巴瘤的估计年发病率为2.1例/100万人，男女比例为1∶4。大部分其他回顾性病例系列研究也都已证实其在女性中的发病率显著升高。诊断时年龄为65～75岁。

3. 甲状腺淋巴瘤的病因有哪些？

目前仅发现慢性自身免疫性（桥本）甲状腺炎是PTL的危险因素，约50%患者存在该病。桥本甲状腺炎患者发生甲状腺淋巴瘤的风险至少是无甲状腺炎患者的60倍。从全球范围来看，在甲状腺炎患病率更高的地区里，甲状腺淋巴瘤的发病率似乎也更高。补充碘可能也会提高淋巴瘤的发生率。电离辐射与淋巴瘤之间似乎没有明确的关系，但有个案报道表明它们之间存在关联。甲状腺淋巴瘤患者很少出现染色体异常。

4. 甲状腺淋巴瘤有哪些临床表现？

在90%以上的PTL患者中，主要症状都是甲状腺肿迅速增大。许多患者具有气管、食管或颈静脉受压的症状或体征，包括吞咽困难、呼吸困难、喘鸣、声音嘶哑、颈痛和面部水肿。10%～20%的患者具有长期的甲状腺肿病史，且常伴甲减。

偶有患者的淋巴瘤表现为孤立性结节；部分MALT可能会表现为生长缓慢的甲状腺小肿块。若甲状腺肿快速增大、存在孤立性甲状腺结节、多结节甲状腺肿中有一个主要结节，或甲状腺肿在有桥本甲状腺炎的情况下不断增大，则应考虑甲状腺淋巴瘤。

10%的患者还有淋巴瘤的全身症状，包括发热、盗汗和体重减轻（体重减轻至少10%）。约10%的患者有甲减的症状和体征，通常是由桥本甲状腺炎引起，但也可由淋巴瘤弥漫性浸润甲状腺导致。少数患者存在甲亢，原因是肿瘤引起的甲状腺滤泡细胞炎症和破坏，或患有Graves病。

5. 甲状腺淋巴瘤患者的查体有哪些特点？

体格检查可见甲状腺质韧，甚至质硬，可能有轻微压痛，常固定于邻近组织，吞咽时无活动。胸骨后蔓延常见。存在一个明显的甲状腺内肿块时，其直径通常超过5cm，但边缘通常难以确定。约50%的患者存在颈部或锁骨上淋巴结肿大。声音嘶哑患者的喉镜检查常会发现声带麻痹。

6. 甲状腺淋巴瘤的血清学检查有哪些特点？

部分患者表现为甲减，且许多患者TPO-Ab、TgAb血清浓度很高，提示桥本甲状腺炎，少数患者存在甲亢，原因是肿瘤引起的甲状腺滤泡细胞炎症和破坏，或既存Graves甲亢。约30%的患者存在高血清浓度的IgA、IgM或IgG。

7. 甲状腺淋巴瘤的辅助检查手段有哪些？

①B超为首选检查手段，非特异性检查，超声下表现为结节（15.4%）、弥漫性病变（76.9%）、两者混合（7.7%），结节后回声增强有助于鉴别；②开放手术活检；③细针穿刺通常不具有诊断价值，确诊需完善粗针活检或外科切除活检并行免疫组化，缺少免疫组化诊断阳性率为33%～56%，联合免疫组化诊断阳性率DLBCL为85.7%、MALT为40%，如有任何疑问，须采取开放手术活检。

其他检查手段：①甲状腺核素显像不能区分淋巴瘤和桥本甲状腺炎或甲状腺癌；②PET-CT，MALT可为假阴性，桥本甲状腺炎和淋巴瘤均可表现为弥漫摄取增高，对分期、治疗措施制定和治疗监测有价值；③CT，对于甲状腺外浸润可能更敏感。

8. 如何对甲状腺淋巴瘤进行临床分期？

Lugano改良版Ann Arbor分期最常用于PTL（表27-1）。

表27-1　PTL改良分期（Lugano分类）

分期	受　累	结外受累
Ⅰ期	单个淋巴结区域包括1个淋巴结或一组相邻淋巴结	单个淋巴结外器官或部位，无结内受累
Ⅱ期	横膈同侧有2个或2个以上淋巴结区域受累	1个结外器官或部位局部受累
Ⅲ期	横膈两侧都有淋巴结受累 横膈上淋巴结及脾受累	
Ⅳ期	1个或多个结外器官（如肝、骨髓和肺）的弥漫性或播散性受累，伴或不伴相关淋巴结受累	

以该系统进行分类时：

（1）约50%的患者，病变局限于甲状腺，归为ⅠE期。

（2）约45%的患者，病变局限于甲状腺和局部区域淋巴结，归为Ⅱ期。

（3）约5%的患者，淋巴瘤累及膈两侧的淋巴结群（ⅢE期）或发生弥漫性器官受累（Ⅳ期）。已报道过的受累结外部位有骨髓、胃肠道、肺、肝、胰腺和肾。考虑到这些潜在受累部位，除了血清TSH测定和颈部CT外，PTL患者的初始分期诊断性检查还应包括其他部位的NHL检查。

9. 甲状腺淋巴瘤的病理表现如何？

PTL确诊需依赖于组织学病理检查。大体的特点包括肿瘤直径一般在数厘米至十余厘米，切面为鱼肉状，灰黄色或灰粉色，均质细腻，质地软。光镜下甲状腺正常结构破坏，残存的滤泡散在分布，肿瘤细胞侵犯甲状腺滤泡上皮形成淋巴上皮病变是PTL普遍存在的形态特点。PTL几乎全部为B细胞淋巴瘤，表达CD20、CD79α、Pax-5等B细胞标记，T细胞淋巴瘤罕见。

10. 甲状腺淋巴瘤的病理类型有哪些？

DLBCL是PTL中最常见的组织学亚型，为侵袭性淋巴瘤，占PTL的50%以上，其5年生存率为45%～75%。其次为MALT（10%～23%），是一种低级别惰性肿瘤，多局限于甲状腺内，侵袭性低，该亚型对治疗反应较好，5年生存率可达62%～96%，MALT可能转变为DLBCL，两者的肿瘤细胞可共存于同一个腺体里。FL（10%）预后较MALT差，但较DLBCL好，5年生存率约为87%。其他少见的病理类型还有小淋巴细胞性淋巴瘤（3%）、霍奇金淋巴瘤（2%），而Burkitt淋巴瘤、T细胞淋巴瘤、套细胞淋巴瘤、淋巴母细胞性淋巴瘤各占不到1%。T细胞淋巴瘤极其罕见，目前文献报道的

T细胞淋巴瘤仅几十例。

11. 甲状腺淋巴瘤是否需要手术治疗?

通常都不对甲状腺淋巴瘤采取根治性手术，手术仅用于诊断性活检。

12. 甲状腺淋巴瘤合并重度气道受损时该如何处理?

可能有多达25%的甲状腺淋巴瘤患者会出现重度气道受累，通常是由侵袭性淋巴瘤变异性迅速生长而骤然引发。联合化疗（如R-CHOP方案）中的类固醇成分可使此类肿瘤在数小时内快速缩小，可能会为患者免除行气管切开术的需要。此类治疗也可迅速改变肿瘤的组织病理学，因此应在治疗前先进行组织活检。

13. 甲状腺淋巴瘤的首选治疗方式是什么?

PTL治疗方式的选择取决于肿瘤类型和病变范围。

（1）DLBCL的治疗方式应与发生部位或范围不同的DLBCL相同。因此，局限性早期疾病患者可采用3个疗程的联合治疗（如R-CHOP方案），随后对甲状腺床进行放疗；或6～8个周期的R-CHOP方案，不联合放疗。

（2）甲状腺局限性结外边缘区淋巴瘤或其他惰性组织学类型的淋巴瘤（如FL和小淋巴细胞性淋巴瘤）可单用放疗。晚期惰性组织学淋巴瘤通常采用利妥昔单抗单药治疗或化学免疫疗法，具体取决于临床情况。

14. 甲状腺淋巴瘤患者接受放疗后需要关注哪些问题?

除了基础桥本甲状腺炎或淋巴瘤浸润甲状腺引起的甲减外，接受甲状腺放疗（斗篷式、颅脊柱或全身照射放疗）的患者也有原发性甲减风险。放疗剂量越高，距初始放疗的时间越长，发生甲减的风险越大。下丘脑-垂体区域受到大剂量照射可能会增加中枢性甲减的风险。化学免疫疗法（如R-CHOP方案）不会引起甲减。推荐在大剂量放疗后的6个月内检查甲状腺功能，此后至少每年检查1次。大部分患者检测TSH，进行了下丘脑-垂体区域照射的患者需检测TSH和T_4。此外，甲状腺接受过辐射的儿童和青年应监测有无放疗相关甲状腺肿瘤形成；辐射剂量为5～39Gy时的风险最大，超过40Gy时风险较低。

15. 甲状腺淋巴瘤的预后影响因素有哪些?

预后不良的因素主要包括高龄（＞60岁）、高LDH、伴有淋巴瘤B症状、高IPI评分及Ki-67指数、DLBCL组织学分型及较高级别的临床分期等。

四、推荐阅读

[1] STEIN SA，WARTOFSKY L. Primary thyroid lymphoma：A clinical review [J]. J Clin Endocrinol Metab，2013，98（8）：3131-3138.

[2] CHAI YJ，HONG JH，KOO do H，et al. Clinicopathological characteristics and treatment outcomes of 38 cases of primary thyroid lymphoma：A multicenter study [J]. Ann Surg Treat Res，2015，89（6）：295-299.

[3] WATANABE N，NARIMATSU H，NOH JY，et al. Long-Term Outcomes of 107 Cases of Primary Thy-

roid Mucosa-Associated Lymphoid Tissue Lymphoma at a Single Medical Institution in Japan [J]. J Clin Endocrinol Metab，2018，103（2）：732-739.

[4] ALLAOUI M，BENCHAFAI I，MAHTAT el M，et al. Primary Burkitt lymphoma of the thyroid gland：Case report of an exceptional type of thyroid neoplasm and review of the literature [J]. BMC Clin Pathol，2016，16：6.

[5] PAVLIDIS ET，PAVLIDIS TE. A Review of Primary Thyroid Lymphoma：Molecular Factors，Diagnosis and Management [J]. J Invest Surg，2019，32（2）：137-142.

（刘　赫）

病例28 体重减轻、颈部增粗、心悸

一、病历摘要

患者，男性，34岁。因“体重减轻、颈部增粗20年，心悸5年”入院。

（一）现病史

1996年患者无明显诱因出现体重下降（6～7kg，具体时间范围不详）伴乏力、食欲亢进、易出汗、易激惹、轻微手震，自觉颈部增粗。就诊当地医院，诊断“甲亢”（具体不详），给予甲巯咪唑治疗（具体剂量不详）3～4个月后，症状明显好转，甲巯咪唑减量为半片维持1年，自述监测甲功正常范围。1998年患者自行停用甲巯咪唑，无不适，未监测甲状腺功能。2000年患者再次出现乏力、食欲亢进、易出汗、易激惹、轻微手震及颈部增粗，复查提示“甲亢复发”，再次加用甲巯咪唑治疗（具体不详），患者上述症状可有所好转，但服药不规律，症状改善后经常自行停药，出现症状反复，甲状腺功能波动较大（具体不详）。2006年及2010年行2次 ^{131}I治疗（剂量不详），甲亢均未治愈。2011年起患者间断出现心悸，否认头晕、黑矇、胸痛、意识障碍等。每月发作6～7次，多在情绪激动时出现，持续数分钟可好转。心电图示“频发期前收缩”，给予胺碘酮治疗数月，后调整为普罗帕酮、普萘洛尔（患者间断服用），心悸发作次数减少。

2013年患者出现体重增加（具体不详）、乏力、注意力下降，复查甲状腺功能提示“甲状腺功能减低”，外院给予左甲状腺素钠、甲巯咪唑交替或联合服用，甲状腺功能波动较大。2015年8月患者情绪波动后出现颈部明显增粗，以右侧为著，平卧后憋气明显，爬坡或爬楼梯（可上三层）出现乏力、喘息。否认声音嘶哑、咳嗽、吞咽困难等。行超声心动图提示室间隔增厚，左房增大，EF 59%。给予中药、针灸，同时继续甲巯咪唑治疗，颈部增粗较前逐渐改善，甲状腺功能情况不详。

2016年1月患者连续10日服用大量海鲜后再次出现颈部明显增粗，伴乏力、食欲亢进、手抖。给予甲巯咪唑10mg每日2次，普萘洛尔20mg每日2次治疗。2016年3月就诊北京协和医院门诊，查TRAb＞40U/L，甲状腺功能：TSH＜0.008mU/L，T_3 0.075nmol/L（4.860ng/ml），FT_3 15.34pmol/L（9.96pg/ml），FT_4 12.513pmol/L（0.970ng/dl），T_4 90.30nmol/L（7.00μg/dl）。Tg＞500.0ng/ml。ALP 164U/L，β-CTX 1.030ng/ml。颈部CT平扫＋冠状重建：双侧甲状腺重度弥漫性肿大，其内密度欠均

匀，考虑结节性甲状腺肿可能（双侧颈动脉鞘气道受压，上段气管受压左右径变窄）；双侧颈多发小淋巴结。超声心动图：左心增大，轻度二尖瓣关闭不全，EF 64%。甲状腺及颈部淋巴结超声：甲状腺肿大伴弥漫性病变（甲状腺右叶12.4cm×4.3cm×4.6cm，左叶9.0cm×4.1cm×4.5cm，峡部2.5cm。），甲状腺多发实性结节（右叶较大者位于中上部，呈中高回声，大小约1.7cm×1.8cm），良性倾向。骨密度：全部1.024g/cm^2（Z值0）；颈1.216g/cm^2（Z值1.5）； 腰2 ～ 腰4 1.283g/cm^2（Z值0.6）， 腰1 ～ 腰4 1.255g/cm^2（Z值0.6）。药物治疗调整见表28-1。

表28-1 患者门诊药物治疗调整情况

日期	FT_3 [pmol/L（pg/ml）]	FT_4 [pmol/L（ng/dl）]	TSH（mU/L）	TRAb（U/L）	调整治疗
3-31	15.34（9.96）	12.51（0.97）	＜0.008	＞40	甲巯咪唑10mg，每日3次；普萘洛尔10mg，每日2次
4-25	3.91（2.54）	4.00（0.31）	9.185	＞40	甲巯咪唑10 ～ 5mg
6-27	5.45（3.540	3.87（0.30）	3.41	＞40	甲巯咪唑10mg，每日1次；左甲状腺素钠25μg，每日1次
8-4	9.16（5.95）	7.443（0.577）	＜0.008	3.89	甲巯咪唑12.5mg，每日1次；左甲状腺素钠50μg，每日1次
9-8	12.35（8.02）	7.817（0.606）	＜0.008	＞40	甲巯咪唑10 ～ 5mg，每日1次；左甲状腺素钠50μg，每日1次

7月31日行气管相：椎前软组织明显增厚，颈4 ～ 6椎体水平气管受压伴管腔狭窄，考虑甲状腺病变所致。患者目前仍有乏力，偶有心悸，每月0 ～ 1次，否认憋气、胸闷、咳嗽、咳痰等不适，夜间需侧卧入睡。现为进一步诊治收入我科。起病以来，患者精神、饮食可，睡眠欠佳，否认视力下降、双眼干涩、异物感，否认胫前水肿、毛发脱落。否认骨痛、骨折、身高变矮。2006年起，患者间断出现进食甜食后四肢麻木、无力，自述查血钾低，给予补钾治疗后好转。此后患者注意调整饮食，未再出现上述症状。排便每天1 ～ 2次，成形黄色软便，小便正常，体重近1年无明显变化。

（二）既往史

无特殊。

（三）个人史

吸烟史二十余年，每天两包烟。

（四）家族史

伯伯及姑姑患有甲状腺结节，甲状腺功能正常。

（五）体格检查

HR 76次/分，BP 149/89mmHg，SpO_2 98%，BMI 35.9，腹围119cm，上颈围53.5cm，双眼无突出，双侧瞳孔等大正圆，对光反射灵敏，双侧甲状腺Ⅲ度肿大，质韧，表面结节样凹凸不平，可闻及血管杂音，心肺腹查体无异常，周围血管征（－），双手、舌体无震颤，四肢无浮肿，四肢肌力Ⅴ级，膝腱反射正常。

（六）辅助检查

［**常规检查**］入院后完善检查血常规、尿常规、便常规＋OB（－）。肝、肾、血脂：LDL-C 3.16mmol/L，TC 4.90mmol/L，K 3.8mmol/L，余正常范围。肿瘤标志物：正常范围。凝血2项（－）；肺功能：正常范围。肝胆胰脾超声：脂肪肝。胸部正侧位X线片：气管上段狭窄，双肺纹理增多，心影增大，颈部软组织增厚。

［**内分泌相关检查**］

1. **甲状腺检查** 血清碘SI 21μg/L，尿碘/肌酐32μg/g；抗核抗体18项、IgG亚类（－）。甲状腺功能：TSH 0.324mU/L，FT_4 4.412pmol/L（0.342ng/dl），T_4 15.22nmol/L（1.18μg/dl），T_3 0.017nmol/L（1.102ng/ml），FT_3 4.51pmol/L（2.93pg/ml），anti-TPOAb 322.90U/ml，anti-TgAb 51.00U/ml。Tg＞500.0ng/ml，TRAb＞40IU/L。

2. **腺垂体功能检查** 血浆ACTH（8am）6.6omol/L（29.9pg/ml），血皮质醇（8am）621.55nmol/L（22.52μg/dl），性激素：孕酮3.07nmol/L（0.97ng/ml），E_2 106.14pmol/L（29.00pg/ml），睾酮7.81nmol/L（2.25ng/ml），LH 2.30U/L，PRL 9.65ng/ml，FSH 2.94U/L；GH＜0.05ng/ml，IGF-1 199ng/ml。

3. **甲亢并发症检查** 心肌酶：cTnI 0.239～0.194μg/L。超声心动图：主肺动脉增宽，左心增大，轻度二尖瓣关闭不全，轻度肺高压。EF 52%。游离钙（＋＋）1.15mmol/L，β-CTX 1.04ng/ml，ALP 98U/L，25（OH）D_3（快速免疫）：10.8ng/ml，PTH 119.0ng/L。眼肌超声示右眼上直肌8.0mm，左眼上直肌7.3mm。喉镜：右侧下咽侧壁及后壁隆起超过中线、表面光滑（上界约至扁桃体中部水平，下界右侧梨庄窝及环后区），右侧披裂受压活动受限，左侧披裂活动好。双侧声带活动正常。气管相：与本院2016-7-31老片对比：椎前软组织明显增厚，颈4～6椎体水平气管受压伴管腔狭窄，大致同前。

［**影像学检查**］甲状腺及颈部淋巴结超声：甲状腺右叶8.2cm×5.2cm×4.6cm，左叶7.9cm×3.7cm×4.8cm，峡部2.4cm。甲状腺腺体内见多个大小不等中等回声。甲状腺增大伴弥漫性病变，甲状腺多发实性结节。颈部CT平扫＋冠状重建：与2016-3-23本院老片对比：甲状腺肿，甲状腺弥漫性增大，体积较前有所增大；上段气管及咽喉部受压左右径变窄，咽喉部变窄较前加重；双侧颈多发小淋巴结，大致同前。

（七）诊断

考虑甲状腺功能亢进症，Graves病，甲亢心脏病，周期性麻痹可能性大，结节性甲状腺肿，继发性甲状旁腺功能亢进可能性大，维生素D缺乏，肥胖症。

（八）治疗

（1）入院后根据患者甲状腺功能情况调整药物治疗，具体见表28-2。

表28-2　患者入院后药物治疗调整情况

日期	FT_3［pmol/L（pg/ml）］	FT_4［pmol/L（ng/dl）］	TSH（mU/L）	调整治疗	颈围（cm）
9-30	4.51（2.93）	4.412（0.342）	0.324	甲巯咪唑12.5/10mg交替，左甲状腺素钠50μg，每日1次；普萘洛尔10mg，每日3次	53.5
10-9	6.91（4.49）	4.644（0.360）	0.081	甲巯咪唑15mg，每日1次；左甲状腺素钠75μg，每日1次；普萘洛尔10mg，每日3次	52
10-13	6.95（4.51）	6.84（0.53）	0.015	甲巯咪唑20mg，每日1次；左甲状腺素钠50μg，每日1次；普萘洛尔10mg，每日3次	52
10-17	5.42（3.52）	4.13（0.32）	0.046	甲巯咪唑20mg，每日1次，左甲状腺素钠50μg，每日1次；普萘洛尔10mg，每日3次；复方碘溶液10滴，每日3次	52

（2）患者PTH升高，25(OH)D缺乏，考虑继发性甲状旁腺功能亢进，10月18日给予骨化三醇0.5μg每日1次治疗。

（3）监测患者血压偏高（158～130）/(80～90)mmHg，给予苯磺酸氨氯地平2.5mg每日1次治疗，患者血压可控制在（130～140）/(80～90)mmHg。

（4）2016年10月31日患者于局麻下行甲状腺动脉栓塞术，过程顺利，11月1日于全麻下行双侧甲状腺全切术，术后无声音嘶哑、饮水呛咳、手足搐搦，复查甲状腺功能：TSH 2.177mU/L，FT_4 4.334pmol/L(0.336ng/dl)，T_4 33.41nmol/L(2.59μg/dl)，T_3 0.011nmol/L(0.685ng/ml)，FT_3 2.42pmol/L(1.57pg/ml)，Tg＜0.04ng/ml，TRAb 13.48U/L，PTH 37.8ng/L，血钙2.01mmol/L。术后规律左甲状腺素钠替代治疗，甲状腺功能控制良好。

二、病例分析

患者为中青年男性，慢性病程，病史20年，临床表现为长期心悸、手抖、多汗、易饥、易出汗等。长期不规律抗甲亢药物及^{131}I治疗。近1年颈部明显增粗，甲亢反复，经我院门诊抗甲状腺药物治疗后，甲状腺功能一直未恢复正常，甲状腺功能波动较大，有甲亢与甲减交替表现。病因方面，患者有TRAb滴度高，眼肌有受累，甲状腺弥漫性肿大，Graves病诊断明确。并发症方面：①心脏受累，左心房、左心室增大，活动耐力下降，心律失常；②骨代谢，曾有ALP、β-CTX升高；③周期性麻痹，患者病史中曾有低钾、四肢无力表现，补钾及注意避免高碳水化合物饮食后好转；④气道受压，患者既往颈部增粗不明显，近1年经情绪波动及大量进食海鲜后，出现颈部明显增粗。

经药物治疗后，甲状腺功能及颈部增粗恢复均不佳。治疗方面，目前有3种治疗方案。①药物：该患者对药物治疗较敏感，调整药物剂量后，患者甲状腺功能有明显波动，但患者依从性不好，且患者甲状腺肿巨大，单纯药物治疗很难使甲状腺缩小到理想水平，且复发概率很高，故该患者不易长期使用抗甲状腺药物治疗。②放射治疗：因巨大甲状腺肿在放疗后可能出现局部水肿，加重气道压迫，在既往指南中，巨大甲状腺肿列为^{131}I治疗禁忌。但近年发现，巨大甲状腺肿对^{131}I治疗反应好，且未见气道压迫加重病例，故2011年美国甲状腺诊治指南建议甲状腺小于80g病例均可考虑行^{131}I治疗。但是对于有脏器压迫症状者，仍建议手术治疗。③手术：患者甲状腺明显肿大，有气道压迫症状，是手术的适应证，手术对该患者为首选。术前需抗甲状腺药物、碘剂准备，如有高代谢症状，还需加用β受体阻断剂。围术期准备存在风险，部分患者在加用碘剂后出现甲状腺功能反弹，巨大甲状腺肿术中可能出现气管塌陷、拔管困难。该患者在抗甲状腺药物治疗T_3正常后加用碘剂3日，甲状腺增大、变硬，甲状腺功能方面T_3、T_4平稳，TSH有升高。该患者较年轻，甲状腺肿巨大，有气道压迫，围术期准备风险较高。

巨大甲状腺肿在甲亢治疗中是较为棘手的情况。患者病程中甲状腺肿大突然加重，与应激及碘摄入增加相关。患者年龄轻，甲状腺巨大，有气道压迫，手术难度大，外科建议术前行介入栓塞治疗以减少术中出血风险，但栓塞亦存在相关风险，甲状腺血供丰富，血流快，如栓塞不成功可能出现栓子脱落引起其他脏器栓塞情况。碘剂作为术前准备用药，通常需维持2～4周，目的使甲状腺变硬，血流减少。该患者在使用碘剂后出现甲状腺变大变硬，有压迫症状，但不严重，可继续之前术前准备治疗，但需监测患者症状及甲状腺功能变化。手术方式选择方面，首选甲状腺近全切，因为TRAb滴度高，刺激甲状腺快速增长，故建议手术近全切以达到甲减状态。巨大甲状腺肿的甲亢患者甲状腺功能通常表现为T_3升高，T_4低，TSH不升，治疗方面需抗甲状腺药物联合左甲状腺素钠治疗。

三、临床查房

1. 巨大甲状腺肿的定义是什么？

巨大甲状腺肿是指甲状腺肿大Ⅲ度以上，或甲状腺最大长径＞10cm或重量100g以上者，通常具有高龄、病程长、临床表现复杂等特点。

2. 甲状腺肿的病因有哪些?

甲状腺肿的病因复杂，主要包括：①多结节性甲状腺肿；②碘缺乏相关性弥漫性甲状腺肿；③甲状腺炎，如桥本甲状腺炎、无痛性甲状腺炎、亚急性甲状腺炎、产后甲状腺炎、感染性甲状腺炎；④致甲状腺肿药物与食物的摄入，如碘、碳酸锂、食物（木薯、小米）；⑤浸润性甲状腺疾病，如Riedel甲状腺炎、甲状腺淀粉样变性、组织细胞增生症、结节病；⑥毒性甲状腺肿，如Graves病、甲状腺自主高功能腺瘤；⑦甲状腺囊肿，如甲状腺舌管囊肿；⑧甲状腺腺瘤；⑨甲状腺癌，如甲状腺乳头状癌、甲状腺滤泡癌、甲状腺髓样癌。

3. 甲状腺肿的发病机制如何?

对于缺碘或存在桥本甲状腺炎的患者，甲状腺肿的主要原因是TSH分泌增加。而多数散发性非毒性多结节性甲状腺肿患者的血清TSH水平正常。在这些患者中，甲状腺增大的原因可能是多种生长因子（包括TSH）对甲状腺滤泡细胞的长期作用，此类细胞具有不同的合成及生长潜能。患者常有甲状腺肿家族史，提示遗传因素可能也有一定作用。结果是弥漫性并在后期呈多结节性的甲状腺增大。甲状腺滤泡细胞中的G蛋白或TSH受体发生激活突变，因此一些结节最终会具有自主功能。在Graves病患者中，TRAb可以刺激TSH受体，引起甲状腺生长和激素过度分泌。

4. 甲状腺肿的临床表现有哪些?

甲状腺肿的临床表现取决于甲状腺肿的生长速度和有无甲状腺功能障碍。一些患者可能存在甲减/亢进的症状和生化证据。但多数甲状腺肿患者没有症状，并且甲状腺生化功能正常。长期存在大型甲状腺肿的患者可能出现梗阻症状，因为气管受到的压迫逐渐加重或结节内出血导致甲状腺体积骤增（通常伴有疼痛）。

（1）甲状腺功能障碍：甲状腺肿起因于桥本甲状腺炎或重度缺碘时，患者可能存在甲减症状，如乏力、便秘和寒冷耐受不良。甲状腺肿起因于多结节性甲状腺肿（具有自主功能）或Graves病时，患者可能存在甲亢症状，如心悸、劳力性呼吸困难和不明原因的体重减轻。

（2）压迫症状：压迫气管，可引起喘鸣、呼吸困难、咳嗽。胸骨后甲状腺肿引起的喘鸣和呼吸困难常在夜间发生；压迫食管，甲状腺肿向后生长可包绕食管，引起吞咽不畅或困难；压迫喉返神经，有时单纯性甲状腺肿会合并甲状腺恶性肿瘤，肿瘤浸润单侧喉返神经可引起声带麻痹、声音嘶哑，双侧喉返神经受累还可引起呼吸困难；压迫血管，巨大甲状腺肿，尤其是胸骨后甲状腺肿可压迫颈静脉、锁骨下静脉甚至上腔静脉，引起面部水肿，颈部和上胸部浅静脉扩张。

5. 甲状腺肿伴梗阻性症状或疑似胸骨后甲状腺肿如何评估?

梗阻性甲状腺肿或胸骨后甲状腺肿的其他评估包括影像学检查（CT平扫或MRI），其用于评估甲状腺肿的程度及其对周围结构的影响，还应包括用于梗阻性症状患者或横断面成像显示气管狭窄（＜1cm）患者的流量-容积环检查。除非需要立即手术，否则应以超声来评估甲状腺肿和结节的特性。

胸骨后甲状腺肿患者的甲状腺癌发病率并未高于颈部甲状腺肿患者。恶性肿瘤的危险因素可能包括甲状腺疾病家族史、头颈部照射史、复发性甲状腺肿，以及存在颈淋巴结肿大。

6. 甲状腺肿的影像学检查有哪些?

（1）甲状腺超声：有助于评估甲状腺肿和结节的特性，但并不适合颈后部结构或胸骨下区域成像。

（2）颈部CT：用于评估大型颈部甲状腺肿和胸骨后甲状腺肿的程度，检查时不应常规给予碘化放射造影剂，因为碘可能会诱发亚临床型甲亢患者出现显性甲亢，还可能会恶化显性甲亢。需要给予放射造影剂来识别血管结构时，亚临床型或显性甲亢患者应使用抗甲状腺药物预处理，以防止甲状腺对碘的有机化。方案之一为给予甲巯咪唑，每次10mg，每日2次，连用2周，至少比造影剂提早2小时开始使用。也可以换用MRI检查。

（3）甲状腺放射性核素显像：可以为颈部甲状腺肿确定自主功能区域，而且可能有助于检测胸骨后甲状腺肿，但结果可能偶有误导性。该检查能够识别甲状腺肿可能存在的胸骨下延伸，还能识别胸骨下肿块是否为甲状腺组织，特别是功能亢进的组织。但它无法发现部分胸骨后甲状腺肿，因为它们对放射碘的摄取较差，并且胸骨和锁骨减弱了放射强度。计划实施甲状腺切除术的患者没有必要进行放射性核素显像，但若考虑使用放射碘治疗或对甲亢患者实施非全切除手术，则应通过放射性核素显像来识别功能性区域。进行放射性核素显像时，应在可触及的颈部甲状腺组织和胸骨上切迹处放置解剖标记，以便识别胸骨下组织；还应放置尺寸标记。

7. 快速进展的甲状腺肿病因有哪些?

（1）未分化甲状腺癌或原发性甲状腺淋巴瘤：查体见甲状腺不对称、局部质地坚硬或触痛。怀疑存在恶性肿瘤时需实施细针穿刺活检（FNA），如存在明显的散在结节，甲状腺肿快速生长、疼痛或触痛的病史，甲状腺肿某个区域异常坚硬，或者存在可疑的声像特征。

（2）感染性（化脓性）或亚急性甲状腺炎：通常伴有疼痛和发热。感染性甲状腺炎患者通常是存在单侧甲状腺异常，而多数亚急性甲状腺炎患者存在双侧甲状腺增大和疼痛。甲状腺超声检查有助于诊断和判断甲状腺功能。

8. TSH水平下降的甲状腺肿如何评估?

多数甲状腺肿伴甲亢的患者都存在功能自主性多结节性甲状腺肿（常为亚临床型甲亢），或者存在Graves病（显性或亚临床型甲亢）。如果甲状腺检查提示甲亢（TSH较低、FT_4和/或FT_3较高）或亚临床型甲亢（TSH较低、FT_4和FT_3正常），并且体格检查未明确发现病因（如弥漫性甲状腺肿伴眼病提示Graves病），则应通过下列方法区分甲亢的病因：24小时放射性碘摄取和扫描、TRAb检测或超声检测甲状腺血流。局部区域摄取增加应与超声显示的结节相对应。

9. 甲亢合并巨大甲状腺肿如何评估?

了解患者碘摄入史、用药史、头颈部照射或放射碘暴露史。询问患者有无梗阻性症状(呼吸困难、咳嗽和哮鸣)、甲亢高代谢症状。测定甲状腺功能水平、完善甲状腺超声及颈部影像学检查评估梗阻程度及其对周围结构的影响,甲状腺肿的结节有无可疑声像特征,评估甲亢并发症情况。

10. 甲亢合并巨大甲状腺肿如何治疗?

若患者存在巨大甲状腺肿(>80g)、出现压迫/梗阻症状或体征、需要快速恢复正常甲状腺功能,或者同时存在甲状腺癌,则优选手术。没有手术指征时,放射性碘治疗是优选的根治性治疗。

11. 甲亢合并巨大甲状腺肿的术前准备有哪些?

术前准备同甲亢外科治疗,需抗甲状腺药物、碘剂准备,如有高代谢症状,还需加用β受体阻断剂。围术期准备存在风险,部分患者在加用碘剂后出现甲状腺功能反弹。甲状腺血供丰富,血流快,为减少术中出血风险,可在术前行介入栓塞治疗。巨大甲状腺肿术中可能出现气管塌陷、拔管困难。

12. 甲亢合并巨大甲状腺肿的手术切除范围是什么?

手术方式选择方面,首选甲状腺近全切,因为TRAb滴度高,刺激甲状腺快速增长,故建议手术近全切以达到甲减状态。

13. Graves甲亢患者的甲状腺组织学有哪些特点?

为滤泡增生、细胞内胶体微滴胶质微粒、细胞扇形空泡、滤泡胶体减少及斑片状(多灶性)淋巴细胞浸润,偶可见淋巴样生发中心。抗甲状腺药物预处理可能对这些组织学表现有较大影响。甲状腺内淋巴细胞大多为T细胞,但也可能存在大量B细胞,但完全不像在桥本甲状腺炎中所见。在一些区域中,甲状腺上皮细胞大小与淋巴细胞浸润的密度相关,提示局部B细胞分泌刺激性TRAb而使甲状腺细胞受到刺激。

14. 颈部肿块的鉴别诊断如何?

非甲状腺肿的颈部肿块可能为先天性疾病、炎症性疾病或肿瘤性疾病。

(1)先天性颈部肿块:通常在出生时就存在,但也可在任何年龄发生,而且是儿童中最常见的非炎症性颈部肿块。包括鳃裂囊肿、甲状舌管囊肿、脉管异常、喉气肿、舌下囊肿、畸胎瘤、皮样囊肿和胸腺囊肿。

(2)炎症性颈部肿块:常由感染引起,通常为反应性病毒性淋巴结肿大、细菌性淋巴结肿大和寄生虫性淋巴结肿大。非感染性炎症包括结节病、淋巴结增生症、组织细胞增多症及川崎病。

(3)肿瘤性疾病:包括转移性头颈癌、甲状腺肿瘤、唾液腺肿瘤、副神经节瘤、神经鞘瘤、淋巴瘤、脂肪瘤和良性皮肤囊肿。

15. 甲亢合并巨大甲状腺肿的术后随访如何?

行甲状腺全切或近全切术后,患者应开始服用左甲状腺素替代治疗,替代治疗4~6周后复查甲状腺功能。部分患者由于术后并发症可能出现一过性或永久性甲状旁腺功能减退症，术后需密切监测血钙，及时纠正低钙血症。

四、推荐阅读

[1] BOBANGA ID，McHENRY CR. Treatment of patients with Graves' disease and the appropriate extent of thyroidectomy [J]. Best Pract Res Clin Endocrinol Metab，2019，33 (4)：101319.

[2] ROSS DS，BURCH HB，COOPER DS，et al. 2016 American thyroid association guidelines for diagnosis and management of hyperthyroidism and other causes of thyrotoxicosis [J]. Thyroid，2016，26 (10)：1343-1421.

[3] American Thyroid Association Taskforce On Radioiodine Safety，SISSON JC，FREITAS J，et al. Radiation safety in the treatment of patients with thyroid diseases by radioiodine ^{131}I：practice recommendations of the American Thyroid Association [J]. Thyroid，2011，21 (4)：335-346.

[4] BURCH HB，COOPER DS. Management of Graves disease：A review [J]. JAMA，2015，314 (23)：2544-2554.

[5] CALISSENDORFF J，FALHAMMAR H. Lugol's solution and other iodide preparations：perspectives and research directions in Graves' disease [J]. Endocrine，2017，58 (3)：467-473.

[6] WU VT，LORENZEN AW，BECK AC，et al. Comparative analysis of radioactive iodine versus thyroidectomy for definitive treatment of Graves disease [J]. Surgery，2017，161 (1)：147-155.

（刘　赫）

病例29 低钾血症，血压无明显升高

原发性醛固酮增多症（原醛症）是最常见的继发性高血压的病因，在难治性高血压患者中患病率可达17%～23%。高血压是原醛症最常见的临床表现，部分患者可伴随低钾血症。本文介绍的是一例特殊的原醛症患者。该患者以低钾血症为突出表现，血压无明显升高，同时合并甲状旁腺功能亢进症，诊断过程曲折。该病例提示：原醛症患者的血压可不高，原醛症可引起继发性甲状旁腺功能亢进症，部分醛固酮瘤部位特殊，临床工作中需仔细寻找，对于原醛症的分型诊断，^{68}Ga-pentixafor-PET-CT具有广阔的应用前景。

一、病历摘要

患者，女性，29岁，因“四肢乏力4个月”就诊。

（一）现病史

患者于2015年10月出现四肢乏力、酸胀，下肢为著，无搐搦、夜尿增多、弛缓性瘫痪发作等不适。就诊当地医院，监测血钾浓度始终低于正常水平，最低至1.9mmol/L，口服补钾治疗（80mmol/d），补钾后乏力症状缓解，监测血钾维持在2.6～3.0mmol/L。病程中血压多波动在（120～130）/（70～80）mmHg，最高达140/90mmHg。病程中无棉籽油、排钾利尿剂、中药、甘草等服用史。近期精神、食欲、睡眠可，排便每天1次，成形软便，夜尿0～1次/晚，近期体重无明显变化。

（二）既往史

有慢性乙型肝炎病毒感染。

（三）个人史

无特殊。

（四）家族史

无高血压、低钾血症或肾上腺占位家族史。

（五）体格检查

身高163cm，体重50kg，BMI 18.8，BP 130/70mmHg，甲状腺不大，双肺呼吸音清，未及干湿啰音，HR 80次/分，心音可，律齐，腹平软，无压痛，双下肢不肿，双足背动脉搏动可，四肢肌力正常。

（六）辅助检查

［**常规检查**］血常规（－）；电解质：血钾2.7mmol/L（口服补钾80mmol/d过程中），血钠140.0mmol/L，血氯100mmol/L，血镁0.79mmol/L。24小时尿钾110.4mmol/d（同步血钾2.7mmol/L），24小时尿钠80.1mmol/d。肾功能：Cr 58μmmol/L，Urea 3.02mmol/L。血气分析：pH 7.448，$cHCO_3^-$ 25.3mmol/L，ABE 1.9mmol/L。尿常规：pH 7.0。肾小管功能评估：尿蛋白、尿葡萄糖、尿氨基酸、尿β_2微球蛋白（－）。

［**内分泌相关检查**］

1. **甲状腺功能** TSH 2.61mU/L，FT_3 5.19pmol/L（3.37pg/ml），FT_4 15.09pmol/L（1.17ng/dl）。血皮质醇（8am）433.60nmol/L（15.71μg/dl），24hUFC 30.2μg，ACTH（8am）7.6pmol/L（34.6pg/ml）。肾素－血管紧张素－醛固酮系统（RAAS）评估见表29-1。性激素、硫酸脱氢表雄酮、血尿儿茶酚胺及其代谢产物未见异常。

表29-1 肾素－血管紧张素－醛固酮系统评估

评估点	PRA［μg/（L·h）］	ALD［pmol/L（ng/dl）］	BP（mmHg）
立位	0.11	654.55（23.63）	
卡托普利试验前	0.01	557.32（20.12）	142/98
卡托普利试验后	0.01	559.26（20.19）	130/89

注：PRA，肾素活性；ALD，醛固酮；BP，血压。

2. **骨代谢指标** 白蛋白校正后，血钙2.13mmol/L，游离钙1.06mmol/L，ALP 72U/L，血磷1.16mmol/L，β-CTX 0.9ng/ml（参考范围0.21～0.44ng/ml），PTH 269ng/L（参考范围12.0～65.0ng/L）。25（OH）D 42.8nmol/L（17.1ng/ml），24小时尿钙7.1mmol。

［**影像学检查**］甲状旁腺超声示左侧甲状腺低回声，大小约0.7cm×0.4cm，形态规则，边界清楚，内部未见血流信号，考虑甲状旁腺来源或淋巴结可能。双肾动脉超声未见异常。肾上腺增强CT＋重建“未见异常”。

（七）诊断

低钾血症原因待查，原发性醛固酮增多症（原醛症）可能性大，甲状旁腺功能亢进症，继发性甲状旁腺功能亢进症可能性大，维生素D缺乏，原发性甲状旁腺功能亢进症不除外。

（八）治疗

（1）低钾血症方面，加用螺内酯40mg每日3次口服试验性治疗后，监测血钾水平维持在4.0mmol/L左右，监测血压在125/70mmHg左右，考虑螺内酯治疗有效，进一步支持原醛症诊断。后因月经紊乱停用螺内酯。对症补钾（180mmol/d）治疗，血钾仅维持在3.0mmol/L左右。患者中重度低钾血症，结合临床经验，怀疑是否存在可疑腺瘤。经仔细核查肾上腺增强CT，在右肾上腺结合部内缘、下腔静脉后缘、右侧膈肌脚前方发现可疑低密度灶，约1.9cm×1.1cm，轻度强化。复查MRI同样发现该占位（图29-1）。该占位并非醛固酮瘤常见部位。进一步行^{68}Ga-pentixafor-PET-CT提示该占位放射性摄取明显增高，SUVmax 23.0，支持为醛固酮瘤（图29-2）。综合考虑病灶为醛固酮瘤，予以手术切除。术中见肿物大小2.3cm×1.1cm，肿物起自右肾上腺内上缘，瘤体完全向内内突出于腺体之外，颜色金黄，包膜完整。病理提示醛固酮瘤，苏木精-伊红染色提示病灶与肾上腺皮质相连，CYP11B2（+）（图29-3）。术后停用所有药物，监测血压（90～110）/(60～75)mmHg，复查血钾4.7mmol/L，评估RAAS：立位肾素活性0.91μg/(L·h)，立位醛固酮386.14pmol/L(13.94ng/dl)。

（2）高PTH血症方面，予以维生素D及钙剂（胆维丁乳每月1ml，碳酸钙D_3每日0.6g）试验性治疗。经治疗后，监测血钙波动在2.02～2.28mmol/L，PTH较前下降，但未降至正常水平，波动在90～130mmol/L，随后监测尿钙持续高水平(10.57～15.03mmol/24h)，予以停用维生素D及钙剂。肾上腺占位切除后复查血钙2.35mmol/L，PTH 63.3ng/L，β-CTX 0.4ng/ml，24小时尿钙1.9mmol。

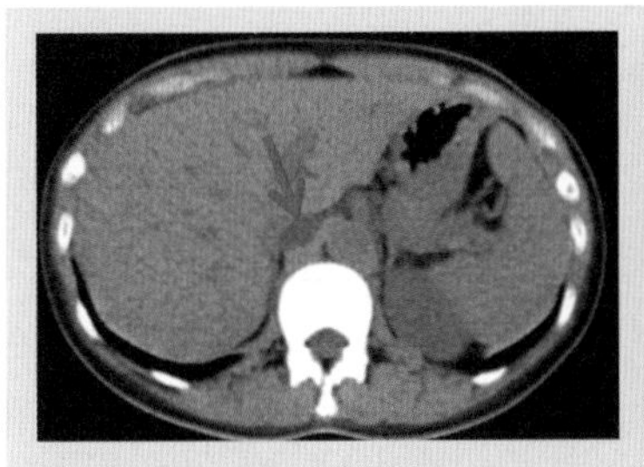

a

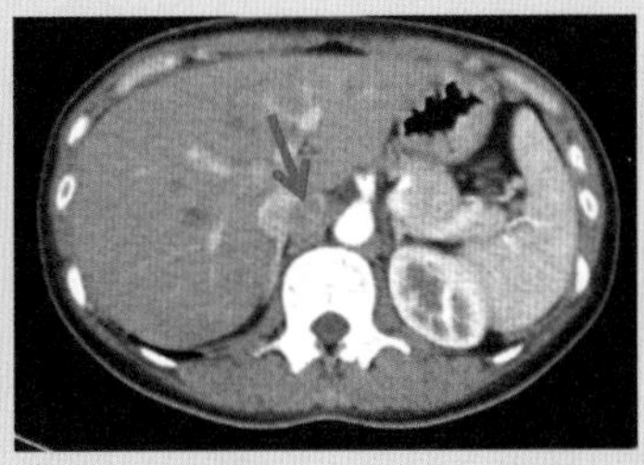

b

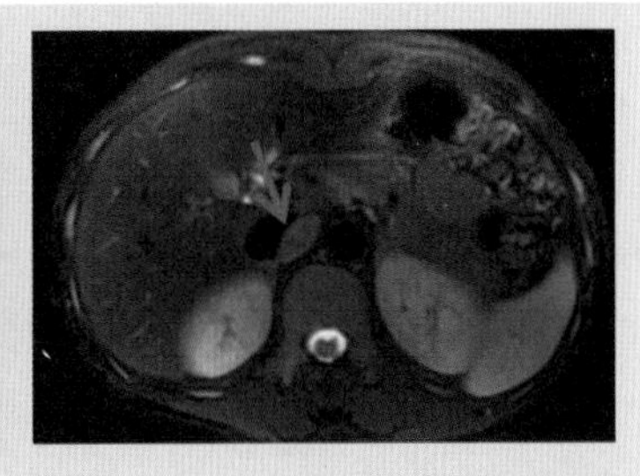

c

图29-1　患者肾上腺增强CT与MRI

注：a.平扫CT提示约1.9cm×1.1cm低密度灶；b.增强CT提示轻度强化；c.MRI提示同样发现该占位。

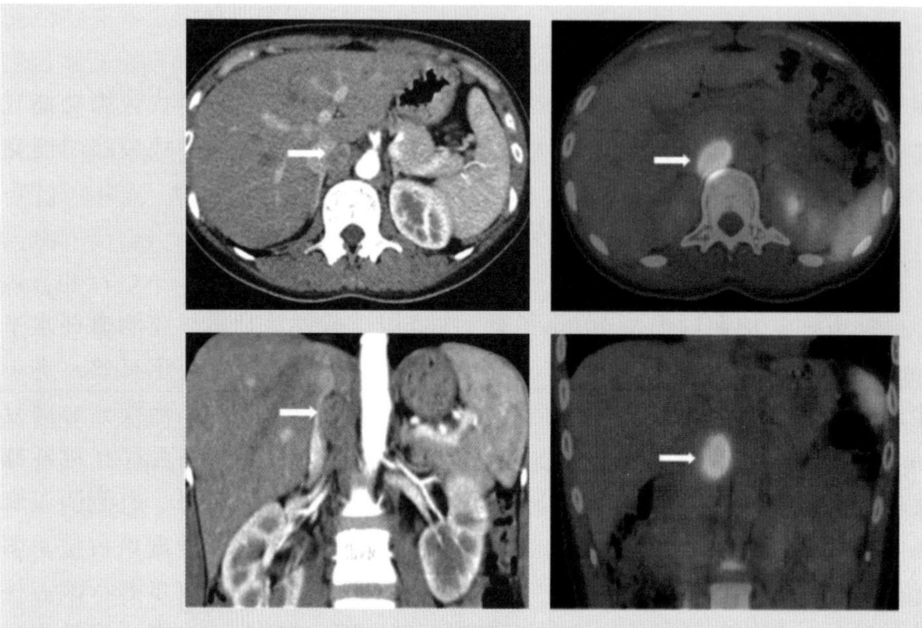

图29-2　患者^{68}Ga-pentixafor-PET-CT

注：结果示该占位放射性摄取明显增高，SUVmax 23.0。

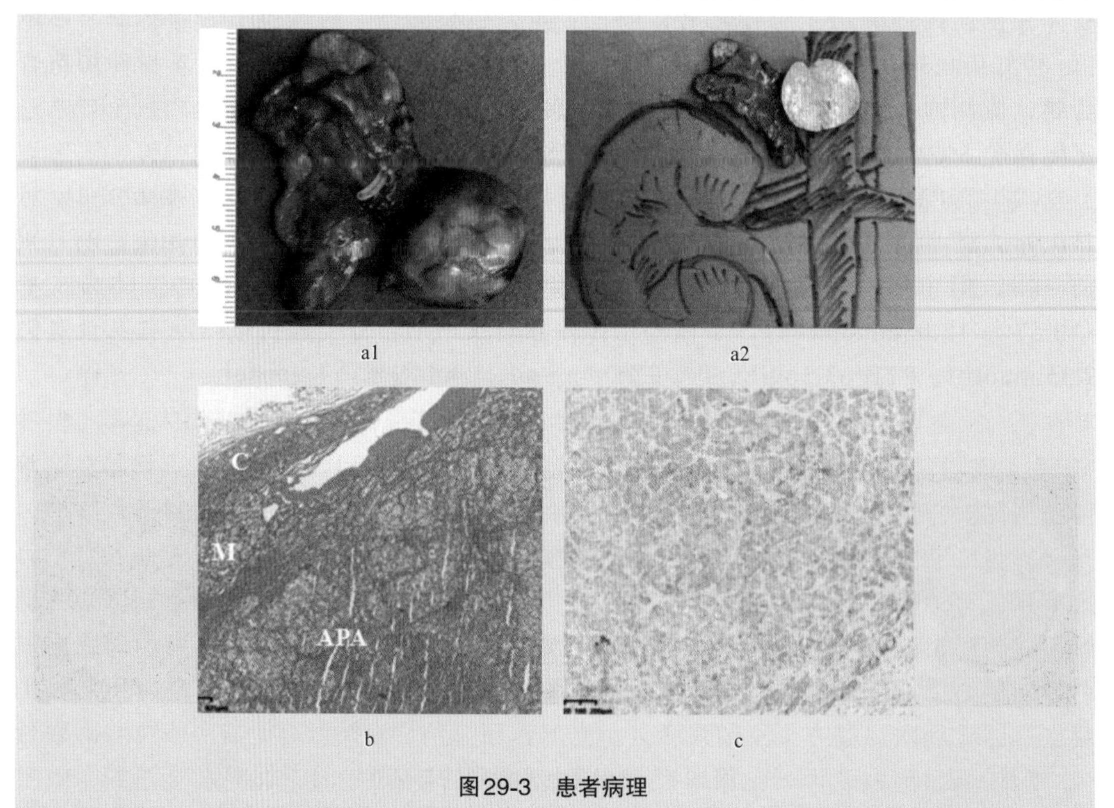

图29-3　患者病理

注：a. 大体病理显示2.3cm×1.1cm金黄色腺瘤，与右肾上腺相连；b. 苏木精-伊红染色，图中C为正常肾上腺皮质，M为肾上腺髓质，APA为醛固酮瘤；c. 免疫组化CYP11B2（＋）。

二、病例分析

患者为青年女性，慢性病程，临床表现为持续性低钾，病程中血压无明显升高。既往史、个人史、家族史无特殊。查体见体型偏瘦，血压不高。辅助检查方面，血钾低同时尿钾排出增多，低肾素活性、高醛固酮水平、ARR＞30。此外，PTH明显升高，血钙正常下限，维生素D缺乏。

患者低钾血症诊断明确。白细胞增多症可引起假性低钾血症（送检过程中白细胞摄取钾），该患者血常规未见异常，假性低钾血症可除外。低钾血症诊断明确。低钾血症的原因包括如下几方面。

（1）摄入减少，单纯摄入减少一般不会导致低钾血症，且患者正常饮食，摄入减少引起低钾血症可除外。

（2）转移性低钾血症，包括碱中毒、胰岛素应用或分泌增多、β肾上腺素能活性增强（应激、外源性β受体激动剂、拟交感作用药物）、甲状腺功能亢进症、低钾性周期性麻痹、血细胞生成增多（巨幼细胞性贫血治疗过程中、粒细胞缺乏患者升白治疗过程中）等。该患者无相关药物应用史，甲状腺功能无异常，血气分析除外碱中毒，综合考虑血钾分布异常可除外。

（3）丢失过多，包括经消化道及肾丢失，患者无长期呕吐或腹泻病史，经消化道丢钾可除外。当血钾＜3.5mmol/L，24小时尿钾＞25mmol，或当血钾＜3.0mmol/L，24小时尿钾＞20mmol时考虑为经肾丢钾。该患者血钾2.7mmol/L时同步24小时尿钾110.4mmol，因此患者低钾血症为经肾丢失。肾丢钾的原因，低钾血症不合并高血压时，根据血气分析：①酸中毒，见于肾小管酸中毒、酮症酸中毒等，根据血气分析可除外酸中毒；②碱中毒，利尿剂应用、Bartter综合征、Gitelman综合征、呕吐/胃肠减压等。患者平时血压不高，血气偏碱，结合患者起病年龄晚，需考虑Gitelman综合征诊断。Gitelman综合征的致病机制相当于口服噻嗪类利尿剂，血容量相对不足，RAAS处于激活状态，即高肾素、高醛固酮水平，且该病多合并低镁血症、低尿钙水平，该患者辅助检查与之不符，综合考虑Gitelman综合征可能性小。

患者病程中血压也有稍高的时候，从低钾血症合并高血压的诊断思路出发，依据肾素活性及醛固酮水平，需考虑的诊断包括如下。

（1）高肾素活性＋高醛固酮水平：为继发性醛固酮增多症，肾动脉狭窄最为常见，还需考虑肾球旁细胞瘤（肾素瘤）（罕见）。该患者双肾B超初筛未见异常，依据RAAS评估结果可除外继发性醛固酮增多症。

（2）低肾素活性＋低醛固酮水平，病因包括：①皮质激素灭活减弱：如棉籽油、甘草制剂的应用及拟盐皮质类固醇增多症（11β-HSD2缺陷症）。皮质醇可与盐皮质激素受体结合发挥盐皮质激素作用，正常情况下，11β-HSD2可将皮质醇转变为皮质素，后者不能与盐皮质激素受体结合。当11β-HSD2缺乏或棉籽油、甘草制剂减活11β-HSD2后，过多的皮质醇发挥盐皮质激素作用。②类盐皮质激素分泌增多：如Cushing综合征，去氧皮质酮增多（部分先天性肾上腺皮质增生症、去氧皮质酮瘤）。过多的皮质醇不能被11β-HSD2灭活，可结合盐皮质激素受体发挥盐皮质激素作用。去氧皮质酮亦可发挥盐皮质激素作用。③肾脏疾病、Liddle综合征患者因水钠潴留导致低肾素活性、低醛固酮水平。结合患者临床表现、实验室检查，上述疾病可除外。

（3）低肾素活性＋高醛固酮水平：该患者卡托普利试验后醛固酮未被抑制，支持原醛症诊断，应用螺内酯治疗后血钾恢复至4.0mmol/L，进一步支持原醛症诊断。原醛症分为6型，其中主要以醛固酮瘤及特发性醛固酮增多症为主。该患者经仔细寻找发现可疑病灶，结合^{68}Ga-pentixafor-PET-CT结果考虑为醛固酮瘤，最终经手术切除后病理确诊原醛症的诊断。

低钾血症的鉴别诊断见图29-4。

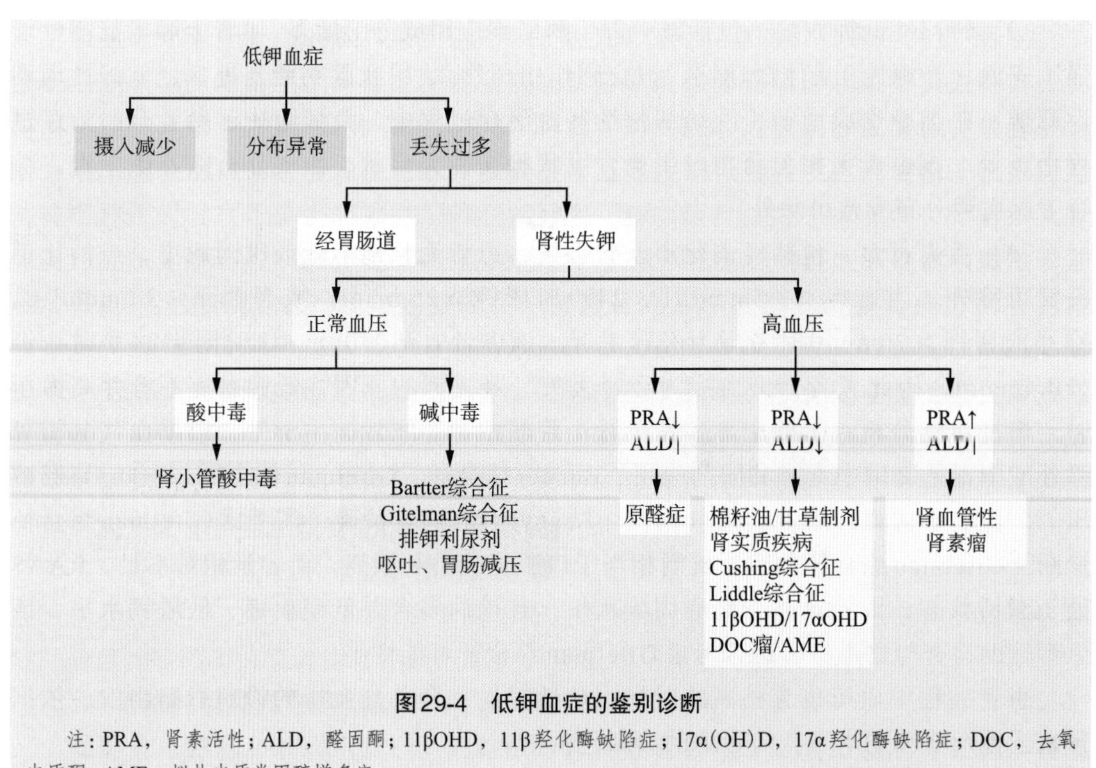

图29-4　低钾血症的鉴别诊断

注：PRA，肾素活性；ALD，醛固酮；11βOHD，11β羟化酶缺陷症；17α(OH)D，17α羟化酶缺陷症；DOC，去氧皮质酮；AME，拟盐皮质类固醇增多症。

甲状旁腺功能亢进症方面，需考虑：①原发性甲旁亢，支持点为患者PTH明显升高，且B超提示可疑的甲状旁腺腺瘤。不支持点为患者血钙低水平。②继发性甲旁亢，常见继发性甲旁亢的病因包括慢性肾功不全、维生素D缺乏或抵抗、Fanconi综合征、肾小管酸中毒、低镁血症导致PTH抵抗、骨饥饿综合征等。首先患者存在维生素D缺乏，此外，患者肾功能无异常，无酸中毒，肾小管功能评估无异常，血镁不低，无相关疾病病史，综合考虑维生素D缺乏导致甲旁亢的可能性比较大。给予普通维生素D及钙剂试验性治疗，PTH较前下降，但未降至正常水平。通过文献复习，原醛症也可导致继发性甲旁亢，手术后复查患者骨代谢指标均恢复至正常水平，证实原醛症为该患者甲旁亢的病因。

不同于典型原醛症，该患者存在以下特点：①血压无明显增高，但术后血压较术前有明显下降，提示患者基础血压偏低，原醛症升高患者的血压，但是没有达到高血压诊断标准，病因解除后，血压恢复至术前水平；②PTH明显增高，术后PTH恢复正常，提示继发性甲状旁腺功能亢进症是由原醛症引起；③该患者肿瘤部位特殊，非常罕见。在诊断初期未能明确分型，在随访过程中仔细寻找及^{68}Ga-pentixafor-PET-CT的辅助下明确醛固酮瘤的分型诊断。

三、临床查房

1. 什么是原醛症?

原醛症，是指肾上腺皮质腺瘤、增生或其他病变引起醛固酮自主分泌。过多的醛固酮引起机体水钠潴留及钾丢失，进而引起高血压伴或不伴低钾血症。过多的醛固酮还是心肌肥厚、心力衰竭、肾功能损伤等重要的独立危险因素，因此原醛症患者心、肾等靶器官较原发性高血压患者更为严重。因此早期诊断及治疗至关重要。

2. 原醛症属于罕见病吗?

随着对原醛症认识的普及和检测技术的进步，国内外流行病学调查表明原醛症并非既往理解的少见病。国外报道在1级、2级、3级高血压患者中原醛症患病率分别为1.99%、8.02%和13.2%，而在难治性高血压患者中，其患病率更高，为17%～23%。因此，对于中重度高血压及难治性高血压患者，临床医师需警惕原醛症的可能。

3. 哪些患者需要筛查原醛症?

根据原醛症诊治的专家共识，建议对以下人群进行原醛症的筛查：①持续高血压（＞150/100mmHg）及难治性高血压患者；②高血压合并低血钾患者；③高血压合并肾上腺意外瘤患者；④有早发性高血压家族史，或早发脑血管意外家族史的高血压患者；⑤原醛症患者中存在高血压的一级亲属；⑥高血压合并阻塞性呼吸睡眠暂停综合征的患者。

4. 是否存在血压不高的原醛症?

有研究在44例高血压前期患者中诊断出3例原醛症患者，该研究中患病率虽然明显被高估，但提醒我们存在血压不高的原醛症患者。有研究总结其临床特点：均为女性，均合并低钾血症，BMI偏低（22.3kg/m^2），多为醛固酮瘤（70%）。患者盐皮质激素受体阻断剂治疗或术后血压较治疗前有明显下降。推测血压不高的原因可能有：①患者本身的血压基线水平低，原醛症使患者的血压上升，但尚未达到高血压的诊断标准。本例患者血压由术前（120～140）/(70～90)mmHg降至术后（99～110）/

(60 ～ 75)mmHg，考虑该患者本身的血压基线水平较低；②处于病情的初期，后期会发展为高血压。

5. 原醛症患者都有低钾血症吗？

高血压伴低血钾曾被认为是原醛症最典型的临床表现，随着对原醛症进一步了解，研究表明只有少数患者（9% ～ 37%）存在低钾血症，亦有研究指出50%的醛固酮瘤患者及17%的特发性醛固酮增多症患者合并低钾血症。因此，临床工作中不能因患者的血钾水平正常就除外其原醛症的可能。

6. 如何筛查原醛症？

ARR是目前应用的筛查指标。清晨起床后非卧位状态至少2小时后抽血化验进行RAAS评估。ARR指醛固酮与直接肾素浓度（DRC）或血浆肾素活性（PRA）的比值。PRA测定可用放射免疫法或质谱法，通过单位时间内血管紧张素原转化为血管紧张素Ⅰ的数量，反应血浆中肾素活性。目前也可用化学发光免疫分析法测定DRC。根据醛固酮、PRA、DRC单位不同，ARR切点值相应不同，ARR常用切点如表29-2。

表29-2　ARR常用切点

醛固酮	肾素活性		肾素浓度	
	ng/（ml·h）	pmol/（L·min）	mU/L	ng/L
ng/dl	20	1.6	2.4	3.8
	30*	2.5	3.7*	5.7
	40	3.1	4.9	7.7
pmol/L	750	60	91	144
	1000	80	122	192

注：*，代表最常用的切点值。

7. 原醛症筛查前需要做哪些准备？

尽量将血钾纠正至正常范围，维持正常钠盐摄入。停用对RAAS影响较大药物至少4周，包括醛固酮受体阻断剂、其他利尿剂及甘草制剂。停用下列药物至少2周：血管紧张素转换酶抑制剂（ACEI）、血管紧张素Ⅱ受体阻断剂（ARB）、β受体阻断剂、非甾体类抗炎药等。若患者血压控制不满意，建议使用α受体阻断剂及钙离子通道阻滞剂类降压药物暂时控制血压。由于醛固酮受体阻断剂、利尿剂、ACEI及ARB等药物可导致ARR假阴性，若患者在应用上述药物同时ARR升高，PRA仍被抑制，可进一步完善确诊试验。如果PRA不被抑制，则应停药4 ～ 6周后复查。

8. 原醛症的确诊试验有哪些？

对于ARR阳性的患者，可根据患者情况选择任意一种确诊试验，包括卡托普利试验、生理盐水输注试验、口服高钠试验、氟氢可的松试验。目前国内很少开展口服高钠试验和氟氢可的松试验。生理盐水输注试验的方法是晨起4小时静滴2L 0.9%氯化钠溶液。但由于短时间内血容量急剧增加，存在高血压急症及心力衰竭的风险，因此不能应用于高血压难控制或心功能不全的患者。卡托普利试验是安全、简便、费时少、费用低的确诊试验，其方法是坐位1小时后口服25mg/50mg卡托普利，服药前及服药后2小时分别评估RAAS。

9. 如何解读生理盐水输注试验的结果？

对于生理盐水输注试验的切点，目前国内外尚无统一标准，常用的标准为试验后醛固酮水平＞277pmol/L（10ng/dl）支持原醛症诊断，若＜138pmol/L（5ng/dl）则排除原醛症诊断，若为138～277pmol/L（5～10ng/dl），则需结合患者临床表现、影像学检查等综合评判。

10. 如何解读卡托普利试验的结果？

国际指南提出，服用卡托普利后血醛固酮水平下降＜30%，则确诊为原醛症。北京协和医院总结674例高血压患者卡托普利试验得出结论：卡托普利试验后ARR切点＞46.2时，诊断原醛症的敏感性88.7%，特异性84.8%。也有研究提出试验后醛固酮＞305pmol/L（11ng/dl）时，其诊断敏感性及特异性均＞90%。

11. 哪些患者可不行确诊试验？

若患者存在低钾血症，当醛固酮水平＞555pmol/L（20ng/dl），肾素低于可测水平时，则不需要进行确诊试验。

12. 原醛症的分型诊断有哪些？

原醛症包括6型，即醛固酮瘤（约占35%）、特发性醛固酮增多症（简称特醛症，约占60%）、原发性肾上腺皮质增生（又称单侧肾上腺增生，约占2%）、家族性醛固酮增多症（＜1%）、分泌醛固酮的肾上腺皮质癌（＜1%）及异位醛固酮分泌瘤（＜0.1%）。

13. CT在原醛症患者中的应用如何？

对于原醛症患者，建议首先完善肾上腺增强CT辅助分型。醛固酮瘤在CT上的表现较为典型，多表现为直径＜2cm，周边环状强化，边界清楚的均匀的低密度灶，增强后呈轻度强化。但肾上腺CT存在一定局限性，不能检出微小腺瘤，不能区分无功能腺瘤和醛固酮瘤。

14. 双侧肾上腺静脉采血（AVS）在原醛症患者中的应用如何？

AVS是被公认为原醛症分型诊断的金标准，是目前区分单侧或双侧分泌最可靠、最准确的方法。其诊断敏感性和特异性可达到90%以上。但AVS属有创检查，而且操作难度大、价格贵。指南建议在确诊原醛症且有手术意愿的患者中进行。

15. AVS方法有哪些？如何解读AVS结果？

目前常用的AVS采血方法主要有3种：非同步或同步双侧AVS，负荷剂量$ACTH_{1-24}$注入后非同步或同步双侧AVS，$ACTH_{1-24}$持续输注下非同步双侧AVS。右侧肾上腺静脉短，且呈锐角汇入下腔静脉，因此右侧插管困难，需要用肾上腺静脉与外周静脉皮质醇比值评价是否表插管成功，比值大于2（无ACTH刺激）或3（ACTH刺激情况下）时代表插管成功。左肾上腺静脉有膈下静脉汇入，醛固酮浓度被稀释，因此采用醛固酮与皮质醇比值矫正左右误差。当优势侧醛固酮与皮质醇比值与非优势侧比值之比大于2（ACTH刺激情况下）或4（ACTH刺激情况下）时，证明有优势分泌。

16. ^{68}Ga-pentixafor-PET-CT在原醛症患者中的有何应用价值？

Heinze等观察到趋化因子受体4型（CXC chemokine receptor type 4，CXCR4）与醛固酮合成酶CYP11B2的表达相关，在肾上腺球状带、醛固酮瘤中表达，而在非功能性腺瘤中不表达。以CXCR4作为特异性配体，以^{68}Ga-pentixafor作为示踪剂，可鉴别醛固酮瘤及无功能瘤。北京协和医院研究表明^{68}Ga-pentixafor-PET-CT阳性表达诊断醛固酮瘤的敏感性及特异性分别为100%及79%。当以SUV_{max}11.8为切点时诊断敏感性及特异性分别为88%、100%。对于原醛症的分型诊断，^{68}Ga-pentixafor-PET-CT具有广阔的应用前景。

17. 原醛症的治疗方法有哪些？

对于醛固酮瘤或单侧肾上腺增生，建议手术切除。若不能手术或为双侧肾上腺增生则应用盐皮质激素受体阻断剂治疗，包括螺内酯、依普利酮。长期应用螺内酯应警惕男性乳房发育、女性月经紊乱等副作用。依普利酮无相关副作用，但目前国内还没有上市。对于药物治疗患者，治疗目标为：血压控制满意（≤140/90mmHg），血钾＞4.0mmol/L，肾素活性不被抑制。

18. 原醛症如何引起继发性甲状旁腺功能亢进症？

Resnick等于1985年首次发现继发性甲状旁腺功能亢进症可能是原醛症患者的临床特征。随后，多项研究发现，原醛症患者24小时尿钙排泄明显高于原发性高血压患者，尿钙增多引起血清钙降低，进而刺激PTH水平升高。且上述骨代谢的异常可通过醛固酮受体阻断剂的应用或醛固酮瘤切除而纠正。

19. 原醛症相关的基因突变有哪些？

部分原醛症的病因是基因胚系突变，包括*CYP11B*嵌合基因、*KCNJ5*、*CACNA1H*等，为家族性醛固酮增多症（familial hyperaldosteronism，FH），因此对所有原醛症患者均应详细询问家族史。对于年轻患者，尤其是小于20岁患者，或合并可疑原醛症家族史患者应行基因检测。此外在散发型原醛症患者中，多存在体细胞突变，包括*KCNJ5*、*ATP1A1*、*ATP2B3*、*CACNA1D*等基因突变。其中在醛固酮瘤组织中多以*KCNJ5*体细胞突变为主，在特醛症患者中，以*CACNA1D*体细胞突变为主。

20. 家族性醛固酮增多症包括哪些？

FH包括5型。FH-Ⅰ又称为糖皮质激素可治疗性原醛症，是常染色体显性遗传病，致病机制是*CYP11B1*基因启动子区和*CYP11B2*编码序列形成嵌合基因，使醛固酮的产生受到ACTH调控，糖皮质激素可抑制醛固酮过量分泌。FH-Ⅱ为最常见类型，临床特征与治疗与散发性原醛症相同。氯离子通道蛋白2（*CLCN2*）基因的胚系突变是部分FH-Ⅱ患者的病因。FH-Ⅲ是常染色体显性遗传病，致病基因为*KCNJ5*胚系突变。FH-Ⅲ患者病情较其他FH及散发性更为严重，且对药物治疗反应差。FH-Ⅳ由*CACNA1H*基因突变导致，该基因编码L型电压门控钙通道的α亚单位，临床表现及治疗与散发性原醛症相同。FH-Ⅴ为PASNA综合征，由于*CACNA1D*突变致病，患者表现为原醛症、癫痫发作和神经系统异常。

21. 原醛症的预后如何？

疾病的诊断及治疗是否及时决定了原醛症患者的预后。醛固酮瘤患者通过早期手术可获得痊愈。对于不能手术的患者，及时诊断及治疗者预后良好。若病程长，已经存在心、脑、肾等并发症者，药物治疗仅能部分控制病情，预后不佳。分泌醛固酮的肾上腺皮质癌患者的预后差。

四、推荐阅读

[1] LEE FT，ELARAJ D. Evaluation and Management of Primary Hyperaldosteronism［J］. Surg Clin N Am，2019，99（4）：731-745.

[2] 中华医学会内分泌学分会. 原发性醛固酮增多症诊断治疗的专家共识（2020版）［J］. 中华内分泌代谢杂志，2020，36（9）：727-736.

[3] 曾正陪. 应重视对原发性醛固酮增多症的规范化诊断治疗［J］. 中华内科杂志，2020，59（1）：1-4.

[4] FUNDER JW，CAREY RM，MANTERO F，et al. The management of primary aldosteronism：Case detection，diagnosis，and treatment：An endocrine society clinical practice guideline［J］. JCEM，2016，101（5）：1889-1916.

[5] HEINZE B，FUSS CT，MULATERO P，et al. Targeting CXCR4（CXC chemokine receptor type 4）for molecular imaging of aldosterone-producing adenoma［J］. Hypertension，2018，71（2）：317-325.

[6] YUNYING CUI，YUSHI ZHANG，JIE DING，et al. A rare aldosterone-producing adenoma detected by ^{68}Ga-pentixafor PET-CT：A case report and literature review［J］. Front Endocrinol，2019，（29）：810.

（崔云英　童安莉）

病例30 阵发性头痛、心悸、大汗

嗜铬细胞瘤/副神经节瘤是一种复杂、疑难的神经内分泌肿瘤。多数患者可通过手术实现痊愈，10%～17%的患者可出现转移。转移性嗜铬细胞瘤/副神经节瘤是目前治疗的难点，无统一有效的治疗方法，治疗方案的选择需依据病情行个体化治疗，包括减瘤手术、核素治疗、化学药物治疗、靶向药物治疗、局部治疗等。本文介绍了一例转移性副神经节瘤患者的诊治，患者应用核素、靶向药物治疗无效，后试用替莫唑胺治疗并得到满意疗效。

一、病历摘要

患者，女性，41岁。因“阵发性头痛、心悸、大汗2年”入院。

（一）现病史

患者于2015年6月出现阵发性头痛、心悸、大汗，症状每周发作2～3次，每次持续数分钟可自行缓解。症状发作时监测血压明显升高，最高达200/120mmHg。监测平时血压波动在（150～160）/(90～110) mmHg。就诊当地医院，完善腹部CT检查发现腹膜后约8cm占位，余检验及检查不详。诊断副神经节瘤。当地医院给予酚苄明术前准备后，于2015年11月行手术治疗，手术完整切除病灶，过程顺利。术后病理符合副神经节瘤，免疫组化：S-100（＋），Syn（＋），Ki-67 1%，SDHB（＋）。术后未服用降压药，监测血压波动在正常范围。2017年4月再次出现阵发性头痛、心悸、大汗，伴肢端发凉及改变体位时头晕等不适，监测血压再次升高，多波动在（150～190）/(100～120) mmHg。2017年12月为求进一步治疗入北京协和医院。自发病以来，患者精神、食欲、睡眠稍差，每1～2天排便1次，成形软便，无夜尿，近期体重无明显变化。

（二）既往史

肺结核，已治愈。

（三）个人史

无特殊。

（四）家族史

父亲50余岁患有高血压，目前血压控制可。

（五）体格检查

卧位BP 183/112mmHg，卧位HR 95次/分；立位BP 150/94mmHg，立位HR 110次/分；身高163cm，体重58kg，BMI 21.8，肢端凉，皮肤潮。甲状腺不大，双肺呼吸音清，未及干湿啰音，心音可，律齐，腹平软，无压痛，双下肢不肿，双足背动脉搏动可。

（六）辅助检查

［**常规检查**］血常规、尿常规、尿ACR、肝功能、肾功能、血糖、血脂、电解质、心肌酶均正常。

［**内分泌相关检查**］甲状腺功能及HbA1c均正常。24小时尿儿茶酚胺：去甲肾上腺素（NE）571.85μg/d，肾上腺素（E）2.72μg/d，多巴胺（DA）252.24μg/d。NSE 16.7ng/ml。

［**影像学检查**］腹部CT：十二指肠后方术后改变，存在可疑少许不规则密度影。^{131}I-MIBG：右上胸、中下胸、左上腹、左侧髋骨、右侧股上段、右侧髋关节区及膀胱区左侧可见多个点团状异常摄取增高灶。^{18}F-FDG-PET/CT：胸椎、腰椎及双侧髂骨多发代谢增高灶，考虑转移可能。颈椎多发小低密度灶，不除外转移。^{68}Ga-DOTATATE-PET/CT：术区下方小淋巴结，转移？右下腹膜转移，脊柱、胸骨、骨盆多发转移，多发肋骨占位，不除外转移。超声心动图：左室增大，EF 60%。

［**心电图**］窦性心动过速。

［**基因检测**］嗜铬细胞瘤/副神经节瘤已知致病基因检测（*SDHx*、*RET*、*VHL*、*NF1*、*TMEM127*、*MAX*）：阴性。

（七）诊断

腹膜后副神经节瘤切除术后复发伴转移，多发骨转移，腹腔多发转移，淋巴结转移不除外。

（八）治疗

逐渐增加酚苄明剂量至20mg每8小时1次，监测患者血压控制在（130～160）/（110～120）mmHg，头痛、多汗、肢端凉等症状缓解，仍觉心悸，监测心率为每分钟100次左右，加用美托洛尔25mg，每日2次，口服后心悸有所缓解，心率为每分钟75～90次。

2018年3月行^{131}I-MIBG治疗（200mCi）。治疗后患者血压无明显改善，2018年6月复查24小时尿儿茶酚胺：NE 1804.94μg/d，E 4.23μg/d，DA 203.41μg/d。腹部CT提示腹膜后右肾下方及侧后方多发软组织密度结节影，大者位于右侧腰大肌旁，大小约1.0cm×1.5cm。十二指肠水平段有缘及下方多发异常强化影。

建议CVD方案化疗，患者拒绝，于2018年7月开始服用舒尼替尼37.7mg，每日1次。治疗3个疗程，患者血压较前升高，逐渐增加酚苄明剂量至100mg/d及美托洛尔75mg/d，血压控制仍不理想，仍有明显的多汗、直立性低血压。舒尼替尼治疗期间患者出现食欲差、反酸、舌炎、口角炎及轻度白细胞减少，予以停用。

进一步完善肿瘤组织病理检查：O^6-甲基鸟嘌呤-DNA甲基转移酶（MGMT）免疫组化染色阴性，MGMT基因甲基化检测阳性。2018年10月开始替莫唑胺250mg，每日1次，口服d1 ～ 5/28d；1疗程后改为350mg，每日1次，d1 ～ 5/28d。应用替莫唑胺后患者症状渐缓解，逐渐将酚苄明减量至5mg、每12小时1次，美托洛尔12.5mg、每日2次，监测血压控制在（120 ～ 130）/(70 ～ 80)mmHg，无头痛、心悸、多汗、肢端凉、直立性低血压等症状，儿茶酚胺明显下降，肿瘤缩小（图30-1、图30-2），评估疗效为部分缓解。

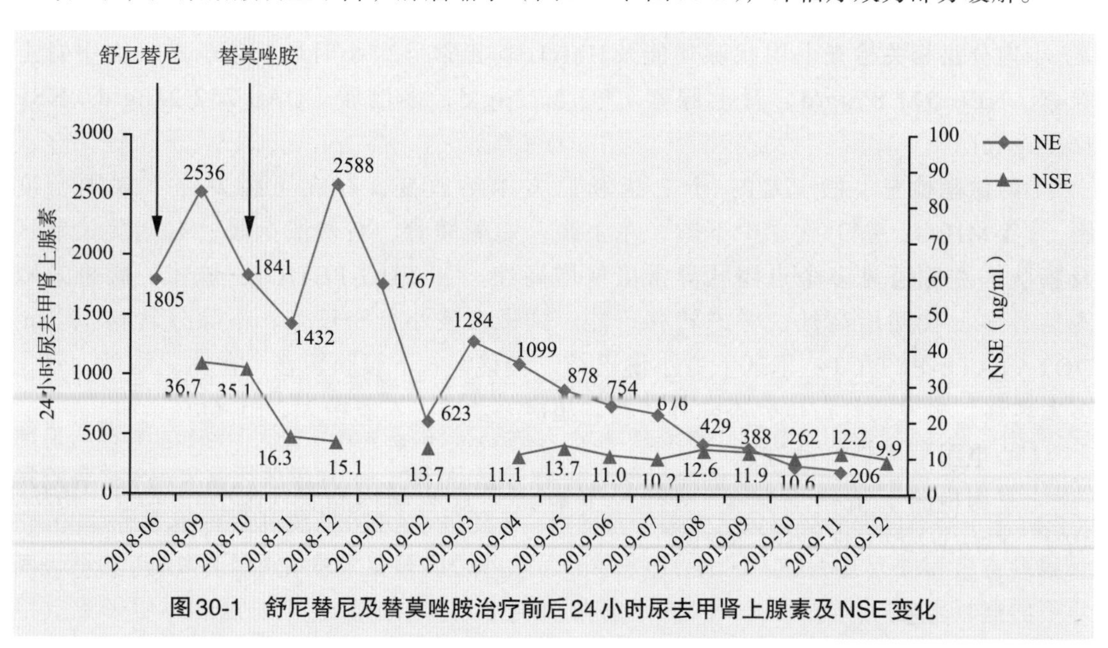

图30-1　舒尼替尼及替莫唑胺治疗前后24小时尿去甲肾上腺素及NSE变化

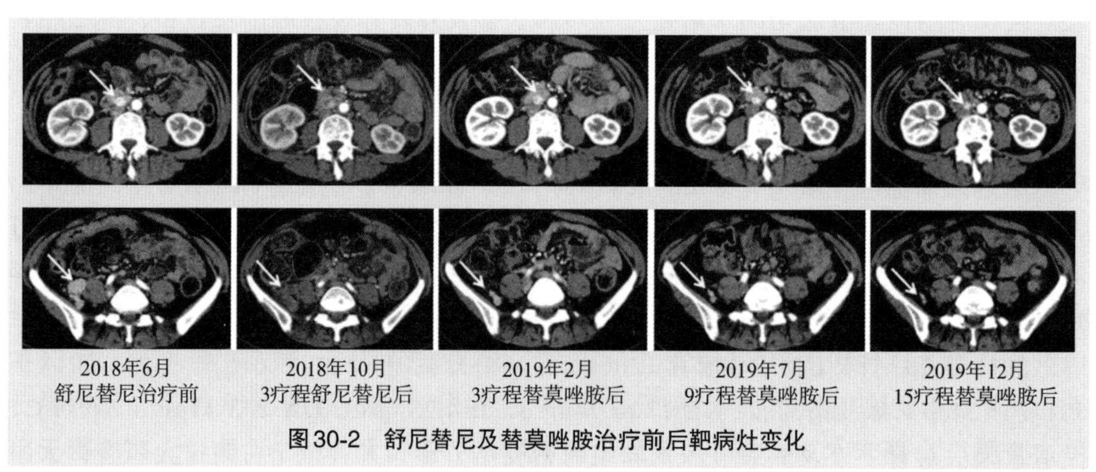

图30-2　舒尼替尼及替莫唑胺治疗前后靶病灶变化

二、病例分析

患者为中年女性，慢性病程。临床表现为阵发性头痛、心悸、大汗，监测血压持续升高基础上有阵发性加重。既往有肺结核病史。有高血压家族史。查体：心率快，血压明显升高，存在直立性低血压，肢端凉，皮肤潮，余心、肺、腹查体无特殊。辅助检查提示24小时尿儿茶酚胺明显升高。病程初期影像学检查提示腹膜后占位，手术完整切除病灶，术后病理提示为副神经节瘤。术后2年症状再发，影像学提示腹膜后占位复发伴全身多发转移。结合患者临床表现、查体及辅助检查，患者腹膜后副神经节瘤定位、定性诊断明确。患者完整切除病灶后肿瘤再次复发，且出现全身转移，目前腹膜后占位复发伴全身多发转移诊断明确。

病情评估方面：①遗传综合征方面。部分嗜铬细胞瘤/副神经节瘤可作为遗传综合征的一部分，包括多发性内分泌腺瘤病2型（MEN2）、von Hippel-Lindau综合征（VHL综合征）、家族性副神经节瘤、神经纤维瘤病等。MEN2的其他组分还包括甲状腺髓样癌，甲状旁腺功能亢进症，消化系统神经内分泌肿瘤等。VHL综合征的其他表现包括血管母细胞瘤，视网膜血管瘤，肾透明细胞癌，肾、胰腺囊肿等。神经纤维瘤病还包括神经纤维瘤，多发性咖啡牛奶斑，腋窝、腹股沟雀斑等。该患者无相关疾病家族史，无上述遗传综合征其他组分的相关表现，且完善相关基因的筛查未见相关基因突变，综上所述，可除外为各种遗传综合征的诊断。②并发症评估方面。长期大量儿茶酚胺释放可影响血糖、血脂、蛋白质等代谢，儿茶酚胺还可引起儿茶酚胺心肌病，长期高血压可引起心脏、肾、血管等损伤，已完善血糖、HbA1c、血脂、肾功能、心肌酶、ACR等检查，目前未发现相关并发症的证据。

治疗方面，转移性嗜铬细胞瘤/副神经节瘤的治疗是目前的难点，常用治疗方案包括减瘤手术、^{131}I-MIBG、肽受体放射性核素治疗（PRRT）、化疗、靶向药物治疗、局部治疗等。该患者全身多处转移，减瘤手术获益不大，建议行全身系统治疗，包括^{131}I-MIBG、PRRT、化疗、靶向药物等。该患者^{131}I-MIBG显像阳性，可考虑行^{131}I-MIBG治疗，但应用1程^{131}I-MIBG后出现病情进展。患者拒绝CVD方案化疗，随后患者接受舒尼替尼治疗，治疗后同样出现病情进展。结合患者肿瘤细胞MGMT基因高度甲基化、MGMT阴性，尝试应用替莫唑胺治疗，治疗效果满意，目前替莫唑胺维持治疗已有1年余，病情稳定，可继续维持治疗。

三、临床查房

1. 嗜铬细胞瘤/副神经节瘤的定义及分类如何？

嗜铬细胞瘤/副神经节瘤（pheochromocytoma/paraganglioma，PCC/PGL，PPGL）是分别起源于肾上腺髓质及副神经节的神经内分泌肿瘤，前者位于肾上腺，占PPGL的

80% ～ 85%；后者位于肾上腺外，占PPGL的15% ～ 20%。PGL又进一步分为副交感性PGL及交感性PGL。副交感性PGL主要起源于舌咽、迷走等副交感神经节，多无儿茶酚胺分泌功能，很少出现转移，如颈动脉体瘤、颈静脉球瘤等。交感性PGL起源于沿交感神经链分布的副神经节，多有分泌功能，如腹膜后PGL、盆腔PGL、膀胱PGL、心脏PGL等。

2. 转移性PPGL的定义如何？

鉴于所有的PPGL均具有转移潜能，WHO在2017年废除了良恶性PPGL的分类，将既往“恶性PPGL”改为“转移性PPGL”，其定义为非嗜铬组织，如骨、肝、肺、淋巴结、脑或其他软组织中出现转移病灶。

3. PPGL的流行病学特征是什么？

PPGL是一种少见的内分泌疾病，国外报道发病率每年约为0.6/10万人，在普通高血压门诊中PPGL的患病率为0.2% ～ 0.6%。其中遗传性PPGL占35% ～ 40%，转移性PPGL占5% ～ 20%。

4. 哪些患者需要筛查PPGL？

推荐在以下人群进行PPGL的筛查。①有PPGL的临床症状和体征的患者。尤其是阵发性高血压发作伴或不伴头痛、心悸、大汗的患者。②出现原因不明的休克，高血压、低血压反复交替发作的患者。③使用DA2受体阻断剂、拟交感神经类、阿片类、NE或5-羟色胺再摄取抑制剂、单胺氧化酶抑制剂等药物诱发PPGL症状发作的患者。④肾上腺意外瘤伴或不伴有高血压的患者。⑤有PPGL的家族史或PPGL相关的遗传综合征家族史的患者。⑥既往有PPGL史的患者。

5. PPGL的临床表现如何？

因肿瘤持续或间断释放不同比例的儿茶酚胺，故患者的临床表现多样，可为持续性高血压、阵发性高血压，也有10% ～ 20%的患者血压正常。阵发性头痛、心悸、大汗是PPGL的典型三联征，对诊断有指导意义。除此之外，患者还可表现为面色苍白、肢端发凉、体重减轻、头晕、恶心、呕吐、腹痛、便秘等不适。严重者会出现嗜铬细胞瘤危象和儿茶酚胺心肌病等急重症，严重高血压发作时患者可出现眼底视网膜出血、视盘水肿，甚至高血压脑病、心绞痛、心肌梗死、心律失常等严重的心血管并发症而危及生命。

6. PPGL定性诊断相关的辅助检查有哪些？

儿茶酚胺及其代谢产物的测定是PPGL定性诊断的主要方法，包括测定血和尿NE、E、DA，其中间代谢产物甲氧基肾上腺素（MN）、甲氧基去甲肾上腺素（NMN）和终末产物香草扁桃酸（VMA）浓度。推荐MN及NMN作为诊断PPGL的首选方法，其敏感性达95%以上。其次可检测血或尿NE、E、DA浓度以帮助进行诊断，其诊断PPGL的敏感性为69% ～ 92%。尿VMA诊断敏感性为44% ～ 77%。

7. PPGL的定位诊断相关的辅助检查有哪些？

PPGL的影像学检查包括CT/MRI及功能成像，功能成像包括MIBG、生长抑素受体显像、^{18}F-FDG-PET/CT、^{68}Ga-DOTATATE-PET/CT等。建议首选增强CT作为肿瘤定位的影像学检查。MIBG显像对于肾上腺PCC的敏感性高，对肾上腺外及转移性PPGL的敏感性不理想，而生长抑素受体显像对肾上腺外及转移性PPGL的敏感性较好，因此两者可在PPGL的定位诊断中互补。对于转移性PPGL，更推荐应用^{18}F-FDG-PET/CT或^{68}Ga-DOTATATE-PET/CT检出病灶。一项研究显示^{68}Ga-DOTATATE-PET/CT对于转移灶的检出率约为99%，而^{18}F-FDG-PET/CT为86%，因此^{68}Ga-DOTATATE-PET/CT显像的检出率优于^{18}F-FDG-PET/CT，有条件者优选^{68}Ga-DOTATATE-PET/CT显像。

8. PPGL的鉴别诊断包括哪些?

PPGL患者的临床表现多种多样，需要与以下疾病进行鉴别。①其他肾上腺占位性病变：如功能性（如分泌皮质醇、醛固酮、性激素等）和非功能性肾上腺皮质腺瘤或腺癌、肾上腺淋巴瘤等。②其他阵发性高血压：精神性疾病如焦虑、惊恐发作，更年期综合征，心绞痛发作等情况。③腹膜后占位：最常见的PGL位于腹膜后，需要与其他腹膜后占位进行鉴别，如Castleman综合征，腹膜后淋巴结转移、神经纤维瘤、神经鞘瘤、淋巴瘤等。

9. PPGL的基因突变如何?

推荐对所有PPGL患者进行基因检测，截至目前发现的胚系突变有二十余种，可根据患者的临床及肿瘤特征进行相应的基因检测（图30-3）。因PPGL的致病基因多，建议应用二代测序筛查致病基因。

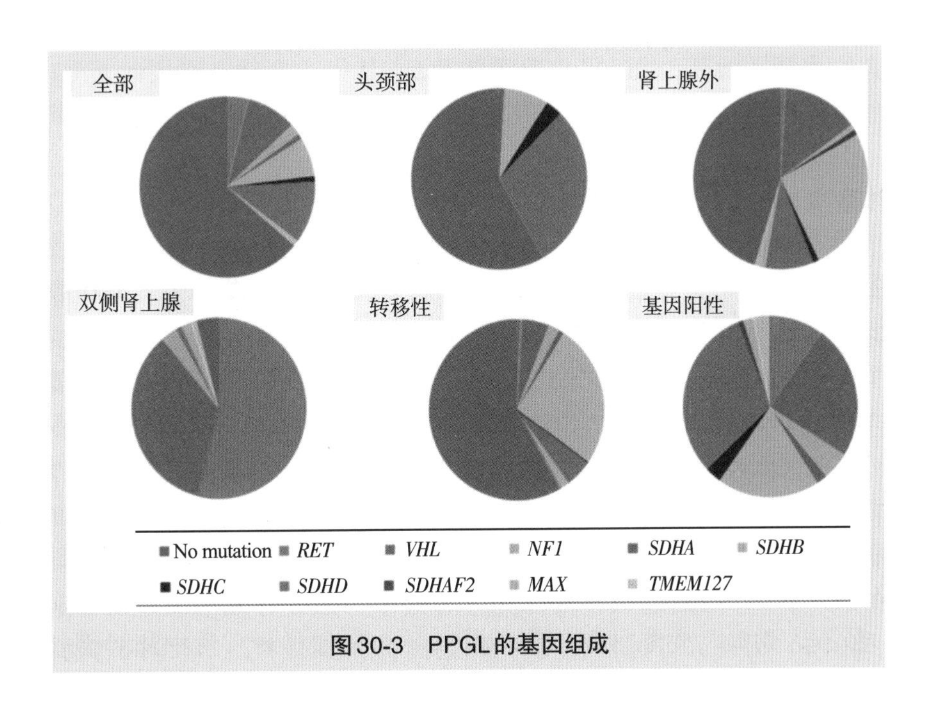

图30-3　PPGL的基因组成

10. PPGL诊断后需要警惕哪些遗传综合征?

在PPGL诊断明确后，需警惕PPGL作为遗传综合征的一部分。①MEN2：为常染色体显性遗传疾病，由*RET*原癌基因突变所致，临床表现为多种内分泌组织先后或同时出现肿瘤或增生，包括甲状腺髓样癌、原发性甲状旁腺功能亢进症、PPGL等，MEN2中PPGL的发生率约为50%，多为PCC，少见转移。②VHL综合征：为常染色体显性遗传疾病，由*VHL*基因突变或缺失所致，典型的临床表现包括视网膜、小脑及脊髓的血管母细胞瘤、胰腺肿瘤或囊肿、肾透明细胞癌及PPGL。③神经纤维瘤病1型：常染色体显性遗传病，由*NF1*基因突变或缺失所致，临床表现包括多发性神经纤维瘤、皮肤咖啡牛奶斑、腋窝与腹股沟雀斑、虹膜错构瘤、视神经胶质瘤、骨发育不良及PPGL等，PPGL发生率为0.1%～5.7%。④家族性副神经节瘤1～5型：是由*SDHx*基因突变导致的常染色体显性遗传疾病。患者除PPGL，还可出现胃肠道基质肿瘤、垂体瘤和肾透明细胞癌等。对于PPGL合并上述遗传综合征其他表现者，需警惕遗传综合征的可能，基因可明确诊断。

11. PPGL的术前准备以及如何判定术前准备是否充分?

PPGL手术前需进行充分的术前准备，以免围术期出现巨大的血压波动而危及生命。应使用α受体阻断剂作术前准备，同时配合高钠饮食及增加液体入量，应用α受体阻断剂后，若患者有心动过速，再加用β受体阻断剂。准备充分的标准包括：①患者的血压得到控制，无明显直立性低血压；②高代谢综合征及糖代谢异常得到改善；③患者血容量恢复，相应的表现包括体重增加，肢端皮肤温暖，血细胞比容降低等。

12. 术后如何随访及时发现肿瘤复发或转移?

PPGL患者需终身随访，建议每年需随访1次以评估肿瘤有无复发或转移，随访时需观察患者的症状、血压、血/尿儿茶酚胺和/或其代谢产物，必要时行CT等影像学检查。对有遗传性胚系基因突变，尤其是*SDHB*基因突变的患者，随诊的间隔缩短到3～6个月。

13. 转移性PPGL的治疗方案有哪些?

转移性PPGL的治疗较为复杂，需依据病情行个体化治疗。目前的治疗包括如下几方面。①观察：对于无症状的进展缓慢的患者可选择观察。②手术切除：对于有分泌功能的转移灶尽可能行减瘤手术。③MIBG治疗：若MIBG显像阳性的患者，可选择MIBG治疗，国内治疗的完全有效率为3%～5%、部分有效率和病情稳定率可达73%～79%。治疗最常见的副作用为骨髓抑制。④PRRT：近期一项荟萃分析总结PRRT治疗的总体缓解率为25%，疾病控制率为84%。有研究指出接受PRRT治疗患者无进展生存期较MIBG治疗患有更长。⑤化疗：环磷酰胺、长春新碱和达卡巴嗪（cyclophosphamide，vincristine，and dacarbazine，CVD）是目前最常见的化疗方案，该方案多在2～4个疗程后起效，治疗完全有效率、部分有效率及病情稳定率分别为4%、37%和14%。另外，可选择替莫唑胺化疗。⑥靶向治疗：常用的药物舒尼替尼、依维莫司等。一项回顾性研究包括17例接受舒尼替尼治疗的转移性PPGL患者，显示21%的患者部分缓解，36%的患者病情稳定。依维莫司作为mTORC抑制剂，研究显示单独应用于转移性PPGL效果不佳。⑦对肿瘤及转移病灶的局部放疗、伽马刀、射频消融和栓塞治疗等，可减轻患者的部分临床症状和肿瘤负荷。

14. 替莫唑胺在转移性PPGL中的应用如何？

替莫唑胺作为一种烷化剂，是达卡巴嗪的口服替代药物，作用机制是通过DNA鸟嘌呤的O6和N2位点上的烷基化而发挥细胞毒作用。替莫唑胺的耐药性主要由MGMT酶介导，它是一种DNA修复酶，可修复被烷基化的鸟嘌呤从而降低烷化剂药物的细胞毒作用，从而使肿瘤细胞对烷化剂耐药。因此MGMT表达阴性的肿瘤细胞比表达阳性者对替莫唑胺更敏感。有研究发现*SDHB*突变与*MGMT*基因启动子的高甲基化相关，而MGMT的甲基化过高可引起*MGMT*基因表达下降、MGMT酶生成减少，有利于替莫唑胺发挥细胞毒作用。替莫唑胺治疗转移性PPGL的研究较少。其中一项研究观察替莫唑胺在15例转移性PPGL患者的疗效，其中5例患者（33%）达到部分缓解，7例（47%）患者病情稳定，3例（20%）出现病情进展。其中10例患者存在*SDHB*基因突变，90%的*SDHB*基因突变患者治疗有效。部分缓解患者中，80%的存在MGMT缺乏。

15. 替莫唑胺的副作用有哪些？

替莫唑胺服用较安全，常见的副作用包括乏力、恶心、呕吐、便秘、黏膜炎、骨髓抑制等，多表现轻微，严重副作用少见。恶心、呕吐者可同时服用镇吐药物缓解症状。

16. PPGL的预后如何？

PPGL的预后与年龄、是否转移、基因突变类型等有关。无转移者5年生存率大于95%，复发率为6.5%～17.0%，复发者恶性率约为50%，家族性、肾上腺外PPGL患者更易复发。转移性PPGL 5年生存率约为50%，其中约50%死于诊断后1～3年，部分患者可存活20年以上。

四、推荐阅读

[1] 中华医学会内分泌学分会. 嗜铬细胞瘤和副神经节瘤诊断治疗的专家共识（2020版）[J]. 中华内分泌代谢杂志，2020，36（9）：737-750.

[2] NEUMANN HPH，YOUNG WF，ENG C. Pheochromocytoma and paraganglioma [J]. N Engl J Med，2019，381（6）：552-565.

[3] HAMIDI O，YOUNG WF，IñIGUEZ-ARIZA NM，et al. Malignant pheochromocytoma and paraganglioma：272 patients over 55 years [J]. J Clin Endocrinol Metab，2017，102（9）：3296-3305.

[4] ANGELOUSI A，KASSI E，ZOGRAFOS G，et al. Metastatic pheochromocytoma and paraganglioma [J]. Eur J Clin Invest，2015，45（9）：986-997.

[5] SHAH M，GOLDNER W，BENSON AB，et al. NCCN Clinical Practice Guidelines in Oncology：Neuroendocrine and Adrenal Tumors. J Natl Compr Canc Netw 2019.

（崔云英　童安莉）

病例31 皮肤紫纹、血压升高、向心性肥胖

一、病历摘要

患者，男性，23岁。因“皮肤紫纹、血压升高8个月，向心性肥胖3个月”入院。

（一）现病史

入院前8个月患者无明显诱因出现皮肤紫纹，主要位于腹部、双股内侧、双肩部及双腋下，宽大呈火焰状。入院前6个月开始出现体重增加约10kg，并出现乏力，全身疼痛，上楼困难，测血压（180～190）/（150～160）mmHg，给予“福辛普利10mg每日1次，非洛地平缓释片5mg每日2次”，血压控制在（130～140）/（80～90）mmHg。同时测空腹血糖7.0mmol/L，餐后血糖12.2mmol/L，考虑糖尿病，给予“阿卡波糖50mg每日3次”治疗，血糖控制尚可。入院前3个月自觉面部变圆，无发红，当地医院查血ACTH（8am）38.02pmol/L[172.80pg/ml（＜46pg/ml）]，血皮质醇（8am）640.3nmol/L[23.2μg/dl（3.7～22.1μg/dl）]，垂体增强MRI：考虑垂体微腺瘤可能性大，为行进一步诊治收入神外科拟行垂体探查术。

（二）既往史

否认应用外源性糖皮质激素史。

（三）个人史

无烟酒嗜好。

（四）家族史

无特殊。

（五）体格检查

血压145/95mmHg，身高180cm，体重102kg，BMI 31.5，体型肥胖，满月脸，水牛背及锁骨上脂肪垫（＋），双侧股根部、腹部、肩部、腋下均可见宽大紫纹，颈部未见黑棘皮征，无明显色素沉着，皮肤稍薄。双侧乳房Ⅰ期，无触发泌乳，乳晕颜色略深，心、肺听诊无特殊。腹软，无压痛及反跳痛，肝、脾肋下未触及。双下肢未见明显水肿。

（六）辅助检查

［**常规检查**］入院后完善血、尿、便常规均正常，肝功能：GPT 44U/L（参考范围9～50U/L）；肾功能：肌酐66μmol/L；电解质：钾3.5mmol/L，钠142mmol/L。

［**内分泌相关检查**］性激素：LH 2.31U/L（参考范围1.24～8.62U/L），FSH 10.0U/L（参考范围1.27～19.26 U/L），E_2 103.9pmol/L［28.4pg/ml（参考值＜47pg/ml）］，睾酮6.9nmol/L［200.2ng/dl（参考范围1.75～7.81ng/dl）］↓，PRL 14.7ng/ml（参考范围2.64～13.13ng/ml）；甲状腺功能正常；ACTH 18.6～18.8nmol/L［84.6～85.6pg/ml（参考范围0～46pg/ml）］↑。过夜1mg地塞米松抑制试验：皮质醇（服药前）794.60 nmol/L［28.79μg/dl（参考范围4.0～22.3μg/dl）］，皮质醇（服药后）635.08nmol/L（23.01μg/dl）。联合小剂量及大剂量地塞米松抑制试验结果可见表31-1。

表31-1 联合小剂量及大剂量地塞米松抑制试验结果

指　　标	对照1	对照2	小剂量第2日	大剂量第2日	大剂量抑制率
24小时尿游离皮质醇（μg）（12.3～103.5μg）	1431.60	1285.20	1678.60	1677.00	～23.45%

［**影像学检查**］垂体动态增强MRI：垂体平扫信号均匀，增强后强化欠均匀。肾上腺CT示左肾上腺饱满，双肾小结石。胸部CT平扫＋增强：左肺上叶舌段淡片影；左肺底小结节（图31-1）。生长抑素受体显像未见异常摄取。因病因尚不明确再行双侧岩下静脉分段取血＋去氨加压素兴奋试验，结果可见表31-2。结果为血ACTH岩下窦：外周比值在基线状态时＜2，去氨加压素兴奋后＜3，提示异位ACTH综合征（ectopic ACTH syndrome，EAS）可能性大。

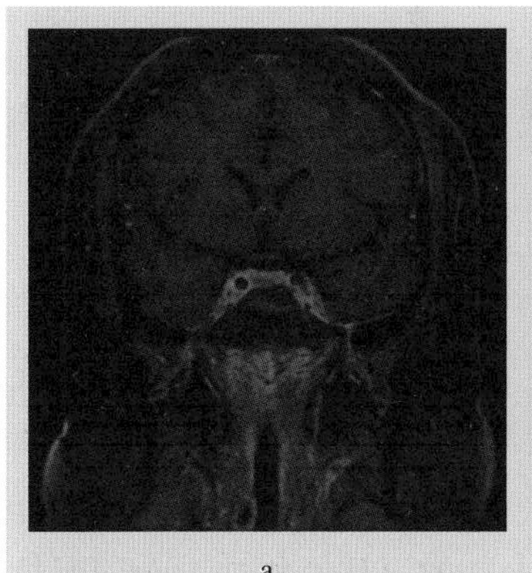
a

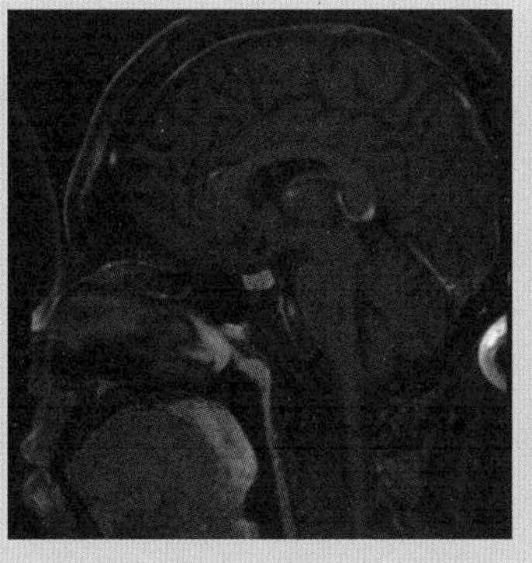
b

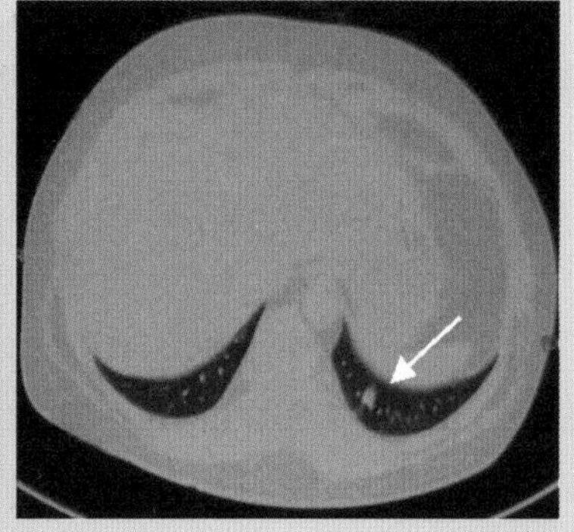
c

图31-1 患者垂体MRI和胸部CT

注：a.冠状位；b.矢状位垂体动态增强MRI示垂体平扫信号均匀，增强后强化欠均匀，余鞍区未见明显异常；c.胸部CT平扫＋增强：左肺底小结节，边缘光滑，未见毛刺征。

表31-2 双侧岩下静脉分段取血+去氨加压素兴奋试验结果[pmol/L(pg/ml)]

ACTH试验	左岩下	右岩下	左颈内	右颈内	外周	岩下窦/外周比值
0	27(122)	29(133)	26(116)	25(112)	24(110)	1.21
3分钟	32(144)	30(137)	/	/	29(132)	1.09
5分钟	40(183)	41(187)	/	/	28(129)	1.45
10分钟	39(176)	34(153)	/	/	31(139)	1.27

进一步行全身弥散加权核磁成像提示左下肺后基底段结节，良性病变可能性大。其他有关库欣综合征并发症的检查为胸腰椎正侧X线片，提示胸腰椎椎体及附件骨质疏松可能；骨密度提示骨质疏松；心脏彩超示左室轻度增大、左室肥厚；血肿瘤指标未见异常。

（七）诊断

根据上述检查结果进行了内分泌全科大查房，初步诊断为库欣综合征，EAS可能大，左肺底神经内分泌肿瘤不除外，继发性高血压，糖尿病，骨质疏松，肾结石。

（八）治疗

多科会诊后建议进行左肺底结节手术，之后转胸外科，在全麻下进行左下肺结节切除，冷冻病理切片回报“肺神经内分泌肿瘤，不能确定良、恶性，可能为类癌或非典型类癌”，之后继续行左下肺叶切除术。并同时剔除肺门淋巴结，探查气管隆嵴及纵隔未见明显肿大淋巴结。病理回报为肺类癌，瘤周肺组织内见多个增生内分泌细胞团；肺组织中未见癌残余，淋巴结未见转移癌（肺门0/2，支气管0/1）；免疫组化：ACTH（+），Ki-67 2%。术后患者有明显脱皮，肤色变白，ACTH降至5.8pmol/L（26.2pg/ml）、血皮质醇降至62.10nmol/L（2.25μg/dl），并出现血压低、心率快等肾上腺皮质功能减退的症状，予以泼尼松短期替代治疗。停用降糖药，血糖维持正常。

二、病例分析

患者为青年男性，慢性病程，病程8个月，临床表现为体重增加、皮肤紫纹、高血压、糖尿病等库欣综合征的典型表现，无外源性糖皮质激素服用史，实验室检查提示过夜小剂量及经典小剂量地塞米松抑制试验（low-dose dexamethasone suppression test，LDDST）不被抑制，故库欣综合征定性诊断明确，且为ACTH依赖性。ACTH依赖性库欣综合征的病因最常见为垂体ACTH肿瘤，即库欣病（70%～80%）；其次是EAS（20%～30%），而单纯依据临床表现、激素检查和内分泌功能试验来看，库欣病和病灶隐匿的隐性EAS的鉴别难度很大。隐性EAS与库欣病相比的特点在于：①与库欣病相比，临床表现方面差别不大，EAS仅低血钾、色素沉着、肌萎缩、水肿可能更严重；②ACTH浓度，库欣病和隐性EAS，两者之间有重叠；③大剂量地塞米松抑制试验（high-dose dexamethasone suppression test，HDDST），也有重叠，20%的EAS也可以呈现被抑制。根据本例患者的初步检查，ACTH 18pmol/L（84pg/ml）左右，对病因诊断无明确提示，但HDDST未被抑制，需要警惕有无EAS。除了实验室检查外，需要影像学检查来进行病因的确定。

患者初次在外院进行普通增强鞍区MRI虽然提示有可疑垂体微腺瘤，但复查动态增强MRI提示仅为垂体强化不均匀，未见垂体腺瘤的表现。同时胸部CT提示左肺下叶微小结节，边缘光滑，放射科报告为良性结节可能大，故根据上述影像学检查仍不能明确患者的病因。在病理明确诊断的库欣病患者中，普通增强鞍区MRI的诊断准确率仅为50%～60%，而动态增强MRI可将诊断的准确率增加到70%～90%。因此即便患者动态增强MRI上没有明确腺瘤显示，仍然不能除外库欣病，但患者同时存在右肺微小结节，因此其是否能除外隐性EAS还存在疑问。

目前有关ACTH依赖性库欣综合征病因鉴别诊断检查包括无创性检查（HDDST、CRH兴奋试验、去氨加压素兴奋试验）、影像学检查（垂体动态增强MRI、双肾上腺CT、胸部X线或胸部CT、生长抑素受体显像、PET、全身弥散加权成像等）和有创检查（双侧岩下窦静脉取血＋/–CRH或去氨加压素兴奋试验）。但每一种检查的敏感度和特异度均不能达到100%，尤其是对于怀疑为隐性EAS的患者。在库欣病患者中，约20%的患者其HDDST结果为不被抑制，因此该患者的HDDST不被抑制并不能准确提示其病因是库欣病还是EAS。进一步影像学检查也无明确垂体腺瘤的提示，无创检查如奥曲肽扫描阴性，胸部CT提示左下肺小结节，但从形态上看，影像科医师倾向于良性病灶，在这种情况下，需要进行一项重要检查来鉴别，即双侧岩下窦静脉取血（bilateral inferior pertrosal sinus sampling，BIPSS）来鉴别病因是库欣病还是EAS。该患者进行了BIPSS结果提示岩下窦：外周的血ACTH比值基线状态＜2，去氨加压素兴奋后＜3支持EAS。后续经过内分泌科大查房及多科会诊进行了手术，术后病理也支持了肺类癌的诊断，免疫组化ACTH（＋），故EAS诊断成立。

EAS的肿瘤病灶常见于胸部（肺和纵隔）、颈部、胰腺、胃肠道、盆腔等，影像学检查的阳性发现是EAS能够得到早期定位、早期外科手术治疗的基础。但是，引起EAS的肿瘤有时体积较小且隐匿，而难以通过常规影像学检查如CT或MRI发现或确诊。单项影像学检查结果即便发现病灶也有可能是假阳性的结果，对模棱两可的病灶应该结合常规影像学和功能影像学技术来判断。EAS的肿瘤属于神经内分泌肿瘤，体外试验中多达80%的异位EAS都具有生长抑素受体，因此部分肿瘤应用奥曲肽扫描可有阳性显影，而本例患者奥曲肽扫描结果为阴性，仅胸部CT提示存在左肺下叶小结节，但直径小，边缘光滑，全身弥散加权成像提示良性肿瘤可能大，是否可定性为分泌ACTH的异位病灶还存在疑问，考虑到BIPSS支持EAS，而肺类癌又是最常见的EAS病因，最终经过多科讨论后经过手术明确诊断为支气管肺类癌，患者的高皮质醇血症术后得到缓解。

EAS的最佳疗法为手术切除肿瘤，达到去除过多分泌ACTH的来源并治愈库欣综合征带来代谢紊乱的目的。化疗和/或放疗可能有益，治疗效果取决于肿瘤部位和类型。肿瘤无法切除的患者可使用肾上腺类固醇激素合成酶抑制剂来控制皮质醇增多症，如酮康唑、美替拉酮、米托坦和依托咪酯。一些患者的肿瘤进展慢且预期寿命较长，但手术无法治愈可使用米托坦治疗，以实现药物性肾上腺切除；也可进行双侧手术肾上腺切除术以代替米托坦治疗。其他已尝试过的可能有效的治疗手段选择包括奥曲肽和糖皮质激素受体阻断剂如米非司酮。在手术失败或无法手术的情况下，米非司酮可用于治疗内源性库欣综合征合并2型糖尿病或糖耐量异常患者。奥曲肽是一种生长抑素类似物，1988年，奥曲肽首次被批准用于治疗肢端肥大症和类癌，其可控制EAS的症状。近年来也有利用生长抑素类似物上标记放射性核素直接靶向治疗肿瘤的方法，即肽类受体介导的放射性核素治疗（peptide receptor radionuclide therapy，PRRT）。第二代放射性元素标记的生长抑素类似物是［^{90}Y-DOTATE］-奥曲肽，临床试验有效率为10%～30%，体积大的肿瘤效果更好。使用这种治疗患者耐受性好，临床症状改善明显，2年生存率为76%±16%。

三、临床查房

1. 什么是库欣综合征？

库欣综合征（Cushing syndrome）又称皮质醇增多症，是由于各种病因引起的肾上腺皮质长期分泌过量皮质醇引起的一个综合征，称为内源性库欣综合征；长期应用外源性糖皮质激素也可引起类似库欣综合征的临床表现，称为外源性库欣综合征或医源性库欣综合征。

2. 内源性库欣综合征的分类？

内源性库欣综合征常根据ACTH的水平分为ACTH依赖性（80%～85%）和ACTH非依赖性（15%～20%）两大类，前者指垂体ACTH腺瘤（又称为库欣病）或垂体以外的异位分泌ACTH的肿瘤组织，如类癌；而ACTH非依赖性是指肾上腺皮质的肿瘤（腺瘤或腺癌）或结节性增生自主地分泌过量皮质醇所致，也被称为肾上腺性库欣。分类具体如表31-3。

表31-3 库欣综合征的病因分类

病 因	比例
ACTH依赖性库欣综合征	
垂体性，即库欣病：腺瘤多见，罕见ACTH癌	60%～70%
异位ACTH综合征	10%～20%
异位CRH综合征	罕见
ACTH非依赖性库欣综合征	
肾上腺皮质腺瘤	10%～20%
肾上腺皮质腺癌	2%～3%
大结节增生（AIMAH）	2%～3%
原发性色素结节性肾上腺皮质病（PPNAD）	罕见

3. 什么是异位ACTH综合征（EAS）？

垂体以外的神经内分泌肿瘤组织分泌过量有生物活性的

ACTH或CRH，使肾上腺皮质增生并分泌过量皮质醇，由此引起的库欣综合征为异位ACTH综合征。

4. EAS的常见部位和病因是什么?

胸部和颈部是EAS肿瘤最常见的部位，而腹腔肿瘤病灶占约1/3。若按照肿瘤来评估，EAS肿瘤直径分布如下：肺类癌0.3～6.0cm，胸腺类癌1～5cm，其他神经内分泌肿瘤1～7cm，甲状腺髓样癌2.5～3.5cm，嗜铬细胞瘤3～7cm，胃泌素瘤1.5～5.0cm。从病理特点来看，EAS中常见的肿瘤依次为小细胞肺癌、肺类癌、胰腺肿瘤（包括类癌）、非小细胞肺癌、胸腺肿瘤（包括类癌）、甲状腺髓样癌、嗜铬细胞瘤及其相关肿瘤、其他类癌、罕见的前列腺癌、乳腺癌、卵巢癌、胆囊癌、结肠癌等，近年来随着医学影像技术的发展，肺类癌的报道比例越来越高，尤其是微小的肺类癌。

5. 什么是显性和隐性EAS？

EAS可根据临床表现的轻重分为显性（overt EAS）和隐性（occult EAS）两种。显性肿瘤在诊断库欣综合征时能被常规影像学检查发现，通常瘤体大，进展快，恶性程度高，但常因病程太短，仅存在部分典型的库欣综合征临床表现，患者情况已经较为危重，威胁生命。隐性EAS肿瘤占所有EAS患者的12%～38%，肿瘤瘤体小，常为类癌，恶性程度低，发展慢，在库欣综合征的临床及生化检查已经明显之时，而影像检查经常无明显病灶，这些患者的病程长，可长达20年，病情进展慢，临床上难以和库欣病鉴别，有时需要长期随访才能得到正确诊断。

6. 库欣综合征造成继发性高血压机制是什么?

皮质醇过多引起高血压机制不明，可能与以下几方面有关：①皮质醇本身有弱盐皮质激素的作用，导致水钠潴留，在库欣综合征患者中，高水平的皮质醇可能是高血压、低血钾的主要原因；②皮质醇对心血管平滑肌的直接作用；③皮质醇对儿茶酚胺的允许作用增强；④体外试验提示脑室内注射皮质醇可引起高血压，所以皮质醇可能通过中枢神经系统引起高血压，通常库欣综合征患者血浆肾素-血管紧张素-醛固酮系统无明显自主分泌增多改变，因此肾素-血管紧张素-醛固酮系统可能不起主要作用。

7. 库欣综合征造成糖尿病的机制是什么?

皮质醇主要通过刺激肝脏葡萄糖异生，抑制外周组织对葡萄糖的利用（胰岛素抵抗）来升高血糖。刺激肝脏糖异生方面，具体通过以下途径发挥作用：①升高肝脏关键糖异生酶的活性；②促进蛋白质分解以增加糖异生底物；③对胰高血糖素和肾上腺素的允许作用，以增强其对糖异生的兴奋作用。

8. 库欣综合征造成骨质疏松和肾结石的机制是什么?

过量皮质醇通过以下方面影响骨代谢，造成骨质疏松：①抑制蛋白质合成、促进蛋白质分解，从而影响骨基质的形成；②促进骨吸收，增加钙磷排泄，使骨骼矿化不足；③直接抑制成骨细胞活性，或通过抑制成骨细胞骨钙素、IGF-1的产生和表达间接抑制成骨作用；④高皮质醇血症影响小肠对钙的吸收，且骨钙被动员，大量钙离子进入血液并从尿中排出，所以血钙虽可能正常或降低，但尿钙增加易出现泌尿系统结石。

9. EAS为什么色素沉着更加明显?

色素沉着过度最常见于EAS患者，较少见于库欣病患者。色素沉着过度可能是全身性的，在下列区域最为明显：①光暴露区域，如面部、颈部和手背；②长期暴露于轻度创伤、摩擦或压力的区域，如肘、膝、脊柱、指关节、腰部、上腹部和肩部；③嘴唇内表面和沿口腔咬合线的颊黏膜上，可出现片状色素沉着。色素沉着过度是由促黑素分泌增加引起。EAS患者往往ACTH水平高于库欣病患者，故色素沉着在EAS患者更为明显。ACTH前体阿片－促黑素细胞皮质素原产生ACTH时会同时产生促黑素，具体过程如图31-2。

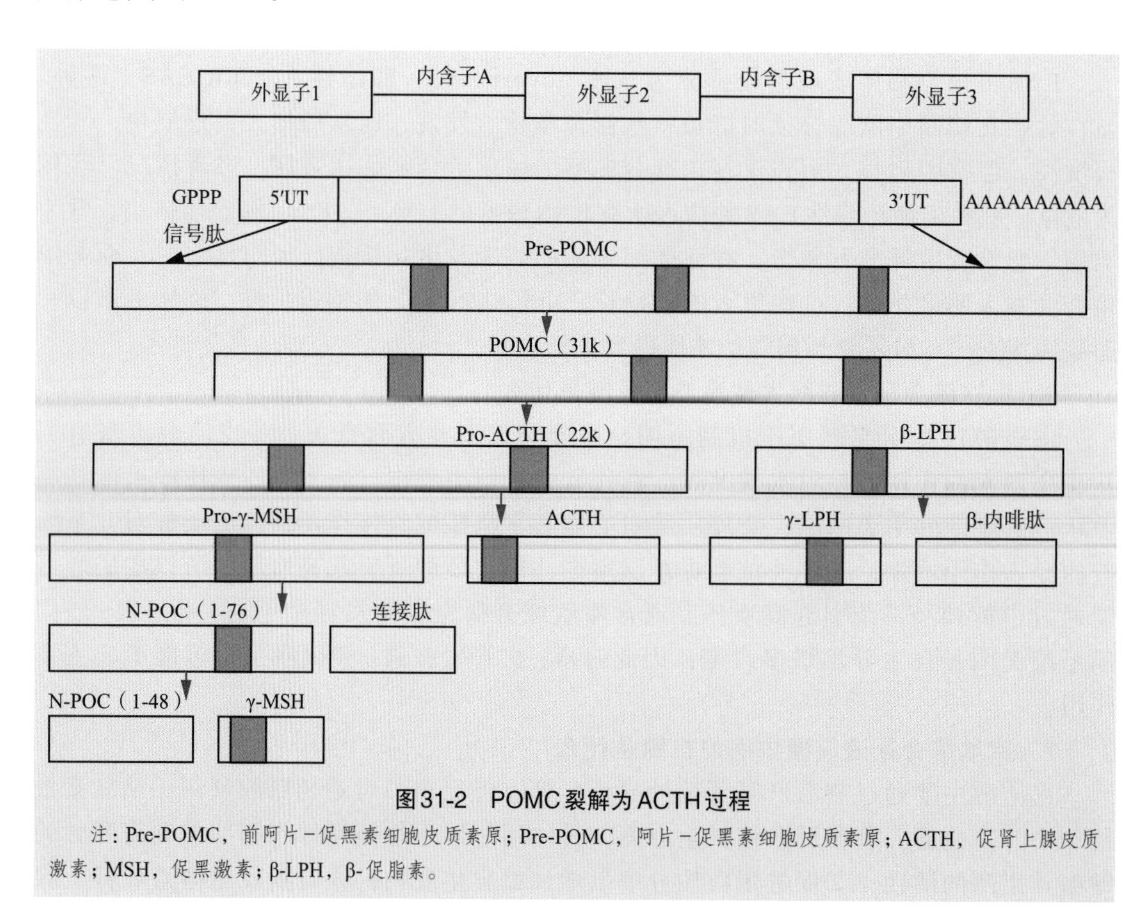

图31-2 POMC裂解为ACTH过程

注：Pre-POMC，前阿片－促黑素细胞皮质素原；Pre-POMC，阿片－促黑素细胞皮质素原；ACTH，促肾上腺皮质激素；MSH，促黑激素；β-LPH，β-促脂素。

10. 哪些实验室检查用于库欣综合征的诊断和鉴别诊断?

定性检查包括24小时尿游离皮质醇（24h urinary free cortisol，24hUFC）、午夜血清皮质醇检测、过夜1mg地塞米松抑制试验、经典LDDST。定位（病因）检查包括血浆ACTH测定、HDDST、CRH兴奋试验、去氨加压素兴奋试验。影像学检查包括垂体MRI、胸部X线或胸部CT、双肾上腺CT或MRI。特殊检查包括双侧岩下静脉取血、奥曲肽扫描、PET检查等。并发症检查包括糖耐量检查、骨密度测定及骨代谢相关指标检测、抗感染能力指标检测。除外多发性内分泌肿瘤的检查包括24小时尿儿茶酚胺、血浆甲氧基肾上腺素和甲氧基去甲肾上腺素、甲状旁腺激素、降钙素、促胃液素、胰高糖素及垂体其他相关激素的检查。具体流程如图31-3。

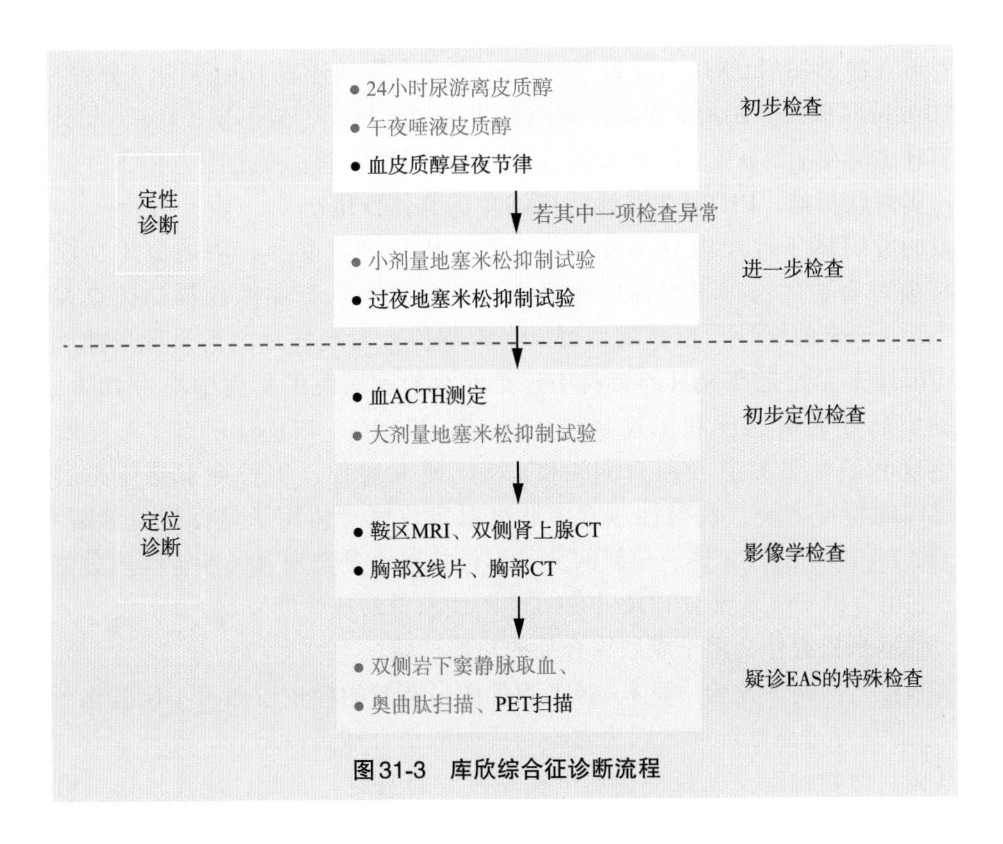

图31-3　库欣综合征诊断流程

11. HDDST在异位ACTH综合征患者的诊断价值如何？

6%～40%的EAS患者进行HDDST时血清皮质醇或24hUFC、17-羟皮质类固醇可被抑制，而在库欣病患者中，亦有20%的患者其HDDST结果为不被抑制。近来有回顾性研究分析了170例ACTH依赖型库欣综合征患者，发现在HDDST中，皮质醇抑制率＞52.7%表示垂体起源，敏感度为88%，特异度为90%。本例患者的HDDST不被抑制并不能说明其病因是库欣病还是EAS。某些分化较好的类癌导致的EAS患者其结果可能与库欣病类似。肾上腺性库欣综合征的皮质醇分泌为自主性，故HDDST也不被抑制。

12. 如何鉴别库欣病和隐性EAS？

EAS患者的平均年龄较库欣病患者大10岁，女：男的比例也接近1∶1，有别于库欣病患者中女性患者远多于男性的特点［女∶男＝（3～8）∶1］。关于EAS的诊断，尤其是隐性EAS的诊断通常会是临床上很有挑战性的难题，通过ACTH的测定水平、HDDST只能为诊断EAS提供一定的辅助价值。而BIPSS在鉴别库欣病和EAS的诊断具有较高的敏感度和特异度，但无法提示EAS的病灶具体位置，仍需要通过常规影像学检查、生长抑素受体显像、^{68}Ga-DOTATE-PET/CT扫描等检查来进行病灶定位。

13. 什么是双侧岩下窦插管取血（BIPSS）？

经股静脉插管至双侧岩下窦后，在双侧岩下窦、外周静脉同时取血测定ACTH，有条件者可在静脉注射CRH 1μg/kg或100μg或者去氨加压素10μg后第3分钟、第5分钟、第10分钟时取血。BIPSS是确诊库欣病病因的金指标，岩下窦（IPS）与外周（P）血浆ACTH比值在基线状态≥2和刺激后≥3则提示库欣病，反之则为EAS。

14. 奥曲肽扫描、PET-CT在诊断EAS中的具体作用？

EAS的肿瘤属于神经内分泌肿瘤，会表达生长抑素受体，因此应用功能显像如奥曲肽扫描对表达生长抑素受体的肿瘤会有阳性摄取。奥曲肽扫描的优点在于可显示直径小至0.6cm的病灶，少数病例可以在常规检查发现病灶之前呈现奥曲肽显像阳性，但其阳性率无论是在NIH的资料中还是北京协和医院的资料中均为40%～45%，对EAS肿瘤病灶的敏感度和阳性预测值为57%和79%。FDG-PET/CT对诊断EAS病灶的敏感度和阳性预测值分别为64%和53%。研究发现，生长抑素受体高表达是神经内分泌瘤的特征之一，放射性核素多肽可以定位该受体用于显像定位诊断和治疗。^{68}Ga-DOTATATE-PET/CT是一项新的分子影像技术，是发现胃肠胰神经内分泌肿瘤的新方法，它也有助于发现部分FDG-PET/CT阴性患者的病灶的发现。

15. 地塞米松为什么用于库欣综合征的功能试验？

地塞米松是抑制下丘脑-垂体-肾上腺轴的最有效的糖皮质激素（比氢化可的松强17倍）。它容易穿过血脑屏障，因为它不与皮质醇结合球蛋白结合。此外，它与氢化可的松和其他代谢物没有交叉反应，不干扰皮质醇的测定。因此，地塞米松是检测库欣综合征动态试验的首选糖皮质激素。

16. 在儿童过夜地塞米松抑制试验中的地塞米松剂量是多少？

儿童过夜地塞米松抑制试验（dexamethasone for overnight suppression test，ONDST）的地塞米松剂量在23时为15μg/kg，LDDST为30μg/(kg·d)，分4次给药，每日1次，共2日。对HDDST，剂量为120μg/(kg·d)，分4次给药，每日1次，共2日。体重＞40kg的儿童应接受与成人相似的剂量。然而，抑制试验的诊断界值与成人相同。

17. 如何进行ONDST？

ONDST做法为23～24时给予地塞米松1mg，次日8～9时采集血清皮质醇。在体重＞90kg的患者中使用高剂量（如1.5mg）并不能提高测试的诊断准确性。地塞米松在23～24时用来抑制ACTH的分泌，诊断内源性高皮质醇血症的次日清晨血皮质醇切点为＞50nmol/L（1.8ng/dl），灵敏度为95%，特异度为80%。HPA轴在单次应用1mg地塞米松后24小时内恢复。

18. ONDST假阳性的原因是什么?

假阳性的原因是与假性库欣综合征、妊娠、慢性肾脏疾病、糖皮质激素抵抗综合征和急性应激相关的疾病。此外,增加地塞米松代谢的药物如利福平、苯妥英钠、苯巴比妥、卡马西平和吡格列酮,或增加皮质醇结合球蛋白的药物如雌激素、米托坦和三苯氧胺,都与假阳性有关。此外,地塞米松吸收和代谢的个体差异也可能导致假阳性。

19. 1例筛查的多囊卵巢综合征的患者显示ONDST不被抑制,此外血清皮质醇升高,下一步要做什么?

详细的病史和检查显示,患者没有任何库欣综合征的特征,此外,在口服避孕药期间进行了评估会导致假阳性。避孕药中的雌激素可增加皮质醇结合球蛋白,导致血清总皮质醇升高,50%的患者ONDST不受抑制。理想情况下,患者应在停用口服避孕药6周后重新评估。此外,大多数患有多囊卵巢综合征的女性都肥胖,肥胖本身可能会导致ONDST不被抑制。

20. 各种筛查试验诊断库欣综合征的敏感度和特异度是多少?

不同筛查试验诊断库欣综合征的敏感度和特异度见表31-4。

表31-4 不同筛查试验诊断库欣综合征的敏感度和特异度

生化检查	临界值	敏感度(%)	特异度(%)
过夜DST	≥50nmol/L(1.8μg/dl)	98～100	88
经典法LDDST	≥50nmol/L(1.8μg/dl)	98～100	97～100
24hUFC	>正常值	95～100	/
深夜唾液皮质醇	≥5.5nmol/L(2ng/ml)	100	96
睡眠午夜血皮质醇	≥50nmol/L(1.8μg/dl)	100	20
清醒午夜血皮质醇	≥207nmol/L(7.5μg/dl)	94	100

21. 如何建立库欣综合征患者的病因诊断?

库欣综合征的病因学诊断路径见图31-4。

22. 在1例确诊为ACTH依赖性库欣综合征的患者中,如果MRI鞍区显示7mm大小的腺瘤,垂体性库欣综合征的诊断是否成立?

库欣综合征患者如存在直径≥6mm大小的腺瘤,很可能病因是垂体ACTH瘤,但应进一步辅以HDDST和CRH兴奋试验等检查,因为6mm大小的微腺瘤在ACTH依赖性库欣综合征患者中诊断ACTH瘤的敏感度为40%,特异度为98%。90%的微腺瘤患者可以表现为HDDST抑制,但EAS、垂体大腺瘤和肾上腺库欣患者HDDST往往不能被抑制,CRH刺激试验阳性(ACTH升高100%或皮质醇升高50%以上)可有效排除EAS的诊断。CRH不容易获得,因此可以选择去氨加压素或精氨酸加压素刺激试验。如果这些试验结果一致(大小>6mm,HDDST可抑制,CRH/去氨加压素刺激试验阳

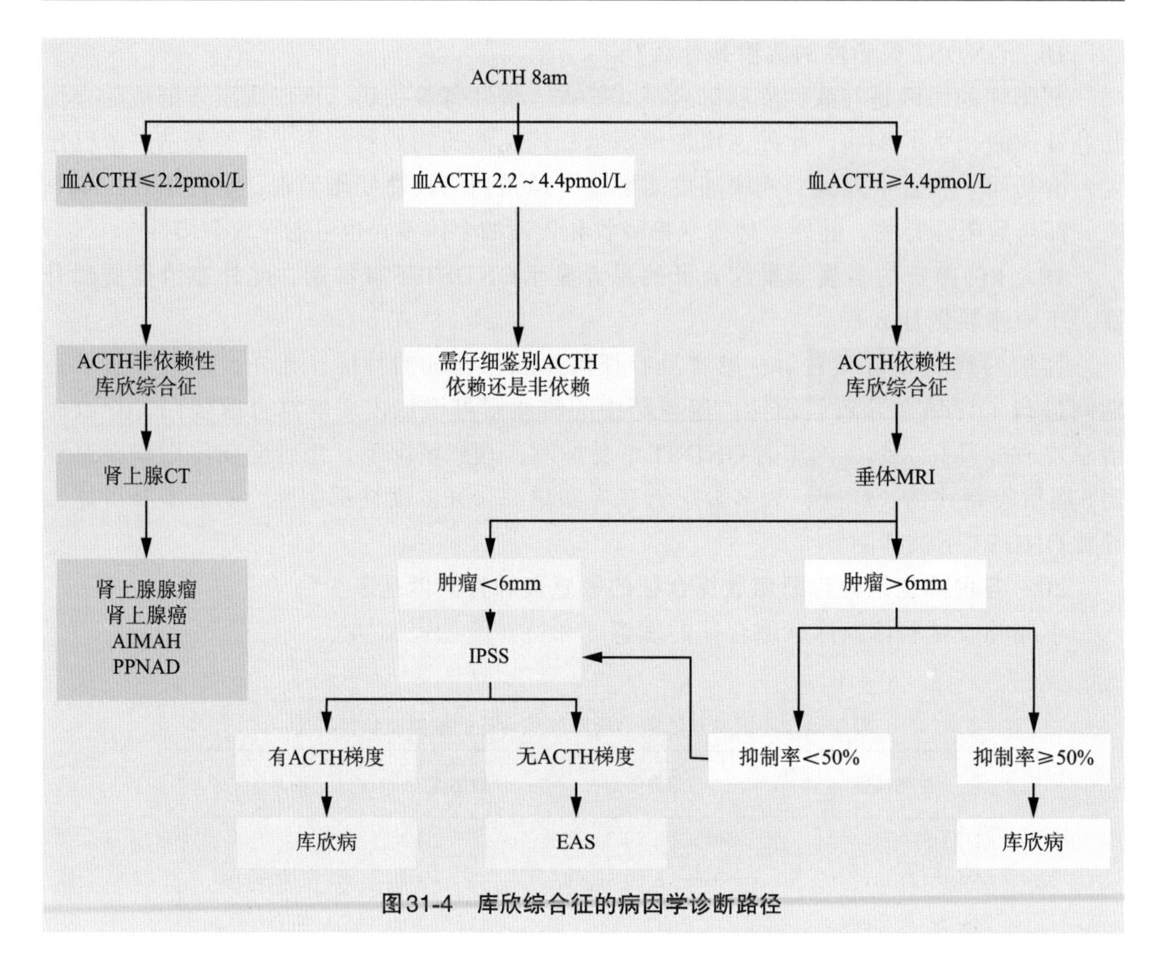

图31-4　库欣综合征的病因学诊断路径

性），则确诊为库欣病，并可手术治疗。然而，当这些测试的结果不一致时，还需要IPSS来确定库欣综合征的病因诊断。

23. 在1例确诊为ACTH依赖性库欣综合征的患者中，如果MRI鞍区显示一个3mm大小的腺瘤，如何进一步检查？

在确诊为ACTH依赖性库欣综合征的患者中，如果MRI显示为3mm的腺瘤，临床上可能是ACTH瘤或无功能垂体微腺瘤合并EAS。在这种临床情况下，需要有CRH/去氨加压素刺激的IPSS来证实ACTH瘤的诊断。如果IPSS未显示梯度，则应进行高分辨率和增强胸腹部CT检查，以定位异位分泌ACTH的库欣综合征。

24. 1例具有库欣综合征特征的33岁女性，8am皮质醇675nmol/L（25μg/dl），尿游离皮质醇510μg/d，LDDST不可抑制。8am ACTH为24.2pmol/L（110pg/ml），诊断为异位分泌ACTH库欣综合征吗？

不确定。虽然高ACTH值［＞19.8pmol/L（90pg/ml）］提示异位ACTH来源，但不能排除库欣病的诊断。在这种情况下，应进行HDDST、CRH兴奋试验、MRI鞍区检查，必要时还应进行IPSS检查。这是因为异位库欣综合征仅占所有库欣综合征患者的5%～10%。表31-5列出了异位和垂体库欣综合征的鉴别特征。

表31-5　库欣病和异位库欣综合征的鉴别

鉴别要点	库欣病	异位库欣综合征
临床特点	隐匿起病	起病迅速（支气管类癌除外）
低钾	少	常见
代谢性碱中毒	少	常见
ACTH	高，＞4.4pmol/L（20pg/ml） 但多＜19.8pmol/L（90pg/ml）	非常高 多数＞19.8pmol/L（90pg/ml）
HDDST	大多数可抑制	大多数不被抑制
CRH兴奋试验	阳性	阴性
IPSS：基线状态 岩下窦/外周ACTH	≥2	＜2
IPSS：CRH或去氨加压素刺激下 岩下窦/外周ACTH	≥3	＜3

25. HDDST在库欣综合征诊断中是否意义不大？

否。HDDST是鉴别垂体和异位库欣综合征的有效方法。如果血皮质醇被抑制到基线8时皮质醇的50%以上，则认为HDDST是可抑制的。在近90%的库欣病患者中，HDDST是可抑制的，而在EAS患者中，这一比例为10%。然而，如果尿游离皮质醇的抑制率为＞90%，HDDST诊断库欣病的特异度为100%。在当前情况下，对垂体腺瘤大于6mm的ACTH依赖性库欣综合征患者，HDDST是辅助诊断。此外，HDDST对原发性色素性结节状肾上腺病（primary pigmented nodular adrenocortical disease，PPNAD）患者也很有用，可观察到HDDST后皮质醇的反常性增加。

26. IPSS为何被认为是ACTH依赖性库欣综合征病因诊断的金标准？

岩下窦引流80%的垂体静脉来源的血，在约60%的个体中，静脉引流是对称的，因此有助于肿瘤的定位诊断。CRH刺激的IPSS提高了检测的特异度，CRH刺激的IPSS对垂体ACTH瘤定位的敏感度为85%～88%，而MRI的敏感度为70%。然而，IPSS对库欣病定侧的准确率仅为69%。此外，IPSS同时表示肿瘤的功能和结构定位，而MRI仅表示肿瘤的结构性存在。表31-6总结了IPSS在定位ACTH过量来源方面的敏感度和特异度。

表31-6　IPSS在定位ACTH过量来源的敏感度和特异度（%）

参　　数	敏感度	特异度	阳性预测率
岩下窦：外周≥2	85	90	98
CRH或去氨加压素刺激后，岩下窦：外周≥3	88	100	100

27. **异位ACTH综合征的治疗原则如何?**

若异位分泌ACTH的病灶明确，首选治疗方法为手术切除，辅以化疗和放疗。若病灶隐匿不明确，为尽快缓解高皮质醇血症，可进行双侧肾上腺切除术，并密切随诊观察异位病灶的出现。对于不适合手术或者无法手术的患者可应用某些药物来缓解高皮质醇血症，但对缩小肿瘤无直接作用。常用来抑制ACTH分泌的有生长抑素类似物，抑制肾上腺合成类固醇的药物有甲吡酮、米托坦和酮康唑；米非司酮为糖皮质激素受体阻断剂，有阻断糖皮质激素受体的作用，可以显著缓解高皮质醇血症的症状。

28. **库欣病患者经蝶窦垂体腺瘤切除术术后的围术期处理有何注意事项?**

库欣病患者经蝶窦垂体腺瘤切除术术后的围术期处理注意事项见表31-7。

表31-7 经蝶窦垂体腺瘤切除术术后的围术期处理注意事项

时间	监测	处理措施
术中	血压、血糖、电解质	若低血压，采血皮质醇标本＋补充氢化可的松
术后立刻	肾上腺功能不全症状、血压、血糖、电解质、尿量	7日内取2～3个8时皮质醇样本 （1）若8时皮质醇＜100nmol/L：氢化可的松替代治疗 （2）若8时皮质醇100～350nmol/L：密切监测肾上腺功能不全的征象，必要时用氢化可的松替代治疗 （3）若8时皮质醇＞350nmol/L：密切观察

29. **库欣综合征术后为什么会脱皮?**

脱皮代表表皮细胞更新加快。高皮质醇血症对角质层有抑制作用，从而导致角质层萎缩。根治性手术后，皮质醇对角质层的抑制作用消失后，表皮细胞更新加快，表现为脱皮。

30. **库欣综合征药物治疗的适应证什么?**

药物治疗库欣综合征是有适应证的，因为其疗效有限、副作用大、往往需要终身治疗。但可用于治疗病灶定位不清无法短时间内缓解高皮质醇血症、术后持续不缓解、病情严重术前准备、放疗后过渡期、并发症手术风险高的患者以及患者拒绝手术等情况。

31. **酮康唑作用机制是什么?**

酮康唑是咪唑类化合物，能抑制肾上腺类固醇生物合成途径中的细胞色素P450酶，特别是侧链裂解、17,20-裂解酶和11-β羟化酶。半衰期为8～12小时。酮康唑起始剂量为400mg/d，分次给药，剂量可以增加到每日1200mg。

32. **酮康唑与其他肾上腺类固醇合成抑制剂相比有什么优势?**

可用于治疗高皮质醇血症的肾上腺类固醇合成抑制剂药物有酮康唑、氨鲁米特和美替拉酮。酮康唑的优点是它是类固醇生物合成途径中的广泛的酶抑制剂（3β-HSD除外），因此即使ACTH升高也不能刺激类固醇从其他途径合成，其他肾上腺类固醇合成抑制剂是对单个酶的阻断。酮康唑在体外也被证明对ACTH有抑制作用。此外，酮康唑容易获得，价格低廉。然而，抑制肾上腺类固醇合成的药物治疗对大结节肾上腺增生、EAS和肾上腺皮质癌效果较差。

33. 在未缓解库欣病进行双侧肾上腺切除术的风险如何?

双侧肾上腺切除术是治疗高皮质醇血症的有效、可预测和快速的治疗方法。目前使用的腹腔镜肾上腺切除术降低了手术相关的发病率。除非有异位肾上腺组织，否则不可能复发。然而，双侧肾上腺切除术需要终生使用糖皮质激素、盐皮质激素替代，依从性差的患者有发生肾上腺危象的风险，以及缺乏肾上腺髓质对应激的反应。此外，需要警惕Nelson综合征，需要定期进行ACTH监测和垂体影像学检查。

34. Nelson综合征是什么?

Nelson综合征指的是库欣病患者双侧肾上腺全切除术后ACTH腺瘤失去负反馈，持续性生长变大。如果有垂体肿瘤增大或8时血清ACTH＞110pmol/L（500pg/ml）的表现应考虑诊断。Nelson综合征的出现概率为10%～40%，在儿童中更为常见。Nelson腺瘤的发生与ACTH腺瘤的侵袭性有关。

35. 库欣综合征患者抗骨质疏松治疗的作用是什么?

库欣综合征患者接受根治性手术后，骨密度通常会改善，这是因为保留了骨的微结构（骨小梁）。高龄、骨质疏松/骨折或治愈率低的库欣综合征患者应给予抗骨质疏松治疗，而有骨量减少但无骨折且治愈率较高的年轻人则不需要抗骨质疏松治疗。所有患者都应接受钙和维生素D治疗，对于内源性和外源性库欣综合征患者，特立帕肽可能比双膦酸盐更适合治疗骨质疏松症。

36. 米非司酮治疗库欣综合征的疗效如何?

一项对米非司酮治疗内源性库欣综合征的临床研究，受试者包括合并糖耐量异常的29例患者，有60%的患者在口服葡萄糖耐量试验中曲线下面积较基线缩小25%以上，其平均HbA1c由7.4%降至6.3%。米非司酮最常见的副作用是呕吐、头晕、头痛、食欲减低、关节痛、四肢肿胀、疲劳和恶心。其他一些副作用包括阴道流血、低钾血症和心脏传导异常。所以目前米非司酮治疗库欣综合征的指征是伴有糖耐量异常的内源性库欣综合征，米非司酮虽然有效，但不会缩小原发肿瘤，也会使ACTH和皮质醇进一步升高。因此应用米非司酮后，不能再用ACTH和皮质醇来作为疗效观察指标。

37. 异位ACTH综合征患者的预后如何?

EAS致死原因与肿瘤的性质以及皮质醇增多症的严重程度有重要关系。大多数就诊时有明显转移灶的患者通常在1年内因转移性病灶或高皮质醇血症带来的致命性感染、心血管事件、血栓栓塞导致死亡，但肿瘤性质隐匿的患者，尤其是肺类癌患者可能存活多年。小细胞肺癌、甲状腺髓样癌以及胃泌素瘤患者的预后相对差。所有类型的肺癌患者的5年生存率均为19%，小细胞肺癌仅为6%。

四、推荐阅读

[1] FEELDERS RA, NEWELL-PRICE J, PIVONELLO R, et al. Advances in the medical treatment of Cushing's syndrome [J]. The Lancet Diabetes & Endocrinology, 2019, 7 (4): 300-312.

[2] YOUNG J, HAISSAGUERRE M, VIERA-PINTO O, et al. MANAGEMENT OF ENDOCRINE DISEASE: Cushing's syndrome due to ectopic ACTH secretion: an expert operational opinion [J]. European Journal of Endocrinology, 2020, 182 (4): 29-58.

[3] 中国垂体腺瘤协作组. 中国库欣病诊治专家共识（2015）[J]. 中华医学杂志, 2016, 96 (11): 835-840.

[4] DAN L LONGO, ANTHONY S FAUCI, DENNIS L KASPER, et al. Harrison's Principles of Internal Medicine 18th [M]. New York: McGraw-Hill Professional, 2012.

[5] SHLOMO MELMED, KENNETH S POLONSKY, P REED LARSEN, et al. Williams Textbook of Endocrinology: Expert consult [M]. London: Elsevier Health Sciences, 2015.

（孙　旭　卢　琳）

病例32 外阴畸形、肾上腺占位

一、病历摘要

患者，男性，23岁。因"外阴畸形23年，发现肾上腺占位1个月"入院。

（一）现病史

患者为第2胎第2产，母孕期无特殊（生育年龄40岁），患者出生身长49cm，体重2.5kg，肤色偏黑，出生时可疑缺氧，给予吸氧等处理后好转。患者出生时生殖器表现为"男性阴茎，无阴囊、睾丸"，按男童抚养，蹲位排尿。母乳喂养至2岁，无吐奶。按时添加辅食，否认喂养困难，说话、出牙、走路时间与同龄人相仿，智力发育正常，自诉身高较同龄人接近。食欲好，无恶心、呕吐，体力一般，性格活泼、好动。患者8岁时出现身高突增，伴体型变胖，变声、阴毛腋毛及胡须生长，13岁时达到终身高（140cm）。6岁及13岁曾于外院查染色体：46,XX，未予特殊处理，维持男性性别抚养。23岁于当地医院体检行B超：双侧肾上腺区占位，左侧19.6cm×12.1cm×9.4cm，右侧6.5cm×3.0cm（脂肪成分为主），无发热、腰痛、腹痛、恶心、呕吐，无尿频、尿急、尿痛、血尿等不适，进一步完善相关检查，肝肾功能：尿酸756μmol/L，尿钾4.5mmol/L，尿钠140.4mmol/L。性激素：LH 0.1U/L，FSH 0.2U/L，E_2 365.4pmol/L（参考范围41.4～159.0pmol/L）↑，孕酮34.9nmol/L(参考范围0.7～4.3nmol/L）↑，睾酮9.88nmol/L（参考范围6.68～29.00nmol/L），PRL 25.62ng/ml（参考范围4.04～15.23ng/ml）；肾素-血管紧张素-醛固酮系统（renin angiotensin aldosterone system，RAAS）相关结果和血皮质醇节律见表32-1、表32-2。

表32-1 患者RAAS相关检查

体位	PRA［μg/(L·h)］	AT-Ⅱ(ng/L)	ALD(pmol/L)
卧位	3.18（0.15～2.33）	77.3（25.0～125.0）	695.3（83.1～443.2）
立位	8.00（0.10～6.56）	78.0（50.0～250.0）	703.6（193.9～831.0）

注：PRA，血浆肾素活性；AT-Ⅱ，血管紧张素Ⅱ；ALD，醛固酮。括号内为参考范围。

表32-2　患者血皮质醇节律

时间	血皮质醇（nmol/L）	ACTH（pmol/L）
0am	23.74	12.2（0.8～2.8）
8am	43.61（171.12～536.27）	169.1（1.6～13.9）
4pm	40.02（64.03～327.06）	—

注：括号内为参考范围。

血甲氧基肾上腺素、甲氧基去甲肾上腺素在正常范围。肾上腺增强CT（图32-1）：双侧肾上腺多发占位性病变，左侧大者大小15.7cm×9.1cm，其内密度不均，可见分隔及脂肪样密度影，考虑髓样脂肪瘤，右侧大小2.6cm×2.2cm，考虑增生、腺瘤；脂肪肝。垂体MRI平扫提示部分空蝶鞍（图32-2）。

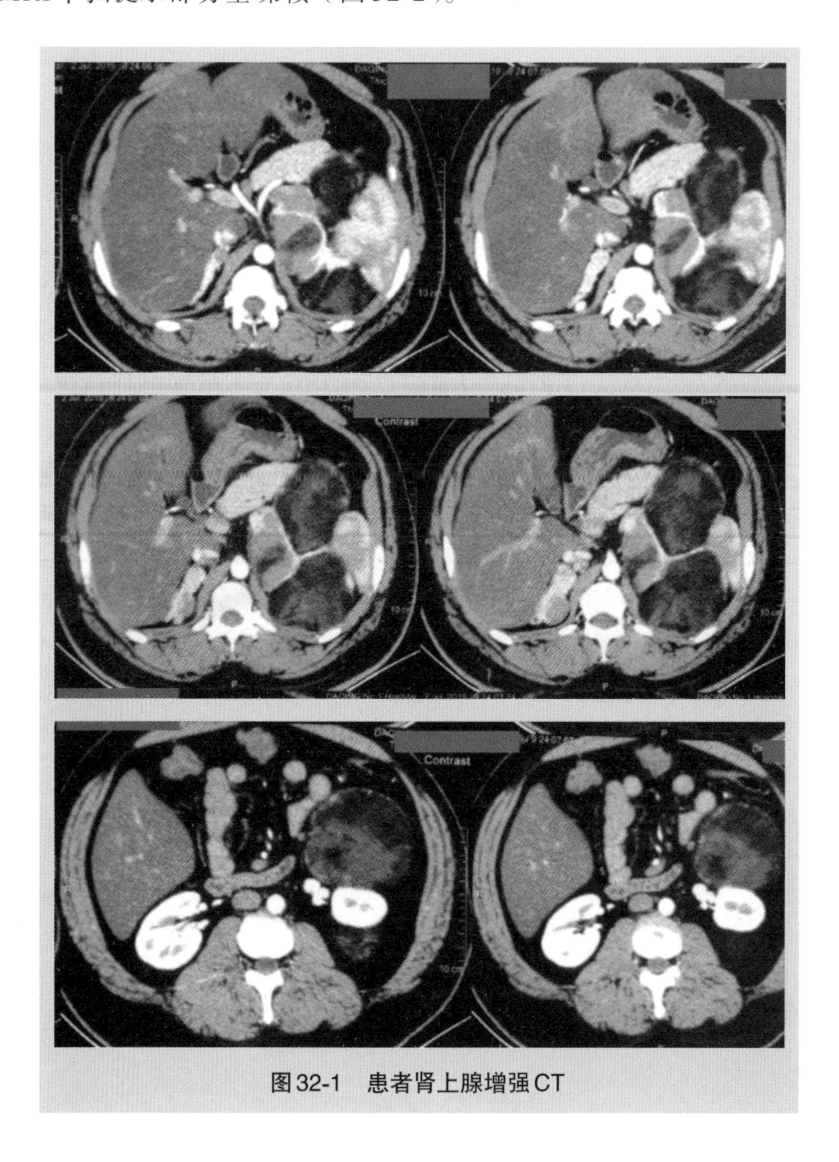

图32-1　患者肾上腺增强CT

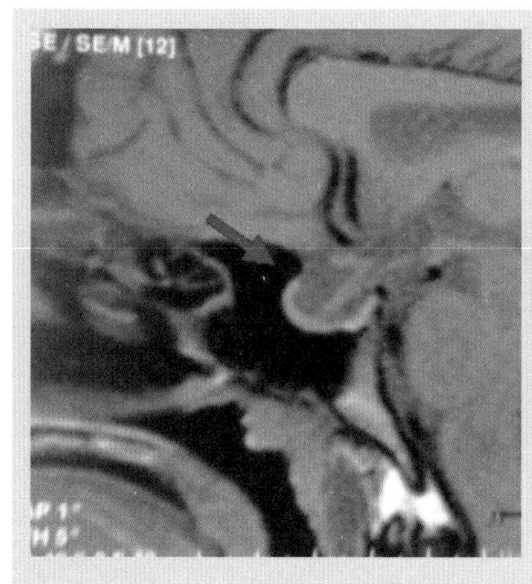

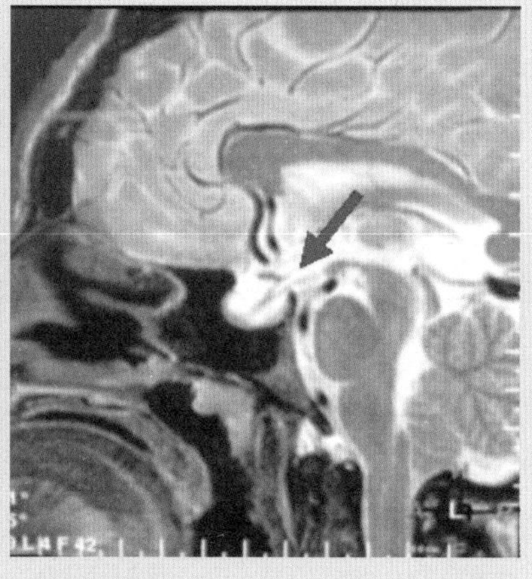

图32-2　患者垂体MRI表现

1个月后再次当地医院住院，查腹盆MRI：左侧肾上腺区占位（含脂肪），考虑为髓样脂肪瘤；双侧肾上腺占位，肾上腺腺瘤增生可能；脂肪肝；盆腔内可见双侧卵巢、子宫及阴道结构。LH 0.02U/L，FSH 0.113U/L，E_2 267pmol/（73pg/ml），睾酮12.08nmol/L，孕酮41nmol/L（13ng/ml），PRL 25.17ng/ml；血皮质醇（8am）57.03nmol/L（参考范围171 ～ 536nmol/L），ACTH 23.14pmol/L。甲状腺功能：TSH 8.59mU/L，FT_3、FT_4、甲状腺相关抗体（-），考虑诊断为"先天性肾上腺皮质增生"，建议患者应用糖皮质激素治疗，但患者未治疗。23岁为进一步诊治收入北京协和医院内分泌科。

（二）既往史

脂肪肝、痛风病史，长期吸烟史。

（三）家族史

糖尿病、冠心病、痛风家族史。父母非近亲结婚，父母身高均为162cm，有一同母异父哥哥，身高178cm，已婚已育。

（四）体格检查

身材矮小，BMI 33.69，BP 118/83mmHg，体型肥胖，肤色偏黑，颈部、腋下可见黑棘皮征。双乳对称Ⅰ期，乳晕颜色深。下腹部可见白纹，女性外阴，阴毛Ⅴ期，阴蒂增大，大小2cm。

（五）辅助检查

［**内分泌激素检查**］甲状腺功能：TSH 35.523mU/L，FT_4 16.38pmol/L（1.27ng/dl），甲状腺相关抗体（-）。性激素：E_2 296pmol/L（81pg/ml），FSH 0.37U/L，LH＜0.2U/L，孕酮30.60ng/ml，睾酮8.50nmol/L（2.45ng/ml），PRL 18.2ng/ml。ACTH（8am）127.6pmol/L

（580.0pg/ml），血皮质醇132.5nmol/L（4.8μg/dl），硫酸脱氢表雄酮（dehydroepiandrosterone sulfate，DHEAS）5.2μmol/L（200μg/dl）；11-去氧皮质醇0.223ng/ml（≤1.35）、去氧皮质酮0.1669ng/ml（≤0.23）、中剂量地塞米松抑制试验结果见表32-3。

表32-3 中剂量地塞米松抑制试验结果

指　　标	对照日	服药后	抑制率
ACTH［pmol/L（pg/ml）］	134.4（611.0）	1.8（8.2）	98.7%
睾酮［nmol/L（ng/ml）］	9.40（2.71）	2.88（0.83）	69.4%
孕酮［nmol/L（ng/ml）］	＞126.80（40.00）	19.53（6.16）	＞84.6%
DHEAS［μmol/L（μg/dl）］	5.2（201.0）	3.0（116.0）	42.2%
17α-OHP［nmol/L（ng/ml）］	217.25（71.7.0）	26.21（8.65）	87.9%

［**糖代谢相关检查**］HbA1c 6.6%，空腹胰岛素32.3mU/L。监测血糖：空腹血糖6.5～6.8mmol/L，餐后2小时血糖9～12mmol/L。进一步行*CYP21A2*基因检测提示存在复合杂合突变，支持21-羟化酶缺陷症（21-hydroxylase deficiency，21-OHD）的诊断。

（六）诊断

①46,XX性发育异常（disorder of sex development，DSD），先天性肾上腺皮质增生症，21-OHD（单纯男性化型）；②双肾上腺占位，肾上腺髓样脂肪瘤可能性大；③代谢综合征，肥胖症，糖耐量异常，血脂异常，高尿酸血症，高尿酸血症，脂肪肝；④甲状腺功能减退症。

（七）治疗

给予泼尼松2.5mg每日2次治疗，同时给予低脂低嘌呤饮食。外生殖器异常方面，患者及家属希望保留男性社会性别。双侧肾上腺占位方面，影像学诊断考虑肾上腺髓样脂肪瘤，建议观察。代谢综合征方面，给予碳酸氢钠、多种维生素口服，监测尿酸、血糖控制尚可。

二、病例分析

患者为青年患者，社会性别男性，患者出生时肤色偏黑，外生殖器模糊，有类似“小阴茎样结构”；终身高矮（-5SD），查体示身材矮小，肥胖，肤色黑，黑棘皮征阳性，乳晕色深，乳腺Ⅰ期，阴毛Ⅵ期，阴蒂肥大。盆腔超声可见子宫、卵巢结构，染色体性别女性（46,XX），考虑为46,XX DSD。

进一步检查FSH和LH水平不高，而睾酮水平明显升高，幼童期表现为周围性性早熟，进一步检查ACTH明显升高，血皮质醇正常低值，17α-羟孕酮（17α-hydroxyprogesterone，17α-OHP）和孕酮水平明显升高，且可以被中剂量地塞米松抑制试验抑制，故诊断考虑为先天性肾上腺皮质增生症（congenital adrenal hyperplasia，CAH）。在CAH中，21-OHD、11β-OHD、3β-羟类固醇脱氢酶缺陷症均可表现为46,XX DSD，需行鉴别诊断。患者电解质水平、血压正常，醛固酮和肾素水平正常，在睾酮升高的同时，17α-OHP和孕酮均明显升高，11-去氧皮质醇、去氧皮质酮正常，故可除外11β-OHD和3β-羟类固醇脱氢酶缺陷症，进一步基因检测提示21-OHD诊断成立。

21-OHD临床分型可分为失盐型、单纯男性化型和非经典型。失盐型和单纯男性化型又合称为经典型，其21-羟化酶活性完全或接近完全丧失，一般在出生时即有临床表现。非经典型（迟发型）患者21-羟化酶活性仅部分丧失，出生时无临床表现，其症状一般较轻，往往在青春发育期或者成年才出现轻微症状。此患者出生时即有外生殖器模糊，且未见失盐现象，故本例患者可以明确诊断21-羟化酶单纯男性化型。

值得注意的是患者双侧肾上腺增强CT示双侧肾上腺多发占位性病变，左侧大者大小为15.7cm×9.1cm，其内密度不均，可见分隔及脂肪样密度影，考虑髓样脂肪瘤，有肾受压，右侧肾上腺明显增粗，也有肾上腺占位改变。综合以上分析，考虑诊断为CAH、21-OHD、双侧肾上腺髓样脂肪瘤。

21-OHD的治疗目标为应用糖皮质激素替代生理需要，防止肾上腺危象及失盐发生；抑制高雄激素血症，减少终身高受损，减少骨质疏松及心血管疾病风险。本例患者按照染色体应该按照女性抚养，但患者心理和社会性别均为男性，拒绝按照女性生活，后续还需进行心理治疗和整形手术。而双侧肾上腺结节考虑为肾上腺髓样脂肪瘤，目前无压迫症状，可择期观察，如有压迫症状可择期手术治疗左侧巨大肾上腺占位。

三、临床查房

1. 什么是周围性性早熟，其原因又是什么？

周围性性早熟为非促性腺激素依赖性性早熟，是血中非中枢依赖性性激素增多的结果，周围性性早熟可见于CAH(21-OHD，11β-OHD)、分泌HCG的生殖细胞瘤、McCune-Albright综合征、原发性甲状腺功能减退症和外源性雄激素摄入等。仅发生于男性的有睾丸间质细胞瘤和家族性男性性早熟，仅发生于女性的还有自主功能的卵巢囊肿和卵巢肿瘤。在CAH中，最常见的为21-OHD，故若女性出现男性化表现伴高雄激素血症，需警惕21-OHD。

2. 女性体内雄激素的来源是什么？

女性体内雄激素的来源包括卵巢和肾上腺。循环中的睾酮50%是由肾上腺和卵巢直接产生的，比例几乎相等，其余的是由肾上腺和卵巢分泌的较弱的雄激素，如雄烯二酮、脱氢表雄酮和硫酸脱氢表雄酮在外周转化而来的，女性中雄激素的来源如图32-3所示。

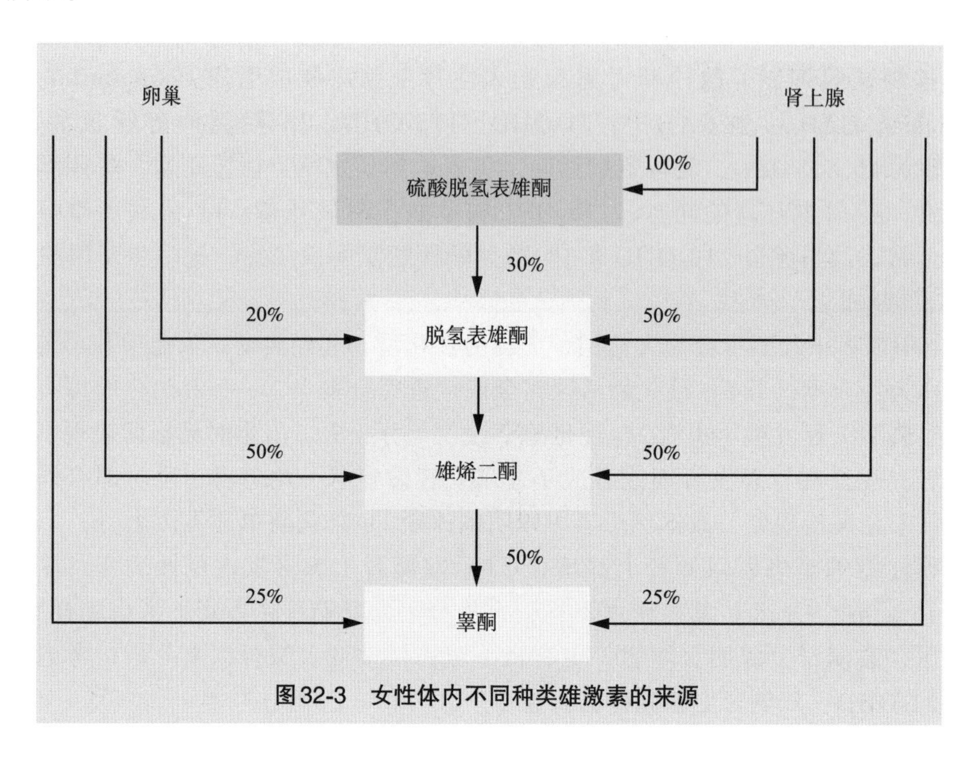

图32-3　女性体内不同种类雄激素的来源

3. **女性雄激素过多的临床表现是什么?**

女性雄激素过多的临床表现为多毛症、痤疮、雄激素性脱发、嗓音低沉、男性化体型和阴蒂肥大。对于成年女性还有月经稀发、闭经和无排卵。

4. **什么是CAH?**

CAH是一组常染色体隐性遗传疾病，其共同病因在于皮质醇生物合成过程中某一种必需的酶存在缺陷，引起皮质醇合成不足。由于反馈抑制减弱，致使下丘脑CRH和垂体ACTH代偿性分泌增加进而导致肾上腺皮质增生，并导致酶缺陷上游皮质醇前体物质的过量生成和堆积。在CAH中，21-OHD最常见（≥95%）。

5. **CAH的分型是什么?**

根据酶缺陷的不同，CAH可以分类为21-OHD、11β-OHD、3β-羟类固醇脱氢酶缺陷症、17α-OHD和先天性类脂样肾上腺皮质增生症等类型。21-OHD占CAH的90%～95%；11β-OHD次之，占5%～8%。

6. **如何鉴别迟发型CAH（非经典型CAH）和多囊卵巢综合征?**

在青少年多囊卵巢综合征（polycystic ovary syndrome，PCOS）可能有10%～15%为迟发性（非经典型）先天性肾上腺皮质增生症（late onset congenital adrenal hyperplasia，LOCAH）。LOCAH通常表现为性早熟和青春期多毛。与PCOS相反，月经稀发的发生率较低，80% vs（40%～50%），这些患者通常身材正常，在少部分

LOCAH中可能存在男性化体征。ACTH刺激后的17α-OHP > 30nmol/L（10ng/ml）可帮助确诊，多毛和月经不调首选抗雄激素治疗和口服避孕药。糖皮质激素也适用于性早熟和骨成熟加速的患者，对于育龄期有生育要求的患者应用糖皮质激素治疗往往可帮助患者维持更好的雄激素水平，有助于受孕。

7. 什么是21-OHD？

CAH中，21-OHD最为常见，约占所有CAH病例的90%以上，是由*CYP21A2*基因突变引起21-羟化酶缺乏所致。21-羟化酶功能障碍后，因皮质醇和醛固酮产生减少会引起失盐（低钠血症、低容量）；性激素前体物质堆积，如孕酮、17α-OHP、脱氢表雄酮和睾酮升高，脱氢表雄酮和睾酮升高会引起高雄激素血症临床表现，导致女性男性化或男性性早熟的表现。

8. 21-OHD的临床分型是什么？

21-OHD通常根据是否存在低钠以及症状严重程度分为3种临床类型：失盐型、单纯男性化型和非经典型。它们反映了同种疾病酶功能受损程度及临床表现从重到轻的连续性变化。失盐型和单纯男性化型又合称为经典型。

9. 什么是经典型21-OHD？

失盐型和单纯男性化型21-OHD患者又合称为经典型。经典型21-OHD在新生儿中的发病率为1/（10 000 ～ 20 000），失盐型约占75%，21-羟化酶活性 < 1%，出生后2周内易发生危及生命的失盐危象。单纯男性化型约占25%，21-羟化酶活性1% ～ 2%，醛固酮可在正常范围，失盐倾向较低。女性患者出生时表现为外生殖器男性化，周围性性早熟，生长发育提前，骨骺早闭和终身高矮。

10. 什么是非经典型21-OHD？如何与PCOS鉴别？

非经典型的发病率为1/（200 ～ 1000），21-羟化酶活性为20% ～ 50%，其血皮质醇、醛固酮可在正常范围，可无症状，或有高雄激素表现。非经典型患者的临床表现相差极大，且症状的轻重可随时间有所变化。在青春期女性和成年女性中可能较难和PCOS相鉴别。然而，PCOS比非经典型21-OHD更为常见，它们的基线17α-OHP水平可能有所重叠，但ACTH激发试验可以很好地鉴别这两种疾病。

11. 21-OHD主要有哪些临床表现？

该病的临床表型谱从最重型到最轻型不一，具体取决于21-羟化酶的活性。主要临床特征是皮质醇分泌不足、失盐以及雄激素分泌过多引起的各种表现。女性经典型患者表现为外生殖器性别不清。新生儿筛查未发现的男性失盐型患者通常在出生后7 ～ 14天表现为生长迟滞、脱水、低钠血症和高钾血症。新生儿筛查未发现的男性经典型的非失盐型患者通常在2 ～ 4岁时表现为早期男性化（阴毛、身高突增）。非经典型（迟发型）21-OHD在年轻女性中表现为多毛和月经不规则，在学龄儿童中表现为阴毛早现或性早熟，但也可能无症状。

12. 什么是失盐？

失盐即低钠，主要是由于醛固酮合成减少所致。此外，大量皮质醇前体物质如

17α-OHP堆积，这些前体物质亦有对抗盐皮质激素的作用，此也为失盐的原因之一。新生儿21-OHD易发生失盐危象，是因为新生儿肾小管的保钠功能尚不健全，特别是男性新生儿因无明显的外生殖器异常容易漏诊，更易发生失盐危象。

13. 什么是21-羟化酶基因?

21-羟化酶即P450C21，为微粒体细胞色素P450单氧化酶，编码P450C21的基因位于6p21.3，在HLA-B与HLA-DR之间的HLA Ⅲ区域。P450C21的两个基因*CYP21A1*和*CYP21A2*，仅*CYP21A2*编码21-羟化酶蛋白。

14. 21-OHD的遗传学病因是什么?

21-OHD是一种常染色体隐性遗传疾病，引起21-OHD的基因突变均产生于*CYP21A2*和*CYP21A1*的基因重组机制。约75%的患者发生基因转换，即同源性极高的*CYP21A2*和*CYP21A1*基因的在减数分裂时发生互换。约25%的患者存在*CYP21A2*的大片段缺失，是因为染色单体在减数分裂时的错误组合和不等互换导致大片段的DNA缺失。基因突变与酶活性和临床类型之间大致相关，但有时和表型不相关。

15. Prader分级具体是什么?

Prader分级是一种用于评估人类生殖器“男性化程度”的基本方法。它主要用于确定CAH和其他性发育障碍情况下的生殖器表现，等级分为5个阶段，具体见表32-4。

表32-4 Prader分级

分级	生殖器表现
Ⅰ级	阴蒂肥大，无阴唇融合
Ⅱ级	阴蒂肥大，后阴唇融合
Ⅲ级	阴蒂明显肥大，单尿道口，阴唇几乎完全融合
Ⅳ级	阴茎样阴蒂，泌尿生殖窦，阴唇完全融合
Ⅴ级	阴茎样阴蒂，阴茎顶端的尿道口，阴囊样阴唇

16. 什么是肾上腺髓样脂肪瘤?

肾上腺髓样脂肪瘤是一种罕见的、无激素分泌功能的良性肿瘤。包含成熟脂肪和造血组织。1905年首次报道，1929年初次命名为“髓样脂肪瘤”。多于检查中无意发现，可同时合并其他疾病，如库欣综合征、CAH、原发性醛固酮增多症、嗜铬细胞瘤等。患者通常无症状，有时可伴腹痛，与肿瘤占位、出血、坏死有关。基于影像学表现容易诊断，CT可示瘤体大小不一，有脂肪密度（CT值＜-30Hu），大多有髓样造血组织成分，密度不均匀，有时可见钙化。

17. CAH患者会导致肾上腺髓样脂肪瘤的风险增高吗?

CAH发生肾上腺髓样脂肪瘤风险增加，最早于1975年报道，目前已报道40余例。21-OHD最常见，其次为17-OHD。年龄多40岁以上，大多为长期未治疗或控制差、

ACTH长期升高的患者，机制可能与长期暴露于高ACTH和雄激素水平有关。肿瘤大多为单侧，左侧多见，≤4cm，也可为双侧，最大可达43cm。肿瘤生长迅速时，可能发生破裂、出血、坏死，产生侧腹痛、腹部不适等，严重者可有血尿、肾血管性高血压、腹膜后出血。

18. 患有雄激素过多的女性需要什么基本检查?

对于雄激素过多的女性，最基本的筛查包括TSH、PRL、17α-OHP和睾酮。测定TSH和PRL有助于排除PCOS的继发性病因。血清睾酮正常并不能排除PCOS的诊断，因为终末器官敏感度不同，常规测定LH和FSH对诊断价值不大，仅在50%的PCOS患者中观察到特征性LH/FSH比值＞2。在月经期女性的卵泡早期，基线卵泡期8am ～ 9am时血清17α-OHP＜6nmol/L(2ng/ml)可排除绝大多数非经典型21-OHD的诊断。如果该数值＞6nmol/L(2ng/ml)，则需要通过$ACTH_{1-24}$刺激试验（250μg）来进行验证，如结果显示在60分钟时17α-OHP＞30nmol/L(10ng/ml)支持21-OHD的诊断。硫酸脱氢表雄酮的评估对那些快速进展的多毛症/女性男性化患者可能有用，能帮助排除有无肾上腺肿瘤。血清双氢睾酮的测定灵敏度低，且循环中双氢睾酮水平与多毛症之间缺乏相关性（毛囊皮脂腺中也存在5α-还原酶2型），因此血清双氢睾酮的测定对鉴别诊断价值不大。此外，建议高雄激素血症的女性患者应该接受OGTT和空腹血脂检查，因为这些患者将来发生心血管事件的风险很高。

19. 雄激素水平是否有助于确定雄激素过多的病因?

大多数PCOS患者的总睾酮水平在参考范围内。血清总睾酮＞6.94nmol/L提示卵巢/肾上腺肿瘤，血清硫酸脱氢表雄酮＞18μmol/L(700μg/dl)提示肾上腺皮质癌。然而值得注意的是个别PCOS的女性可能雄激素水平也会高于6.94nmol/L。

20. 如何诊断21-OHD？

临床上若新生儿有失盐表现（如脱水、休克等）或外生殖器模糊，女性新生儿有假两性畸形，儿童生长加速并有女性男性化或男性假性性早熟表现，以及青春期或成年女性出现男性化、多毛、痤疮、月经不规律、不育等症状时均应警惕21-OHD可能，并予进一步检查，应注意家族史的询问。

21. 有哪些实验室检查对21-OHD的诊断有帮助?

生化检查在21-OHD诊断中十分重要。激素测定方面可检测血浆总皮质醇、24小时尿游离皮质醇、血ACTH水平、17α-OHP、17-酮类固醇、孕三醇或17-生酮类固醇、睾酮、FSH、LH、肾素活性等。功能试验方面可行快速ACTH兴奋试验、中剂量地塞米松抑制试验等协助诊断和鉴别诊断。目前越来越多的医学中心应用串联质谱技术测定多种肾上腺类固醇激素的前体，对诊断和分型更有帮助。

22. 如何根据17α-OHP水平诊断是否为21-OHD？

17α-OHP增高是21-OHD的特异性诊断指标，若17α-OHP＞30nmol/L(10ng/ml)，则高度支持诊断21-OHD。若17α-OHP水平在6 ～ 30nmol/L(2 ～ 10ng/ml)，需行ACTH兴奋试验确诊。若17α-OHP＜6nmol/L(2ng/ml)则21-OHD可能性小。若ACTH兴奋试

验结果不确切，可行基因检查。

23. 什么是快速ACTH兴奋试验？

快速ACTH兴奋试验是指于上午8时静脉注射人工合成的$ACTH_{1-24}$ 250μg，分别于注射前和注射后60分钟取血测定17α-OHP和皮质醇水平，这项检查是确诊21-OHD的重要检查，也可以协助区分21-OHD的各种临床类型。经典型21-OHD患者的17α-OHP基础值多＞60.6nmol/L（20.0ng/ml），ACTH兴奋后的17α-OHP可＞151.5～303.0nmol/L（50.0～100.0ng/ml），均明显高于正常人。而非经典型患者的17α-OHP基础值可正常或轻度升高，但在ACTH兴奋后则远高于正常反应，一般为30.3～303.0nmol/L（10.0～100.0ng/ml）。皮质醇对ACTH的反应在各临床类型间也不相同，经典型可无反应或稍低于正常，而非经典型可正常。

24. 什么是中剂量地塞米松抑制试验？

中剂量地塞米松抑制试验（1日法）是指口服地塞米松0.75mg，每6小时1次，服用1日，于服药前（对照日）和服药后第2日测定血浆17α-OHP和睾酮等水平。该实验主要用于鉴别诊断，服用地塞米松后，CAH患者的ACTH分泌受到抑制，进而使17α-OHP和雄激素等的分泌减少，可至正常或接近正常，以此与肿瘤引起的雄激素分泌过多相鉴别。据北京协和医院的研究，回顾性分析了55例CAH、10例分泌雄激素肿瘤和20例PCOS，证明在CAH患者中，1日法和5日法中剂量地塞米松抑制试验的17α-OHP抑制率无明显差异，两种方法均可用于CAH的诊断。此研究进一步计算了1日法中剂量地塞米松抑制试验诊断CAH的诊断效能，血睾酮和17-OHP最佳抑制率分别为61.2%和87.1%，应用睾酮和17α-OHP抑制率作为判断标准，灵敏度和特异度都能超过90%。

25. 21-OHD的诊断流程是什么？

具体诊断流程为，新生儿足跟血17α-OHP筛查阳性的婴儿，推荐行$ACTH_{1-24}$刺激试验评估。而对于有症状的婴儿，用液相色谱-串联质谱法测定基线清晨血清17α-OHP进行筛查。17α-OHP水平处于临界值的个体，在进行ACTH刺激试验后获得完整的检验学资料，与其他类型CAH相鉴别。当ACTH刺激试验后结果不明确或因接受激素治疗其结果不准确时，或出于遗传咨询的目的，建议行基因分型。并对至少一个亲本进行基因分型有助于解释基因检测结果。具体21-OHD诊断流程见图32-4。

26. 如何治疗21-OHD？

治疗目标为替代生理需要，防止肾上腺危象及失盐发生，抑制高雄激素血症，减少终身高受损，减少骨质疏松及心血管疾病风险。具体治疗方式为：①糖皮质激素替代，适用于经典型，补充皮质醇不足，抑制肾上腺雄激素产生。儿童应用氢化可的松8～15mg/（m^2·d），治疗过程中应用最低有效剂量，既能控制肾上腺过多产生的雄激素，也要避免抑制生长。青少年及成人首选为氢化可的松或泼尼松，成年患者可用泼尼松5.0～7.5mg/d或地塞米松0.25～0.50mg/d。应激时需加量。②盐皮质激素替代，适用于失盐型，氟氢可的松50～200μg/d，维持肾素活性在正常范围的中等水平即可。

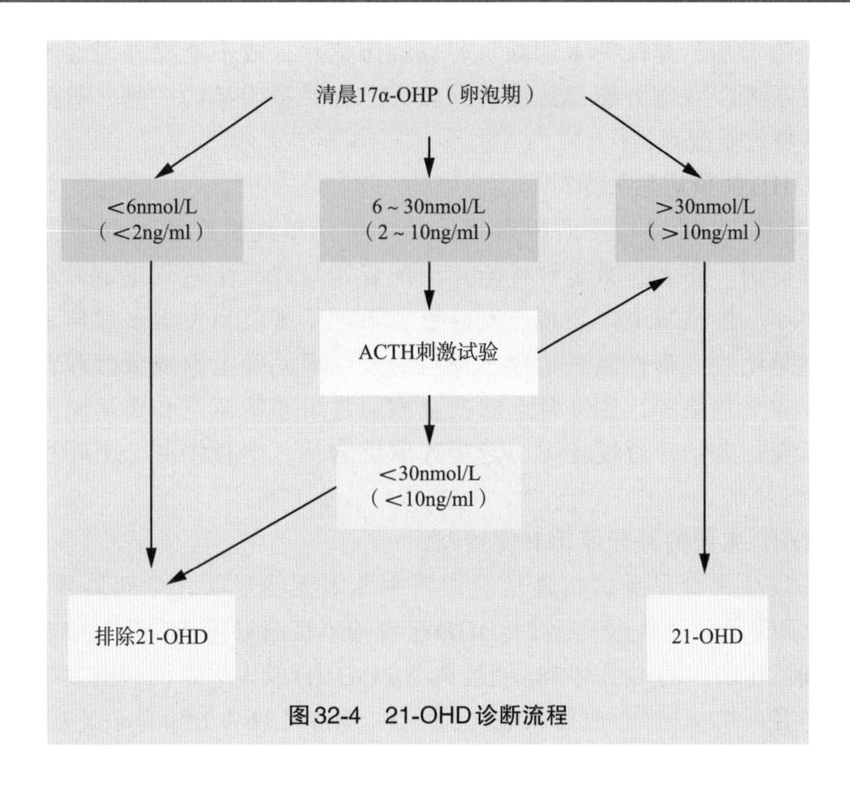

图32-4 21-OHD诊断流程

经典型21-OHD出生时伴阴蒂增大的女性患儿，应考虑行外阴整形手术修复。手术目标：保留正常女性器官，修复阴道口位置，使其具有月经、性生活、生育能力，避免反复泌尿系感染。手术之前需进行性别选择，患者具有自主决定权。

27. 如何对生育21-OHD高危妇女进行产前诊断和产前治疗?

21-OHD是一个能够进行产前治疗的疾病，如果已经生育过21-OHD患儿的母亲再次妊娠，可在孕10周进行绒毛膜活检进行基因检测。建议在妊娠第10周前，进行地塞米松预防性产前治疗。如果后续检测胎儿为男性或非患病女性胎儿，应停止产前治疗。若胎儿为患病女性胎儿，应继续治疗至足月生产以预防出生时存在阴蒂增大、外生殖器畸形。

28. 染色体核型46,XX的21-OHD的性别选择和治疗推荐?

可根据患者男性化程度和Prader分级进行性别选择和治疗推荐。①轻中重度男性化（Prader Ⅰ～Ⅳ级）：推荐按女性抚养，若在婴儿期确诊并给予糖皮质激素治疗，成年时可能保留正常卵巢功能和生育能力；②中至重度男性化（Prader Ⅲ～Ⅳ级）：手术矫正异常外生殖器，恢复女性正常解剖结构；③严重男性化（Prader Ⅴ级）：性别分配有争议，女性化手术困难；若作为男性抚育，建议青春期前行子宫及卵巢切除，以免出现月经及乳房发育；除终生替代GC外，可能还需补充睾酮维持男性第二性征。

29. 如何治疗肾上腺髓样脂肪瘤?

对肿瘤＜4cm，且无症状者，因肿瘤自发破裂、出血风险小，可每年复查CT随访观察，以避免手术以减少终身服用皮质激素替代。对肿瘤＞7cm者，肿瘤自发破裂、腹膜后出血风险增加，建议手术切除。若有临床症状，或不能除外恶性肿瘤，无论肿瘤大小均建议手术。双侧肿瘤，建议切除较大、症状更明显的一侧，对侧观察，尽量避免手术及终身皮质激素替代。

30. 21-OHD的预后怎么样?

正确的糖皮质激素和盐皮质激素替代治疗可使单纯男性化型女性患者具有正常的月经和生育能力。患者行激素替代治疗后的成年身高无法达到正常人水平。女性患者多有阴道口小、性欲减退等表现。女性患者治疗不规范易发生多囊卵巢、进行性男性化和骨骺过早闭合。男性患者治疗不规范易发生睾丸肾上腺残余瘤和肾上腺髓样脂肪瘤、肾上腺皮质危象等，睾丸肾上腺残余瘤通过阻塞输精道和破坏周围睾丸实质常常导致患者不育。若治疗过度还可引起类库欣综合征，生长停滞、肥胖和骨质疏松等表现。

31. 21-OHD主要的致死原因有哪些?

新生儿易发生失盐危象，特别是男性新生儿因无明显的外生殖器异常易被漏诊，致使发生休克和死亡。成人经典型21-OHD患者的不良结局可能由疾病本身、疾病带来的合并症造成，在瑞典的一项对588例经典型21-OHD成人患者的研究发现，其主要死因是肾上腺危象（42%）、心血管疾病（32%）、癌症（16%）和自杀（10%）。急性肾上腺危象可由过度体力消耗或情感刺激、治疗不充分或中断治疗等情况引起，也可由免疫接种、感染、外伤或外科手术等引起。

四、推荐阅读

[1] EL-MAOUCHE D，ARLT W，MERKE DP. Congenital adrenal hyperplasia [J]. Lancet，2017，390（10108）：2194-2210.

[2] SPEISER PW，ARLT W，AUCHUS RJ，et al. Congenital adrenal hyperplasia due to steroid 21-hydroxylase deficiency：An endocrine society clinical practice guideline [J]. J Clin Endocrinol Metab，2018，103（11）：4043-4088.

[3] TURCU AF，AUCHUS RJ. Adrenal steroidogenesis and congenital adrenal hyperplasia [J]. Endocrinol Metab Clin North Am，2015，44（2）：275-296.

[4] NARASIMHAN ML，KHATTAB A. Genetics of congenital adrenal hyperplasia and genotype-phenotype correlation [J]. Fertility and Sterility，2019，111（1）：24-29.

[5] SIMPSON JL，RECHITSKY S. Prenatal genetic testing and treatment for congenital adrenal hyperplasia [J]. Fertility and Sterility，2019，111（1）：21-23.

（孙 旭 卢 琳）

病例33 脸变圆红、月经紊乱，皮质醇波动大

一、病历摘要

患者，女性，36岁，因“脸变圆红4年，月经紊乱1年”收住。

（一）现病史

4年前患者无诱因出现脸变圆红、体重1年内增加10kg，伴腹部及大腿内侧宽大紫纹，背部毳毛，唇边出现小胡须，皮肤磕碰易出现瘀斑。2014年2月患者出现月经紊乱，经量少，周期延长至40～60天。就诊北京协和医院门诊，查24小时尿游离皮质醇（24-hour urinary free cortisol，24hUFC）969.96μg，为进一步诊治收入院。患者发病以来精神疲倦，自觉肤色较前加深，饮食正常，睡眠可，大小便正常，体重近1年体重增加2.5kg，身高无明显变矮。

（二）体格检查

BP 115/70mmHg，BMI 25.53，腰围100cm。向心性肥胖，满月脸，多血质貌，背部毳毛增多，锁骨上脂肪垫（+），无水牛背。颈部黑棘皮征（+），皮肤菲薄，腹部、腰部、大腿根部内侧、双下肢内侧均可见紫纹。甲状腺不大，无触发泌乳。心肺未见明显异常。

（三）辅助检查

［**定性诊断相关检查**］患者血总皮质醇（8am）772.52nmol/L［27.99μg/dl（参考范围4.00～22.30μg/dl）］，血总皮质醇（0am）564.42nmol/L（20.45μg/dl），皮质醇节律性消失，小剂量地塞米松抑制试验（dexamethasone suppression test，DST）24hUFC被抑制至54.61μg（参考范围12.3～103.5μg），考虑库欣综合征（Cushing syndrome）诊断明确。患者曾在未服用影响糖皮质激素测定的药物情况下1个月内24hUFC从969.96μg降至110.88μg（尿样的采集环节对患者进行口头和书面指导，嘱患者保持安静、勿激动，不要过多饮水和使用任何含糖皮质激素的制剂，并确保患者留取完整的24小时尿液，从而降低其他因素对结果测定的干扰），此后监测患者24hUFC（图33-1），发现患者24hUFC波动较大，有“三峰两谷”现象，考虑患者周期性库欣综合征。

［**定位诊断相关检查**］患者多次查ACTH为10.6～11.6pmol/L［48.4～52.7pg/ml（参考范围0～46.0pg/ml）］，考虑ACTH依赖性库欣综合征。行大剂量DST，24hUFC被抑制至22.2μg，选择患者24hUFC高峰期行双侧岩下窦静脉取血（IPSS）＋去氨加压素（DDAVP）试验，IPSS＋DDAVP试验结果示基础中枢/外周ACTH＞2∶1，注射DDAVP后，中枢/外周ACTH＞3∶1，垂体平扫＋动态增强MRI示垂体占位（垂体偏右侧，大小约4.9mm×3.1mm），故考虑周期性库欣病。

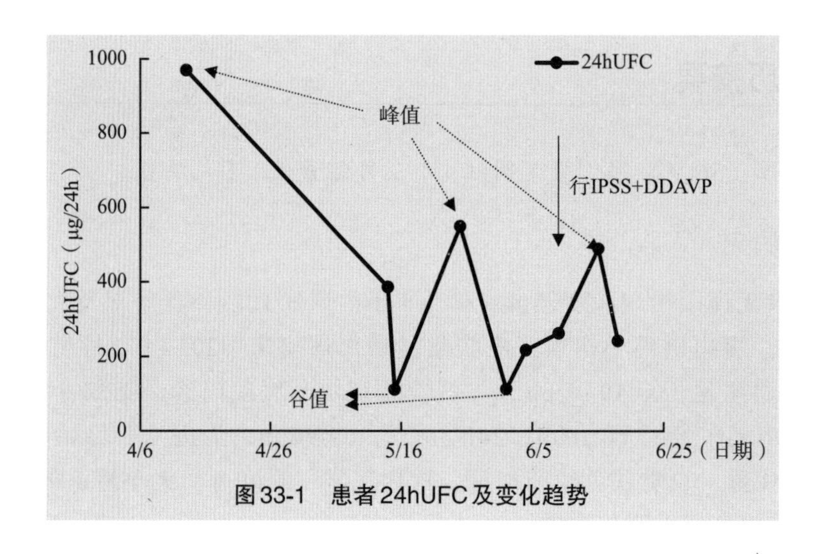

图33-1　患者24hUFC及变化趋势

（四）诊断

考虑患者周期性库欣综合征。

（五）治疗

行垂体手术治疗，患者症状缓解，皮质醇恢复正常。

二、病例分析

患者为中年女性，慢性病程。临床表现有向心性肥胖，脂肪重新分布，典型库欣貌，锁骨上脂肪垫阳性，皮肤菲薄，腹部、腰部、股根部内侧、双下肢内侧多处紫纹。血压，血钾正常。患者发病后表现为经期持续时间缩短，经血量减少。定性诊断方面，北京协和医院查血总皮质醇节律性消失、小剂量DST不被抑制，考虑库欣综合征诊断明确。定位诊断方面，患者血ACTH升高，考虑ACTH依赖性库欣综合征。结合患者大剂量DST、IPSS＋DDAVP试验、影像学检查结果，考虑库欣病。患者在未服药情况下24hUFC有“三峰两谷”样改变，考虑患者周期性库欣病。

周期性库欣病属于周期性库欣综合征，周期性库欣综合征在非医源性库欣综合征的发病率很低。目前研究普遍认为周期性库欣综合征的诊断需要监测到皮质醇水平值少有3个波峰和2个波谷的改变。目前周期性库欣综合征的机制尚不明确，临床医师对其认识还不够完善，故临床工作中非常容易发生漏诊、误诊现象。特别是当周期性库欣综合征波动出现高皮质醇时，短时间内皮质醇累积不及经典库欣综合征多，临床表现可能不典型，因此应多次监测。本例患者住院期间多次监测24hUFC，其2次谷值间隔时间约15天，峰值间隔约20天，判断患者波动周期为15～20天。但本例患者持续有库欣貌等临床表现，本例患者属于皮质醇分泌有周期波动、临床表现无周期波动的类型。其他文献报道周期性库欣综合征的周期从12小时到86天不等，加之患者的临床表现具有隐匿、多样化的特征，这更增加了诊断的难度。因此当患者的临床表现与血皮质醇水平不匹配时，应考虑周期性库欣综合征可能。

治疗方面，原发病首选手术治疗。切除病灶后会出现类“糖皮质激素戒断综合症”，而避开皮质醇分泌高峰期可适当减轻患者的不良反应，因此建议最佳手术时机的选择应避开皮质醇分泌高峰期，防止出现皮质醇撤退症状。本例患者术后症状明显改善，体重较术前下降20kg，恢复发病前体重。目前文献认为，与非周期性库欣病患者相比，周期性库欣病外科手术治疗后的缓解率低、复发率高，但机制未明。Alexandraki等回顾性分析了1946～2007年201例库欣病病例，周期性库欣病患者术后缓解率为31.58%，非周期性库欣病患者的缓解率为52.76%；周期性库欣病患者复发率为21.05%，非周期性库欣病患者复发率仅为9.45%。因此，在术前谈话时应充分向患者及其家属交代手术风险及预后，并重视随访。

本文报道了1例周期性库欣病患者的诊疗过程，希望能借此提高临床医师对周期性库欣综合征，特别是周期性库欣病的重视。在临床上遇到临床表现与皮质醇水平不匹配的患者时，应考虑周期性库欣综合征。诊断周期性库欣病时应注意选择皮质醇分泌高峰期进行IPSS等定位诊断试验，治疗时应避开皮质醇分泌高峰期进行手术。由于周期性库欣病的手术效果不及非周期性库欣病，应密切关注术后相关指标的变化，及时作出相应处理。

三、临床查房

1. 什么是周期性库欣综合征?

周期性库欣综合征是非常罕见的库欣综合征疾病类型，与经典型库欣病皮质醇水平相对稳定升高不同，此类患者皮质醇分泌增多呈周期性或者间断不规则的节律，导致典型的库欣综合征临床症状复杂化和变异化，目前发现的周期性库欣综合征的周期有12小时到86天不等，周期长短不一。经典的周期性库欣综合征的诊断需要观察到血皮质醇的浓度至少出现3次峰值和2次谷值的改变。

2. 正常人皮质醇的日常波动情况如何?

皮质醇是应激激素，当受到外界环境干扰或自身情绪影响时可以出现一定范围的波动。例如，在手术、情绪激动等应激情况下，血浆皮质醇可比正常状态时高2～4倍。正常人的皮质醇分泌有昼夜节律、亚日节律（周期＞24小时）和超日节律（周期＜24小时）。昼夜节律表现为血总皮质醇水平以6am～8am最高，11pm～4am最低，男女无显著性差异。正常人24小时血浆皮质醇浓度曲线可有多种类型和一定差异。早晨出现峰值的时间可不一致，但入睡后的皮质醇均明显降低。皮质醇波动一般存在于以下情况：①激素分泌的随机波动；②高皮质醇水平状态下激素水平自发下降；③周期性库欣综合征。

3. 周期性库欣综合征的周期长短如何?

周期性库欣综合征属于特殊类型的库欣综合征，其皮质醇增多呈周期性发作，但周期长短不一。据报道，皮质醇分泌的每一谷峰的间隔时间可短至12小时或长达86天，在周期性发作期，皮质醇呈周期性分泌，每一病例大致有各自的基本分泌周期。早期的间歇时间较长，后期发作频繁。大部分周期性库欣综合征患者每个周期的循环具有一定的规律，也有某些患者具有比较复杂的循环模式。有研究报道诊断了1例具有双重周期性节律的ACTH腺瘤患者。第一重节律由约40天的皮质醇高分泌期以及持续60～70天的缓解期构成，而在皮质醇高分泌期间每3～6天出现1次皮质醇分泌的高峰与自发缓解交替存在的第二重节律。

4. 周期性库欣的发病机制是怎样的?

周期性库欣综合征发病机制尚不清楚，目前仅有部分依据有限的病例提出的一些机制假说。周期性库欣综合征病因包括下丘脑病变、垂体微腺瘤、空泡蝶鞍、支气管小细胞型未分化癌或肾上腺癌等。有研究报道周期性库欣综合征的发病机制可能是某种中枢性原因导致了激素节律性的分泌，如异位ACTH综合征导致的周期性库欣综合征可能是由于ACTH或中枢性神经递质存在周期性分泌，从而引起皮质醇出现相应变化。还有假说认为是肿瘤内部自发性、间歇性出血暂时损伤了具有活性分泌功能的细胞或分泌ACTH的细胞，从而导致皮质醇的周期性改变。下丘脑功能紊乱也与周期性库欣发病有关，有研究报道经蝶垂体腺瘤切除术后库欣综合征复发患者容易诱发周期性库欣综合征，推测可能与手术造成下丘脑功能紊乱有关。此外，尚有数个病例报道使用多巴胺受体激动剂溴隐亭以及血清素受体阻断剂赛庚啶治疗周期性库欣综合征能获得一定时间内临床缓解，因此推测中枢多巴胺能或血清素的周期性改变可能在周期性库欣综合征中起到一定作用。

尽管存在多种解释周期性库欣综合征发病机制的假说，但这些假说往往是根据少数病例做出推断，并没有一种假说可以完全解释所有原因导致的周期性库欣综合征。

5. 周期性库欣综合征的病因有哪些?

经典的库欣综合征其病因可分为ACTH依赖性（垂体性、异位ACTH综合征等）和ACTH非依赖性（肾上腺腺瘤、肾上腺癌等）两大类。理论上来说所有能引起皮质醇增多的病因（包括ACTH依赖性和ACTH 非依赖性）均可以导致周期性皮质醇分泌。现有文献报道导致周期性库欣综合征最常见的病因是ACTH腺瘤，但其他病因如高分化的神经内分泌瘤、肺恶性肿瘤、肾嗜酸细胞瘤、支气管腺瘤、异位分泌ACTH的嗜铬细胞瘤、肾上腺腺瘤也有报道。一篇文献报道了65例周期性库欣综合征，其中54%为库欣病，26%为异位ACTH/CRH综合征，其中包括肺神经内分泌肿瘤、肾脏嗜酸细胞性肿瘤、嗜铬细胞瘤异位分泌ACTH，还有11%为非ACTH依赖性库欣综合征。

6. 周期性库欣综合征的流行病学如何？

周期性库欣综合征是一种非常罕见的疾病，全世界范围内现有文献报道的病例数尚不足百例。目前报道的周期性库欣综合征占非医源性库欣综合征的发病率很低。有研究认为临床医师对该病认识不足，患者症状隐匿波动难以确诊，从而导致周期性库欣综合征诊断出现一定困难，所以明显低估了该病的发病率。既往曾被认为是库欣综合征自发缓解的病例有可能就是被忽略的周期性库欣综合征。有一项研究随访了41例术后库欣病患者，其中7例（17%）表现出了周期性皮质醇改变。另一项研究对63例库欣病术后患者进行了平均9.6年的长期随访，其中10例复发患者中有6例存在周期性皮质醇分泌增多的情况。当然，在儿童中也有周期性库欣综合征病例的报道。这些小规模的研究表明周期性库欣综合征的发病率远比既往认为的要高，只有经过仔细筛查和长期随访才有可能发现皮质醇周期性分泌模式，诊断出周期性库欣综合征。

7. 周期性库欣综合征的临床表现如何？

周期性库欣综合征作为库欣综合征的一种特殊类型，由于其皮质醇水平的周期性波动以及存在波峰及波谷交替现象，发作期皮质醇水平升高，而在缓解期皮质醇水平可正常、降低或轻度升高，所以临床症状也可消失或者持续存在，导致周期性库欣综合征的临床表现复杂多样。患者多有至少1～2种库欣综合征的典型症状，如向心性肥胖、水牛背、满月脸、水肿、紫纹，高血压，高血糖，低钾血症等，但也可能呈现为隐匿而不典型的症状如反复水肿、心律失常、低钾血症等。

周期性库欣综合征发作时血浆皮质醇、尿-17羟皮质类固醇（尿-17OHCS）、尿-17醇类固醇（17-KS）均升高，小剂量地塞米松试验不被抑制。有时，做地塞米松抑制试验时正好与皮质醇分泌增多偶合，出现尿-17OHCS升高的“反常”现象。另外，还有一种周期性库欣综合征是由于中枢神经系统去甲肾上腺素和多巴胺代谢受体受损，导致周期性ACTH/AVP分泌综合征。其主要表现为呕吐、精神抑郁、高血压和低钠血症。

8. 如何诊断周期性库欣综合征？

由于周期性库欣综合征临床表现的多变性、皮质醇分泌呈周期性改变、病因复杂多样以及缺乏诊断的特异性标志物，因此临床诊断十分困难，易造成漏诊或误诊。确立周期性库欣综合征诊断需要经过3个步骤：①确立库欣综合征的诊断；②检测出皮质醇分泌的周期性；③影像学或其他手段定位病灶。

周期性库欣综合征目前尚无统一的诊断标准，一般认为周期性库欣综合征的诊断应符合以下3点：①有或有过典型的库欣综合征临床症状且可自发缓解或再现；②实验室检查明确皮质醇水平呈周期性波动，且至少观察到3个波峰和2个波谷（波峰时皮质醇水平应超过正常值高限）；③排除其他病因（如假性库欣综合征、医源性库欣综合征等）或单纯性肥胖病因。

9. 如何鉴别亚临床库欣综合征和周期性库欣综合征？

通常将自主分泌皮质醇而没有典型库欣综合征临床表现的情况称为亚临床库欣综合征，常见于肾上腺意外瘤者。由于皮质醇长期轻微的过量分泌，亚临床库欣综合征常表现为高血压、肥胖、糖耐量受损或糖尿病、血脂异常及骨质疏松等。这些患者体内的皮质醇水平较低，症状较不典型，但是详细的问诊和仔细的体检仍可发现皮质醇分泌过多的痕迹。目前诊断亚临床库欣综合征尚无统一标准，亚临床库欣综合征血清皮质醇昼夜节律消失，但清晨皮质醇水平常正常，通常表现为午夜血清皮质醇水平升高，而周期性库欣综合征无此规律。常见的筛查试验方法中UFC用以检测轻度的皮质增多或微量的自主皮质醇分泌并不足够敏感，通常需要联合其他检查。地塞米松抑制实验作为筛查库欣综合征的常用方法，可用于筛查亚临床库欣综合征，但其切点尚存在一定争议，降低切点水平固然可以提高敏感度，但同时特异度降低，将导致更多假阳性结果出现。

10. 如何鉴别假性库欣状态和周期性库欣综合征？

假性库欣状态常见于酒精滥用、酗酒、酒精撤退综合征、抑郁症、肥胖等，其中酗酒及抑郁症是引起假性库欣状态的最常见原因，一旦引起假性库欣状态的因素消失，该类库欣状态即可自发缓解。鉴别周期性库欣综合征与假性库欣状态的要点，是假性库欣状态时下丘脑-垂体-肾上腺轴出现可逆性的异常。另外，胰岛素低血糖试验、地塞米松-CRH联合试验、阿片激动剂洛哌丁胺也有助于鉴别。

库欣综合征及假性库欣状态时均存在高皮质醇血症，因此留取24小时尿标本进行生化检测常常会得到重叠的结果。抑郁患者正常皮质醇节律消失，进行小剂量地塞米松抑制试验时其结果常常呈现不完全性抑制，而进行胰岛素诱导低血糖试验时皮质醇升高，但大部分库欣综合征患者对此无反应。CRH试验不能使假库欣患者产生一过性的皮质醇分泌增加，但库欣病和部分异位ACTH综合征患者可出现皮质醇分泌增多。联合2mg小剂量地塞米松抑制试验与CRH试验鉴别抑郁症和库欣综合征，其敏感度与特异度均可得到提高。阿片激动剂洛哌丁胺亦可用以鉴别库欣综合征与假性库欣状态。洛哌丁胺可抑制CRH，从而抑制ACTH及皮质醇。但库欣综合征患者其ACTH及皮质醇水平不被抑制，而假性库欣状态患者皮质醇水平降低。检测午夜皮质醇水平对于鉴别抑郁症和库欣综合征也有一定的帮助。

11. 如何确定周期性库欣病的取血时间？如何判断？

周期性库欣病的诊断需要依赖IPSS进行定位诊断，进行IPSS的时机对于诊断周期性库欣病十分重要。周期性库欣病可能干扰IPSS对于库欣病的定位诊断，活动期进行IPSS灵敏度高，但在周期性库欣病的非活动期，结果常为阴性而导致漏诊。Bonert等报道了1例周期性库欣病，诊断过程中，由于未重视实施IPSS的时机，在患者皮质醇分泌波谷期进行了IPSS试验，未得到阳性结果。因此，对于周期性库欣病患者的定位诊断，应在监测患者皮质醇水平变化后，选择皮质醇分泌高峰期进行测定，防止假阴性结果的出现。

12. 若出现IPSS假阴性，可能原因是什么？

IPSS在诊断库欣病时由于技术及静脉引流异常可能导致假阴性结果。IPSS的假阴性结果多由双侧垂体静脉分流异常引起，垂体发育不良或岩下窦血管丛异常分布有时会导致试验结果假阴性，而异位ACTH综合征患者有时会出现假阳性结果。所以IPSS假阴性可能见于周期性库欣综合征、轻症的库欣病、对CRH刺激反应性差的ACTH腺瘤，以及不位于蝶窦的异常位置的ACTH腺瘤。IPSS在技术层面上存在很大的挑战。引起IPSS无法正确定位的常见原因包括置管失败、置管位置不恰当、异常静脉回流、因药物或肾上腺切除致皮质醇水平正常或异位CRH分泌肿瘤。

13. 如何治疗周期性库欣综合征？

对于有明确病因的周期性库欣综合征，同经典库欣综合征一样，进行针对病因的治疗。治疗过程中需监测皮质醇水平，选择合适治疗时机。因为处于高皮质醇血症的间期时，可能会因治疗不当引起肾上腺皮质功能不全。库欣病常由ACTH腺瘤引起，因此首选经蝶垂体腺瘤摘除术治疗，若术后未能缓解，可选择再次垂体手术或垂体放疗、伽马刀治疗。肾上腺腺瘤可选择腹腔镜或开腹腺瘤切除术，尽量保存正常肾上腺。异位ACTH综合征的治疗应取决于原发肿瘤的类型、定位及分期。

对于术后复发、无法耐受手术、放射治疗失败或无法定位确切病因的周期性库欣综合征患者，也可选用药物治疗。药物治疗可以暂时抑制皮质醇的过量分泌，改善患者的临床症状。常见的治疗药物主要分为类固醇合成抑制剂、ACTH分泌抑制剂、糖皮质激素受体阻断剂三大类。当无法明确病因诊断，且患者症状无法缓解时，靶器官治疗不失为一种选择。但需要强调的是，由于该病的复发率较高，术后的长期随访至关重要。

14. 如何把握周期性库欣综合征的治疗时机？

库欣综合征常由ACTH腺瘤引起，因此首选经蝶垂体腺瘤摘除术治疗，手术病灶切除后患者会出现类“糖皮质激素戒断综合征”，如精神不振、全身疲乏、情绪低落、困倦，严重时原有的疾病甚至会加重。这与患者体内皮质醇状态从术前的高水平突然下降到术后低水平，患者机体无法短时间内适应有关，所以周期性库欣综合征患者的手术治疗最好避开患者皮质醇分泌高峰期，尽可能减轻患者可能出现的不良反应，因此建议最佳手术时机应该选择避开皮质醇分泌高峰期，防止出现皮质醇撤退症状。

15. 周期性库欣综合征的预后？

因为缺乏较好的队列研究，周期性库欣综合征的预期寿命尚未知。目前文献认为，与非周期性库欣综合征患者相比，周期性库欣综合征外科手术治疗后的缓解率低、复发率高，但机制未明。Yasuda等研究报道报道，接受神经外科干预后的周期性库欣综合征显示出较高的复发率（63%）和较低的缓解率（25%），而非周期性库欣综合征的治愈率约为80%。这与Meinardi的研究报道在神经外科手术后21例患者中有11例

（52%）复发的概率是一致的。Alexandraki等回顾性分析了1946～2007年201例库欣综合征病例，周期性库欣综合征患者术后缓解率为31.58%，非周期性库欣综合征患者的缓解率为52.76%；周期性库欣综合征患者复发率为21.05%，非周期性库欣综合征患者复发率仅为9.45%。现阶段的临床数据大多来源于病例报告或小规模样本的回顾性分析，由于存在选择和发表偏倚的可能，报道的数据不能得出可靠的有关周期性库欣综合征预后的结论。

四、推荐阅读

[1] MANTERO F，SCARONI CM，ALBIGER NM. Cyclic Cushing's syndrome：An overview [J]. Pituitary，2004，7（4）：203-207.

[2] MEINARDI JR，WOLFFENBUTTEL BH，DULLAART RP. Cyclic Cushing's syndrome：A clinical challenge [J]. Eur J Endocrinol，2007，157（3）：245-254.

[3] PERI A，BEMPORAD D，PARENTI G，et al. Cushing's syndrome due to intermittent ectopic ACTH production showing a temporary remission during a pulmonary infection [J]. Eur J Endocrinol，2001，145（5）：605-611.

[4] YAMAGAMI K，MIYASHITA T，HOSOI M，et al. Pituitary cyclic Cushing's syndrome concomitant with solitary cryptococcal pneumonia confused with ectopic ACTH-producing tumor [J]. Intern Med，2012，51（9）：1055-1060.

[5] ESTOPIñáN V，VARELA C，RIOBO P，et al. Ectopic Cushing's syndrome with periodic hormonogenesis—A case suggesting a pathogenetic mechanism [J]. Postgrad Med J，1987，63（744）：887-889.

[6] CARROLL TB，FINDLING JW. Cushing's syndrome of nonpituitary causes [J]. Curr Opin Endocrinol Diabetes Obes，2009，16（4）：308-315.

[7] ALMEIDA MQ，STRATAKIS CA. Carney complex and other conditions associated with micronodular adrenal hyperplasias [J]. Best Pract Res Clin Endocrinol Metab，2010，24（6）：907-914.

[8] ALEXANDRAKI KI，KALTSAS GA，ISIDORI AM，et al. The prevalence and characteristic features of cyclicity and variability in Cushing's disease [J]. Eur J Endocrinol，2009，160（6）：1011-1018.

[9] VELEZ DA，MAYBERG MR，LUDLAM WH. Cyclic Cushing syndrome：Definitions and treatment implications [J]. Neurosurg Focus，2007，23（3）：E4；discussion E4a.

[10] KIKUCHI H，YOSHIMOTO T，TANAKA H，et al. Periodic hypokalemia associated with cyclic Cushing's syndrome [J]. CEN Case Reports，2014，3（1）：80-85.

[11] BONERT V，BOSE N，CARMICHAEL JD. Cyclic Cushing's disease with misleading inferior petrosal sinus sampling results during a trough phase [J]. Neurosurg Focus，2015，38（2）：E7.

[12] DALLAPIAZZA RF，OLDFIELD EH，JANE JA. Surgical management of Cushing's disease [J]. Pituitary，2015，18（2）：211-216.

[13] MANENSCHIJN L，KOPER JW，van den AKKER EL，et al. A novel tool in the diagnosis and follow-up of（cyclic）Cushing's syndrome：Measurement of long-term cortisol in scalp hair [J]. J Clin Endocrinol Metab，2012，97（10）：1836-1843.

[14] 白婕妤. 周期性库欣综合征的发病机制、诊断及治疗 [D]. 重庆：重庆医科大学，2015.

[15] 汤洁莹，崔宁宜，幸兵一. 周期性库欣综合征研究进展 [J]. 中华临床医师杂志（电子版），2013，7

（14）：6559-6561.

［16］MEINARDI JR，WOLFFENBUTTEL BHR，DULLAART RPF，et al. Cyclic Cushing's syndrome：A clinical challenge［J］. Eur J Endocrinol，2007，157（3）：245-254.

［17］YASUDA K. Cyclic Cushing's disease：Pitfalls in the diagnosis and problems with the pathogenesis［J］. Internal Medicine，1996，35（3）：169-170.

［18］刘子源，冯铭，卢琳，等. 周期性库欣病诊治研究进展［J］. 中华医学杂志，2017，97（9）：714-716.

（陈 适）

病例34 低钾/低钠血症、血压不高

临床上低钾血症非常常见，有时症状不特异，容易被忽视。临床医师一旦发现血钾降低需要进一步明确原因，这对于将来的治疗非常重要。在这些低血钾的原因中，有一类与遗传是密切相关的，其中就包括Gitelman综合征，因为其临床表现不特异，常常需要通过基因检查来明确诊断。此例患者就是一例比较典型的Gitelman综合征，通过了解它的诊断治疗过程，我们可以对此疾病有一更深入的了解，以便在临床中减少误诊和漏诊。

一、病历摘要

患者，男性，28岁。因“间断乏力10年”入院。

（一）现病史

患者10年前“感冒”输液后出现乏力、弛缓性瘫痪，伴“昏迷”，具体不详，当时查血钾＞1mmol/L，静脉补钾1天后症状缓解，后未复查血钾。4个月前“感冒”后再次出现乏力、弛缓性瘫痪，神志清楚，查血钾1～2mmol/L，补钾治疗后血钾可恢复至正常水平，但停止补钾后，血钾再次降低。在外院检查：血钾2.42mmol/L，血钠131mmol/L，血镁0.55mmol/L，血钙2.04mmol/L，PTH 0.2ng/L，24小时尿钾85.76mmol，24小时尿钠218.88mmol，24小时尿钙3.96mmol，自述平素血压正常。病程中否认胸闷、呼吸困难，否认肌痛、手足搐搦、麻木，否认烦渴、多尿，否认食欲减退、呕吐、腹泻，否认畏热、手抖、脾气暴躁，否认脸变圆红、皮肤紫纹，否认口干、眼干、牙齿片状脱落、皮疹、关节痛，否认利尿剂、甘草类药物等药物应用史，否认棉籽油食用史。

（二）既往史

既往体健。

（三）家族史

2个哥哥，1个哥哥34岁猝死，病因不明，20岁有过一次弛缓性瘫痪发作，后未再发作。另1个哥哥出生后数天夭折，原因不明。

（四）婚育史

育有一子，早产儿，目前生长发育正常。

（五）体格检查

身高168cm，体重62.5kg，BMI 22.1，BP 94/65mmHg，神志清楚，甲状腺不大，HR 89次/分，律齐，双肺呼吸音清，未闻及干湿啰音，腹软，无压痛，肝脾未及肿大，下肢无水肿，四肢肌力正常。

（六）辅助检查

［**实验室检查**］血常规、尿常规、尿ACR正常，尿氨基酸（−），血和尿β_2微球蛋白正常。肝功能、血脂和甲状腺功能正常。血气分析：pH 7.468，PCO_2 35.2mmHg，SBE 1.7mmol/L。血钾2.8mmol/L，血钠138mmol/L，血氯97mmol/L，血镁0.68mmol/L，血钙2.48mmol/L，血磷1.08mmol/L，Cr 103μmol/L，UA 395μmol/L。24小时尿钾85.76 mmol，24小时尿钠218.88mmol，24小时尿钙2.54mmol，24小时尿镁5.09mmol。PTH 17.6ng/L，骨钙素2.45ng/ml，β-CTX 0.502ng/ml，25（OH）D 88.25nmol/L（35.30ng/ml）。立位血浆肾素活性2.14μg/（L·h），醛固酮362.32pmol/L（13.08ng/dl）。OGTT及HbA1c正常，免疫指标（−）。

［**影像学检查**］B超提示双肾囊肿，超声心动图未见异常。DEXA骨密度正常。

［**基因检测**］提示*SLC12A3*复合杂合突变，Exon1 C.179C＞T（P.ThrTo Met），Exon9 C.1108 G＞C（P.Ala To Pro）。

（七）诊断

Gitelman综合征。

（八）治疗

给予氯化钾口服液20ml每日3次、门冬氨酸钾镁4片每日3次、螺内酯20mg每日3次治疗，血钾升高并不明显，并出现乳房增生、胀痛，因此停用螺内酯。换为吲哚美辛50mg每日2次，治疗后患者血钾上升至4.2mmol/L。

二、病例分析

患者为青年男性，慢性病程，以乏力、弛缓性瘫痪为主要表现，多次化验发现血钾明显降低，血镁降低，血压正常，经过补钾、补镁等治疗，血钾水平仍低，血压正常。既往史无特殊，家族史中有一兄弟有低钾血症。查体血压正常，心肺（−），辅助检查多次查血钾低，同时查尿钾升高，伴代谢性碱中毒，血镁低，尿钙低，肾素活性升高。基因检查提示存在*SLC12A3*复合杂合突变。因此，Gitelman综合征诊断明确。

患者主要临床特点是乏力、弛缓性瘫痪。长期口服补钾，血钾仍然低于正常，应该考虑为持续性低血钾。持续性低钾血症病因包括摄入不足和丢失增加。患者无胃肠道疾病史，饮食基本正常，不考虑摄入不足导致的低钾血症。钾丢失增加主要途径包括经消化道、皮肤、肾丢失。患者无呕吐、长期腹泻、大量出汗等病史，不考虑经消化道、汗液丢失。患者血钾低于3.0mmol/L，同步24小时尿钾＞20mmol，考虑肾性失钾明确。肾性失钾可根据血酸碱情况进一步鉴别。肾性失钾合并代谢性酸中毒需考虑肾小管酸中毒，主要包括Ⅰ型、Ⅱ型及Ⅲ型肾小管酸中毒。患者血气提示碱中毒，考虑肾小管性酸中毒可能性不大。肾性失钾合并代谢性碱中毒可根据血压的水平进一步鉴别。合并高血压的病因主要包括原发性醛固酮增多症、Cushing综合征、肾动脉狭窄、嗜铬细胞瘤、Liddle综合征、11β-羟化酶缺陷症、17α-羟化酶缺陷症等。不合并高血压的病因主要包括应用排钾利尿剂、Gitelman综合征和Bartter综合征等。患者无利尿药应用史，不考虑患者低钾血症与利尿剂相关。Bartter综合征发病年龄较早，常无低血镁和低尿钙，该患者成年起病，存在低血镁和低尿钙，临床上更支持Gitelman综合征，此外，患者存在*SLC12A3*基因的复合杂合突变，因此，从临床和基因诊断上均支持Gitelman综合征。

并发症方面：①肾小管功能障碍。长期低钾血症可继发肾小管空泡变性，导致肾小管功能障碍，患者尿β_2微球蛋白、尿ACR、尿氨基酸等测定均正常，除外肾小管功能障碍。②心律失常。严重低钾血症可引起心律失常，甚至猝死，心电图、超声心动图检查均正常，未见心律失常、心脏结构的改变。③糖代谢异常。低血钾可致胰岛素分泌减少，引起胰岛素抵抗，最终导致高血糖、糖尿病。完善HbA1c、OGTT评估，结果显示糖耐量正常。④骨关节系统。长期低尿钙可致骨钙沉积、骨密度增加，本例患者PTH、游离钙、25(OH)D_3、1,25(OH)$_2D_3$、β-CTX、PINP等骨代谢指标及骨密度均正常。⑤软骨异位钙化。在较少见的情况下可继发软骨异位钙化，必要时行膝关节CT或MRI检查。

治疗方面：①低钾血症方面，予氯化钾口服液、氯化钾缓释片，因为有继发醛固酮增多，可以考虑螺内酯治疗，但螺内酯副作用针对男性有乳房发育的问题，需要关注。依普利酮副作用相对较小，但国内未上市。其他治疗药物包括前列腺素合成酶抑制剂、ACEI等。②低镁血症，主要是补充门冬氨酸钾镁治疗。

三、临床查房

1. 什么是低钾血症?

低钾血症是临床上会经常碰到的一个问题，低血钾的原因很多，通常情况下人体内的钾主要存在于细胞内，通过Na^+-K^+-ATP酶进行细胞内外的交换。体内血钾的排出主要通过肾、消化道及皮肤汗液排出。而其中肾是最重要的排钾通路，临床上很多低钾血症与之相关。一般来说血浆中的血钾＜3.5mmol/L，就称为低钾血症。

2. 怎么判断肾性失钾?

肾性失钾是低钾血症的常见原因，肾丢失钾主要通过远端肾单位钾分泌所致，即通过连接小管和皮质部集合小管的主细胞分泌。肾性失钾导致低钾血症主要由两个因素引起，一是盐皮质激素的活性增加，也就是原发或继发醛固酮水平增多；二是由于钠和水远端运送增加促进钾的分泌。一般可以通过测定血清钾和24小时尿钾的水平来判断是否尿钾排出增多。如果血清钾＜3.5mmol/L，同步24小时尿钾＞25mmol；或血钾＜3.0mmol/L，24小时尿钾＞20mmol，即表示尿钾增多，即肾性失钾。

3. Gitelman综合征是怎么发现的?

1966年美国医师Gitelman等首先报道了3例家族性低血钾、低血镁、低尿钙及代谢性碱中毒的患者，即以他的名字来命名。Gitelman综合征（Gitelman syndrome，吉特曼综合征）是一种由*SLC12A3*基因突变导致的常染色体隐性遗传性失盐性肾小管疾病。临床特征为低钾代谢性碱中毒并，伴有低镁血症和尿钙排泄量低。

4. Gitelman综合征的发病率是多少?

目前Gitelman综合征的确切发病率不是非常清楚，欧洲人中约为1/40 000，亚洲人群的发病率可能更高，日本人中根据杂合子携带率估算的患病率在10.3/10 000。

5. Gitelman综合征的病因是什么?

Gitelman综合征的病因是编码位于肾远曲小管的噻嗪类利尿剂敏感的钠氯共同转运体（NCCT）的基因*SLCl2A3*发生突变，导致NCCT的结构和/或功能发生改变，引起远曲小管对钠氯重吸收障碍，血容量减少，从而继发性肾素-血管紧张素-醛固酮系统（RAAS）激活，最终导致低血钾和代谢性碱中毒等一系列病理生理改变。

6. Gitelman综合征临床表现有什特点?

Gitelman综合征的发病年龄一般在6岁以上，多见于成年起病。患者临床表现常常并不特异，如容易疲劳，常感觉乏力，甚至弛缓性瘫痪，部分患者可出现感觉异常、手足搐搦，这些表现常会在一些应激或诱发因素下发生，如感染、发热、呕吐或腹泻等，通常症状更加明显，一些患者也可无明显临床症状。一般来说Gitelman综合征患者的乏力的严重程度与低钾血症程度并不完全匹配。通常低血钾和低血镁，可延长心肌细胞动作电位的持续时间，心电图可显示QT间期延长，这增加了发生室性心律失常的风险，少数患者可能会出现心搏骤停情况。因此，需要对低钾血症的患者进行心脏方面的系统检查，避免因一些触发因素影响诱发严重心律失常。Gitelman综合征患者的血压正常或偏低，这和尿钠的丢失、容量的降低有关。大多数Gitelman综合征患者生长发育正常，发病年龄小、严重低血钾和低镁血症的患者可能出现生长发育延迟，大多数身材矮小的患者在血钾恢复正常后，生长速度会改善。一些成年的Gitelman综合征患者患有软骨异位钙化，表现为关节肿胀、局部发热和压痛等症状，推测可能是由于慢性低镁血症引起的。总之，Gitelman综合征患者临床表现有低血钾、低血镁、碱中毒、低尿钙、继发醛固酮水平升高，而肾超声常正常。但是，并不是每个患者都会出现上述这些症状，需要具体分析。

7. Gitelman综合征是否均伴有低血镁和低尿钙?

Gitelman综合征以肾性失钾、正常血压、低血镁和低尿钙为主要特征，但部分患者可出现正常血镁及正常尿钙。例如，日本学者Junya Fujimura报道，他们发现45%的Gitelman综合征病例显示正常的血清镁水平。

8. 什么是Bartter综合征?

Bartter综合征也是一种引起肾性失钾导致低钾血症的原因，它是常染色体隐性遗传。通常发病年龄小，常见在胎儿期或儿童期起病。Bartter综合征是由髓袢升支粗段氯化钠重吸收缺陷所致。常会出现容量不足导致继发性醛固酮增多，同时由于肾小管远端血流量和钠输送增加，会造成尿钾丢失和氢离子分泌增加。患者在临床上可表现为生长和精神发育迟滞，尿液浓缩能力下降，出现多尿、烦渴、低钾血症，代谢性碱中毒，但尿钙排泄正常或增加，血清镁浓度正常或轻度降低。Bartter综合征的患病率为1/1 000 000，人群中Bartter综合征的患病率较低可能与一些患者尚未确诊即在宫内或新生儿期死亡有关。

9. 临床上Bartter综合征分几型?

临床上根据基因病变的不同，影响离子通道蛋白的功能缺陷，通常把Bartter综合征分Ⅰ～Ⅴ型：Ⅰ型，管腔膜上的NKCC2（*SLC12A1*基因编码）功能缺陷；Ⅱ型，管腔膜上钾通道ROMK（*KCNJ1*基因编码）功能缺陷；Ⅲ型，基底外侧膜氯通道ClC-Kb（*CLCNKB*基因编码）功能缺陷；Ⅳ型同时累及ClC-Ka和ClC-Kb两种通道，存在联合缺陷，通常有产前表现和先天性听力损失；Ⅴ型为CaSR的功能获得性突变。Ⅲ型Bartter综合征中部分患者有类似Gitelman综合征的特征，包括低镁血症、低尿钙，对噻嗪类利尿剂无反应。出现这种情况的原因可能是ClC-Kb参与了远曲小管和升支粗段的Cl^-重吸收。Bartter综合征的病变示意见图34-1。

10. Gitelman综合征与Bartter综合征如何鉴别?

Gitelman综合征通常需要与Bartter综合征相鉴别，特别是与Ⅲ型Bartter综合征鉴别。首先是发病年龄,Gitelman综合征发病年龄偏大，一般6岁以后起病，多见成年人；但是Ⅲ型Bartter综合征也可于任何年龄段发病。一般来说Gitelman综合征常有低血镁和低尿钙，而Bartter综合征常常不存在，但Ⅲ型也可出现低镁血症、低尿钙情况，最终诊断还需要通过基因的检测。Gitelman综合征与Bartter综合征鉴别见表34-1。

11. 如何确诊Gitelman综合征?

Gitelman综合征的症状没有明显特异性，主要根据实验室的检查结果进行诊断，如果有慢性低钾血症，血清钾＜3.5mmol/L，排除使用排钾利尿剂，同时合并肾排钾增多（随机尿中尿钾/尿肌酐＞2.0或24小时尿钾＞25mmol），同时还有代谢性碱中毒，低镁血症（血镁＜0.7mmol/L）伴肾排镁增多（镁排泄分数＞4%），低尿钙症（成人随机尿中尿钙/尿肌酐＜0.2），血浆肾素水平或活性增高，正常或偏低的血压，正常的肾超声表现，临床就可诊断Gitelman综合征。但若临床表现不特异，明确还需基因诊

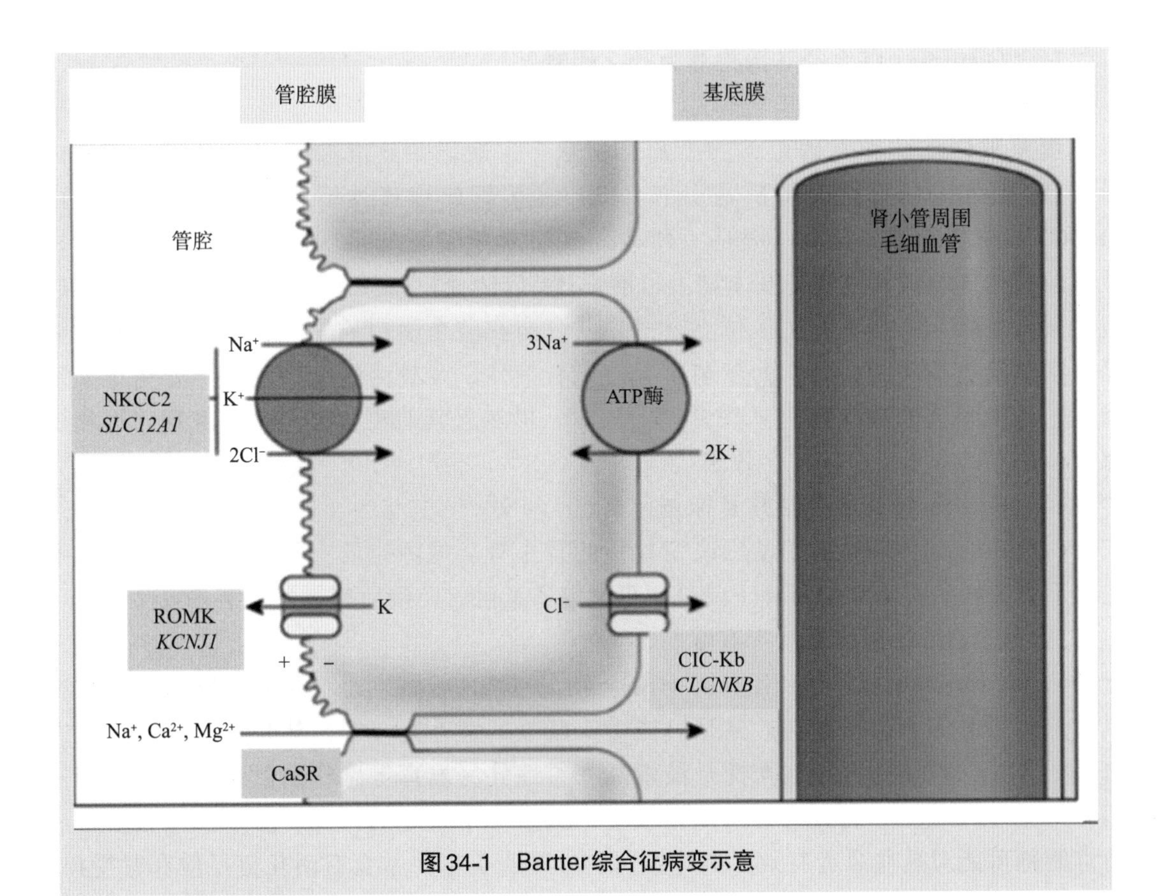

图34-1　Bartter综合征病变示意

表34-1　Gitelman综合征与Bartter综合征的鉴别

鉴别要点	Gitelman综合征	Bartter综合征
发病时间	青少年或成年	儿童期
低钾血症	有	有
低氯性代谢性碱中毒	有	有
高肾素活性	有	有
低镁血症	有	无
尿钙	低	正常或高尿钙
前列腺素E水平	正常	高
生长发育迟缓	少见	有
病变部位	远曲小管	髓袢升支粗段
突变基因	*SLCl2A3*	*CLCNKB*

断。如果有*SLC12A3*基因突变，就可以明确诊断。

12. Gitelman综合征基因检测为什么困难？

Gitelman综合征为常染色体隐性遗传，基因分析可以明确诊断。但是检测受到以下因素的限制，如基因量大、已知突变众多、缺乏“热点”基因突变区、家族内异质性等。Gitelman综合征其是由*SLC12A3*基因编码噻嗪类敏感的钠氯共转运蛋白（NCCT）缺陷所致。这个基因是一种具有1021个氨基酸的多肽，包含12个跨膜结构域以及长的细胞内氨基和羧基末端。目前发现*SLC12A3*中有140多种不同的突变位点，包括错义、无义、移码和剪接位点突变，并分布在整个蛋白质中。其中复合杂合突变是最常见的突变类型，其次为单杂合及多杂合突变，少数为纯合突变。尽管运用了定量多重PCR和多重连接依赖式探针扩增技术，仍然有其他突变类型未被发现，近年也有报道深度内含子突变同样会致病。

13. Gitelman综合征治疗目标是什么？

Gitelman综合征是由于基因改变导致的肾小管功能障碍的一类疾病，这就决定了它目前无法根治，治疗的目标主要是纠正电解质紊乱，防治急慢性并发症的发生。

14. Gitelman综合征治疗有哪些？

由于Gitelman综合征患者有明确的电解质的紊乱，特别是血钾和血镁的降低，所以首先需要补充钾、镁制剂，并且可能需要较大剂量补充。螺内酯是升高血钾的行之有效的方法，但该药有导致女性月经紊乱和男性乳房发育等副作用而限制了其长期使用。部分Gitelman综合征患者可能存在前列腺素分泌增多的情况，所以前列腺素合成酶抑制剂可能对这些患者有效，但这类药物如吲哚美辛等常会有消化道反应和肾受损。另外，ACEI也可以使用，但有较高的低血压风险。

15. Gitelman综合征如何选择治疗药物？

首先需要进行钾、镁制剂的补充。口服补钾如氯化钾缓释片等，剂量过大会出现一些胃肠道反应，同样大剂量的补镁也会引起腹泻等症状。目前发现镁制剂的生物利用度也不同，与氯化镁、乳酸镁和门冬氨酸镁相比，氧化镁和硫酸镁的生物利用度较低。临床一般推荐门冬氨酸钾镁或氯化镁口服，可分3～4次服用，以避免腹泻症状，并根据血清镁水平进行调整。

单纯补充钾、镁制剂很难将血清钾和镁恢复至正常，而可用阻滞远端小管钠-钾交换的药物，如螺内酯、依普利酮或阿米洛利，也是很好的选择，通常使用剂量偏大。这一方案可升高血清钾浓度、逆转代谢性碱中毒并部分纠正低镁血症。通常，联合补钾、补镁和螺内酯等药物比单纯补钾镁更有效且耐受性更好。螺内酯可将部分Gitelman综合征患者的血钾水平恢复正常，但其不良反应限制了长期应用。前列腺素合成酶抑制剂也可应用于Gitelman综合征的治疗，但截至目前，多以个案报道为主，少有大型的临床研究提供经验。国外一项研究提示吲哚美辛的治疗效果优于依普利酮和阿米洛利，三者分别可将患者的血钾水平分别提高0.38mmol/L、0.15mmol/L和0.19mmol/L。因此，在临床上，对口服补钾药治疗后血钾水平仍低，又不能耐受螺内酯的患者，可以加用氨苯蝶啶或吲哚美辛治疗。但治疗中应关注吲哚美辛的副作用，如胃肠道不良反应及肾毒性。

四、推荐阅读

[1] Gitelman综合征诊治专家共识协作组. Gitelman综合征诊治专家共识[J]. 中华内科杂志，2017，56(9)：712-716.

[2] MELANDER O，MELANDER M，BENGTSSON K，et al. Genetic variants of thiazide-sensitive NaCl-cotransporter in Gitelman's syndrome and primary hypertension[J]. Hypertension，2000，36(3)：389-394.

[3] TAGO NAOMI，KOKUBO YOSHIHIRO，INAMOTO NOZOMU，et al. A high prevalence of Gitelman's syndrome mutations in Japanese[J]. Hypertens Res，2004，27(5)：327-331.

[4] NAKHOUL F，NAKHOUL N，DOLMAN E，et al. Gitelman's syndrome：A pathophysiological and clinical update[J]. Endocrine，2012，41(I)：53-57.

[5] WEIZHEN JI，JIA NEE FOO，O'ROAK BJ，et al. Rare independent mutations in renal salt handling genes contribute to blood pressure variation[J]. Nat Genet，2008，40(5)：592-599.

[6] FUJIMURA J，NOZU K，YAMAMURA T，et al. Clinical and genetic characteristics in patients with Gitelman syndrome[J]. Kidney Int Rep，2019，4(1)：119-125.

[7] SHIH-HUA LIN，NAI-LIN CHENG，YU-JUEI HSU，et al. Intrafamilial phenotype variability in patients with Gitelman syndrome having the same mutations in their thiazide-sensitive sodium/chloride cotransporter[J]. Am J Kidney Dis，2004，43(2)：304-312.

[8] VARGAS-POUSSOU R，DAHAN K，KAHILA D，et al. Spectrum of mutations in Gitelman syndrome[J]. J Am Soc Nephrol，2011，22(4)：693-703.

[9] LO YF，NOZU K，IIJIMA K，et al. Recurrent deep intronic mutations in the SLC12A3 gene responsible for Gitelman's syndrome[J]. Clin J Am Soc Nephrol，2011，6(3)：630-639.

[10] FEN WANG，CHUAN SHI，YUNYING CUI，et al. Mutation profile and treatment of Gitelman syndrome in Chinese patients[J]. Clin Exp Nephrol，2017，21(2)：293-299.

[11] BLANCHARD A，VARGAS-POUSSOU R，VALLET M，et al. Indomethacin，amiloride，or eplerenone for treating hypokalemia in Gitelman syndrome[J]. J Am Soc Nephrol，2015，26(2)：468-475.

[12] 邵乐平，逯静茹，郎艳华，等. 中国Gitelman综合征患者的基因型、表型分析及随访研究[J]. 中华内分泌代谢杂志，2017，33(1)：40-46.

[13] 崔云英，李明，王芬，等. 氨苯蝶啶或吲哚美辛在Gitelman综合征患者中的疗效分析[J]. 基础医学与临床，2019，39(11)：1603-1606.

（周　颋　童安莉）

病例35 多尿、烦渴多饮，垂体柄增粗

一、病历摘要

患者，男性，15岁。因“多尿、烦渴多饮半年”入院。

（一）现病史

患者为第1胎第1产，母孕期平顺，无特殊用药史，足月头位顺产，产后无窒息，出生体重3.6kg，身长不详。母乳喂养至1岁，半岁开始添加辅食。出牙、说话、走路时间与同龄儿类似，自幼生长发育与智力发育与同龄儿相仿，自10岁起因食量增多、运动少导致体重逐渐增加。13岁出现变声、喉结突出及胡须生长，14岁出现勃起遗精，否认身高突增史。半年前（14.5岁）患者无明显诱因突发多尿、口干、多饮，喜冷饮，全天饮水量约10L，尿量与饮水量相当，日尿量稍多于夜尿量，夜尿7～8次，每次排尿后均需饮水。就诊于当地医院，查尿比重1.005，血钠149mmol/L；鞍区MRI：垂体上缘饱满、垂体柄增粗，强化后未见异常信号，神经垂体显示不清。行禁水加压试验提示“尿崩症可能”（未见报告），未进一步处理。

后就诊于北京协和医院，查血钠143mmol/L，血钙2.39mmol/L，GLU 5.3mmol/l；尿比重≤1.005；GH 2.6ng/ml；IGF-1 346ng/ml（参考范围237～996ng/ml）；性激素：FSH 3.6U/L，LH 3.45U/L，睾酮7.5nmol/L（216.7ng/dl），E_2 102.1pmol/L（27.9pg/ml），PRL 10.5ng/ml；甲状腺功能：FT_3 4.88pmol/L（3.17pg/ml），FT_4 15.5pmol/L（1.2ng/dl），TSH 2.765mU/L；8am血皮质醇356.59nmol/L（12.92μg/dl）；血β-HCG 0；行腰穿，脑脊液压力225mmH_2O，脑脊液常规、生化（－），β-HCG 6U/L；鞍区MRI平扫＋增强：垂体上缘饱满，信号尚均匀，神经垂体高信号显示不清；垂体柄增粗约5mm。松果体区未见明显异常。头部正侧位＋骨盆X线片：头部及双髋关节未见明显异常。加用醋酸去氨加压素片治疗，初始剂量为50μg每8小时1次，尿量可明显减少，此后根据尿量将睡前醋酸去氨加压素片加量至100μg，自觉尿量恢复至病前水平（具体量不详），夜尿0次。病因方面，考虑鞍区生殖细胞肿瘤不能除外，放疗科就诊建议密切随诊观察。遂患者继续口服醋酸去氨加压素片治疗，自觉无明显不适。

半年后门诊随诊，复查血β-HCG 0；脑脊液：压力250mmH_2O，β-HCG 5U/L；鞍区MRI（图35-1）：垂体柄呈结节样增粗，直径约6mm，与本院老片比较，形态略有

变化，考虑生殖细胞瘤不除外。神经垂体短T1信号消失，大致同前。诊为“中枢性尿崩症，不除外生殖细胞瘤”，为行进一步诊治收入病房。患者自幼容易感冒；发病以来仅于腰穿后出现短时间头痛，其余时间无头痛、无视力下降及视野缺损；曾出现5～6次恶心、非喷射性呕吐，呕吐为胃内容物；无畏寒或畏热，无腹泻或便秘；勃起遗精较前无明显变化。精神、食欲、体力好，无发热。病来身高无增长，体重无明显变化。

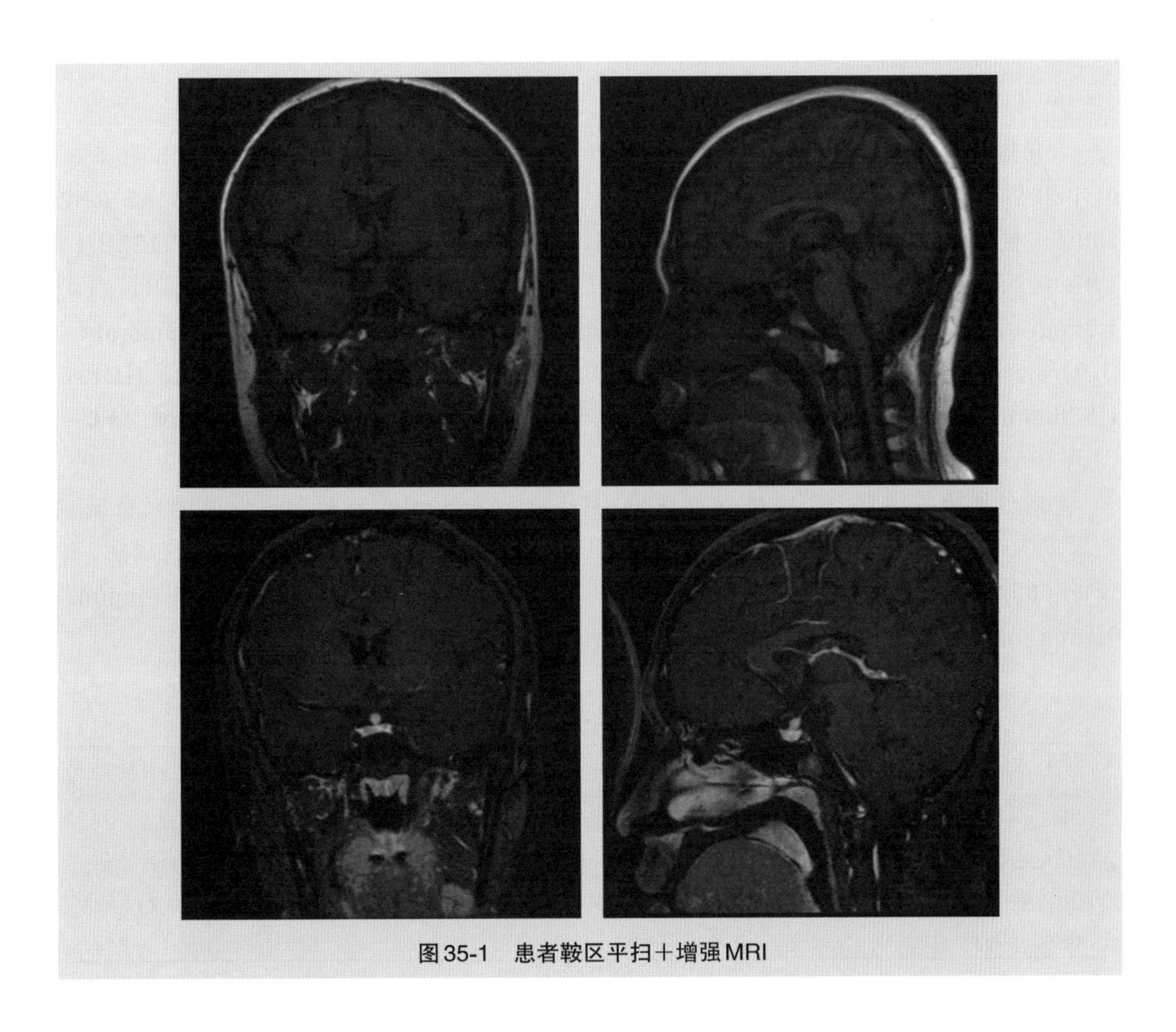

图35-1　患者鞍区平扫＋增强MRI

（二）既往史

半年前外院就诊期间查ALT升高，腹部B超提示肝弥漫性病变，曾应用保肝药物治疗，近期复查ALT正常。余无特殊。

（三）个人史、婚育史、家族史

无特殊。

（四）体格检查

BP 115/70mmHg，身高173.5cm（位于同年龄同性别儿童0～＋1SD），体重82kg（位于同年龄同性别儿童＋1～＋2SD），BMI 27.2，身材均匀偏胖，无皮疹，颈部黑棘皮征（＋），皮肤偏黑，略干，不薄。浅表淋巴结未触及肿大。心肺腹（－），双下肢不肿。阴毛Ⅵ期，双侧睾丸12/12ml，质软。入院诊断：垂体柄增粗原因待查，中枢性尿崩症。

（五）辅助检查

［**常规检查**］血常规：WBC 6.51×10^9/L，N 66.6％，Hb 160g/L，HCT 46.5％，PLT 285×10^9/L；尿常规＋沉渣：WBC（－），BLD trace，RBC 9.3/μl↑，Ab RBC 100％；便常规＋OB：（－）；肝、肾、血脂：ALT 49U/L，AST 27U/L，ALP 122U/L，TBA 0.7μmol/l，LD 227U/L，Cr 60μmol/l，Urea 3.71mmol/l，UA 479μmol/l，血钾4.2mmol/L，血钠140mmol/L，血氯105mmol/l，血钙2.53mmol/L，血磷1.3mmol/L，GLU 4.5mmol/L，TC 3.89mmol/L，TG 0.53mmol/L，LDL-C 2.31mmol/L，HDL-C 1.52mmol/L；凝血：PT 11.4秒，APTT 22.5秒，Fbg 3.11g/L；ESR 2mm/h；血AFP＋CEA（－）。

［**内分泌相关检查**］腺垂体功能评价：IGF-1 168ng/ml↓；胰岛素低血糖兴奋试验结果见表35-1。左旋多巴生长激素兴奋试验（左旋多巴0.5g口服）结果，GH在起始、30分钟、60分钟、90分钟、120分钟分别为0.14ng/ml、0.10ng/ml、0.36ng/ml、0.34ng/ml、0.13ng/ml。

表35-1　患者胰岛素低血糖兴奋试验结果

指标	起始	30分钟	60分钟	90分钟	120分钟
GLU（mmol/L）	4.9	2.3	5.1	5.9	5.3
GH（ng/ml）	0.20	2.49	1.72	0.4	0.21
血皮质醇［nmol/L（μg/dl）］	537.92（19.49）	621.00（22.50）	651.36（23.60）	399.10（14.46）	407.38（14.76）

性激素：FSH 0.1U/L，LH 0.88U/L，睾酮1.1nmol/L（31.9ng/dl），E_2 65.1pmol/L（17.8pg/ml），PRL 15.3ng/ml；甲状腺功能：T_3 0.24nmol/L（1.54ng/ml），T_4 131.6nmol/L（10.2μg/dl），FT_3 5.53pmol/L（3.59pg/ml），FT_4 18.83pmol/L（1.46ng/dl），TSH 4.212mU/L。8am ACTH 5pmol/L（24pg/ml），血皮质醇379.5nmol/L（13.75μg/dl）；24hUFC 17.16μg；眼科会诊：眼底、视野未见明显异常。骨龄：骨龄相大致相当于17～18岁骨龄相。

［**病因相关检查**］血β-HCG 0，血AFP、CA724、CEA、CA19-9不高；ACE 16U/L；

ANA、ANCA（－）。脑脊液相关检查：CSF压力180mmH_2O，常规，无色透明，细胞总数134×10^6/L，白细胞总数2×10^6/L，单核细胞2%；细胞学（－），β-HCG 4U/L；CSF AFP、CA724、CEA、CA19-9不高；脑脊液病原学检查（－）。

［**影像学检查**］甲状腺B超：未见明显异常；胸部HRCT：胸部未见明显异常，肝实质密度减低，低于脾实质；腹部B超：脂肪肝；骨显像：全身骨显像未见异常。头部MRI：垂体柄呈结节样增粗，余头部MRI平扫＋增强未见明显异常。颈胸腰髓MRI：未见明显异常。

（六）诊断和治疗

继续给予醋酸去氨加压素片替代治疗，监测全天尿量在3000ml左右。经多科会诊、患者及家属慎重考虑后，行神经内镜下经蝶垂体柄活检，病理：符合朗格汉斯细胞组织细胞增生症（Langerhans cell histiocytosis，LCH）。免疫组化：ACTH、FSH、GH、LH、PRL、TSH、p53均为（－）；AE1/AE3（－），AFP（－），CAM5.2（－），CD117（－），CD30（－），β-HCG（－），HpL（＋/－），OCT3/4（－），PLAP（－），CD1α（＋），S-100（＋），Ki-67 1%。故诊断LCH，垂体柄增粗，中枢性尿崩症，部分性腺垂体功能减退，低促性腺激素性性功能减退，生长激素缺乏症。

后续治疗：经血液科查房，考虑患者仅垂体柄单病灶，未见其他受累病灶，建议行局部放射治疗，遂于北京协和医院放疗科行鞍区局部放射治疗。继续口服去氨加压素控制尿量，后定期至内分泌科随诊，根据垂体功能逐渐加用其他替代治疗，定期评估鞍区病变稳定，其他系统未见受累表现。

二、病例分析

患者为青少年男性，慢性病程，病史半年。临床上有如下特点：①以多尿、口干、多饮起病，查血钠升高同时尿比重降低，加用醋酸去氨加压素治疗后尿量显著减少；②发病以来身高无明显增长，余无明显腺垂体功能低减表现；③鞍区MRI提示垂体柄结节样增粗，且在半年内有动态变化；④血β-HCG不高；脑脊液β-HCG轻度升高；⑤既往史、个人史、家族史无殊；⑥查体示身材均匀偏胖，颈部黑棘皮征（＋），心肺腹（－），双下肢不肿。阴毛Ⅵ期，双侧睾丸12/12ml。根据患者临床表现及入院时已有辅助检查，诊断考虑如下：患者半年前突然出现多饮多尿，日饮水量大于3000ml，尿量与饮水量相当，无高血糖、高血钙等渗透性利尿因素，无肾小管疾病相关病史，结合外院禁水加压素试验及应用醋酸去氨加压素后尿量明显减少，考虑中枢性尿崩症明确。中枢性尿崩症主要由下丘脑、垂体柄区病变引起，患者于我院门诊半年间分别行两次鞍区MRI提示垂体柄增粗，且形态上存在动态变化，因此考虑为中枢性尿崩症病因所在。

本患者为青少年起病，其垂体柄增粗病因考虑如下：①生殖细胞肿瘤，结合患者脑脊液β-HCG轻度升高，且垂体柄影像学可见动态改变，故仅从临床表现、影像学及已有辅助检查不能除外生殖细胞肿瘤的可能性。②组织细胞增生症，包括LCH及非LCH，病变可累及鞍区，且常存在多系统受累表现，其他常见受累部位包括甲状腺、皮肤、肺及骨骼等，入院后已完善甲状腺超声、胸部CT及骨扫描等检查未见明确其他系统异常表现。③炎症，包括感染性及自身免疫性炎症，患者无发热等急性炎症表现，故急性炎症可能性不大；慢性炎症，如结核、真菌感染方面，患者青少年男性，既往体健、无基础疾病、无慢性消耗症状，因此出现结核、真菌感染的可能性小；自身免疫性炎症方面，患者非自身免疫性疾病好发年龄及性别，查ESR不快，自身抗体筛查未见明显异常，未见其他系统受累表现，目前证据不足。综上所述，患者入院诊断考虑垂体柄增粗原因待查，经住院初步完善相关实验室及影像学检查后，考虑患者除垂体柄增粗外，未见明确其他受累表现，无法根据已有临床表现及辅助检查明确病因，故请放疗科及神经外科多科会诊，在征得患者及家属同意的基础上完成垂体柄活检，最终明确病理为LCH。

LCH是一种由朗格汉斯细胞（Langerhans cell，LC）为主的组织细胞在单核吞噬细系统广泛增生浸润为基本病理特征的罕见疾病，目前病因尚不明确，多数学者认为本病为分化性组织细胞增生症，介于免疫反应性非肿瘤性增生和恶性肿瘤性组织细胞增生疾病之间，也有学者认为是一种恶性克隆性疾病。LCH命名由来是此类病态细胞的形态及免疫表型类似于LC，LC是皮肤和黏膜中特化的树突状细胞。然而，LCH起源于骨髓的髓样前体细胞，并不起源于皮肤的LC。LCH临床表现呈现高度异质性，轻者可无明显临床症状而仅是影像学偶然发现，预后良好，部分病例甚至可自发缓解，重型可出现多系统受累和器官功能损害，导致严重后果。按照受累部位可分为单器官受累及多系统受累，好发于骨、肺、肝、脾、骨髓、淋巴结和皮肤等部位。LCH患者亦常出现内分泌相关临床表现，且可能为首发症状，最常见内分泌受累为下丘脑-垂体区，出现中枢性尿崩症，腺垂体功能减退，累及下丘脑者还有出现下丘脑综合征的可能。此外，LCH亦可累及甲状腺，患者可表现为甲状腺肿大，伴/不伴甲状腺功能异常。因此对于垂体柄增粗患者，需进行其他系统筛查。

诊断上，LCH的诊断主要依靠病理，因垂体柄活检难度相对大，通常需进行全身骨扫描、胸部HRCT、腹部超声、甲状腺超声等评估明确有无其他部位受累表现，若有其他部位受累，如皮肤、甲状腺、骨骼等，可选择行活检相对容易、风险较低的部位进行。

累及鞍区的LCH的治疗主要包括原发病的治疗及下丘脑-垂体部位功能减退的替代治疗。原发病治疗方面，根据其病情严重程度采用局部治疗或全身化疗，也有部分患者采用随诊观察其转归。功能减退的替代治疗上，原则为“缺什么补什么”，若存在中枢性尿崩症，可外源补充去氨加压素；而在腺垂体功能减退方面，若出现继发性肾上腺及甲状腺功能减退，需行糖皮质激素及甲状腺激素替代；若出现低促性腺激素性性腺功能减退，需予以性激素替代；而若出现生长激素缺乏，在原发病尚未治疗或稳定前，暂不予相应的替代治疗，待原发病病情稳定1年以上，可考虑起始rhGH治疗。若为青少年，骨骺未闭，矮身材，予以剂量为0.1U/(kg·d)，若为成年患者，补充剂量通常为0.5～1.0U/d。

此外，对于此类患者需进行规律随访，随访评估包括激素替代的评估及原发病病情的评估。

三、临床查房

1. 什么是尿崩症？

尿崩症是指肾不能重吸收肾小球滤过的水分而造成尿液排出过多，临床上主要表现为排出大量低渗透压尿和烦渴、多饮。

2. 尿崩症的常见类型有哪些？

尿崩症根据病变部位及病因不同可分为如下类型：

（1）由于抗利尿激素（antidiuretic hormone，ADH）分泌和释放不足导致的中枢性尿崩症。

（2）肾小管对ADH不起反应的肾性尿崩症。

（3）因妊娠期ADH降解酶含量或活性增加导致的一过性妊娠期尿崩症。

（4）因精神因素导致的原发性烦渴。

3. 尿崩症的典型临床表现是什么？

尿崩症的主要临床表现为多尿、烦渴、多饮。通常起病日期明确，突发多尿［成人＞3.0L/d，儿童＞2L/(m^2·d)］，尿色清淡；烦渴、多饮、喜冷饮及流食，日夜尿量相仿；部分患者可出现不同程度的脱水、皮肤干燥、心悸、汗液及唾液减少，可伴便秘、乏力、头痛、头晕、焦虑、失眠、烦躁、记忆力减退、消瘦。

4. 中枢性尿崩症的诊断分为哪些步骤？

中枢性尿崩症的诊断通常按如下诊断思路进行：

第一步，明确是否存在尿崩症，即定性。

第二步，明确是中枢性尿崩症还是肾性尿崩症，即定位。

第三步，寻找导致尿崩症发生的病因。典型的尿崩症诊断不难，凡有烦渴、多饮、多尿及低比重尿者应考虑本病，进行禁水加压素试验及血、尿渗透压测定，可明确定性、定位诊断。当中枢性尿崩症诊断明确后，需进一步进行病因筛查，为疾病诊治的关键所在。

5. 什么是垂体柄增粗？

垂体柄增粗是影像学诊断。临床上选择在鞍区MRI的矢状位和冠状位分别测量垂体柄的宽度。正常垂体柄是上宽下窄的锥形结构，有研究表明垂体柄近端（近正中隆起处）宽度的正常上限为3.25mm，远端（近垂体处）宽度的正常上限为1.9mm。通常认为，MRI显示垂体柄增粗2～3mm以上即考虑为病理性垂体柄增粗。垂体柄增粗诊断的切点值不一致，目前多以最宽处≥3mm或矢状位上可见明确局部结节样隆起定义为垂体柄增粗。

6. 垂体柄增粗为何会引起中枢性尿崩症？

ADH是在下丘脑视上核和室旁核分泌产生的，通过垂体柄运输至神经垂体处储存，机体受到适宜刺激时再由神经垂体释放入血。因此当垂体柄病变阻碍ADH由下丘脑运输至神经垂体时，就能够出现中枢性尿崩症。

7. 垂体柄增粗对垂体前叶功能有什么影响？

垂体柄是连接垂体和下丘脑的重要结构，垂体柄通过垂体门脉系统将下丘脑相关核团产生的释放或抑制因子渗入腺垂体，从而调节腺垂体激素，即生长激素、催乳素、促肾上腺皮质激素、促甲状腺激素和促性腺激素的分泌，其中下丘脑核团能够分泌双向调节因子来影响生长激素及催乳素的分泌，且下丘脑对催乳素的调控以抑制为主（主要受催乳素抑制因子调节）。因此，垂体柄病变时可产生不同程度的腺垂体功能减退及高催乳素血症。

8. 导致垂体柄增粗的常见病因有哪些？

导致垂体柄增粗的常见病因主要包括肿瘤性病变、自身免疫性疾病、感染性疾病、先天性疾病。具体见表35-2。

表35-2 垂体柄增粗的常见病因

肿瘤性	自身免疫性	感染性	先天性
良性	原发性	细菌感染	垂体发育异常
颅咽管瘤	淋巴细胞性	真菌感染	Rathke囊肿
垂体腺瘤	肉芽肿性		垂体囊肿
脑膜瘤	黄瘤病性		神经垂体异位
恶性	IgG4相关性		双垂体
生殖细胞肿瘤	坏死性		正常解剖变异
实体肿瘤转移	混合型		
血液系统恶性肿瘤	继发性		
淋巴瘤	系统性结缔组织病		
白血病	免疫治疗药物相关等		
朗格汉斯类组织细胞疾病			
LCH			
Erdheim-Chester病（ECD）			
LCH/ECD混合型			

9. 不同年龄阶段出现的垂体柄增粗在病因分布上是否存在不同？

存在不同，在本中心对以往321例垂体柄增粗患者队列的回顾性分析中发现，儿童青少年患者以生殖细胞肿瘤最为常见，高达2/3，成人患者以其他部位恶性肿瘤转移、LCH最为常见。

10. 垂体柄增粗的患者为何要做其他垂体外组织、器官评价？

由于部分导致垂体柄增粗的病因可同时累及垂体外组织或器官，如颅内生殖细胞肿瘤除可出现鞍区病变外，还可累及基底节区、松果体区；LCH患者可出现甲状腺、肺、骨骼、皮肤等多部位受累；IgG4相关疾病同样可出现甲状腺、胰腺、颌下腺等多部位受累。因此，对于垂体柄增粗的患者应注意同时评估有无垂体外组织、器官受累表现，一方面特征性受累部位对于病因有提示作用，另一方面可选择其他垂体外、活检风险低的受累部位进行活检，有助于及时明确病因。

11．不能明确病因的垂体柄增粗患者需要随诊吗？

是的，对于不能明确病因的垂体柄增粗患者进行规律随诊非常重要，各中心推荐的随访间隔3～6个月。在随诊过程中可观察到不同的转归：生殖细胞肿瘤患者往往可以观察到垂体柄进行性增粗，严重者可出现累及下丘脑区的巨大占位。而部分LCH、自身免疫性疾病患者的垂体柄增粗可出现影像学上的部分或完全缓解。

12．垂体柄活检的指征是什么？

目前尚无统一标准，通常以垂体柄≥6.5mm或≥7mm作为活检指征之一。对于垂体柄进行性增粗者，特别是经验性糖皮质激素和/或免疫抑制治疗无效的患者，其他部位无明确病因提示者，强烈推荐活检。

13．垂体柄增粗的诊治流程是什么？

北京协和医院垂体柄增粗诊治流程见图35-2。

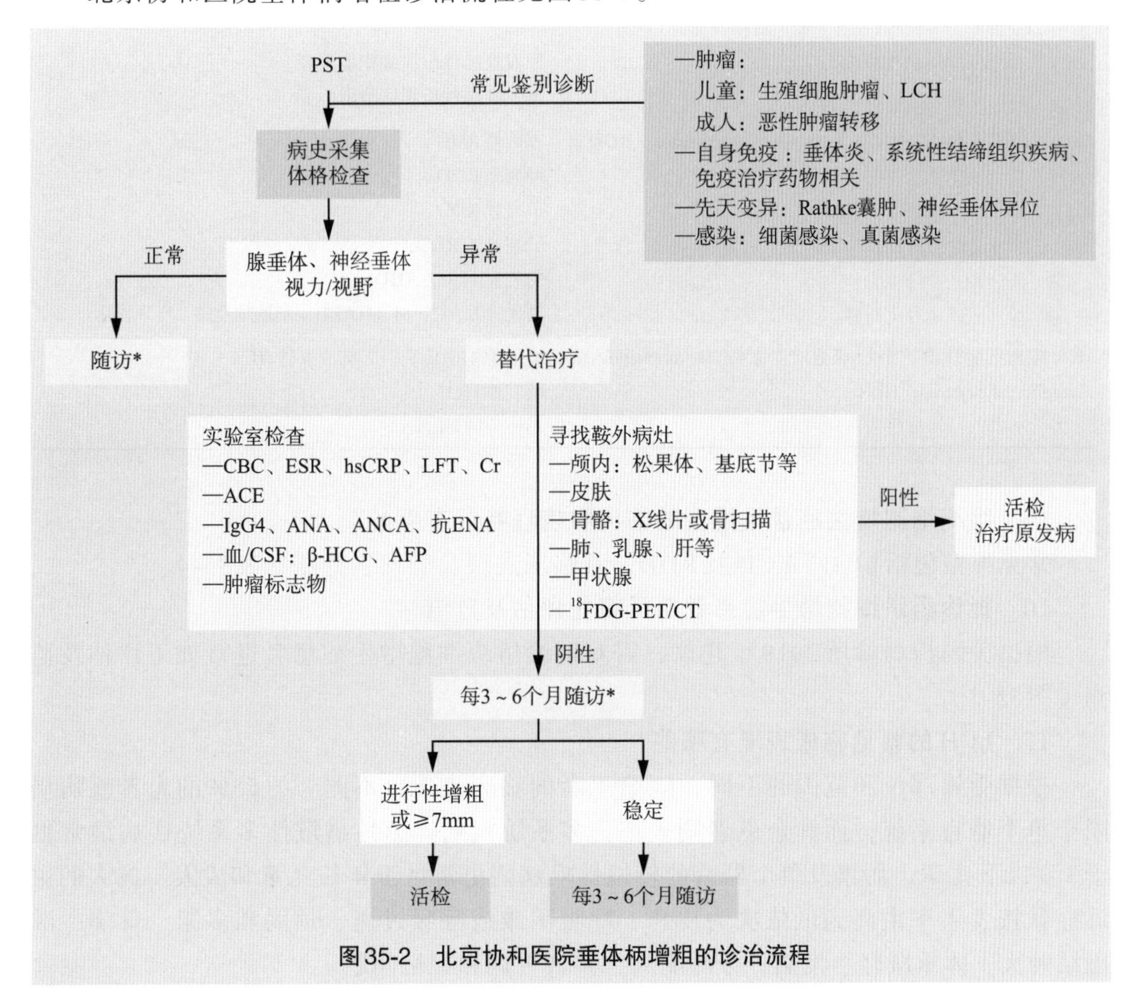

图35-2　北京协和医院垂体柄增粗的诊治流程

14. 什么是组织细胞病？包括哪些常见类型？

组织细胞病是以源自巨噬细胞或树突细胞的细胞积聚为特征的疾病，目前病因尚不明确，有学者在LCH患者CD34$^+$干细胞和较成熟的髓样树突状细胞中检出携带*BRAF V600E*突变的病态LC。同时在大多数LCH患者中可检出激活MAPK信号通路的体细胞突变。传统分型为LCH及非LCH组织细胞病。2016年组织细胞病学会将其进一步细分为L、C、M、R、H组，见表35-3。

表35-3　2016年组织细胞病分类

分　组	疾病种类
L（朗格汉斯类）	LCH 未定类细胞组织细胞增生症 ECD LCH/ECD混合型
C（皮肤和黏膜皮肤类）	皮肤非LCH组织细胞增生症 皮肤非LCH组织细胞增生症合并一种主要器官受累
M（恶性组织细胞增生症类）	原发性恶性组织细胞增生症 继发性恶性组织细胞增生症
R（窦组织细胞增生症类，Rosai-Dorfman disease，RDD）	家族性RDD 经典型RDD 节外型RDD 肿瘤相关RDD 免疫疾病相关RDD 其他非L、C、M、H型组织细胞增生症
H（噬血细胞性淋巴组织细胞增生症类，hemophagocytic lymphohistiocytosis，HLH）	由孟德尔遗传病引起的原发性HLH 继发性HLH 不明原因HLH

15. 组织细胞增生症常见类型的临床和病理特征有哪些？

常见类型包括LCH、ECD及RDD，其临床表现及病理学特征见表35-4。

16. 疑诊组织细胞增生症患者需行哪些评估及监测？

根据美国梅奥诊所2019年建议，需对疑诊组织细胞增生症患者进行如下评估及监测（图35-3）。

17. LCH的常见临床表现有哪些？

根据受累部位和范围的不同，LCH患者的临床表现也不同。约55%的患者疾病局限于单个器官系统，而其余患者则表现为多系统疾病。急性播散性多系统疾病最常见于3岁以下儿童，而累及单个器官的较慢性疾病则更常见于年长儿童和成人。成人的主诉症状按发生率由高到低依次为皮疹、呼吸困难或呼吸过速、烦渴和多尿、骨痛、淋巴结肿大、体重减轻、发热、牙龈肥大、共济失调和记忆问题。

表35-4　组织细胞增生症常见类型的临床表现及病理学特征

特征	ECD	LCH	RDD
器官受累（频率和临床表现）			
骨骼	95%（病理性长骨干骺端骨硬化症）	60%（包括颅骨在内的溶骨性病变）	15%（皮质溶骨性病变最常见）
神经系统	40%（脑干/小脑占位；脑白质强化；硬脑膜增厚；垂体柄增粗）	5%（MRI：苍白球、齿状核T1加权像高信号；脑干/小脑T2加权像高信号；颅骨病变颅内延伸引起的硬脑膜病变；垂体柄增粗）	10%（孤立性硬脑膜或脑实质性病变）
内分泌系统	40%～70% 尿崩症40%（可在诊断ECD数年前出现）	40%～70% 尿崩症20%～30%（可在诊断LCH数年前出现）	罕见 无尿崩症报道
呼吸系统	50%（肺间质浸润，胸膜、纵隔和上颌窦增厚）	50%～60%（常见于吸烟者；HRCT早期可见肺结节，后表现为囊性病变）	10%～20%（主要累及大气道和鼻窦；很少出现肺间质病变和鼻窦增厚；胸膜和肺结节）
皮肤	25%（眼、颜面、颈部、腹股沟周围黄瘤样病变）	15%～30%（丘疹；很少出现皮下结节或黄瘤样病变）	50%(更常见的皮下结节，可被视为黄斑或丘疹）
心脏	40%～70%(右房、房室沟浸润；心脏MRI可见心包和心肌浸润）	罕见	＜5%（右心房、室间隔和左心室浸润）
动脉	50%～80%（主动脉周围浸润形成“包被主动脉”；浸润主动脉上干、内脏动脉、肾动脉狭窄，冠状动脉）	罕见	＜5%（主动脉周围和颈动脉鞘浸润）
腹膜后（包括肾脏）	40%～50%（肾周浸润，表现为“毛肾”，延伸至肾盂和输尿管，导致肾功能衰竭；肾上腺浸润）	罕见	5%～10%（常见肾门肿块；包膜下浸润；罕见肾周包膜）
淋巴结	无报道	5%～10%（罕见孤立性）	30%～50%（可表现为孤立的或广泛淋巴结受累）
眼眶	30%（眼眶肿物）	无报道	5%（眼眶肿物，有时累及视神经）
病理学特征			
CD68	+	+	-/+
CD163	+	-/+	+
S100	-/+	+/-	+
CD1a	-	+	-
Langerin	-	+	-
Factor XⅢa	+	-	-/+
BRAF V600E	+/-	+/-	-

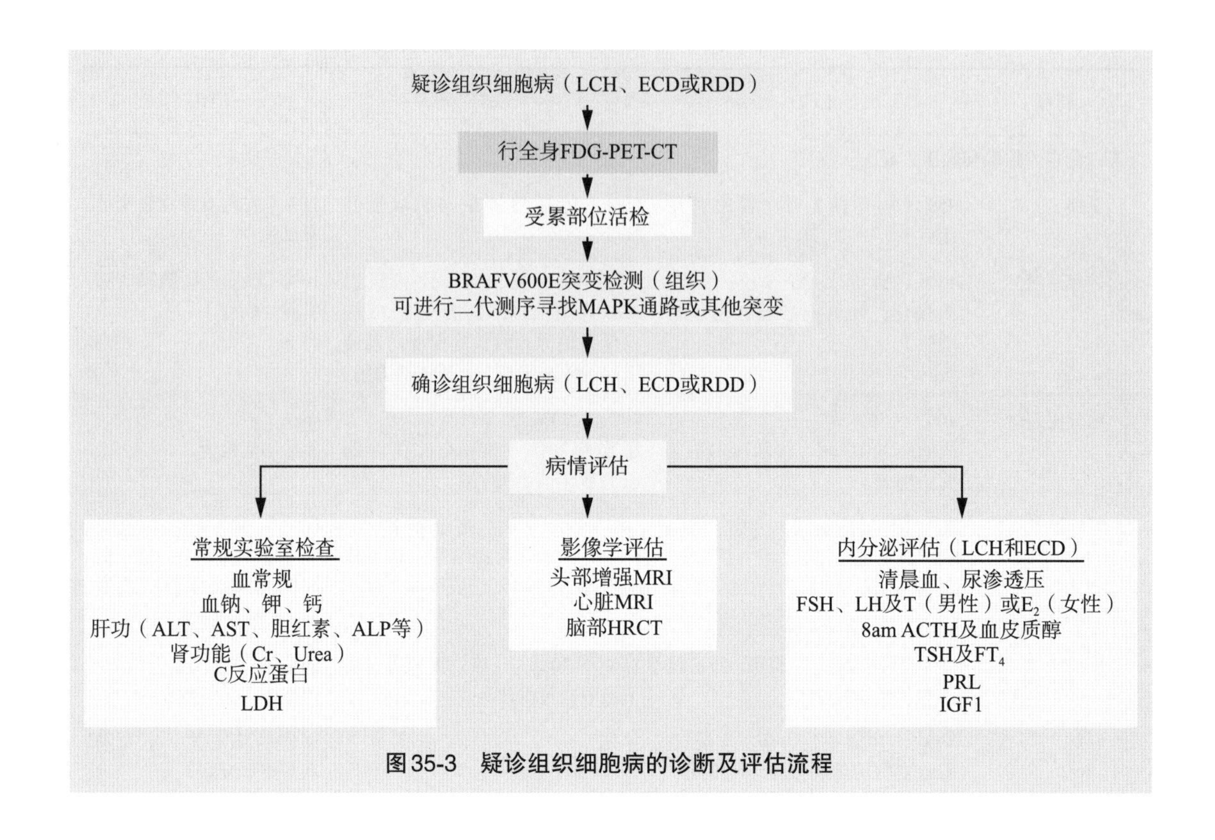

图35-3 疑诊组织细胞病的诊断及评估流程

根据病变累及范围分为两组：①单系统LCH，可发现器官/系统存在单灶或多灶性受累，如骨、皮肤、淋巴结、肺、中枢神经系统或其他较少见的部位（如甲状腺和胸腺），患者可为任意年龄，通常无体重减轻或发热等全身性症状。②多系统LCH，存在两个及以上器官/系统受累，其中危险器官包括造血系统、肝和/或脾，危险器官受累提示预后较差。

18. LCH**的诊断如何?**

LCH的诊断基于病理活检，需要结合临床情况明确活检部位及评估病理学结果。通常优选溶骨性骨病变或皮肤病变进行活检。确诊孤立性垂体病变可能需要垂体活检，但垂体活检更具侵入性，而且取决于病变大小和神经外科医师的把握度。对于疑似存在垂体孤立性病变的患者，在外周血或脑脊液中检测到*BRAF V600E*突变支持该诊断，但该检测无法区分LCH与ECD。

19. LCH**的治疗如何?**

根据受累系统/器官决定治疗方案及强度：①单系统疾病，通常根据受累部位和病灶数量选择治疗的方案，治疗方案包括泼尼松单药治疗、长春碱和泼尼松联合治疗、骨病灶刮除，以及对皮肤病变的局部治疗。对一部分患者也可选择密切观察，发现进展时进行治疗。②多系统疾病，目前最佳治疗方案证据有限。通常建议血液科专科就诊行全身化疗。

20. LCH患者垂体柄受累可以恢复吗?

部分患者可观察到影像学上的自发缓解，同时在对原发病治疗的过程中往往也伴随垂体柄增粗的缓解。但垂体柄增粗所导致的垂体功能的受损，如中枢性尿崩症、腺垂体功能减退等往往无法恢复，需长期替代治疗，定期内分泌科门诊随诊。

21. 对于LCH的儿童，是否可以应用促生长治疗?

在原发病尚未治疗或稳定前，暂不予生长激素的替代治疗，待原发病病情稳定1年以上，可考虑起始rhGH治疗。

四、推荐阅读

[1] GOYAL G，YOUNG JR，KOSTER MJ，et al. The Mayo Clinic Histiocytosis Working Group Consensus Statement for the Diagnosis and Evaluation of Adult Patients With Histiocytic Neoplasms：Erdheim-Chester disease，Langerhans cell histiocytosis，and Rosai-Dorfman disease [J]. Mayo Clin Proc，2019，94（10）：2054-2071.

[2] TURCU AF，ERICKSON BJ，LIN E，et al. Pituitary stalk lesions：The Mayo Clinic experience [J]. J Clin Endocrinol Metab，2013，98（5）：1812-1818.

[3] XIANG ZHOU，HUIJUAN ZHU，YONG YAO，et al. Etiological spectrum and pattern of change in pituitary stalk thickening：Experience in 321 patients [J]. J Clin Endocrinol Metab，2019，104（8）：3419-3427.

[4] 周翔，姚勇，朱惠娟. 垂体柄增粗相关疾病——北京协和医院诊疗经验 [J]. 中华内分泌代谢杂志，2020，36（7）：563-566.

[5] 辅容，姚勇，朱慧娟. 垂体柄增粗的病因和诊疗进展 [J]. 中华神经外科杂志，2016，32（10）：1063-1067.

（王林杰）

病例36 多尿多饮、视力下降、左上肢无力

一、病例摘要

患儿，女性，12岁。因“多尿多饮4年，视力下降1年余，左上肢无力1个月”入院。

（一）现病史

患儿足月顺产出生，出生体重3.0kg，自幼生长情况与同龄人相仿。2015年初（9岁）患儿无明显诱因出现多尿、烦渴、多饮，每天饮水量3L（既往每天饮水量1L），喜冷饮，尿量与饮水量相当，日夜尿量相仿，无头痛、视力下降，未就诊。2016年起生长速度减慢（具体不详），2017年2月（10岁10个月）起患儿出现双眼视力进行性下降，伴嗜睡、乏力，间断双颞部胀痛，无恶心、呕吐，至2017年6月视力严重下降，影响阅读，否认畏寒、便秘、食欲减退、恶心、呕吐等。就诊当地医院，查双眼视力均为0.05，血β-HCG 15.17U/L，脑脊液β-HCG 93.86U/L，头部增强MRI示鞍区、鞍上、右侧胼胝体膝部、松果体区等T1稍长T2信号，增强扫描明显强化，右侧侧脑室内侧见多发结节状强化灶，鞍上较大病灶3.6cm×3.4cm×3.4cm（图36-1）。

2017年7月（11岁3个月）就诊北京协和医院神经外科，行腰穿测脑脊液压力95mmH_2O，脑脊液β-HCG 108.37U/L，脑脊液AFP＜0.605μg/L，外周血β-HCG 16.10U/L，外周血AFP 1.3μg/L。腺垂体功能：FT_3 2.56pmol/L[1.66pg/ml(1.80 ～ 4.10pg/ml)]，FT_4 9.249pmol/L［0.717ng/dl（参考范围0.81 ～ 1.89ng/dl）]，TSH 2.500mU/L(0.380 ～ 4.340mU/L)，ACTH 2.5pmol/L［11.2pg/ml（参考范围0 ～ 46pg/ml）]，血皮质醇345.28nmol/L［12.51μg/dl（参考范围4.0 ～ 22.3μg/dl）]，GH 1.5ng/ml，IGF-1＜25ng/ml。2017年7月18日行神经内镜下经鼻蝶窦占位活检术，病理提示符合生殖细胞瘤，AE1/AE3（＋），AFP（−），CD30（ki-1）（−），CD117（＋），HCG（＋），HPL（＋），Ki-67 40%，OCT3/4（＋），PLAP（＋）。术中静脉给予氢化可的松100mg，术后加用去氨加压素0.05mg每12小时1次、左甲状腺素62.5μg每日1次，后逐渐转为口服氢化可的松（早10mg—中5mg—晚5mg）替代治疗。去氨加压素治疗后多尿症状缓解，日尿5 ～ 6次，夜尿0 ～ 1次。2017年8月～ 2017年10月于当地医院行4疗程化疗（2疗程卡铂＋依托泊苷，2疗程异环磷酰胺＋依托泊苷），化疗2疗程后复查MRI示病灶消失（图36-2）。

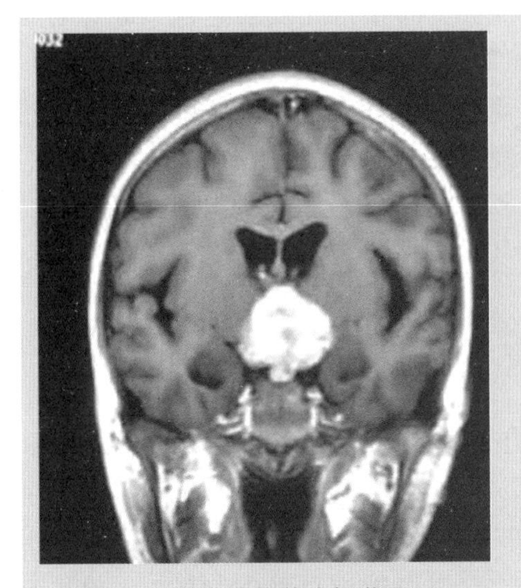

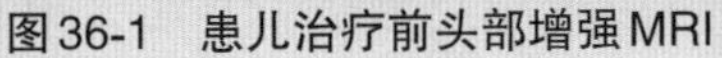

图36-1　患儿治疗前头部增强MRI

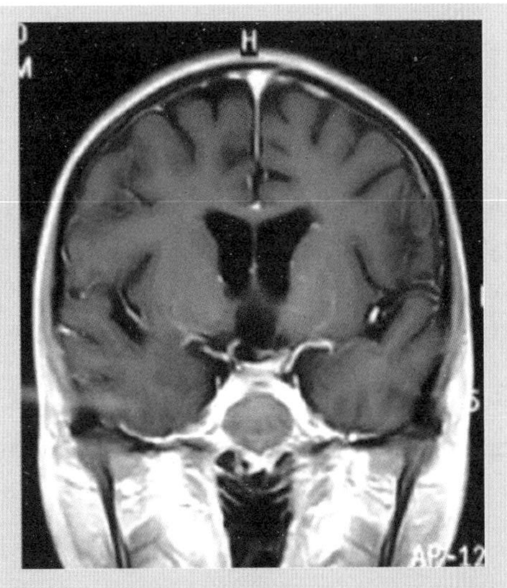

图36-2　患儿2疗程化疗后复查头增强MRI

2017年11月28日～2018年1月24日于北京协和医院行放射治疗，放疗方案为全脑全脊髓照射19.8Gy（每次1.8Gy，5次/周），全脑室补量照射至36Gy（每次1.8Gy，5次/周），治疗后视力较前好转，嗜睡和头痛症状缓解，复查外周血β-HCG＜0.1U/L，2018年4月24日复查垂体增强MRI示下丘脑线样异常强化，垂体柄未见明显增粗，双侧脑室、三脑室增宽大致同前。激素替代治疗同前，患儿精神体力好转。

放疗1年2个月后（2019年3月19日起）患儿反复无明显诱因出现发作性左上肢无力，偶伴左上肢和左面部麻木、左侧嘴角歪斜、伸舌左偏，否认恶心、呕吐，视物模糊，持续1～10分钟，发作频率逐渐增加（由3～5天发作1次至每日均有发作），发作后症状可完全缓解，发作间期完全正常。患儿神志清楚，食欲及睡眠正常，全天出入量1.0～1.5L。体重自2017年7月～2019年2月增加20kg(21kg→41kg)。患儿无乳房发育和月经初潮等第二性征发育。

（二）既往史

3岁外伤后致左侧锁骨骨折。

（三）个人史、家族史

无特殊。

（四）体格检查

体重41kg（同龄儿童的第50～75百分位），身高135.5cm（小于同龄儿童的第3百分位），BMI 22.3，黑棘皮征（－），双颊部可见毛细血管扩张，腹部无紫纹，四肢及躯干皮肤未见瘀斑、瘀点。心肺腹无殊。脑神经：粗侧双眼视力减退，双眼颞侧偏盲，侧瞳孔等大等圆，瞳孔直径3.0mm，直接、间接对光反射迟钝，眼球各项活动充分，未见复视及眼震。运动系统：未见全身肌萎缩，四肢肌力5级，肌张力不高。共济运动：双上肢指鼻试验较准确，左手轮替动作稍慢，左下肢跟膝胫试验较准。双膝反射亢进，腱反射对称引出。双侧掌颌反射（-），双侧Hoffmann征（-），双侧Babinski征、Chaddock征（-）。感觉系统：四肢浅感觉、音叉振动觉、关节位置觉、复合觉正常。脑膜刺激征：颈软，Kernig征、Brudzinski征（-）。

（五）辅助检查

［**实验室检查**］血常规未见异常。血生化：ALT 132U/L，AST 77U/L，GGT 66U/L，Alb 43g/L，血钾4.6mmol/L，血钠142mmol/L，Cr（E）53μmol/L，LDL-C 3.12mmol/L。垂体功能评估：IGF-1 62ng/ml，GH＜0.05ng/ml；停用氢化可的松24小时后查8am ACTH＜1.1pmol/L（5.0pg/ml），血总皮质醇＜13.8nmol/L（0.5μg/dl）；24小时尿游离皮质醇17.7μg。脑脊液压力242mmH_2O，脑脊液白细胞总数2×10^6/L，单核细胞数2×10^6/L；脑脊液生化：CSF-Pro 0.47g/L，CSF-Cl 120mmol/L，CSF-Glu 3.5mmol/L；脑脊液AFP＜0.605μg/L；脑脊液β-HCG 0.89U/L。

［**影像学检查**］头部常规MRI＋SWI＋MRS示右大脑前中动脉分水岭区梗死，右基底节片状异常信号，考虑为梗死可能大。头部MRA示右侧大脑中动脉起始段局部重度狭窄；左侧大脑前动脉A2～A3段不除外闭塞；双侧大脑后动脉代偿增粗（图36-3）。脑血管管壁常规MRI＋血流评估：右侧大脑中动脉起始部重度狭窄，左侧大脑前动脉A1段及大脑前动脉A2～A3段中-重度狭窄，符合烟雾病表现。经颅多普勒超声＋微栓子监测：右侧大脑中动脉重度狭窄。

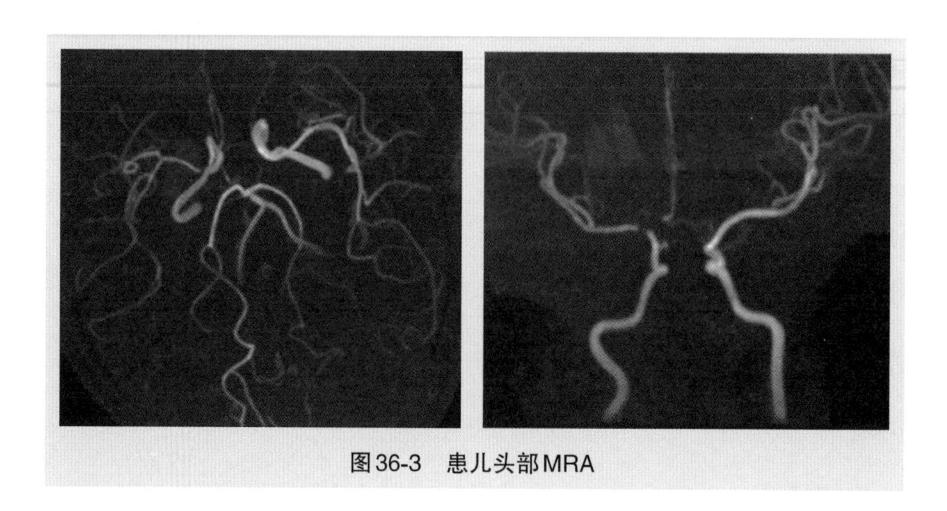

图36-3　患儿头部MRA

（六）诊断

颅内生殖细胞瘤，经鼻蝶窦占位活检后、4疗程化疗后、放疗后，中枢性尿崩症，腺垂体功能减退，合并烟雾病、短暂性脑缺血发作、肝功能异常。

（七）治疗

生殖细胞瘤方面，患儿化疗及局部放疗后，临床症状缓解明显，复查血及脑脊液β-HCG在正常范围内，肿瘤显著缩小至消失，考虑生殖细胞瘤完全缓解，但全垂体功能减退未缓解，给予左甲状腺素钠62.5μg每日1次、氢化可的松早10mg—下午5mg，去氨加压素0.05mg每日3次替代。脑血管病方面，结合影像学检查考虑烟雾病诊断明确，给予阿司匹林0.2g每日1次（负荷量0.3g），监测LDL-C 3.12mmol/L，给予阿托伐他汀20mg每晚1次口服，1周后调整阿司匹林为0.1g每日1次，复查LDL-C 1.10mmol/L，阿托伐他汀减量为10mg每晚1次，同时嘱患儿适当增加饮水量，给予羟乙基淀粉500ml每日1次补充血容量，后羟乙基淀粉逐渐减停，患儿未再发作肢体无力。

二、病例分析

患儿为青少年女性，慢性病程，以多尿、烦渴、多饮为主要临床表现，伴低比重尿，逐渐出现生长速度减慢、双眼视力下降，继发性甲状腺功能减退，头部增强MRI可见鞍区、鞍上、松果体区异常信号，鞍上团块病灶，结合患儿临床表现及辅助检查，考虑中枢性尿崩症、腺垂体功能减退诊断明确。中枢性尿崩症的病因以下丘脑-垂体区的占位性或浸润性病变最为常见，如生殖细胞肿瘤、颅咽管瘤、其他部位的转移瘤等。肉芽肿性疾病如朗格汉斯细胞组织细胞增生症也可导致中枢性尿崩症，鞍区的自身免疫性疾病如淋巴细胞性垂体炎、感染性疾病如垂体脓肿等也较为常见。生殖细胞肿瘤常见于儿童及青少年，好发部位为松果体和鞍上区，其他部位如丘脑、基底节区，少数患者可能出现脑室和脊髓播撒。

生殖细胞肿瘤根据组织病理学分为生殖细胞瘤和非生殖细胞瘤性生殖细胞肿瘤。血清及脑脊液中的肿瘤标志物水平可协助判断生殖细胞肿瘤的类型，以AFP和β-HCG最为常用。AFP是卵黄细胞标志物，在内胚窦肿瘤中呈阳性。β-HCG由胎盘合体滋养层细胞产生，在绒毛膜上皮癌以及含合体滋养细胞成分的生殖细胞瘤中可见β-HCG升高，非成熟畸胎瘤以及包含上述成分的混合性生殖细胞肿瘤也可见β-HCG升高。该患儿血清及脑脊液中β-HCG显著升高，临床诊断生殖细胞肿瘤可能性大，结合鞍区活检组织病理学结果，生殖细胞瘤诊断明确。

生殖细胞瘤对放疗和化疗非常敏感，单纯放疗治愈率高，但单纯放疗远期并发症较多，包括认知功能受损、增加第二肿瘤的发生等。采用单纯化疗治疗颅内生殖细胞瘤复发率较高，因此目前通常采用新辅助化疗联合减量放疗的治疗方案。该患儿经过新辅助化疗联合放射治疗后，血清及脑脊液中β-HCG恢复至正常范围，影像学提示原颅内病灶基本消失，疗效评估为完全缓解。因合并腺垂体功能减退，主要表现为甲状腺功能减退及肾上腺皮质功能不全，给予左甲状腺素钠及氢化可的松替代治疗，因合并中枢性尿崩症，给予去氨加压素替代治疗。

患儿本次就诊的主要问题是放化疗治疗后1年余出现发作性左上肢无力、麻木，伴左侧面部麻木、左侧嘴角歪斜、伸舌左偏、发音含混不清，发作频率及持续时间逐渐增加，发作间期可完全恢复正常，无明显神经系统遗留体征，考虑缺血性脑血管病、短暂性脑缺血发作诊断明确。头部MRI＋SWI示右侧基底节区梗死可能大，并非典型生殖细胞瘤的影像学表现，且该患儿化疗联合放疗后复查血清及脑脊液中AFP及β-HCG恢复至正常范围，暂不考虑生殖细胞瘤复发。脑血管病病因方面，患儿头部MRA示Willis环周围、右侧大脑中动脉起始段、双侧大脑前动脉多发狭窄，考虑符合烟雾病表现，结合患儿颅内生殖细胞肿瘤放疗病史，首先考虑放疗相关脑血管损害。放疗相关迟发性脑损伤主要包括坏死性脑病、放疗相关血管性损害，包括类似烟雾病的闭塞性血管病、缺血性脑卒中和颅内海绵状血管畸形等。照射野包含Willis环比局部照射脑部其他区域的神经血管事件风险更高。神经血管毒性的其他危险因素包括接受化疗、放疗时年龄小，照射剂量以及合并1型神经纤维瘤病。该患儿年龄小，生殖细胞瘤位于鞍区Willis环周围，放疗野亦位于该区，联合应用化疗，均为放疗后脑血管病高危因素，从一元论角度出发，考虑放疗相关可能性大。此外因烟雾病在少年儿童中亦有一定发生率，亦不除外合并原发烟雾病可能。经阿司匹林抗血小板、阿托伐他汀降脂及适当扩容治疗后，患儿症状稳定，未再发作肢体无力。患儿规律随访中。

三、临床查房

1. 颅内生殖细胞肿瘤的发病率及好发人群如何？

原发中枢神经系统生殖细胞肿瘤是一类异质性中枢神经系统肿瘤，占所有颅内肿瘤的2% ～ 3%，好发于儿童及青少年，70%发生在10 ～ 24岁。在日本及亚洲地区原发中枢神经系统生殖细胞肿瘤占所有儿童颅内肿瘤的15%，高于西方国家儿童颅内肿瘤所占比例0.4% ～ 3.4%。

2. 生殖细胞肿瘤的分类有哪些？

根据临床病理学特征、实验室检查结果以及肿瘤标志物，原发中枢神经系统生殖细胞肿瘤可以分为生殖细胞瘤和非生殖细胞瘤性生殖细胞肿瘤，后者又分为胚胎性癌、卵黄囊瘤/内胚窦瘤、绒毛膜上皮癌、畸胎瘤、混合性生殖细胞肿瘤，其中畸胎瘤分为成熟畸胎瘤、未成熟畸胎瘤和畸胎瘤恶变。

根据不同预后将其分为三种类型：预后良好病理亚型（生殖细胞瘤、成熟畸胎瘤），预后中等病理亚型（未成熟畸胎瘤、畸胎瘤恶变、含合体滋养细胞成分的生殖细胞瘤），以及预后不良病理亚型（卵黄囊瘤/内胚窦瘤、绒毛膜上皮癌、胚胎性癌、以上述三种成分为主的混合性生殖细胞肿瘤）。

3. 生殖细胞肿瘤的好发部位有哪些？

原发中枢神经系统生殖细胞肿瘤好发于松果体区和/或鞍上区，可单独出现也可多个病灶同时出现。最常见的病灶位于松果体区（45%），其次是在垂体柄漏斗部或附近的鞍上区（30%），5%～10%的患者在松果体区和鞍上区同时出现病灶，此时的病理类型多为生殖细胞瘤。肿瘤也可出现于颅内其他部位，如基底节、脑室、丘脑、大脑半球以及延髓等。

4. 生殖细胞肿瘤的临床表现是什么?

生殖细胞肿瘤患者的临床表现取决于肿瘤部位。鞍上区的肿瘤病程通常较长，一般在肿瘤生长数月或数年后才引起临床症状，因抗利尿激素的合成及分泌减少，70%～90%的患者会出现中枢性尿崩症，此外由于腺垂体激素分泌不足，常会引起腺垂体功能减退如中枢性甲减、继发性肾上腺皮质功能减退、生长发育障碍。在病程后期随着肿瘤体积增大，肿瘤压迫视交叉引起视力下降以及视野缺损，肿瘤压迫第三脑室引起脑积水。

与位于鞍上区的肿瘤相比，位于松果体区的肿瘤病程较短，通常在起病后数周至数月即可出现症状，中脑顶盖和中脑导水管受到压迫引起颅内压增高、复视。松果体区和第三脑室受压导致的典型临床表现为帕里诺综合征（Parinaud syndrome），主要表现为垂直凝视障碍、双侧瞳孔散大或不等大、对光反射消失，以及头痛、恶心、呕吐等颅内压增高表现。多灶性肿瘤患者可具有鞍上区和松果体区肿瘤两者的特点。

5. 生殖细胞肿瘤患者为什么会出现性早熟?

分泌β-HCG的生殖细胞肿瘤可出现中枢性性早熟，多见于男性。β-HCG结构与LH相似，血清β-HCG浓度升高刺激睾丸LH受体，促使睾丸间质细胞分泌睾酮，促进阴茎增粗增长。而女性性发育需LH与LSH共同刺激卵巢产生雌激素，故单纯β-HCG升高在女性表现为性早熟十分罕见。

6. 肿瘤标志物在生殖细胞肿瘤的诊断中有何价值?

检测血清和脑脊液中AFP和β-HCG对诊断原发中枢神经系统生殖细胞肿瘤具有重要意义，不同病理类型的肿瘤分泌不同的肿瘤标志物（表36-1）。这些肿瘤标志物是生殖细胞肿瘤患者重要的诊断、疗效评价和随访指标，但不能决定准确的病理类型。部分患者难以获得组织病理学诊断，临床上通过血清或脑脊液中肿瘤标志物水平，结合发病年龄、临床症状以及影像学特征可临床诊断为原发中枢神经系统生殖细胞肿瘤。

表36-1　不同类型生殖细胞肿瘤血清和脑脊液中肿瘤标志物

肿瘤类型	β-HCG	AFP
生殖细胞瘤	正常或轻度升高	阴性
胚胎癌	升高	升高
卵黄囊瘤	阴性	显著升高
绒毛膜上皮癌	显著升高	阴性
畸胎瘤	阴性	升高

7. **不同肿瘤标志物诊断生殖细胞肿瘤的界值如何确定?**

不同地区对界定肿瘤标志物的正常范围尚未达成一致，美国和欧洲的学者认为血清和/或脑脊液中AFP＞10μg/L，和/或血清和/或脑脊液中β-HCG＞50U/L可作为判断肿瘤为分泌型或混合型生殖细胞肿瘤的标准。欧洲和亚洲学者认为血清和/或脑脊液中AFP＞50μg/L，和/或血清和/或脑脊液中β-HCG＞100U/L可认为肿瘤是分泌型生殖细胞肿瘤。中国抗癌协会小儿肿瘤专业委员会建议血清和脑脊液AFP和β-HCG的正常范围分别界定为AFP 0～25μg/L，β-HCG 0～3U/L。血清和/或脑脊液中AFP大于正常值或β-HCG＞50U/L可归类为非生殖细胞瘤性生殖细胞肿瘤。血清和脑脊液AFP正常，β-HCG在3～50U/L归类为生殖细胞瘤。但最终准确分类依然依赖于组织病理活检的结果。

8. **如何诊断生殖细胞肿瘤?**

病理诊断是生殖细胞肿瘤诊断的金标准，肿瘤组织活检或手术切除标本的组织病理学可区分生殖细胞瘤和非生殖细胞瘤性生殖细胞肿瘤，当肿瘤中含有下述任何一种成分时，诊断为非生殖细胞瘤性生殖细胞肿瘤：内胚窦瘤、胚胎癌、绒毛膜上皮癌、未成熟畸胎瘤和混合性生殖细胞肿瘤。

9. **无法获得组织病理学诊断时如何诊断生殖细胞肿瘤?**

当肿瘤活检困难或手术切除风险高时，主要依靠典型的临床表现、肿瘤的影像学特点、血清和脑脊液肿瘤标志物的水平等进行临床诊断。生殖细胞瘤患者血清和脑脊液肿瘤标志物AFP正常，β-HCG在3～50U/L，当影像学提示松果体和鞍上区同时具有病灶，或松果体单发病灶伴有尿崩症、血清和脑脊液AFP正常、β-HCG≤50U/L时高度提示生殖细胞瘤。非生殖细胞瘤性生殖细胞肿瘤患者血清和/或脑脊液AFP通常高于正常范围和/或血清和脑脊液β-HCG＞50U/L。

10. **生殖细胞肿瘤如何进行临床分期?**

需要完善血清和脑脊液肿瘤标志物（AFP、β-HCG）、脑脊液肿瘤细胞学检查、全脑＋全脊髓MRI检查对肿瘤分期，采用改良的Change分期系统。肿瘤的分期非常重要，可以指导治疗策略的选择，转移性肿瘤往往需要更高的放疗剂量和更大范围的放疗野。

无转移期（M0）：肿瘤局限伴脑脊液细胞学阴性。

转移期（M＋）：脑脊液细胞学阳性或颅内病变导致脊髓或蛛网膜下腔转移。

局限性生殖细胞肿瘤：①颅内单个病灶伴脑脊液肿瘤细胞学阴性；②双病灶（鞍上区＋松果体）伴脑脊液肿瘤细胞学阴性。

转移性生殖细胞肿瘤需符合如下所述任意一种情况：①超过1个颅内病灶（除外松果体＋鞍上区双病灶者）；②脊髓转移；③中枢神经系统以外转移；④脑脊液肿瘤细胞学阳性。

11. **生殖细胞肿瘤的治疗策略是什么?**

不同病理类型的生殖细胞肿瘤治疗策略不同，生殖细胞瘤对放疗和化疗敏感，单纯放疗治愈率高于90%，放疗前先予辅助化疗可降低放射治疗的剂量，减少放疗相关并发症。非生殖细胞瘤性生殖细胞肿瘤与生殖细胞瘤相比预后较差，单纯放疗5年生存率为20%～45%，采用含铂类药物的多药化疗联合放疗和/或手术等综合治疗10年总体生存率为70%～80%。

12. 初诊3～18岁中枢生殖细胞瘤如何治疗?

首选化疗，根据化疗疗效调整后续放疗的剂量和放射范围，从而减少放疗所致的远期不良反应。4个疗程以铂类为基础的化疗，继之以全脑室＋瘤床放疗；若脑脊液肿瘤细胞学阳性，行全脑全脊髓＋瘤床放疗（表36-2）。

表36-2　原发中枢神经系统生殖细胞肿瘤的治疗建议

生殖细胞肿瘤（GCT）		治疗推荐
生殖细胞瘤		·4个疗程以铂类为基础的化疗，包括依托泊苷、异环磷酰胺、卡铂或顺铂 ·全脑室放疗（20～24Gy）和瘤床加强放疗（12～16Gy） ·若出现脑脊液转移，进行全脑全脊髓照射
非生殖细胞瘤性生殖细胞肿瘤		
畸胎瘤		
	成熟	·完整手术切除
	不成熟	·4～6个疗程新辅助化疗，包括卡铂/顺铂、依托泊苷和异环磷酰胺，也可包括吉西他滨、紫杉醇或长春新碱，但不成熟畸胎瘤对顺铂治疗反应差
胚胎性癌 绒毛膜上皮癌 卵黄囊瘤		·建议对预后不佳的NGGCT选择更强的化疗方案 ·全脑全脊髓照射（≥36Gy）联合瘤床加强放疗（≥54Gy）或全脑/脑室放疗（24～40Gy）联合瘤床加强放疗（15～30Gy） ·如果可能的话尽量手术切除 ·有学者建议对预后不良的NGGCT最佳治疗方案为残余肿瘤完全切除后进行放疗联合化疗

13. 初诊3～18岁中枢非生殖细胞瘤性生殖细胞肿瘤如何治疗?

采取多药化疗联合全中枢放疗＋瘤床放疗策略。4～6个疗程新辅助化疗，包括卡铂/顺铂，依托泊苷和异环磷酰胺，也可包括吉西他滨、紫杉醇或长春新碱，继之以全脑全脊髓＋瘤床放疗；若化疗联合放疗后肿瘤体积增大，可行手术减瘤或活检重新明确病理诊断，根据术后病理决定后续治疗。

14. 外科手术在生殖细胞肿瘤中的应用有哪些?

中枢神经系统生殖细胞肿瘤好发于鞍区和松果体区，手术切除难度较大。通常根据血清和脑脊液肿瘤标志物升高或脑脊液细胞学阳性、典型的影像学特点和临床表现作出临床诊断。对于血清和脑脊液中肿瘤标志物正常，细胞学检查阴性的患者来说，应尽可能通过手术获得组织病理学诊断。手术治疗包括肿瘤切除术、内镜下病变活检术、立体定向活检术和脑脊液分流术。

15. 何时选择肿瘤切除术？

生殖细胞瘤对放疗和化疗高度敏感，肿瘤部分切除甚至肿瘤全切相较于肿瘤活检来说并没有更多获益。而非生殖细胞瘤性生殖细胞肿瘤对放疗和化疗相对不敏感，放/化疗后仍未缓解的患者通过二次手术切除残余肿瘤对于疾病控制有效，有助于提高生存率。

16. 中枢神经系统放疗的并发症有哪些？

颅内生殖细胞肿瘤患者接受放射治疗后会出现多种并发症，包括放射性坏死、认知功能下降、放射相关脑血管病、下丘脑和垂体功能障碍等。

17. 什么是放射相关脑血管病？

颅脑放射治疗远期的血管并发症包括血管闭塞性疾病，如烟雾病、脑卒中、脑出血和血管畸形等。其发病机制为放射治疗导致血管内皮细胞丢失，破坏血脑屏障，继发血管源性水肿和神经细胞缺氧，内皮细胞损伤还可引起血栓形成和出血，导致内皮细胞增生、基底膜增厚以及血管扩张，最终导致血管重塑。烟雾病是大脑Willis环进行性闭塞伴侧支血管扩张的疾病，可表现为脑卒中、短暂性脑缺血发作、癫痫、头痛以及其他神经系统症状。文献报道放疗后出现烟雾病的中位时间为40个月，烟雾病的发生率随时间延长而增加，对现有病例的回顾可以发现53%的病例在放疗后4年确诊，96%的病例在放疗后12年确诊。

四、推荐阅读

[1] JI HOON PHI，KYU-CHANG WANG，SEUNG-KI KIM．Intracranial germ cell tumor in the Molecular Era [J]．Journal of Korean Neurosurgical Society，2018，61（3）：333-342.

[2] BOWZYK AL-NAEEB A，MURRAY M，HORAN G，et al．Current management of intracranial germ cell tumours [J]．Clinical Oncology，2018，30（4）：204-214.

[3] HILL-KAYSER CE，INDELICATO DJ，ERMOIAN R，et al．Pediatric central nervous system germinoma：What can we understand from a worldwide effort to maximize cure and minimize risk? [J] Int J Radiat Oncol Biol Phys，2020，107（2）：227-231.

[4] 中国抗癌协会小儿肿瘤专业委员会．儿童原发中枢神经系统生殖细胞肿瘤多学科诊疗专家共识 [J]．中国小儿血液与肿瘤杂志，2018，23（6）：281-286.

[5] JI YEON HAN，JUNG WON CHOI，KYU CHANG WANG，et al．Coexistence of radiation-induced meningioma and moyamoya syndrome 10 years after irradiation against medulloblastoma：A case report [J]．J Korean Med Sci，2017，32（11）：1896-1902.

[6] MURPHY ES，XIE H，MERCHANT TE，et al．Review of cranial radiotherapy-induced vasculopathy [J]．J Neuro-Oncol，2015，122（3）：421-429.

[7] BRANDICOURT P，BONNET L，BéJOT Y，et al．Moya-Moya syndrome after cranial radiation for optic glioma with NF1．Case report and literature review of syndromic cases [J]．Neurochirurgie，2018，64（1）：63-67.

[8] ZWAGERMAN NT, FOSTER K, JAKACKI R, et al. The development of Moyamoya syndrome after proton beam therapy [J]. Pediatric Blood & Cancer, 2014, 61 (8): 1490-1492.
[9] LIU AK, BAGROSKY B, FENTON LZ, et al. Vascular abnormalities in pediatric craniopharyngioma patients treated with radiation therapy [J]. Pediatric Blood & Cancer, 2009, 52 (2): 227-230.

（李　冉　朱惠娟）

病例37 家族性多饮、多尿

一、病历摘要

患者，女性，46岁。因“多饮、多尿33年”入院。

（一）现病史

患者系第2胎第2产，足月顺产，出生体重、身长、Apgar评分不详，坐、爬、走、出牙年龄不详，智力及生长发育与同龄人相仿。患者33年前（13岁）无明显诱因出现口渴、喜冷饮，日饮水量1.5～2.0L，夜尿1～2次，饮水量与尿量基本相当。此后逐渐出现多饮、多尿，每日饮水量5～6L，日尿10～12次，夜尿4～5次，尿量不详。2012年患者口渴情况较前加重，每日饮水量可达10L，日尿16～17次，夜尿5～6次。2017年4月无明显诱因出现排尿困难，无尿急、尿痛，于当地医院间断静脉输注“甲硝唑”后排尿稍通畅。

2017年9月21日连续4小时用力排尿后仍无尿排出，就诊于当地医院，泌尿系超声示：“双肾结构未见明显异常，膀胱壁增厚，尿潴留（1250ml）。”留置导尿管。查血渗透压328mOsm/(kg·H_2O)，尿渗透压60～119mOsm/(kg·H_2O)，血钠、尿比重不详。垂体MRI：“垂体左侧似可见类圆形占位(4.9mm×2.2mm)，增强可见延迟强化，神经垂体可见T1高信号，垂体柄（横径不详）居中，考虑可疑垂体左侧微腺瘤。”免疫指标：ANA、dsDNA、SSA、ANCA（-）。肿瘤标志物：AFP、CEA、CA19-9、CA15-3（-）。腺垂体功能：血皮质醇(8am)397nmol/L（参考范围281～914nmol/L），ACTH(8am)4.0pmol/L［18.4pg/ml（参考范围6～56pg/ml）］；甲状腺功能：FT_3 4.30pmol/L（参考范围2.76～6.45pmol/L），FT_4 14.00pmol/L（参考范围8.75～22.00pmol/L），TSH 5.14mU/L（参考范围0.35～4.31mU/L）；性激素：FSH 3.92U/L，LH 6.84U/L，PRL 28.28ng/ml（参考范围2.74～19.64ng/ml），E_2不详；GH 0.14ng/ml（参考范围0.06～5.00ng/ml），IGF-1不详。腹部CT：双肾肾盂壁、输尿管管壁弥漫性增厚，可见膀胱壁弥漫性增厚；肝胆胰脾未见明显异常。尿动力检查：膀胱感觉迟钝，残余尿量增多（475ml）。

2017年10月20日，患者就诊于北京协和医院垂体疑难病会诊中心，因其自幼起病，有类似疾病家族史，MRI示神经垂体高信号存在，垂体微腺瘤不明确，考虑肾性尿崩症可能性大，建议完善基因检测明确诊断；患者目前排尿困难，尿动力试验提示膀胱感觉迟钝、残余尿增多，考虑与长期憋尿有关，可行膀胱造瘘术，建议住院明确诊断以及下一步治疗方案。起病以来，患者精神稍差，食欲可，排便1～2日1次，近半年体重稳定。自述幼时较同龄人皮肤稍干燥、出汗少；否认头痛、视力下降；否认畏寒、乏力；否认锂剂、利尿剂、甲氧氟烷及抗胆碱能药物使用史；否认自发性气胸、骨折史；否认眼干、光过敏、猖獗齿、皮疹、脱发、雷诺现象。否认睡眠障碍、出汗异常；否认贪食、性格改变。

（二）既往史

20年前行右侧颈部皮下肿物切除术，病理不详。10年前无明显诱因出现全身大关节、掌指关节疼痛，2016年当地医院考虑风湿病，予盐酸氨基葡萄糖口服治疗可稍缓解，后仍间断疼痛，无红肿、晨僵。2012发现子宫肌瘤。

（三）个人史、月经史

无特殊。

（四）婚育史

适龄婚育，G1P1，31岁足月顺产1男婴，出生体重3.1kg，身长不详，否认多尿、遗尿，智力及生长发育与同龄人相当，配偶及儿子均体健。

（五）家族史

父亲因冠心病去世，家族中多名成员均存在多饮、多尿，家系图如下（图37-1）。

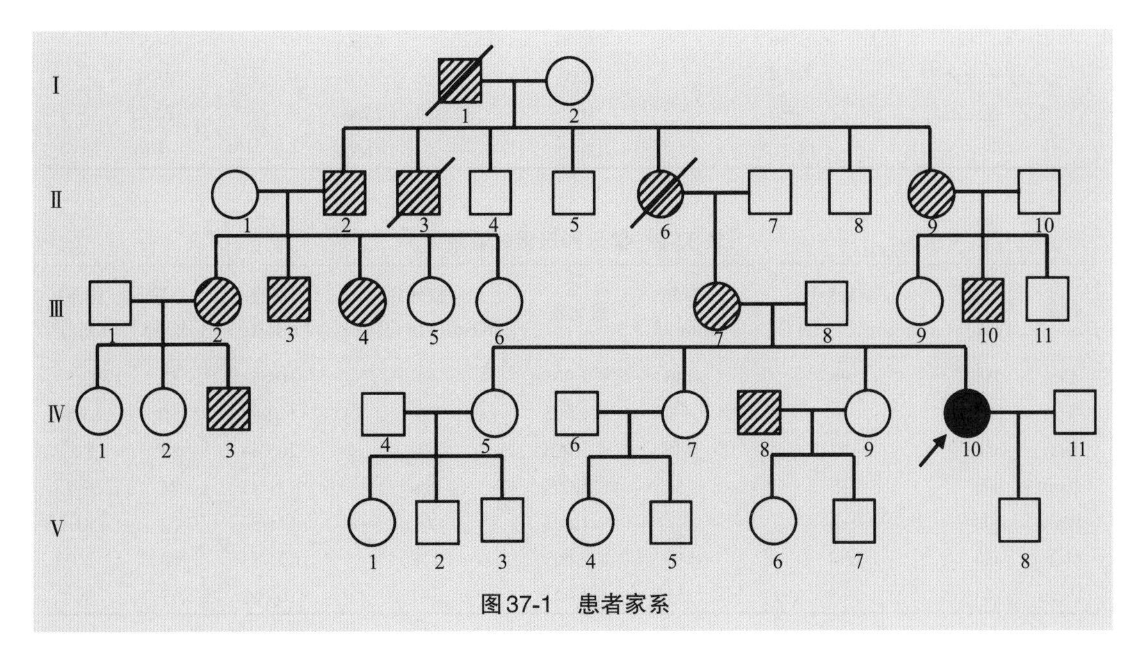

图37-1 患者家系

（六）体格检查

T 37.2 ℃，P 86次/分，R 19次/分，BP 108/76mmHg，SpO_2 99%，BMI 31.98，体型均匀肥胖，全身皮肤稍干燥，股内侧、腰部、双侧前臂可触及数个皮下结节，直径1～3cm，质韧，无压痛。颈部可见长4cm瘢痕，甲状腺Ⅱ度肿大，质韧，无压痛。双肺呼吸音清，律齐，未闻及心脏杂音。腹软，无压痛，双下肢无水肿，双足背动脉搏动正常。

（七）辅助检查

［**内分泌相关检查**］入院后进一步完善尿崩症定性定位等相关检查，首先行简易去氨加压素试验，服药日口服去氨加压素后，日间尿量可减少50%（表37-1）。因此进一步完善禁水加压素试验（表37-2），在尿渗透压达到平台期后，肌注神经垂体素后尿渗

表37-1　简易去氨加压素试验结果

时间	对照日1尿量（ml）	对照日2尿量（ml）	服药日1尿量（ml）	服药日2尿量（ml）
6am	—	—	—	—
8am	1100	1000	1000	800
10am	1500	1200	300	650
12pm	1200	1200	200	300
2pm	1750	1000	300	500
4pm	400	1200	400	1000
6pm	850	1200	400	400
8pm	1450	1400	1100	1000
10pm	1150	1200	1700	1100
10pm～6am	5350	4200	4200	4650
6am～6pm	6800	6800	2600	3650
6pm～6am	7950	6800	7000	6750
24小时	14 750	13 600	9600	10 400

表37-2　禁水加压素试验结果

时间	尿量（ml）	血渗透压［mOsm/（kg·H_2O）］	血钠（mmol/L）	尿比重	尿渗透压［mOsm/（kg·H_2O）］	血压（mmHg）	心率（次/分）	体重（kg）
6am	550	296	140	＜1.005	41	108/68	83	83.5
7am	500	—	—	＜1.005	46	112/67	90	83.5
8am	1000	307	146	＜1.005	51	105/64	83	82
9am	800	315	151	＜1.005	65	123/85	86	81.5
10am	400	—	—	＜1.005	88	121/53	82	81
11am	650	315	150	＜1.005	138	121/83	60	80
12pm	140	315	151	＜1.005	387	106/68	77	80

透压升高，大于50%；但患者神经垂体MRI高信号存在，不符合典型的中枢性尿崩症的表现（图37-2）。

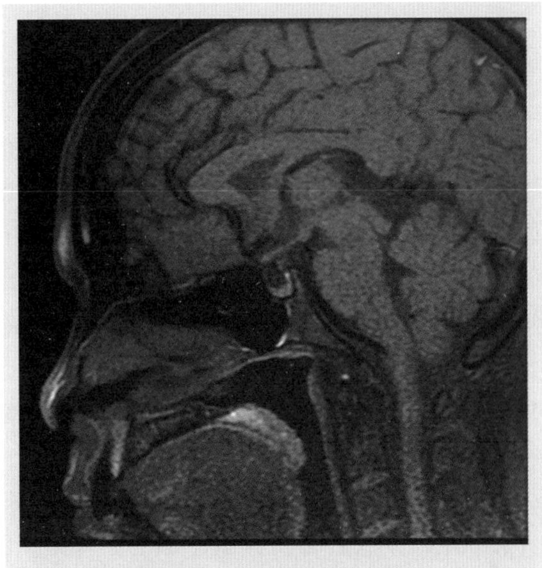

图37-2　患者鞍区平扫MRI

［**基因检测**］在充分知情并签署知情同意书后，对患者外周血单个核细胞*AVP-NPII*基因进行了检测，发现在第268个密码子处发生了一个新的杂合无义突变（c.268A＞T），从而导致*AVP-NPII*基因第2外显子中提前出现终止密码子（TAG）（图37-3）。同时检测了*AVP-R2*、*AVP*基因，均无异常发现。之后在患者有多尿症状的母亲中检测到*AVP-NPII*基因同样的突变，而在另一位无多尿症状的姐姐中未检测到*AVP-NPII*基因突变。

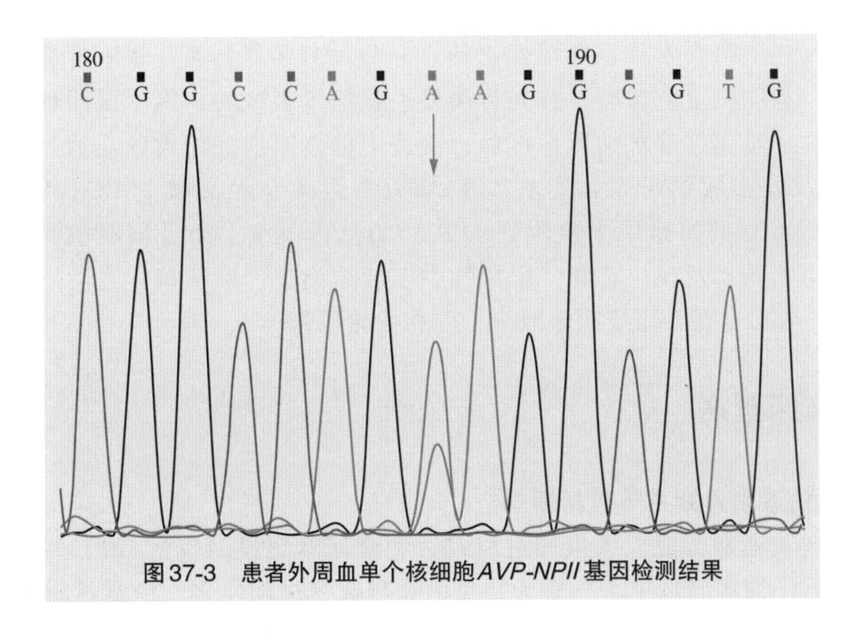

图37-3　患者外周血单个核细胞*AVP-NPII*基因检测结果

（八）诊断

考虑家族性中枢性尿崩症。

（九）治疗

给予去氨加压素替代治疗，嘱患者量出为入，之后尿量逐渐减少并拔除尿管。拔除尿管后无排尿困难、排尿中断，超声测残余尿4ml。

二、病例分析

患者为中年女性，突出临床表现为逐渐出现多饮、多尿，程度进行性加重，夜间尿量大致与日间尿量相当，近期出现尿潴留；评估腺垂体功能未见受累表现，外院垂体MRI提示神经垂体高信号存在；血渗透压升高明显，且尿渗透压明显低于血渗透压，但血钠、钾、钙及血糖均不详；既往无利尿剂、锂盐等药物使用史；明显的家族聚集倾向，男、女均可发病。结合患者以上特点，目前考虑多尿原因如下：

（1）精神性烦渴：往往血渗透压不高，由于多饮从而出现多尿，女性多见，多合并神经精神疾病。该患者病程长，起病年龄较小，且在发病前无应激创伤刺激，血渗透压明显升高，暂不考虑。

（2）渗透性利尿：常见于糖尿病、高钙血症、长期低钾血症患者，往往每日尿量＜10L，该患者每日尿量＞10L，且无糖尿病或电解质紊乱，基本可除外。

（3）尿崩症：分为中枢性尿崩症（central diabetes insipidus，CDI）及肾性尿崩症（nephrotic diabetes insipidus，NDI）。

该患者幼年起病，神经垂体高信号存在，明确的多尿家族史，首先考虑NDI可能性大。但其家族史符合常染色体显性遗传，并非NDI经典的X连锁隐性遗传模式，此为不支持点。为明确定位诊断，首先行简易去氨加压素试验，提示服药日日间尿量可减少50%，进一步完善禁水加压素试验，支持中枢性尿崩症的诊断。通过遗传学检测证实了患者及其多尿的母亲均存在*AVP-NPII*基因杂合无义突变（c.268A＞T）。而另一位无多尿症状的姐姐中未检测到*AVP-NPII*基因突变。患者同时检测了*AVP-R2*、*AVP*基因，均无异常发现，至此，家族性中枢性尿崩症诊断明确，之后给予去氨加压素替代治疗，效果显著，尿量明显减少，顺利拔除尿管。

三、临床查房

1. 多尿的鉴别诊断主要包括哪些？

多尿的定义通常为成人尿量超过3L/d，儿童尿量超过2L/(m^2·d)。对于疑似多尿的患者，需要仔细询问病史，与更为常见的尿频或夜尿相鉴别，应通过记录24小时尿量来确认是否存在明确的多尿，尿频和夜尿均不会导致24小时总尿量增加。常见的导致多尿的原因包括三类：渗透性利尿、精神性多饮和尿崩症。渗透性利尿的常见原因包括糖尿病、高钙血症等。另外，接受钠-葡萄糖协同转运蛋白2抑制剂治疗的糖尿病患者，由于尿糖排泄增加也可出现渗透性利尿。由于颅内压增高而接受甘露醇治疗过程中也可出现多尿。通过病史采集和初步实验室检查基本能明确是否存在上述渗透性利尿的可能性。精神性多饮最常见于中年女性及精神疾病患者，通常在起病前存在精神心理应激。大量主动饮水而导致水负荷过重，通常不会造成血钠升高，且夜间尿量常少于日间尿量，因此分记日夜尿量对于鉴别精神性多饮有一定的帮助。

2. 尿崩症的概念与分类如何？

尿崩症是由于肾保留水分的功能受损，排出大量低渗透压、低比重尿液，表现为烦渴、多尿、多饮的一组疾病。又可以分为中枢性尿崩症和肾性尿崩症两大类。

3. 尿崩症特征性的临床表现有哪些？

尿崩症的特征性临床表现包括多尿、烦渴、多饮，在严重病例，每昼夜尿量可达16～24L，尿色清亮，日夜尿量相仿。中枢性尿崩症患者的症状常突然出现，由于排出大量低渗透压、低比重尿，血浆渗透压升高，刺激口渴中枢，从而导致大量饮水，严重干扰日常生活，夜间不能得到良好的休息，可出现疲乏、烦躁、头晕、食欲减退、体重减轻等相应表现。

4. 什么是中枢性尿崩症？

中枢性尿崩症是各种原因导致抗利尿激素（antidiuretic vasopressin，ADH）分泌不足，导致不同程度的多尿。精氨酸血管升压素（arginine-vasopressin，AVP）缺乏可由多种原因导致，包括原发或继发性鞍区肿瘤或浸润性疾病、淋巴细胞性垂体炎等各种鞍区炎症、感染性疾病、创伤、鞍区手术等，部分患者为特发性中枢性尿崩症，家族性中枢性尿崩症较为罕见。另外，中枢性尿崩症也可以是部分先天性疾病的表现，如Wolfram综合征、先天性垂体功能减退症、透明隔－视神经发育不良等。

5. 中枢性尿崩症患者如果饮水量或尿量减少要考虑哪些原因？

部分病变累及下丘脑口渴中枢，可造成渴感减退或渴感缺乏，患者不能充分饮水，可出现脱水、消瘦、高钠血症、嗜睡等精神异常。部分患者可合并体温异常、睡眠倒错、食欲异常等下丘脑综合征等其他表现。另外，如同时合并腺垂体功能减退，尤其是肾上腺糖皮质激素和甲状腺激素缺乏的时候，尿量可以较前减少。因此中枢性尿崩症患者诊治过程中要关注渴感和腺垂体功能。

6. 什么是家族性中枢性尿崩症？

家族性中枢性尿崩症（OMIM：192340，125700）是由编码ADH的基因（*AVP-NPII*基因）突变所致的常染色体显性遗传性疾病。通常在出生后数月至数年开始出现临床症状，主要表现为多尿并伴有口渴、多饮。部分患者MRI可见神经垂体高信号。*AVP-NPII*基因突变引起尿崩症的可能的机制包括内质网内错误折叠的ADH前体物质堆积导致AVP神经元死亡。病理可见部分患者神经垂体萎缩，下丘脑视上核和室旁核的大细胞神经元数量减少。

7. 如果患者存在尿崩症，还需要考虑哪些先天性疾病？

Wolfram综合征以中枢性尿崩症、糖尿病、视神经萎缩和耳聋为主要特征，可能在后期逐渐出现认知和精神问题，其遗传方式是常染色体隐性遗传，该综合征至少由两种不同的基因导致：*WFS1*和*ZCD2*。这两种基因均编码内质网蛋白，并且影响钙稳态。Wolfram综合征患者的尿崩症是由于视上核中分泌ADH的神经元受损以及ADH前体加工受损所致。

先天性垂体功能减退症患者也可以有中枢性尿崩症的表现，部分患者伴有渴感减退，询问病史的时候需要注意。

透明隔－视神经发育不良，是一种高度异质性疾病，临床表型包括脑中线和前脑异常以及视神经和垂体发育不全，与垂体胚胎发育过程中的转录因子如*HESX1*基因突变相关，患者可能存在异常渴感以及AVP释放缺陷。

8. MRI提示神经垂体高信号存在一定不是中枢性尿崩症吗?

神经垂体高信号存在并不能除外中枢性尿崩症，已有的家族性中枢性尿崩症的文献报道中，部分患者神经垂体高信号是存在的，有可能是由于视上核和室旁核合成和分泌的AVP结构异常，可以转运并储存至神经垂体，但不能和肾集合管上的受体有效结合。

9. 什么是肾性尿崩症?

肾性尿崩症分为遗传性和获得性，遗传性主要为AVP受体或水通道蛋白2基因突变，是一种不常见疾病，可导致不同程度的ADH抵抗。ADH有两种不同的受体：V1受体和V2受体。*AVP-R2*基因位于X染色体上（Xq-28），约90%的遗传性肾性尿崩症为X连锁遗传。由于*AVP-R2*基因突变，编码有功能障碍的加压素V2受体。遗传性肾性尿崩症的另一种形式由水通道蛋白2基因缺陷导致，该基因可编码集合小管细胞中对ADH敏感的水通道。这种变异型可能存在常染色体隐性或常染色体显性的遗传模式，由水通道蛋白2缺乏磷酸化作用介导。这种缺陷损害了水通道的运输作用，阻止其与腔膜融合，降低通道的功能。

儿童期起病的肾性尿崩症多数都是由于遗传缺陷引起，常有相应家族史，逐渐出现多饮、多尿，程度进行性加重，泌尿系统方面可出现尿潴留，排尿困难。成年期起病的肾性尿崩症多数都是获得性疾病，包括各种原因所致间质性肾炎、肾小管浓缩功能障碍等。

10. DDAVP的结构有哪些特点?

1-脱氨基-8-D-精氨酸血管升压素（1-desamino-8-Dextro-arginine vasopressin，DDAVP）是人工合成的AVP类似物，在两处进行了化学结构的改良：一是N端1位上的半胱氨酸去氨，能抵抗氨基肽酶的分解作用，从而使抗利尿活性增加了约3倍；二是以右旋精氨酸代替了8位的左旋精氨酸，使血管加压作用降低至1/(400～800)，从而避免血管加压的副作用。

11. 简易去氨加压素试验能给临床带来哪些帮助?

醋酸去氨加压素片，是人工合成的加压素类似物。与注射神经垂体素相比较，简易去氨加压素试验操作较为简便。北京协和医院对21例经禁水加压素试验证实为中枢性尿崩症的患者再用醋酸去氨加压素片口服代替神经垂体素行禁水去氨加压素试验，结果发现去氨加压素试验对中枢性尿崩症的诊断准确可靠，而且更为安全方便。但需注意在进行简易去氨加压素试验之前，必须先确认患者存在明确的尿崩症，因正常人在服用醋酸去氨加压素片后亦可出现尿量减少。

12. 禁水加压素试验的目标是什么?

禁水试验是尿崩症的定性诊断试验，加压素试验则是在此基础上进行定位诊断。禁水试验是通过限制水的摄入来实现血钠浓度大于145mmol/L且血渗透压大于295mOsm/(kg·H_2O)，从而区分尿崩症与精神性多饮。加压素试验的目的，则是在已经确认尿崩症的患者中，补充外源性AVP，来进行定位诊断，明确是由于缺乏ADH所致中枢性尿崩症，还是由于肾小管对AVP没有反应而造成的肾性尿崩症。

13. 禁水加压素试验有哪些注意事项?

尿崩症患者长期多饮多尿，肾集合管上的AVP受体长期处于抑制状态，因此在行禁水加压试验前应当鼓励患者主动限水至5000～6000ml，以确保禁水加压试验结果。试验前应确认肾上腺皮质功能正常或已经得到适当的替代治疗。试验前患者的血糖、血钙、血钾和肾功能均在正常范围。试验过程中应密切观察患者的精神状态、血压和体重，避免过度脱水，同时一定要准确留取血尿标本。冠心病、高血压及老年患者在应用神经垂体素时要酌情减量。

14. 可以用尿比重来替代尿渗透压检测吗?

虽然通过检测尿比重可以推测尿渗透压，但是这两种检测存在重要的差异。尿渗透压取决于尿液中微粒（包括尿钠、钾、尿素等）的数量，而比重则由尿液中微粒的数量和大小共同决定，当尿液中存在大分子时（如葡萄糖或造影剂），这种差异将给临床判读带来极大的挑战。尿渗透压每升高35～40mOsm/(kg·H_2O)，尿比重上升约0.001。因此，在有条件的情况下，禁水加压素试验中应直接测定尿渗透压。

15. 去氨加压素替代治疗有哪些注意事项?

去氨加压素替代治疗过程中，要教育患者及家属学会量出为入，保持出入量平衡，尤其是同时存在渴感减退的患者，入量过多会增加水潴留和低钠血症的风险。另外，由于去氨加压素从消化道吸收的效率较低，应注意服药和进食之间保持一定的距离。

四、推荐阅读

[1] SHLOMO MELMED，KENNETH S POLONSKY，P REED LARSEN，et al. Williams Textbook of Endocrinology 13th [M]. London：Elsevier Health Sciences，2015.

[2] PATTI G，SCIANGUETTA S，ROBERTI D，et al. Familial neurohypophyseal diabetes insipidus in 13 kindreds and 2 novel mutations in the vasopressin gene [J]. Eur J Endocrinol，2019，181（3）：233-244.

[3] ALEJANDRO GC，LEIRE M，GUSTAVO PN，et al. Forty-one individuals with mutations in the AVP-NPII gene associated with familial neurohypophyseal diabetes insipidus [J]. J Clin Endocrinol Metab，2020，105（4）：1112-1118.

[4] 张殿喜，顾锋，金自孟，等. 用口服弥凝替代垂体后叶素肌注行禁水-加压素试验的临床应用 [J]. 基础医学与临床，2008，25（8）：750-753.

（阳洪波）

病例38 血压升高、面容改变、喘憋

一、病历摘要

患者，女性，38岁。因“血压升高5年，面容改变2年，喘憋半年”入院。

（一）现病史

患者于2014年发现高血压，血压最高260/180mmHg，当时未感不适，未予重视。2015年自觉乏力，伴活动耐力下降，就诊当地医院，测血压260/170mmHg，查血Cr 130μmol/L，给予尼群地平、吲达帕胺、多沙唑嗪等药物治疗，自述血压无明显下降，未规律治疗。2017年家人发现患者面容改变，鼻翼增宽、下颌伸长，皮肤增厚粗糙，声音低沉，伴月经周期逐渐延长至闭经，否认头痛、视力下降及视野缺损，未进一步就诊。2018年10月出现咳嗽、乏力、活动耐力明显下降，憋气、全身水肿、不能平卧，每天尿量约800ml。就诊外院，查血Hb 100g/L，Cr 400μmol/L，24小时尿蛋白2.62g，BNP 14777pg/ml。心脏超声示左心及右房增大，左室肥厚，左心功能减低，肺动脉高压。诊断高血压性心脏病、心功能不全、高血压性肾损害、慢性肾脏病（chronic kidney disease，CKD）4期，调整降压治疗（具体不详），监测血压200/110mmHg左右，全身水肿、喘憋较前减轻，但仍不能平卧。

2019年3月患者喘憋加重、水肿明显，伴尿量减少，至北京协和医院就诊，查血Cr 587μmmol/L，IGF-1 861ng/ml（参考范围109～284ng/ml）；葡萄糖生长激素抑制试验，于0、30分钟、60分钟、120分钟、180分钟血糖分别为5.6mmol/L、8.4mmol/L、8.9mmol/L、6.2mmol/L、4.8mmol/L，GH分别为31.9ng/ml、27.0ng/ml、24.2ng/ml、19.3ng/ml、23.3ng/ml；FSH 4.18U/L，LH 1.3U/L，E_2 179pmol/L（49pg/ml），睾酮0.07nmol/L（0.21ng/ml），PRL 67.2ng/ml；甲状腺功能 FT_3 4.34pmol/L（2.82pg/ml），FT_4 16.8pmol/L（1.3ng/dl），TSH 0.588mU/L，8am血皮质醇452.6nmol/L（16.4μg/dl），ACTH 11.55pmol/L（52.5pg/ml）。垂体增强MRI示鞍内肿物，增强扫描强化减低，大小约17mm×19mm×20mm，垂体柄左偏，视交叉受压向上移位，部分包绕双侧颈内动脉，考虑垂体大腺瘤可能性大（图38-1）。超声心动图示全心增大，左室肥厚，左右室收缩功能减低，LVEF 36%，中-重度三尖瓣关闭不全，重度肺动脉高压（肺动脉收缩压75mmHg）。泌尿系超声示右肾长径9.9cm，左肾长径10.6cm，双肾皮质回声弥漫性增

强，皮髓质分界欠清。为进一步诊治于2019年4月收入北京协和医院内科。

（二）既往史

既往体健，否认冠心病、糖尿病，25岁行剖宫产手术，否认药物及食物过敏史。

（三）个人史、婚育史

无特殊。

（四）家族史

否认类似疾病家族史。

（五）体格检查

BP 169/92mmHg，SpO_2 97%，皮肤粗糙增厚，肢端肥大症面容，颈静脉无怒张，双肺呼吸音清，未闻及干湿啰音，心界扩大，HR 80次/分，律齐，主动脉瓣听诊区可闻及Ⅲ级收缩期吹风样杂音。腹软，肝脾肋下未及，移动性浊音（-），双下肢可凹性水肿。

（六）辅助检查

［**实验室检查**］血常规WBC 7.14×10^9/L，RBC 3.06×10^{12}/L，Hb 93g/L，PLT 163×10^9/L；尿Pro 1.0g/L，GLU 5.5mmol/L，BLD trace；24小时尿蛋白1.71g；粪便常规+潜血、凝血功能未见异常；生化Cr 668μmmol/L，Urea 32.96mmol/L，ALB 35g/L，ALT 19U/L，血钾4.2mmol/L，血钠142mmol/L，血钙1.73mmol/L，血磷2.13mmol/L，Glu 4.9mmol/L，UA 683μmol/L，TC 2.92mmol/L，TG 0.51mmol/L，LDL-C 1.19mmol/L；心肌酶cTnI 40.60pg/ml（参考范围0～15.6pg/ml），NT-proBNP 27873pg/ml（参考范围0～125pg/ml）。肾血流功能显像示GFR 12.11ml/(min·1.73m^2)，右肾=6.89ml/(min·1.73m^2)，左肾=5.22ml/(min·1.73m^2)，双肾血流灌注及功能极差。

［**各科会诊**］眼科会诊：考虑高血压视网膜病变，视盘水肿，建议控制血压，给予营养神经、改善循环治疗。肾内科会诊：慢性肾衰竭可能与长期高血压有关，入院后监测血Cr最高886μmol/L，已达CKD5期，建议行肾脏替代治疗。神经外科会诊：患者目前存在心力衰竭、肾衰竭，手术风险大，暂不适合手术。内分泌科会诊：生长激素大腺瘤诊断明确，若不适合手术，可试用醋酸奥曲肽治疗，监测治疗后GH变化。放疗科会诊：若手术风险大，可考虑局部放疗或者药物治疗，但放疗费用高，起效慢，且有视神经损伤风险，需告知患者利弊。

（七）诊断

肢端肥大症，生长激素大腺瘤，心力衰竭，全心增大，中-重度三尖瓣关闭不全，心功能Ⅱ级（NYHA分级），重度肺动脉高压，恶性高血压，高血压性肾损害（CKD5期），肾性贫血，高血压视网膜病变，剖宫产术后。

（八）治疗

［**心力衰竭方面**］给予呋塞米20mg每日1次，氢氯噻嗪片25mg每日1次，控制每日出入量-（500～1000）ml，监测体重由80kg下降至71kg，喘憋、水肿逐渐改善。

［**肾衰竭方面**］2019年5月10日于局麻下行右侧颈内静脉半永久透析管置入术，此后规律透析，每日尿量100～200ml，监测血Cr和BUN水平稳定下降，体重逐渐降至60～62kg。同时给予碳酸钙1500mg每日3次，碳酸氢钠1g每日3次，叶酸片10mg每日2次，琥珀酸亚铁0.1g每日3次。

［**高血压方面**］尼群地平10mg每12小时1次，哌唑嗪2mg每8小时1次，奥美沙坦酯20mg每12小时1次，卡维地洛12.5mg每12小时1次，硝苯地平控释片60mg每12小时1次，特拉唑嗪2mg睡前1次，控制血压，监测血压在（150～180）/(90～110)mmHg。

［**生长激素腺瘤方面**］经垂体疑难病会诊讨论，考虑患者手术风险大，建议先给予醋酸奥曲肽0.1mg每8小时1次皮下注射，溴隐亭2.5mg每日1次，控制生化指标，继续按照内科治疗方案控制血压、改善心功能，并规律血液透析，待患者一般情况改善后评估手术风险，再行手术治疗。患者采用上述治疗，复查GH 23.4～20.8ng/ml，PRL 23.4ng/ml。2019年6月患者月经恢复，复查心脏超声提示心肌病变，左心及右心房增大，左心室收缩功能正常低限，LVEF 52%，左心室舒张功能重度减低，轻度肺高压（肺动脉收缩压39mmHg）。2019年7月在全麻下行经鼻蝶窦入路垂体腺瘤切除术+鞍底重建术，术前及术后行血透治疗，术后复查GH 2.1ng/ml。病理符合垂体腺瘤，免疫组化PIT-1（+），CAM5.2（+），GH（+），PRL（-），Ki-67 3%，p53（-）。2019年10月门诊复查GH 1.4ng/ml，葡萄糖生长激素抑制试验GH谷值0.304ng/ml，PRL 28.2ng/ml，垂体增强MRI提示垂体瘤术后改变（图38-1）。

二、病例分析

患者为青年女性，以血压升高起病，未规律治疗，血压一直控制不佳。病程中家人发现其面容改变、伴月经紊乱至闭经，仍未就诊。近1年逐渐出现活动耐力下降、咳嗽、喘憋、尿量减少及水肿。入院查体示血压升高，皮肤增厚粗糙，眉弓突出、下颌伸长、鼻翼增宽、舌体肥大等典型肢端肥大症面容，心界扩大，主动脉瓣区可闻及病理性杂音，双下肢可凹性水肿。辅助检查提示GH和IGF-1明显升高，葡萄糖生长激素抑制试验不被抑制，鞍区MRI提示垂体大腺瘤。综上所述，肢端肥大症、垂体生长激素大腺瘤诊断明确，因PRL轻度升高，考虑生长激素/催乳素混合瘤不除外。

生长激素腺瘤临床表现包括GH和IGF-1分泌过多引起的症状，其他腺垂体功能减

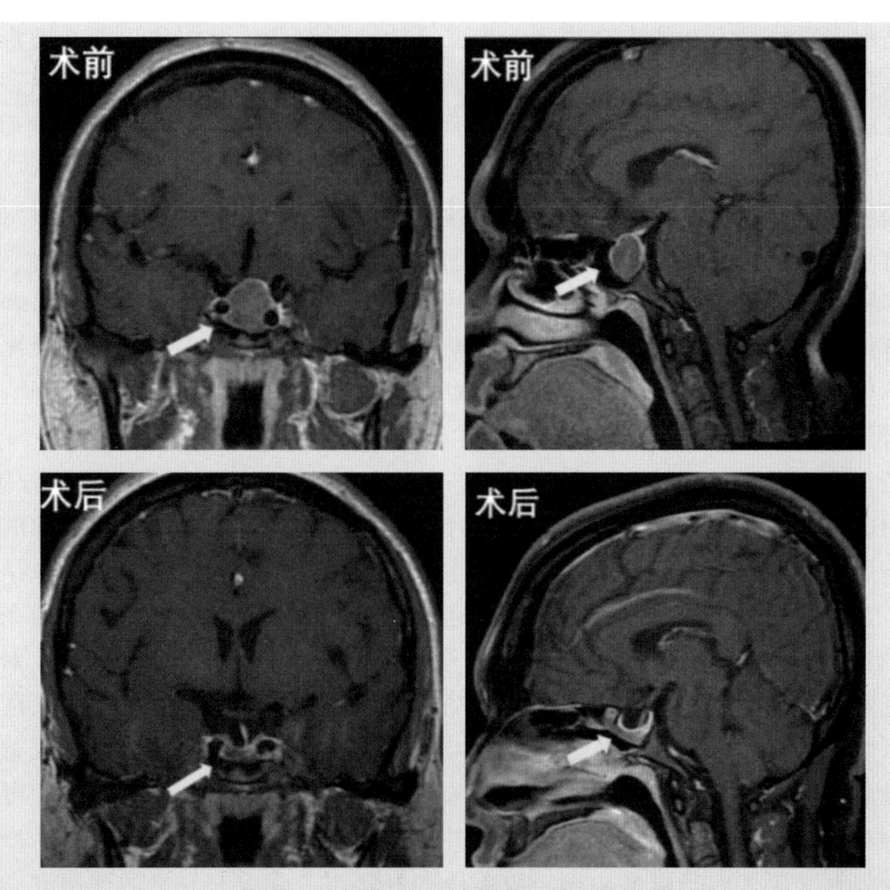

图38-1　患者手术前后垂体增强MRI变化

注：术前，蝶鞍内肿块影，信号均匀，增强扫描强化减低，大小约17mm×19mm×20mm，垂体柄左偏，视交叉受压向上移位，部分包绕双侧颈内动脉；术后，垂体瘤术后改变，术区残腔塌陷，残余垂体上缘下凹。

退表现、肿瘤压迫周围组织导致的占位症状，少数患者可能出现垂体卒中的临床表现。GH和IGF-1过量分泌引起的症状比较隐匿，常在病程持续较长时间才被察觉，多数患者是因其并发症就诊时被诊断，如高血压、糖尿病、睡眠呼吸暂停等。心血管疾病是肢端肥大症患者最常见的并发症之一，也是最主要的死亡原因，主要的心血管异常包括高血压、心脏肥大及左心室功能不全、冠状动脉粥样硬化性心脏病及心律失常等。

GH会导致胰岛素抵抗，刺激平滑肌细胞生长，促使血管阻力增加，此外GH还能增加远端肾小管和集合管对钠离子的重吸收，血容量增加，最终导致血压升高。肢端肥大症患者的高血压患病率显著高于正常人群，超过50%的患者可发生临界高血压或高血压，通过合理治疗降低GH水平有利于控制血压并减少降压药物的使用。超声心动图最常见的特征是心肌肥厚和左心室舒张功能减低，其他特征还包括左心室收缩功能减低、心律失常、心脏瓣膜病变等。随着肢端肥大症病程进展，心房心室腔及主动脉内径可逐渐增宽，进而引起主动脉瓣环扩大及主动脉瓣反流，后期可导致心力衰竭。

本例患者起病以来血压明显升高，且长期一直未予有效控制，逐渐出现喘憋、水肿、活动耐力下降等心功能不全表现，来北京协和医院就诊时明确诊断心力衰竭、全心增大、重度肺动脉高压。此外，由于长期未控制的高血压，导致肾功能损害，患者出现尿量减少、血肌酐进行性升高，就诊时已经是慢性肾衰竭、CKD5期，继而使血压进一步升高，加重心力衰竭，这些都为下一步治疗提出极大挑战。

中国肢端肥大症诊治指南（2013版）明确提出手术切除肿瘤是生长激素腺瘤的首选治疗方法，但是本例患者明确有未控制的高血压、心力衰竭和慢性肾衰竭，手术风险大，多科会诊讨论后建议应先控制血压、改善心功能、规律透析并改善患者一般情况后，再评估手术风险。本例患者的药物治疗，除了常规降压、利尿、规律血液透析和肾脏替代治疗外，还应该考虑使用针对肢端肥大症的药物治疗，达到缓解临床症状、有效控制并发症的目标。

生长抑素类似物（somatostatin analogue，SSA）是肢端肥大症药物治疗的首选，指南中明确提出SSA可以用于：①一线治疗。适用于预期手术无法完全切除的大腺瘤且无肿瘤压迫症状的患者、不愿意接受手术以及不适合接受手术的患者，包括全身情况较差，难以承受手术的风险；因气道问题麻醉风险较高的患者；有严重的全身症状（包括心肌病、重度高血压和未能控制的糖尿病等）的患者。②手术前治疗。对有严重并发症基本情况较差的患者，如明显呼吸功能障碍、心功能不全以及代谢紊乱严重的患者，术前药物治疗可降低血清GH、IGF-1水平，结合相关内科治疗可以改善心肺功能以降低麻醉和手术风险，同时可缩小肿瘤体积。③并发症治疗。SSA治疗可改善高血压、心功能不全、呼吸功能障碍等相关并发症。国内外研究发现，SSA治疗能够明显改善心血管功能，包括降低心率、收缩压和舒张压，减少左心室后壁厚度、室间隔厚度，增加射血分数，延长活动耐受时间等，即使SSA治疗未能使GH和IGF-1控制达标，仍可以改善左心室质量指数和舒张功能。本例患者采用醋酸奥曲肽0.1mg每8小时1次皮下注射，因PRL升高同时联合溴隐亭2.5mg每日1次。经内科综合治疗后患者血压较前下降，心功能明显改善，并恢复正常月经周期。

此后患者接受全麻下垂体瘤切除手术，手术过程顺利，术后病理符合生长激素腺瘤，术后3个月随访，患者GH恢复正常，复查MRI提示垂体瘤术后改变。患者继续接受高血压及心功能不全的药物治疗，同时规律血液透析，病情较稳定。

三、临床查房

1. 什么是肢端肥大症?

生长激素腺瘤是来源于分泌GH腺垂体细胞的腺瘤，是功能性垂体腺瘤中较为常见的一种类型。发生在青少年骨骺闭合之前的GH过度分泌导致巨人症，发生在骨骺闭合后的成年人则主要表现为肢端肥大症，发生在骨骺闭合前后的患者表现为肢端肥大性巨人症。

2. 肢端肥大症患者为什么会诊断延迟?

肢端肥大症患者的诊断年龄一般在40～50岁，由于起病症状隐匿，早期症状不特异，进展较缓慢，诊断延迟十分常见，从出现症状到临床诊断的中位时间约为5年，甚至有长达25年的病例报告。一项来自欧洲10个国家14家医学中心，纳入3173例肢端肥大症患者的数据资料显示，所有患者平均起病年龄33.5岁，平均诊断年龄45.2岁，其中44.9%患者首诊于内分泌科，17.5%患者首诊于全科医师，此外首诊于风湿免疫科、眼科、耳鼻喉科、妇产科、心内科和口腔科的患者分别为3.6%、2.3%、1.9%、1.6%、1.6%和1.2%。另有2.3%患者是被朋友或其他患者提醒才来就诊。因此提高对这一疾病的认识，早期诊断并给予合理治疗，对减少并发症、降低死亡率、改善患者远期预后至关重要。

3. 肢端肥大症常见临床表现有哪些?

肢端肥大症患者有特征性外貌，如面容粗陋、鼻大唇厚、手足增大、皮肤增厚、多汗和皮脂腺分泌过多，随着病程延长会出现头形变长、眉弓突出、有齿间隙增宽和反咬合、枕骨粗隆增大后突、前额和头皮多皱褶、桶状胸和驼背等。其他临床表现包括：①垂体腺瘤压迫、侵犯周围组织引起的头痛、视觉功能障碍、颅内压增高、其他腺垂体功能减退和垂体卒中；②代谢异常表现为胰岛素抵抗、糖耐量减低、糖尿病和血脂异常等；③心脑血管系统受累表现为高血压、心肌肥厚、心脏扩大、心律失常、心功能减退、动脉粥样硬化、冠心病、脑梗死和脑出血等；④呼吸系统受累表现为舌肥大、语音低沉、通气功能障碍、打鼾和睡眠呼吸暂停等；⑤骨骼和关节受累表现为滑膜组织和关节软骨增生、肥大性骨关节病、腕管综合征、骨质疏松和椎体压缩性骨折；⑥女性闭经、泌乳、不育，男性性功能障碍；⑦结肠息肉、结肠癌、甲状腺癌、肺癌等发生率可能会增加。

4. 肢端肥大症常见心血管并发症有哪些?

肢端肥大症患者主要的心血管并发症包括高血压、心脏肥大及左心室功能不全、冠心病及心律失常等。过多的GH促进胰岛素抵抗、内皮细胞损伤、增加钠水潴留，使血容量增加，导致血压升高，约30%肢端肥大症患者发生高血压，特别是生化指标未控制达标的患者其发生率更高，有些中心报道高血压的患病率高达60%。

心脏肥大是肢端肥大症患者常见的表现，北京协和医院经超声心动图测定的76例肢端肥大症患者经体表面积校正后的心肌重量达（339±86）g/m^2，显著高于正常人的（121±12）g/m^2。除了心肌肥厚，病理检查发现心肌出现局限性间质纤维化、心肌坏死、淋巴细胞浸润或典型心肌炎的表现，提示肢端肥大症患者的心脏肥大并非单纯的GH的促蛋白合成作用，还有其他的机制参与肢端肥大症心肌病的发生。因此，长期病情未控制的肢端肥大症患者易发生心功能不全、心律失常。GH对葡萄糖代谢、脂质代谢有影响，肢端肥大症患者更容易罹患冠状动脉粥样硬化性心脏病。约3%的肢端肥大症患者出现充血性心力衰竭等，心力衰竭发生的危险因素包括疾病的病程和严重程度，合并高血压、糖尿病及心脏疾病家族史。

5. 哪些患者需要筛查是否患有肢端肥大症?

当患者已经出现肢端肥大症的典型表现时，需要进行生化指标筛查。如果患者没有明显的肢端肥大症特征性表现，而出现2个或以上的下述症状时，需考虑肢端肥大症的可能并进行筛查：新发糖尿病、多发关节疼痛、新发或难以控制的高血压、心室肥大或收缩、舒张功能障碍等心脏疾病、乏力、头痛、腕管综合征、睡眠呼吸暂停综合征、多汗、视力下降、结肠息肉和进展性下颌突出。

6. 肢端肥大症的定性诊断包括哪些实验室检查?

（1）血清GH水平测定：活动期肢端肥大症患者血清GH水平持续升高且不被高血糖所抑制。因此肢端肥大症的诊断，不仅要看空腹或随机GH水平，主要是通过用葡萄糖负荷后看血清GH是否被抑制到正常来判断。通常使用口服75g葡萄糖进行OGTT，分别在0、30分钟、60分钟、90分钟及120分钟取血测定血糖及GH水平，如果服糖后GH谷值＜1μg/L，判断为被正常抑制。

（2）血清IGF-1水平测定：GH作用主要经IGF-1介导来完成，血清IGF-1水平与肢端肥大症患者病情活动的相关性较血清GH更密切。活动期肢端肥大症患者血清IGF-1水平升高。由于IGF-1水平的正常范围与年龄和性别显著相关，因此测定结果应与年龄和性别相匹配的正常值范围（正常均值±2个标准差）对照。当患者血清IGF-1水平高于与性别和年龄相匹配的正常值范围时，判断为血清IGF-1升高。

7. 肢端肥大症的定位诊断包括哪些影像检查?

为明确生长激素腺瘤与毗邻组织的关系，肿瘤大小、是否呈侵袭性生长，肿瘤和海绵窦的关系以及视交叉是否受累，应进行垂体MRI或CT检查（MRI分辨率优于CT）。高分辨率分层、增强扫描及动态增强MRI等技术可提高垂体微腺瘤的检出率。

8. 肢端肥大症需要和哪些疾病进行鉴别?

部分患者有较为典型的肢端肥大症临床表现，但是GH、IGF-1等生化指标均在正常范围内，影像学可能阴性甚至表现为空泡蝶鞍，这种情况要注意询问患者是否有剧烈头痛的病史，以除外垂体卒中。肢端肥大症患者还需要和肥大性骨关节病（厚皮厚骨症）相鉴别，后者多因基因缺陷（如*HPGD*突变、*SLCO2A1*突变）导致前列腺素E_2显著升高，患者以杵状指和关节肿胀为主，但GH和IGF-1水平正常。部分严重胰岛素抵抗的患者也有类肢端肥大症表现，但是GH和IGF-1水平正常，垂体影像学检查为阴性。

9. 肢端肥大症患者如何进行并发症评估?

（1）评价腺垂体功能，包括FSH、LH、E_2、T、P、PRL、甲状腺功能、ACTH、F、24hUFC，若存在腺垂体功能减退，应给予相应靶腺激素替代治疗。

（2）评估视力和视野，了解有无视功能障碍。

（3）心血管系统：监测血压、心率、心律，心电图、超声心动图和大血管超声。

（4）代谢指标：OGTT、HbA1c、血脂、血尿酸等。

（5）呼吸系统：动脉血气、肺功能、睡眠呼吸监测和纤维喉镜等。

（6）骨关节病变：骨代谢指标、骨密度、胸腰椎侧位X线片、肌电图等。

（7）肿瘤：血肿瘤标志物、消化内镜、甲状腺超声等，必要时查胸部、腹部、盆腔CT。

10. 有哪些遗传综合征可以引起肢端肥大症或巨人症?

肢端肥大症大多数为散发。与遗传相关的肢端肥大症较少见，相关疾病有MEN1和MEN4、家族性孤立性垂体腺瘤（familial isolated pituitary adenoma，FIPA）、Carney复合征和McCune-Albright综合征，能促使垂体增生和肿瘤，导致肢端肥大症或巨人症。FIPA是一种常染色体显性遗传病，外显率较低，具有明显的遗传异质性，与散发性垂体腺瘤相比，FIPA中的生长激素腺瘤比例更高，发病年龄更早（平均提前4年），肿瘤体积更大并表现为侵袭性生长。若患者发病年龄较早，有垂体瘤家族史者需要行相关基因检测。

11. 是否有婴儿期发病的巨人症?

X连锁肢端肥大性巨人症（X-linked acrogigantism，X-LAG），是由垂体腺瘤或增生引起GH过多分泌，导致婴儿期发病的垂体性巨人症。X-LAG是由染色体Xq26.3的胚系或体细胞嵌合体微复制引起的，涉及G蛋白偶联受体101（G-protein coupled receptor 101，GPR101）。X-LAG非常罕见，女性患者多见（71%），绝大多数腺瘤同时有GH和PRL升高。文献报道的病例出生时身高和体重均正常，婴儿期起病（起病年龄6～12月龄），平均诊断年龄41月龄，诊断时身高位于＋4～＋5SD，伴有肢端肥大样特征（面容粗糙、鼻翼宽、下颌伸长、四肢粗大）。由于X-LAG具有较为特异的临床表型，对于儿童期出现身高和体重的快速增长（＞2SD），或者儿童期早发的巨人症伴生长激素腺瘤，需要接受相关基因筛查。

12. 生长激素腺瘤的病理类型有哪些?

根据2017年WHO最新垂体肿瘤病理分型指南，过度分泌GH的垂体肿瘤命名为GH细胞腺瘤，其来源于Pit-1腺垂体细胞系，主要分为以下几种亚型：致密颗粒型GH细胞腺瘤（dense granular somatotroph adenoma，DGSA）、稀疏颗粒型GH细胞腺瘤（sparsely granular somatotroph adenoma，SGSA）、PRL-GH细胞腺瘤、混合性PRL-GH细胞腺瘤，前两者的区别在于低分子量细胞角蛋白（LMWK）的分布，DGSA中LMWK在核周或者弥漫分布，而其在SGSA中呈点状分布。DGSA和SGSA在影像学特征和治疗反应也有区别，SGSA在T2加权像上为信号更高，多为侵袭性生长，且其对生长抑素类似物治疗不敏感；相反，DGSA在T2加权像上通常信号较低，更易发现*GNAS*突变，对生长抑素类似物治疗敏感。后两者分别代表在相同细胞和不同细胞可观察到GH和PRL免疫组化染色的阳性。

13. 肢端肥大症的治疗目标是什么?

肢端肥大症的治疗目标：①将血清GH控制到随机GH或OGTT血清GH谷值＜1.0μg/L；②使血清IGF-1下降至与年龄和性别相匹配的正常范围内；③消除或者缩小垂体肿瘤并防止其复发；④消除或减轻临床症状及合并症，特别是心脑血管、呼吸系统和代谢异常，并对合并症进行有效的监测和管理；⑤尽可能保留垂体内分泌功能，已有腺垂体功能减退的患者应给予相应靶腺激素的替代治疗。

14. 肢端肥大症的治疗方法有哪些?

肢端肥大症的治疗方法包括手术治疗、药物治疗和放射治疗。生长激素腺瘤患者首选手术治疗。对于伴有急性且严重的肿瘤压迫症状及垂体功能减退的患者，建议尽早手术。对伴有肿瘤压迫相关症状但手术治愈困难的生长激素大腺瘤患者，可先行部分切除术，以提高下一步放疗或药物治疗的疗效。

药物治疗主要用于术后疾病未缓解患者的辅助治疗。对于预期手术无法完全切除的大腺瘤且无肿瘤压迫症状，不适合接受手术的患者，包括全身情况较差，难以承受手术风险或麻醉风险较高的患者；有严重的肢端肥大症全身表现如心肌病、重度高血压的患者，或不愿意手术的患者，也可以首选药物治疗。

因放射治疗起效较慢，并且可能有垂体功能减退等并发症，故放疗不作为治疗的首选，而是常用于术后肿瘤残留和复发的辅助治疗。

15. 肢端肥大症手术治疗的效果如何？有哪些并发症?

垂体腺瘤的手术方法主要是经鼻蝶窦腺瘤切除术，与传统开颅手术相比，经鼻蝶窦入路手术切除术更安全有效，死亡率低且并发症少。患者术前的GH和IGF-1水平、肿瘤体积、质地和侵袭性是影响手术疗效的重要因素。微腺瘤的手术缓解率超过85%，大腺瘤初始缓解率为40% ～ 50%。当肿瘤侵犯海绵窦时可能无法通过手术完整切除。手术常见并发症包括出血、脑脊液漏、颅内感染、水盐代谢紊乱及垂体功能减退，颈动脉损伤和视功能障碍少见。

垂体腺瘤的手术应在拥有相应学科专家小组的诊疗中心完成，以达到最佳的手术疗效，这个小组应该包括内分泌学、神经外科学、放射治疗学、放射影像学和神经病理学等多学科专家。

16. 肢端肥大症的药物治疗有哪些?

用于肢端肥大症治疗的药物包括SSA（如奥曲肽、兰瑞肽和帕瑞肽）、多巴胺受体激动剂（溴隐亭和卡麦角林）和GH受体阻断剂（培维索孟）。

（1）SSA：能够使GH和IGF-1下降，显著改善肢端肥大症的临床并发症，改善患者的心肺功能，同时可以使超过半数的患者GH和IGF-1水平控制达标，缩小肿瘤，提高手术的安全性。药物可以用于术后残余肿瘤的治疗，以及残余肿瘤放射治疗后，等待放疗起效前的过渡期治疗。

（2）多巴胺受体激动剂：可以通过多巴胺受体而抑制GH的释放。常用的多巴胺受体激动剂包括麦角衍生物溴隐亭和卡麦角林，GH水平轻中度升高的患者使用这类药物后，有10% ～ 20%的患者GH和IGF-1水平显著降低。多巴胺受体激动剂的不良反应包括胃肠道不适、直立性低血压、头痛、鼻塞和便秘等。目前，国内仅有第一代多巴胺受体激动剂溴隐亭，该药适用于GH水平轻度升高而由于其他原因未能使用SSA的患者。

（3）GH受体阻断剂（培维索孟）：此类药物通过直接抑制GH受体降低IGF-1的生成发挥直接改善临床症状的作用，但并未直接抑制肿瘤的生长，常需要和SSA联合使用，目前该类药物尚未在国内上市。

17. SSA治疗有哪些不良反应？

SSA的不良反应主要为注射部位反应和胃肠道症状，如腹泻、腹痛、腹胀、脂肪泻、恶心等。长期使用SSA可以使胆囊淤泥或胆结石发病率增加，通常没有症状，大多数不需要手术干预，可定期做超声检测。少见的不良反应还包括脱发、心动过缓和便秘等。

18. 什么时候选择SSA治疗？

SSA在肢端肥大症治疗中的5个阶段发挥作用。①一线治疗：适用于预期手术无法完全切除的大腺瘤且无肿瘤压迫症状的患者、不愿意接受手术以及不适合接受手术的患者；②手术前治疗：对有严重并发症、基本情况较差的患者，如严重心功能不全的患者，术前药物治疗可降低血清GH、IGF-1水平，结合相关内科治疗改善心肺功能以降低麻醉和手术风险，同时可缩小肿瘤体积，故有可能改善手术效果；③术后残余肿瘤的辅助治疗：术后病情未缓解或者仍有明显的肢端肥大症症状如头痛等，应接受SSA治疗，至少使用3～6个月，根据GH、IGF-1的变化决定是否长期治疗或联合放射治疗；④放疗后的过渡治疗：由于放疗起效缓慢，在放疗充分发挥作用之前可以用SSA进行过渡期的治疗；⑤并发症治疗：SSA治疗可改善高血压、心功能不全、呼吸功能障碍等肢端肥大症相关并发症。

19. 肢端肥大症患者治疗后如何随访？

中国肢端肥大症诊治指南（2013版）明确提出：①术后1天及出院时测定血清GH；②患者出院时，需强调长期随访对其病情控制及提高生存质量的重要性，告知随访流程；③术后第6～12周进行垂体激素检测，以评估垂体功能和激素替代治疗的需要，对于有并发症的患者随访相应的检查项目；④术后3个月复查葡萄糖生长激素抑制试验、IGF-1，并复查垂体增强MRI；⑤根据术后3个月随访结果，在术后6个月选择性复查GH、IGF-1和垂体增强MRI等；⑥对于控制良好的患者，术后每年复查1次葡萄糖生长激素抑制试验及IGF-1，每年根据患者病情控制的程度复查垂体MRI；⑦对于有并发症的患者应每年进行1次并发症的评估。

20. 多学科协作和综合治疗在肢端肥大症诊疗中有何作用？

肢端肥大症患者治疗的最终目的都应是在控制生化指标并缓解生长激素腺瘤压迫效应的同时，全面综合评估每位患者的治疗风险和利益、相关不良反应及禁忌证，包括肿瘤对周围组织的压迫、疾病的严重程度、远期垂体损害的可能性，有生育需求的患者应着重保护垂体功能等。因此治疗方案的选择应根据患者自身意愿及所在医院垂体腺瘤治疗方面的综合情况制定个体化的治疗策略。手术仍是重要的一线治疗方法，若术后未能治愈，则需考虑放疗和药物治疗。如果术后采用药物治疗不能有效控制病情，应根据患者症状和生化指标，考虑放疗或再次手术。在选择手术治疗的患者中，可酌情考虑术前先使用SSA治疗12～24周，缩小肿瘤体积以降低手术难度，提高肿瘤全切除的可能性，或改善心脏和呼吸系统等严重并发症，以创造最优的手术条件并降低手术风险，增加手术成功率。

在肢端肥大症的诊治过程中，应充分发挥多学科协作团队的专科优势，提高诊断准确性，使更多患者在疾病早期获得诊断，遵循个体化原则，优化治疗方案，同时要考虑到经济和远期效果，无论病情是否控制良好，都需要终身随诊，适时调整治疗方案。此外应当重视治疗前后垂体功能、并发症及合并症的评估和管理，给予及时有效治疗，提高患者生活质量，改善疾病预后。

四、推荐阅读

[1] 中华医学会内分泌学会，中华医学会神经外科学分会，中国垂体腺瘤协作组. 中国肢端肥大症诊治指南（2013版）[J]. 中华医学杂志，2013，93（27）：2106-2111.

[2] KATZNELSON L，LAWS ER，MELMED S，et al. Acromegaly：An endocrine society clinical practice guideline [J]. J Clin Endocrinol Metab，2014，99（11）：3933-3951.

[3] COLAO A，GRASSO LFS，GIUSTINA A，et al. Author correction：Acromegaly [J]. Nat Rev Dis Primers，2019，5（1）：20.

[4] GIUSTINA A，BARKAN A，BECKERS A，et al. A consensus on the diagnosis and treatment of acromegaly comorbidities：An update [J]. J Clin Endocrinol Metab，2020，105（4）：937-946.

[5] COLAO A，GRASSO LFS，DI SOMMA C，et al. Acromegaly and heart failure [J]. Heart Fail Clin，2019，15（3）：399-408.

（段　炼）

病例39 乏力、低钠血症、前纵隔占位

低钠血症是临床医师工作中经常遇到的电解质异常，其病因多种多样，首诊时较难找到正确的诊断方向，如何综合患者病史、查体及辅助检查内容，准确判断患者容量、渗透压，是否合并基础疾病，并掌握内分泌系统相关疾病的方法等是该病诊治的关键。

一、病历摘要

患者，男性，61岁。主因“乏力、头晕、食欲减退1年半”入院。

（一）现病史

患者1年半前无诱因出现乏力、头晕、食欲减退，无意识障碍、头痛及恶心、呕吐等症状，症状进行性加重。8天后就诊当地医院，查血钠114mmol/L，血氯82.7mmol/L，血浆渗透压245mOsm/（kg·H_2O）[280～320mOsm/（kg·H_2O）]，血糖5.27mmol/L，血尿酸129.5μmol/L（155.0～416.0μmol/L）。诊为低钠血症，给予静脉补钠治疗后（具体方案及时间不详）复查血钠135mmol/L，患者乏力、头晕、食欲减退症状缓解，住院4天出院。此后患者自行高钠饮食、饮盐水（具体量不详），具体饮水量不详，每月于当地医院监测血钠124～140mmol/L。

患者1年前为明确病因，再次就诊当地医院，入院查肝肾功能、B型钠尿肽（BNP），无异常；血钠129mmol/L，血氯93mmol/L，血钾4.1mmol/L，血浆渗透压274mOsm/（kg·H_2O）[参考范围275～305mOsm/（kg·H_2O）]，尿渗透压699mOsm/（kg·H_2O）[参考范围600～1000mOsm/（kg·H_2O）]，尿比重1.019；癌胚抗原（CEA）5.16μg/L（参考范围0～5μg/L）↑，余肿瘤标志物均正常范围。胸部CT：前纵隔胸腺区软组织结节影。垂体MRI提示空泡蝶鞍，颅内结构未见异常。诊断为低钠血症、抗利尿激素不适当分泌综合征（syndrome of inappropriate secretion of antidiuretic hormone，SIADH），嘱适量限水（具体不详）、高钠饮食。患者遵嘱后复查血钠137mmol/L，后出院。出院后患者继续上述治疗，间断复查血钠在130mmol/L左右。

患者10天前无诱因症状再发，自服“感冒药物、氟桂利嗪”（具体不详）效果不佳，于当地医院查血钠116mmol/L，血浆渗透压259.77mOsm/（kg·H_2O），静脉补钠治疗后患者症状好转，复查血钠135mmol/L。现为进一步明确病因收入北京协和医院内

分泌科。患者否认利尿剂、神经系统药物等药物服用史，否认头部外伤史，否认慢性呕吐、腹泻，否认咳嗽、咯血、呼吸困难。患病以来患者一般情况尚可，体重稳定。

（二）既往史

高血压1年半，现服用替米沙坦40mg每日1次，血压控制在（120～130）/（80～90）mmHg；青光眼3年，已行手术治疗（具体不详）。

（三）个人史

吸烟30年，每日2～5支，饮酒30年，每日饮白酒约100ml。

（四）家族史

无特殊。

（五）体格检查

身高172cm，体重80kg，BMI 27.04，BP 130/78mmHg，HR 84次/分，皮肤、口腔黏膜不干，双肺呼吸音清，未闻及干湿啰音及胸膜摩擦音，心音正常，律齐，心界不大，腹软无压痛，移动性浊音阴性，肝肋下未及，双下肢不肿。

（六）辅助检查

入院诊断考虑低钠血症，SIADH可能性大，高血压，青光眼术后。

［**常规检查**］入院后完善相关检查，血钠132mmol/L，白蛋白47g/L，肌酐69μmol/L，尿素氮6.24mmol/L，血细胞比容45.5%，次尿尿钠176mmol/L，24小时尿钠194mmol。尿常规：尿比重1.019，尿蛋白（-）；血浆渗透压280mOsm/(kg·H_2O)，尿渗透压727mOsm/(kg·H_2O)。

［**内分泌相关检查**］

1. **腺垂体功能** 血皮质醇(8am)364.3nmol/L［13.2μg/dl（参考范围4.0～22.3μg/dl）］，ACTH(8am)4.7pmol/L［21.4pg/ml（参考范围0～46pg/ml）］，24小时尿游离皮质醇64.4μg（参考范围12.3～103.5μg）；GH 0.1ng/ml，IGF-1 185ng/ml（参考范围75～212ng/ml）。

2. **性激素检查** FSH 8.26U/L（参考范围1.27～19.26U/L），LH 6.58U/L（参考范围1.24～8.62U/L），睾酮11.87nmol/L［3.42ng/ml（参考范围1.75～7.81ng/ml）］，PRL 5.3ng/ml（参考范围2.6～13.1ng/ml），E_2 84pmol/L［23pg/ml（参考值＜47pg/ml）］。

3. **甲状腺功能** TSH 2.053mU/L（参考范围0.38～4.34mU/L），FT_4 14.58pmol/L［1.13ng/dl（参考范围0.81～1.89ng/dl）］，FT_3 5.30pmol/L［3.44pg/ml（参考范围1.80～4.10pg/ml）］。

［**肿瘤标志物检查**］CEA 5.5μg/L，CA242 21.4U/ml（参考范围0～20.0U/ml）。

［**影像学检查**］心电图、超声心动图未见异常；胸部增强CT（图39-1）：前纵隔结节影，大小约1.8cm×1.4cm，中度强化。PET/CT（躯干＋头断层显像）：右前上纵隔代谢异常增高结节（1.1cm×1.5cm，SUV最高14.3），恶性病变可能性大。

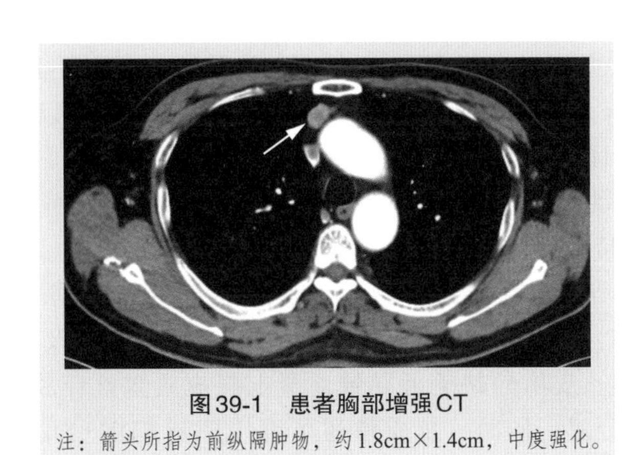

图39-1　患者胸部增强CT

注：箭头所指为前纵隔肿物，约1.8cm×1.4cm，中度强化。

（七）诊断

考虑低钠血症、SIADH，病因考虑前纵隔恶性肿瘤可能性大。

（八）治疗

入院后嘱患者限水，每日入量1000～1500ml，监测血钠133～135mmol/L。胸外科会诊后考虑前纵隔占位，恶性肿瘤可能性大。患者于全麻下行胸腔镜下胸腺及肿瘤切除术，术中见暗红色卵圆形前纵隔肿物，约2.0cm×1.5cm，与周围无粘连，完整切除双侧胸腺和肿物。术后病理回示：节细胞神经母细胞瘤。免疫组化：AE1/AE3（部分＋），CD56（＋），CgA（＋），Ki-67 8%，Syn（＋），TTF-1（部分＋），CD20（－），CD3（－），Fli-1（部分＋），CD99（＋），PGP9.5（＋），P63（－），β-catenin（膜＋），S-100（部分＋）。综上，诊断考虑前纵隔节细胞神经母细胞瘤，肿瘤继发SIADH。术后患者正常饮水，无乏力、食欲减退、头晕等，复查血钠139mmol/L。

二、病例分析

患者为老年男性，慢性病程，临床主要表现为乏力、食欲减退、头晕，经限水或静脉补钠治疗后好转。既往有高血压；查体无脱水症状，实验室检查提示血钠明显减低，最低114mmol/L，血浆渗透压降低，尿渗透压、尿比重升高，尿钠明显升高，血、尿皮质醇水平及甲功正常。影像学发现前纵隔占位，PET/CT提示前纵隔占位SUV值升高。综上所述，考虑低钠血症诊断明确。病因方面，患者无显著的高脂血症和球蛋白升高，假性低钠血症可能性小。患者血糖正常，无甘露醇应用史，血钠低时血浆渗透压也低，考虑低渗性低钠血症。根据容量状态，可将低渗性低钠血症分为低血容量性、高血容量性、等容量性低钠血症。低血容量性低钠血症又分为真性血容量不足，即可由胃肠道（呕吐、腹泻）、皮肤（大量出汗）及尿液（利尿剂）大量丢失钠和水，或大出血引起。或在失代偿性心力衰竭、肝硬化、肾病综合征等情况下，虽然细胞外液容量增加，但有效血容量（指参与灌注的有效循环血量）不足，刺激抗利尿激素（antidiuretic hormone，ADH）分泌导致的低钠血症。该患者无以上相关病史，查体无下肢水肿、腹膨隆、移动性浊音阳性等细胞外液体量增加的体征，查肝功能、血白蛋白、尿蛋白、超声心动图正常，故暂不考虑上述病因导致的低血容量性低钠血症。患者无水中毒等，不支持高容量性低钠血症。

综上所述，考虑等容量性低钠血症，可见于内分泌疾病、原发性烦渴等，除外上述情况要考虑SIADH。内分泌疾病中，肾上腺皮质功能减退以及严重的甲状腺功能减退均可引起低钠血症。皮质醇缺乏可导致促肾上腺皮质激素释放激素（CRH）增加，而CRH可刺激ADH分泌；同时，皮质醇还可直接抑制ADH分泌，在皮质醇缺乏时，这种抑制作用减弱，ADH水平升高。原发性肾上腺皮质功能减退同时合并盐皮质激素缺乏，而盐皮质激素缺乏可引起肾脏钠和水的重新收减少，出现血容量不足，进而导致ADH释放增加，引起低钠血症。因此，原发性肾上腺皮质功能减退的低血容量及低钠血症较继发性肾上腺皮质功能减退更为突出，还可出现高血钾和直立性低血压，但低血容量的表现有时可不明显。

该患者查血、尿皮质醇、血ACTH水平正常，且其他腺垂体功能均正常范围，不支持继发性肾上腺皮质功能减退。此外，严重的甲状腺功能减退也可引起低钠血症，较为罕见，与黏液性水肿有关，从而引起心排血量的减少和肾小球滤过率的降低。该患者无水肿、乏力、畏寒等临床症状，甲状腺功能正常，除外甲状腺功能减退。原发性烦渴患者，主动大量饮水，引起血浆渗透压下降，ADH分泌被抑制，肾可排出大量低比重、低渗透压的尿液。正常机体每小时排泄400～600ml原尿，水摄入显著增加并超过肾脏尿液排泄速度时，患者血钠水平可出现轻度下降。该患者无口干、大量饮水史，查尿比重、尿渗透压均明显升高，与之不符。

SIADH是指ADH分泌不受渗透压调控，而引起尿液浓缩、体内自由水排出减少，导致稀释性低钠血症的临床综合征。ADH是下丘脑视上核和室旁核分泌的肽类激素，受渗透压、血容量等因素共同调节，其主要生理作用是增加肾远曲小管和集合管对水的重吸收。生理情况下，当血浆渗透压低于280mOsmol/(kg·H_2O)时，血浆ADH水平极低，随血浆渗透压的升高，ADH分泌逐渐增加。病理情况下，由于ADH水平持续升高或渗透压调定点异常等原因，尿液浓缩、体内自由水排出减少，引起水潴留，导致稀释性低钠血症。

SIADH的病因很多，包括恶性肿瘤、肺部疾病、中枢神经系统疾病、药物、遗传性因素（ADH V2受体的激活行突变）等。该患者胸部增强CT示前纵隔占位，PET/CT示前纵隔高代谢异常占位，提示恶性肿瘤可能性大。经手术治疗，患者症状缓解，血钠恢复正常，提示前纵隔肿瘤为引起SIADH、低钠血症的病因。节细胞神经母细胞瘤是一种起源于神经外胚层原始神经嵴细胞的恶性肿瘤，好发于儿童，成人极为罕见，常见部位为肾上腺、后纵隔及脊柱旁神经节等，发生于前纵隔的节细胞神经母细胞瘤也极为少见，国际上仅有少量病例报道。

这个病例提示我们，对于怀疑SIADH患者，除了筛查药物相关、肺部疾病（如肺部恶性肿瘤、肺部感染等）、中枢神经系统（如中枢神经系统感染、蛛网膜下腔出血等）疾病等常见病因外，需留意筛查肿瘤，避免漏诊、误诊。

三、临床查房

1. 低钠血症如何进行危险分层?

低钠血症根据持续的时间，分为急性低钠血症（已知或可推测病程在24小时之内），以及慢性低钠血症（病程超过48小时）。低钠血症的严重程度可根据血钠水平分为轻度、中度、重度，轻度是指血钠在130～134mmol/L，中度为120～129mmol/L，小于120mmol/L为重度低钠血症。

2. 低钠血症有哪些临床表现?

轻至中度低钠血症患者多无症状，但这类患者可有精神状态和步态方面的亚临床受损。重度低钠血症可表现为癫痫发作、意识障碍、呼吸骤停等，多见于急性低钠血症（病程在48小时内），患者的症状程度与其脑水肿程度有关。慢性低钠血症症状多较轻，可表现为乏力、恶心、呕吐、头晕等，在血钠浓度低于120mmol/L时症状明显，但较少出现癫痫发作及意识障碍等。

3. 什么是假性低钠血症?

目前，实验室报告的血钠是指血浆水相中的钠浓度，而血浆由水和非水成分组成，当血浆中非水成分（脂质、蛋白等）增加时，虽然血浆水相中钠的浓度正常，但计算得出的总体血浆（包括水相及非水相）中钠的浓度下降，导致实验室报告的血钠水平假性降低，这就导致了实验室检测的血钠浓度受到干扰而出现检测误差。这种情况常见于高甘油三酯血症、高球蛋白血症患者等，血浆甘油三酯每增加10mmol/L，血钠浓度则下降约1mmol/L；血浆蛋白浓度每升高1g/dl，血钠浓度约下降0.7mmol/L。临床工作中，我们可根据以上的方法进行校正。

4. 血糖如何影响渗透压?

由于葡萄糖不能自由通过细胞膜，高血糖造成的血浆渗透压升高而引起细胞内液外流，出现高渗性低钠血症。血糖每升高5.5mmol/L，血钠下降约2.4mmol/L。而随着血糖浓度的逐渐下降，细胞外液回流至细胞内液，血钠浓度可随之下降。但如果血糖浓度下降过快，则可能引起细胞内液迅速增加、发生脑水肿。因此在糖尿病酮症酸中毒或高血糖高渗性昏迷的治疗过程中，要尤其注意血糖的下降速度不能过快（血糖大于13.9mmol/L时，每小时下降2.8～4.2mmol/L）。临床工作中，可根据以下公式校正血钠浓度，避免由于高血糖导致的低钠血症而引起对病情的误判。

校正后（Na^+）＝实测（Na^+）＋2.4×（血糖浓度−5.5）/5.5。

5. SIADH的病因有哪些?

SIADH的病因很多，可大致分为恶性肿瘤、肺部疾病和中枢神经系统疾病这三大类；此外，多种药物可通过刺激ADH分泌或增强其作用，引起低钠血症。具体见表39-1（参考2014年欧洲内分泌学会低钠血症诊断和临床实践指南）。

表39-1　SIADH的常见病因

恶性肿瘤	肺部疾病	神经系统疾病	药　物	其　他
肺癌（小细胞、胸膜间皮瘤）	感染性疾病	感染	刺激ADH分泌或增强其作用的药物	遗传性（血管紧张素V2受体突变）
口咽癌	细菌性肺炎	脑炎	SSRI	特发性
消化道肿瘤（胃、十二指肠、胰腺）	病毒性肺炎	脑膜炎	三环类抗抑郁药	一过性
泌尿生殖道（输尿管、膀胱、前列腺、子宫内膜）	肺脓肿	脑脓肿	卡马西平	运动
胸腺瘤	肺结核	艾滋病	长春新碱	全身麻醉
淋巴瘤	肺曲霉病	出血性或占位性疾病	尼古丁	恶心
肉瘤（尤文肉瘤）	哮喘	硬膜下血肿	麻醉药品	疼痛
	囊性纤维化	蛛网膜下腔出血	抗精神病药	压力
	正压通气相关呼吸衰竭	脑外伤	异环磷酰胺	
		脑血管病	非甾体类抗炎药	
		脑积水	摇头丸	
		海绵窦血栓	抗利尿激素类似物	
		其他	醋酸去氨加压素	
		多发性硬化	催产素	
		吉兰-巴雷综合征		
		急性间歇性卟啉病		

注：SSRI为选择性5羟色胺再摄取抑制剂。

6. 血浆渗透压由哪些因素组成?

血浆中溶质和水的比例决定了血浆渗透压。血浆溶质主要为钠盐，还包括其他含量较少的离子（K^+、Ca^{2+}）、葡萄糖和尿素。正常人的血浆渗透压在280～295mOsm/(kg·H_2O)，可根据以下公式进行计算：

$$\text{血浆渗透压} = 2\times([Na^+]+[K^+]) + \text{血糖} + \text{尿素氮}$$

7. 人体血浆渗透压调节的主要机制是什么?

ADH是下丘脑室上核和室旁核的神经元合成，储存于神经垂体的激素，其作用于肾远曲小管和集合管，使小管上皮对水的通透性增高，增加水的重吸收，使尿液浓缩而减少水的排出。生理状况下，当机体血浆渗透压升高［＞280mOsm/(kg·H_2O)］时，下丘脑渗透压感受器受到刺激，ADH释放增加，肾重吸收水分增加；同时还刺激位于下丘脑的渴感中枢而引起渴感，增加水的摄入，血浆渗透压下降。相反，在大量饮水时，血浆渗透压小于280mOsm/(kg·H_2O)时，血浆ADH分泌被抑制，肾小管水的重吸收减少，大量稀释尿通过肾排出，从而使血浆渗透压稳定在正常生理范围内。生理情况下血浆渗透压对ADH释放和渴感的调节见图39-1。

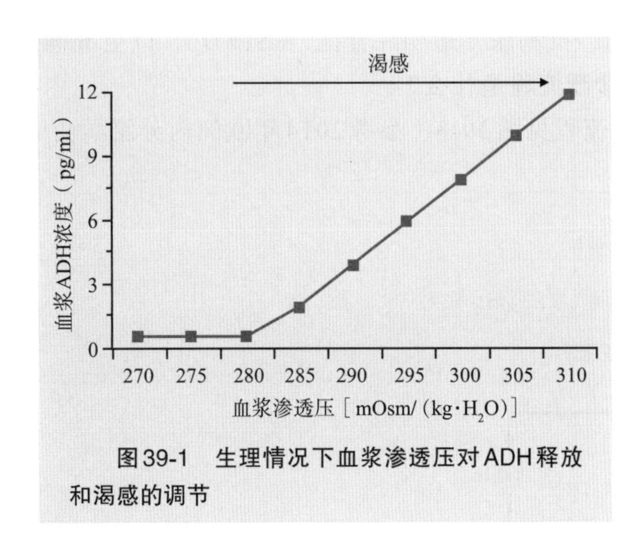

图39-1　生理情况下血浆渗透压对ADH释放和渴感的调节

8. SIADH的病理生理机制是什么？

SIADH是指ADH不受渗透压或容量调节自主分泌，引起肾小管重吸收增加、自由水排出减少、体内水分潴留，而引起的稀释性低钠血症。根据发病机制不同，共分为4种类型（图39-2）。A型为最常见的类型，其特征是ADH的分泌不受渗透压调节。B型较为少见，其特征是引起ADH分泌的渗透压阈值异常，低于正常的渗透压阈值［280mOsm/(kg·H_2O)］；但如果血浆渗透压升高，血浆渗透压与血浆ADH浓度之间仍存在正常的线性关系。这种情况下，血钠在通常在较低水平(125～135mmol/L)保持稳定，如果血浆渗透压低于这一阈值，ADH分泌将受抑制，因此不会出现严重的低钠血症。C型是SIADH的罕见类型，在正常的血浆渗透压范围内，随着渗透压的变化，ADH可正常分泌。但血浆渗透压降低到正常的渗透压阈值以下时［280mOsm/(kg·H_2O)］，ADH分泌不受抑制，出现ADH的不适当分泌。D型极为罕见，仅有个案报道。此类型中渗透压可正常调

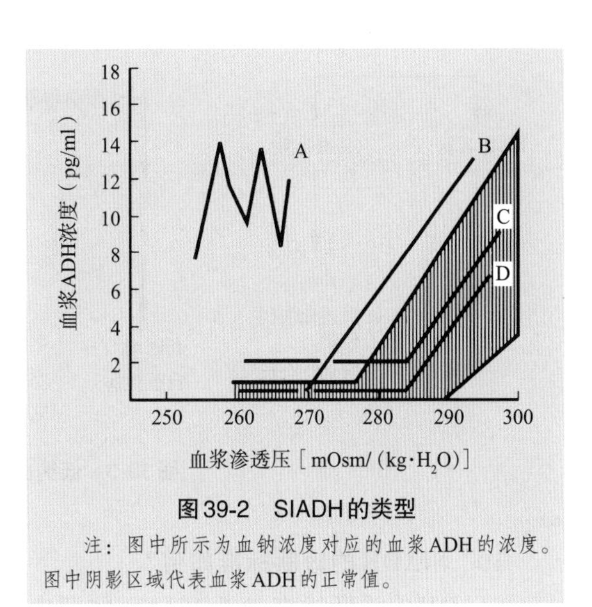

图39-2　SIADH的类型

注：图中所示为血钠浓度对应的血浆ADH的浓度。图中阴影区域代表血浆ADH的正常值。

控ADH的分泌，但尿液被浓缩，且ADH分泌也被抑制，临床符合SIADH的诊断。推测其原因可能是肿瘤细胞分泌未知的抗利尿物质而不能被检测到，或者是肾小管ADH的V2受体出现激活性突变而引起。

综上所述，并非所有SIADH患者均有ADH激素水平的升高，因此有学者提出，将SIADH这一名词改为“抗利尿不适当综合征”（SIAD），以更准确地描述这种疾病。

9. 低钠血症的诊断流程是什么？

低钠血症的诊断流程见图39-3（参考2014年欧洲内分泌学会低钠血症指南）。

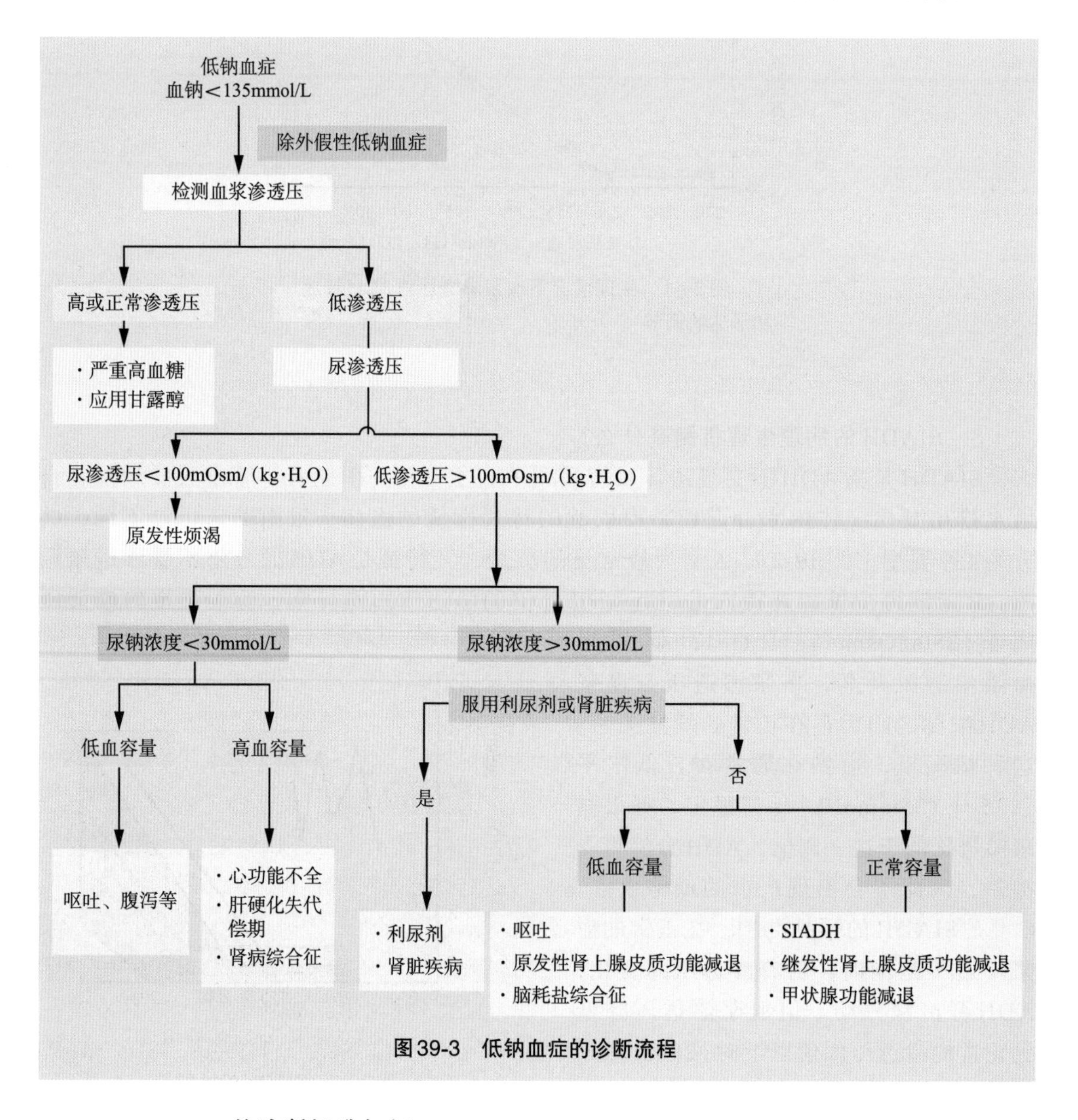

图39-3 低钠血症的诊断流程

10. SIADH的诊断标准如何？

SIADH的诊断标准参考2014年欧洲内分泌学会的低钠血症诊断和临床实践指南，

见表39-2。

表39-2 SIADH的诊断标准

诊断标准	具体内容
必须标准	有效血浆渗透压下降［＜275mOsm/（kg·H_2O）］ 尿渗透压＞100mOsm/（kg·H_2O） 容量正常（无容量不足，如直立性低血压、心动过速、皮肤弹性差、黏膜干燥；或容量过多，如水肿、腹水表现） 在水、盐正常摄入下，尿钠＞30mmol/L 甲状腺功能、肾上腺、垂体、肾功能正常 近期未使用利尿剂
次要标准	血尿酸＜240μmol/L 血尿素＜3.6mmol/L 生理盐水不能纠正的低钠血症 钠排泄分数＞0.5% 尿素排泄分数＞55% 尿酸排泄分数＞12% 在限水后低钠血症被纠正

注：钠排泄分数%＝（尿Na^+/血Na^+）/（尿Cr/血Cr）×100%；尿素排泄分数＝（尿Urea/血Urea）/（尿Cr/血Cr）×100%；尿酸排泄分数＝（尿尿酸浓度/血尿酸浓度）/（尿Cr/血Cr）×100%。

SIADH诊断需满足必须标准，次要标准对于诊断非必须满足，但有一定的提示作用。ADH可作用于肾的V1受体，增加尿尿酸的排泄，出现低尿酸血症，因此，尿尿酸排泄增加及低尿酸血症均有一定的提示意义。水负荷试验对于鉴别血渗透压轻度下降的等容量性低钠血症有一定意义，如不能在水负荷后排出标准量的尿量（4小时内累积尿量大于所给予的水负荷的90%），且尿渗透压没被抑制到100mOsm/(kg·H_2O)以下，则提示存在自由水排出障碍。需要注意的是，SIADH是一个排除性诊断，特别是需要和肾上腺皮质功能不全进行鉴别。继发性肾上腺皮质功能不全是由于皮质醇缺乏而刺激ADH分泌，引起低钠血症。原发性肾上腺皮质功能不全由于缺乏盐皮质激素，还会出现高血钾和直立性低血压，但有时容量不足的表现可不突出，和SIADH的临床表现相似。临床工作中可结合患者的临床表现，以及皮质醇、ACTH检查结果予以鉴别。

11. 急性、有症状的低钠血症患者的处理原则是什么？

急性起病（病程小于48小时）的有症状的低钠血症多提示脑水肿的存在，如不尽快处理颅内压会进一步增高、出现脑疝；因此应尽快采取措施来降低颅内压，减轻临床症状，同时避免对血钠水平的过快纠正而导致渗透性脱髓鞘综合征的发生。2014版欧洲内分泌协会的指南推荐，首先应静脉输注3%的高渗氯化钠溶液150ml，输注时间大于20分钟。20分钟后复查血钠浓度，并重复上一过程，直到血钠浓度升高5mmol/L，这一过程中需密切观察患者临床表现、监测血钠浓度。如果在治疗1小时内血钠浓度升高达到5mmol/L，可停止高渗氯化钠溶液的输注，并通过输注最小量的0.9%的氯化钠溶液来保持静脉通道的开放，每6～12小时监测血钠浓度，保证在治疗的前24小时内血钠浓度升高不超过10mmol/L，在此后的每个24小时内升高幅度不超过8mmol/L，直至血钠浓度达到130mmol/L。如果在治疗1小时内血钠浓度增加未能达到5mmol/L，则继续给予3%的高渗氯化钠溶液，或保证血钠浓度每小时升高1mmol/L，每4小时监测血钠浓度，以下三者任一出现时：临床症状改善、血钠升高幅度大于10mmol/L、血钠浓度达到130mmol/L，可停止上述治疗。当然，在实际的临床工作中，医师要具体问题具体分析，注意患者对治疗的反应以及病情变化的规律，及时调整临床治疗方案。

12. 非急性、有症状的低钠血症患者的处理原则是什么?

（1）治疗基础疾病：在治疗时，首先应针对SIADH的病因进行治疗，包括控制感染、停用致病药物等，同时运用合理的方法纠正低钠血症。

（2）限制液体入量：对于轻至中度低钠血症，首先推荐限制液体摄入。根据血钠的情况和患者耐受情况，限制液体入量，包括饮食中水的入量、所有需静脉输注的液体等，但并不限制钠的摄入及总热量的摄入。然而，有些因素可能提示患者对限液治疗反应不佳，如尿渗透压大于500mOsm/（kg·H_2O），多提示较高的血浆ADH水平，这种情况下很难单纯通过限液来成功纠正低钠血症。

（3）使用ADH受体阻断剂：通过竞争性结合肾小管的ADH受体，阻断ADH的抗利尿作用，使肾小管自由水重吸收减少，排出增多，改善低钠血症。

（4）口服盐胶囊：ADH的不适当分泌会使影响尿渗透压，当尿渗透压固定时，尿排出量由溶质的摄入量和随后尿中溶质的排出量（主要为钠盐和尿素）决定，这被称为肾溶质负荷。例如，1例SIADH患者尿渗透压固定为700mOsm/（kg·H_2O），如果尿溶质排泄量为700mmol/d，则每天的尿排出量为1L，如果因为高钠、高蛋白饮食、摄入盐胶囊或尿素，尿溶质排泄量增至1400mmol/d，则每天的尿排出量增加至2L。因此，如果SIADH患者增加渗透性溶质的摄入，在ADH分泌引起尿渗透压恒定的情况下，可增加自由水的排出。对于中至重度低钠血症，2014年欧洲内分泌学会指南推荐，口服盐胶囊联合小剂量袢利尿剂，或口服尿素[0.25～0.50g/（kg·d）]为同等有效的二线治疗方式。

13. 使用ADH受体阻断剂有哪些注意事项?

托伐普坦是口服的ADHV2受体阻断剂，该药的主要的不良反应为排尿增多、口干、乏力，其引起的饮水增加可能会影响疗效。此外，还有其可以导致肝功能异常的报道。该药还可能导致低钠血症纠正过快，引起不可逆的神经系统损伤。因此，在使用过程中，应注意：

（1）首先需判断患者容量状态，低血容量性低钠血症首选补液，禁用ADH受体阻断剂。

（2）对于急性、有症状的低钠血症患者，首选高渗盐水治疗。

（3）对于慢性低钠血症患者，建议勿与其他治疗低钠血症的治疗方式（如限液、口服盐胶囊等）并用，且停止其他治疗后不建议立即使用ADH受体阻断剂。在治疗期间应保证液体摄入；如果同时限液，低钠血症可能会被过快纠正，引起严重的神经系统并发症。可考虑小剂量使用。

（4）建议在开始治疗的最初12～24小时密切监测血钠浓度。

（5）若同时服用细胞色素-CYP3A4的抑制剂如酮康唑、地尔硫䓬、大环内酯类，或细胞色素-CYP3A4的诱导剂如利福平、巴比妥类药物，可能会干扰ADH受体阻断剂的疗效。应尽量避免摄入葡萄柚汁，它会增加该药的生物利用度。

14. 低钠血症纠正过快有什么风险？

慢性低钠血症纠正过快可导致严重的或不可逆的神经系统疾病，称为渗透性脱髓鞘综合征（osmotic demyelination syndrome，ODS），又称为脑桥中央髓鞘溶解症。ODS主要发生在持续2～3天、过快纠正血钠浓度的重度低钠血症（血钠≤120mmol/L）中，通常于血钠纠正2～6天后出现。其症状通常不可逆或仅部分可逆，包括构音障碍、吞咽困难、下肢轻瘫或四肢轻瘫、行为障碍、运动障碍、癫痫发作、嗜睡、意识模糊、定向障碍和昏迷等。对于存在ODS危险因素并有相关临床表现的患者，应考虑到ODS可能，可行头部MRI检查，弥散加权像可能更早出现影像学改变。

15. 哪些情况下更容易出现渗透性脱髓鞘综合征，如何避免？

出现ODS的主要危险因素包括血钠水平较低（绝大部分病例血钠≤120mmol/L，血钠浓度＜105mmol/L风险更高）、低钠血症持续时间较长（2～3天）、纠正速率过快等，且合并低钾血症、酗酒、营养不良和肝脏疾病的患者发生风险更高。有系统评价总结分析了过去15年间发表的ODS病例，其证据支持在治疗初期将血钠升高的速度限制为前24小时内血钠浓度上升小于10mmol/L，在前48小时内小于18mmol/L。因此，在纠正低钠血症的初始治疗阶段，应密切监测血钠浓度，避免血钠浓度快速回升引起的严重的不可逆并发症。

四、推荐阅读

［1］SPASOVSKI G，VANHOLDER R，ALLOLIO B，et al. Clinical practice guideline on diagnosis and treatment of hyponatraemia［J］. Nephrol Dial Transplant，2014，29（2）：ii1-ii39.

［2］CUESTA M，THOMPSON CJ. The syndrome of inappropriate antidiuresis（SIAD）［J］. Best Practice & Research：Clinical Endocrinology & Metabolism，2016，30（2）：175-187.

［3］HOORN EJ，ZIETSE R. Diagnosis and treatment of hyponatremia：compilation of the guidelines［J］. Journal of the American Society of Nephrology，2017，28（5）：1340-1349.

（翟　笑　朱惠娟）

病例40 中年女性，月经紊乱、多毛

一、病历摘要

患者，女性，48岁。因“月经紊乱13年，多毛5年，体重增加半年”入院。

（一）现病史

患者13年前（35岁）开始经期延长，5年前（43岁）脱发、面部毳毛增多且进行性加重，3年前（45岁）月经稀发伴经量减少。近半年体重增加10～15kg，先后发现血压、血糖升高。除降压药（硝苯地平）外，无其他用药，否认性激素类药物接触史，无皮肤紫纹、瘀斑、下肢水肿。3个月前检查空腹Glu 6.9mmol/L，TG 3.14mmol/L，ALT 65U/L，Cr 56μmol/L；性激素：LH 3.47U/L，FSH 6.76U/L，E_2 162pmol/L，孕酮＜0.64nmol/L，PRL 286mU/L；游离睾酮60.76pmol/L（参考范围0.77～33.30pmol/L），SHBG 24.90nmol/L（参考范围18～114nmol/L），雄烯二酮8.37nmol/L（参考范围2.09～10.82nmol/L），DHEAS 2.39μmol/L（参考范围0.95～11.67μmol/L）；ACTH（8am）5.34pmol/L（24.31pg/ml），血皮质醇（8am）315nmol/L（参考范围171～536nmol/L）。妇科B超：子宫内膜厚0.66cm，双侧附件区未见明显包块样回声。肾上腺增强CT：左侧肾上腺内肢及结合部略增粗（最厚处约1.0cm）。垂体平扫MRI：部分空泡蝶鞍，垂体柄居中，垂体内未见异常信号。

（二）既往史

既往体健。

（三）月经史、婚育史

初潮13岁，G3P1，末次妊娠为28岁。

（四）家族史

无类似疾病家族史。

（五）体格检查

身高164cm，体重98kg，BMI 36.44，BP 147/102mmHg，体型均匀肥胖，嗓

音低，头顶部及双颞侧头发稀疏，口周稀疏胡须，面部散在痤疮，腋下黑棘皮征（+），锁骨上水牛背、水牛背（+），心肺腹无殊，下肢无水肿，阴毛Ⅵ期，阴蒂肥大（1.5cm×1.7cm）。

（六）辅助检查

［**常规检查**］TG 4.58mmol/L，LDL-C 2.15mmol/L，血钾4.1mmol/L。

［**内分泌相关检查**］3hOGTT结果见表40-1。HbA1c 6.8%。性激素：FSH 5.88U/L，LH 5.94U/L，睾酮10.90nmol/L（3.14ng/ml），E_2 281.82pmol/L（77.00pg/ml），孕酮0.73nmol/L（0.23ng/ml），PRL 13.87ng/ml；DHEAS 2.7μmol/L［102.4μg/dl（参考范围19～231μg/dl）］。ACTH（8am）4.1pmol/L［18.8pg/ml（参考范围0～36pg/ml）］，血皮质醇（8am）218.32nmol/L［7.91μg/dl（参考范围4.0～22.3μg/dl），血皮质醇（0am）25.94nmol/L（0.94μg/dl）；24hUFC 41.04μg（参考范围12.3～103.5μg）。过夜小剂量地塞米松抑制试验服药后皮质醇＜13.80nmol/L（0.50μg/dl）。中剂量地塞米松抑制试验（1日法）结果见表40-2。GH＜0.05ng/ml，IGF1 165ng/ml（参考范围94～252ng/ml）；AFP、CEA、CA125、NSE、β-HCG正常范围。

表40-1 患者3hOGTT结果

指标	0	30分钟	60分钟	120分钟	180分钟
Glu（mmol/L）	7.3	13.7	17.9	15.6	11.9
INS（mU/L）	34.96	114.71	＞300	218.42	215.33

表40-2 患者中剂量地塞米松抑制试验（1日法）结果

指标	服药前	服药后
睾酮［nmol/L（ng/ml］	12.11（3.49）	10.76（3.10）
17-OHP［nmol/L（ng/ml）］	4.21（1.39）	0.55（0.18）
DHEAS［μmol/L（μg/dl）］	2.4（93.3）	1.9（73.4）

［**影像学检查**］生长抑素受体显像、胸腹盆增强CT、盆腔增强MRI未见肿瘤。经阴道子宫双附件B超：子宫6.6cm×5.7cm×4.9cm，多发肌瘤（最大1.9cm×1.0cm），内膜厚0.7cm，左卵巢3.1cm×1.6cm，右卵巢3.1cm×1.7cm，未见囊实性包块。患者拒绝行PET/CT检查。

（七）诊断

高雄激素血症（卵巢来源可能性大），高血压，2型糖尿病，高甘油三酯血症，子宫肌瘤，部分空泡蝶鞍。

（八）治疗

患者入院后给予硝苯地平控释片30mg，每日1次，控制血压在（120～140）/（80～90）mmHg，吡格列酮30mg每日1次控制血糖改善胰岛素抵抗，空腹血糖5～6mmol/L，餐后2小时血糖7～10mmol/L。转入妇产科行腹腔镜下探查＋双附件切除＋诊刮术，术中见双侧卵巢外观无殊，左侧卵巢切除后内可见1cm均质肿物，内灰黄色。手术病理左卵巢Leydig细胞瘤，子宫内膜无殊。术后复查FSH 19.16U/L，LH 14.88U/L，睾酮1.46nmol/L（0.42ng/ml），E_2 62pmol/L（17pg/ml），孕酮0.25nmol/L（0.08ng/ml）。

二、病例分析

患者以往月经生育史正常，35岁出现月经淋漓不尽，体型一直偏胖。近5年逐渐出现多毛、脱发、痤疮等高雄激素表现，进行性加重，伴有月经稀发和经量减少。近半年体重进一步增加，发现高血压、高血糖、高甘油三酯血症等代谢异常。结合患者有典型的男性化表现，即性毛增多（口周、下颌、脐下腹中线）、男性脱发（头顶、双颞侧）、阴蒂肥大，以及多次血总睾酮、游离睾酮显著升高，诊断高雄激素血症明确。不同年龄段女性的高雄激素血症病因分布有所不同。儿童青少年起病者，以性发育异常疾病（如经典型21-羟化酶缺陷症）更为多见；育龄期女性则以多囊卵巢综合征（PCOS）最常见，占到约90%，其次为非经典型21-羟化酶缺陷症；妊娠期以生理性为主；绝经后女性高雄激素血症罕见，其中以延续自育龄期的PCOS、卵巢或肾上腺肿瘤、卵泡膜细胞增殖症为主。

育龄期女性高雄激素血症根据性激素来源，可以分为外源性和内源性。结合患者病程较长，否认长期应用雄激素类药物（如睾酮、脱氢表雄酮、达那唑等），可以除外外源性高雄激素血症。内源性高雄激素血症又可分为肾上腺来源和性腺来源。

（1）肾上腺来源高雄激素血症：主要以肾上腺肿瘤为主，包括肾上腺皮质的良恶性肿瘤、各种原因导致的ACTH分泌过多（如ACTH依赖性库欣综合征、糖皮质激素抵抗、先天性肾上腺皮质增生症等）。肾上腺皮质肿瘤引起的高雄激素血症以肾上腺皮质癌为主，绝大多数病例同时合并皮质醇增多症，并可通过CT、MRI等影像学检查发现肾上腺巨大富血供占位，而单纯分泌雄激素的肾上腺良恶性肿瘤罕见。结合此患者库欣综合征定性检查（24hUFC、过夜小剂量地塞米松抑制试验、皮质醇节律）阴性、肾上腺来源雄激素DHEAS不高、肾上腺CT未见明确占位，可以除外肾上腺肿瘤导致的高雄激素血症，肾上腺增粗可以随诊。ACTH分泌过多的相关疾病当中，ACTH可以不超过正常上限。库欣综合征已除外；糖皮质激素抵抗罕见，可以有早发盐皮质激素增多（高血压、低血钾、代谢性碱中毒）和雄激素增多的表现，但生化改变有皮质醇增多，小剂量地塞米松抑制试验不被抑制，因此可除外；非经典型21-羟化酶缺陷症无典型的皮质醇分泌不足症状，生化改变可以不典型，但此患者17-OHP不高，与明显升高的睾酮严重不平行，中剂量地塞米松抑制试验不被抑制，因此亦可除外。

（2）卵巢来源高雄激素血症：以PCOS最为多见。PCOS是异质性很强的疾病，其三大主症包括稀发排卵或无排卵、临床或生化高雄激素血症和超声下多囊卵巢样形态（PCOM），此患者符合前两条，根据目前较为公认的鹿特丹诊断标准，PCOM并非诊断必须，因此达到了PCOS的诊断标准。此外，患者还有肥胖、胰岛素抵抗等代谢综合征的表现，近期高雄激素症状的加重与体重增加也是平行的，都指向PCOS。但是诊断PCOS需要除外其他疾病，此患者总睾酮已达到或接近成年男性的水平，是难以用PCOS［通常睾酮＜5.2nmol/L（1.5ng/ml）］来解释的。卵泡膜细胞增殖症基本都见于绝经后女性，与胰岛素抵抗存在一定联系，有的学者认为是PCOS的严重形式，睾酮较PCOS更高，双侧卵巢对称性增大（较绝经后女性增大，与育龄期女性相当），诊断依赖于病理所见巢样黄素化泡沫细胞。在育龄期女性也有个案报道，但均为临床诊断，缺少确切病理学证据。引起高雄激素血症的卵巢肿瘤主要为性索间质肿瘤，病理类型包括颗粒细胞瘤、Leydig细胞瘤、Sertoli细胞瘤、Sertoli-Leydig细胞瘤、门细胞瘤等，除颗粒细胞瘤之外均较罕见。其中颗粒细胞瘤主要分泌雌激素，少数也可同时分雄激素，而其他类型的肿瘤均以分泌雄激素为主。此患者术前经阴B超、盆腔CT和MRI均未见到卵巢占位。但鉴于此类肿瘤个体可以很小，因此上述影像学检查阴性仍然不能除外。FDG-PET/CT在筛查肿瘤方面可能有更高的敏感性，但患者拒绝。

综上，术前病因诊断主要考虑卵巢性索间质肿瘤和卵泡膜细胞增殖症。一般而言，卵巢肿瘤患者的睾酮水平更高，促性腺激素（LH、FSH）相对低，病情进展更快，但两者在临床表现上有一定交叉，鉴别诊断存在困难，最终明确依赖于手术病理。此患者最终接受了双侧附件切除手术，明确诊断为左卵巢Leydig细胞瘤。腹腔镜下双侧卵巢大体形态基本正常，直至切开卵巢才能发现不足1cm大小的肿瘤病灶，最终明确诊断，病情缓解。而其代谢综合征也被证实并非导致高雄激素血症的原因，但胰岛素抵抗对高雄激素血症可能有一定促进作用。

三、临床查房

1. 成年女性高雄激素血症都有哪些临床表现？

成年女性高雄激素血症可以表现为多毛、痤疮、皮肤多油，严重者可出现男性化的表现，如男性脱发、嗓音变粗、阴蒂肥大、肌容积增大、肌力增强。在绝经后女性还可表现为阴道出血，与过多的雄激素在芳香化酶的作用下向雌激素转化有关，甚至引起子宫内膜病变。

2. 雄激素相关多毛的临床特点和机制是什么？

雄激素引起的多毛主要为雄激素敏感部位的终毛增多，如唇上、下颌、胸部正中、脐下腹中线、大腿内侧、乳晕、后背部、臀部等。终毛即粗长、弯曲的毛发（如阴毛、腋毛）。在各种雄激素当中，对毛发生长起主要作用的为睾酮，而雄烯二酮也有较弱的作用。雄激素可以促进毛囊增大，毛发纤维增粗，延长毛发生长周期中的生长期时间，并可使毳毛向终毛转化。Ferriman-Gallwey评分是国际常用的多毛诊断方法，但这一评分更适用于白人女性，而东亚女性的诊断切点明显低（8分 vs 2～3分），且敏感性和特异性均不佳，故临床中并不常用。

3. 雄激素相关性脱发有何特点?

雄激素相关脱发有其分布特点，即头顶脱发和双颞侧发际线后移，往往提示较为严重的高雄激素血症。与老年女性常见的脱发分布不同，女性脱发以额部和头顶的头发稀疏，或普遍头发稀疏更常见。

4. 阴蒂肥大如何判断?

阴蒂肥大提示高雄激素血症严重，其发生除了与雄激素升高程度有关，也与病程相关。健康女性的阴蒂大小有很大个体差异，评价指标包括阴蒂长度和阴蒂指数（长度×宽度），阴蒂长度＞1cm，或阴蒂指数＞35mm^{2}则考虑有阴蒂肥大。

5. 在诊断女性高雄激素血症时，总睾酮和游离睾酮分别有什么意义?

大多数中心所测定的睾酮为血清总睾酮，其水平受到性激素结合球蛋白（SHBG）的影响，因此当SHBG水平变化时，总睾酮水平可能会假性升高或降低。目前国内大部分的睾酮测定都是以抗体为基础的（如化学发光法等），势必会受到所选检测平台抗体亲和力、特异性等的影响，不同平台的结果差异较大。而国际推荐的液相色谱-质谱（LC-MS）法是未来的趋势，但国内尚未广泛推广于临床。游离睾酮反映了体内能够直接与雄激素受体结合的睾酮水平，不受SHBG的影响。但其准确性同样受到测定方法的影响。目前公认的准确测定方法是平衡透析法，但由于操作烦琐、测定成本高等原因未能得到推广，更多的检测机构和医院是通过测定总睾酮和SHBG，计算出游离睾酮的浓度，如能建立相应平台的正常参考范围，可能优于总睾酮的临床价值。

6. 当临床表现和睾酮检测结果不一致时，可能有哪些原因?

综上所述，总睾酮的测定受到多种因素影响。例如，异嗜性抗体可以导致睾酮测定结果较实际水平假性升高或假性降低。而SHBG水平的变化，也会导致总睾酮水平变化，例如衰老、甲状腺激素、雌激素会升高SHBG，肥胖、胰岛素抵抗、糖皮质激素、孕激素会降低SHBG。此外，女性性激素水平还会受到紧张情绪、生活方式等的影响。当遇到临床与检测结果不一致的时候，需要多时间点、多平台检测寻找差异，必要时可以换用LC-MS法检测。

7. 女性高雄激素血症的病因分布是什么样?

育龄期女性的高雄激素血症以PCOS最为多见，占90%；其次为先天性肾上腺增生症（CAH），占约5%；其余少见病因包括肾上腺皮质癌、库欣病等。绝经后高雄激素血症中以延续自育龄期的PCOS最多见，占约30%；卵巢和肾上腺肿瘤共占约20%，卵泡膜细胞增殖症占10%，其他尚有25%左右病因不明。

8. 如何鉴别雄激素的来源？

鉴别雄激素来源于卵巢还是肾上腺并不容易，往往是通过针对病因的全面评估明确的。除了影像学以外，尚有一些方法能够有助于判断雄激素的来源。卵巢和肾上腺静脉取血可以直接检测相应引流静脉血当中的睾酮水平，直接判断睾酮来源。对于疑难病例，长效GnRH类似物（如亮丙瑞林、曲普瑞林）试验性治疗反应也有一定价值。如果治疗后睾酮水平明显下降，则更支持睾酮是卵巢来源。但这一方法缺乏大规模数据的支持，其敏感性和特异性尚不清楚。部分中心尝试用GnRH抑制剂也获得了较好的结果，且能够在短时间内看到激素的变化，较GnRH类似物更方便。

9. 肾上腺-卵巢静脉取血的临床价值如何？

肾上腺-卵巢静脉取血可以直接测定相应器官引流静脉血中的激素水平，用于判断异常睾酮的来源。但存在一定弊端。人体卵巢静脉个体变异大，对介入医师有较高的要求，且总体成功率低于肾上腺静脉取血，文献报道4个部位（双侧肾上腺静脉、双侧卵巢静脉）均插管全部成功的概率不足50%。插管深度会对激素水平产生较大的影响，肾上腺静脉睾酮尚可以用皮质醇作为校正，以判断睾酮分泌的优势侧，而卵巢静脉缺乏相应校正的指标，在判断睾酮分泌优势侧时准确性堪忧。因此卵巢静脉取血在临床中开展较少，也缺乏相应诊断切点，还有待进一步数据积累。

10. 中剂量地塞米松抑制试验的诊断价值是什么？

中剂量地塞米松抑制试验是北京协和医院内分泌科多年来用于CAH诊断和鉴别诊断的重要工具。外源性地塞米松，通过抑制ACTH水平，能够评估异常升高的睾酮与ACTH之间的关系。例如在21-羟化酶缺陷症中，随着ACTH被抑制，睾酮也会显著降低。而在肿瘤引起的高雄激素血症患者中，睾酮不受ACTH的调节，因此服用地塞米松后睾酮无明显下降。而PCOS的反应介于两者之间。1日法中剂量地塞米松抑制试验中，如服药后睾酮可被抑制61.2%以上，则诊断CAH的敏感度和特异度分别为87.8%和96.7%；服药后17-OHP可被抑制87.1%以上，则诊断CAH的敏感度和特异度分别为95.1%和93.3%。

11. 硫酸脱氢表雄酮能否用于鉴别高雄激素血症的来源？

硫酸脱氢表雄酮（DHEAS）是肾上腺雄激素的代表，在肾上腺疾病引起的高雄激素血症中通常升高，但用于鉴别雄激素来源存在一定问题。PCOS是常见的卵巢来源高雄激素血症病因，但常存在DHEAS轻度升高。肾上腺皮质癌是常见的肾上腺来源高雄激素血症病因，但少数病例以分泌雄烯二酮或睾酮为主，而DHEAS仍在正常范围。总体上，如DHEAS显著升高，往往提示肾上腺疾病可能性大；而DHEAS正常，更倾向于卵巢疾病，但诊断切点尚未确定。

12. 单纯分泌雄激素的肾上腺皮质肿瘤有何影像学特点？

肾上腺肿瘤引起的高雄激素血症通常伴有其他肾上腺皮质激素的分泌，尤其是皮质醇，因此诊断并不困难。而单纯分泌雄激素的肾上腺肿瘤较为少见，以皮质癌居多。皮质癌通常个体较大，直径超过4cm，包膜不清，内部可见中心坏死，增强后可见粗大穿支血管。良性皮质腺瘤更为少见，根据北京协和医院总结，肿瘤大小在2.0～9.0cm，形态规则，边界清晰，平扫偏低密度，增强后轻度强化。

13. 肿瘤和非肿瘤疾病引起的高雄激素血症有何特点？

一般来讲，肿瘤性疾病引起的高雄激素血症更为严重，表现为睾酮水平更高、疾病进展更快。还可有肿瘤相关的其他表现，如肾上腺皮质癌还可引起水肿、感染、水盐代谢紊乱等。但两类疾病的临床表现有所重叠，因此单纯根据睾酮水平鉴别两者并不准确。有研究提示，绝经后女性总睾酮≥4.9nmol/L（1.4ng/ml），或FSH≤35U/L提示肿瘤性疾病，但敏感性和特异性并不理想。

14. 育龄期PCOS的诊断标准是什么？

目前国际上应用最广的诊断标准是2003年的鹿特丹标准，要求3条诊断标准满足2条，并除外其他疾病后即可诊断PCOS。3条诊断标准分别为：①高雄激素血症，包括有高雄激素血症的体征或生化高雄激素血症（总睾酮或游离睾酮升高）；②稀发排卵或无排卵；③超声下多囊卵巢样形态，即一侧或双侧卵巢内直径2～9mm的卵泡数≥12个，或卵巢体积＞10cm^3。中国2011年也提出了PCOS诊断标准，被中国各指南和共识采用，与鹿特丹标准有所差异：要求必须有月经稀发或闭经或不规则子宫出血，并满足高雄激素血症和多囊卵巢样形态两者之一，即疑诊PCOS；在逐一排除其他疾病后，则确诊PCOS。

15. PCOS主要需要与哪些疾病鉴别？

PCOS是一类异质性很强的疾病，因此不同的临床表现需要与不同的疾病进行鉴别。以高雄激素血症为表现之一的患者，需要与卵巢肿瘤、卵泡膜细胞增殖症、CAH（主要为21-羟化酶缺陷症、11β-羟化酶缺陷症）、肾上腺肿瘤、库欣综合征、药物性高雄激素血症等进行鉴别。而无明显高雄激素血症表现的患者，则需要与甲状腺疾病、高催乳素血症、垂体和下丘脑疾病、功能性下丘脑性闭经等鉴别。

16. 女性高雄激素血症与胰岛素抵抗有什么关系？

胰岛素和高雄激素血症之间的相关性已经被广泛认同，但其中的机制并不完全明了。严重胰岛素抵抗的病例（如A型和B型胰岛素抵抗）会出现PCOS相关的表现。胰岛素通过作用于卵巢胰岛素受体，与垂体LH协同作用，增强细胞色素P450c17α活性，从而增加卵巢雄激素的分泌。反之，过多的雄激素可作用于胰岛素的靶器官骨骼肌和脂肪，加重胰岛素抵抗，改变脂肪因子分泌，增加内脏脂肪。总体上认为胰岛素抵抗和高雄激素血症是相互促进的关系。

17. 高雄激素血症对健康有哪些危害？

高雄激素血症对人体有多方面的不良影响。外貌的改变，包括生殖器外观的变化，可能会对患者的生活和社交产生不良影响，增加心理和精神疾患风险。高雄激素血症与胰岛素抵抗关系密切，而胰岛素抵抗参与到多种代谢紊乱中，增加多种心脑血管疾病的危险因素。与高雄激素血症相伴随的月经紊乱、排卵异常，以及绝经后女性高雌激素水平，都会增加子宫内膜病变的风险，如果长期不治疗可发展为子宫内膜癌，直接影响寿命。高雄激素血症干扰性腺轴功能，会增加妊娠的难度以及流产、死胎等妊娠并发症的发生风险。青少年期高雄激素血症除了上述影响之外，还会对身高增长、心理精神发育产生不利影响。而高雄激素血症背后的疾病（如肿瘤）还可能直接影响生活质量、生殖功能和寿命。

18. 导致高雄激素血症的卵巢性索间质肿瘤的临床特点是什么？

性索间质肿瘤是卵巢肿瘤中的少见类型，占所有卵巢肿瘤中的5% ～ 8%。其中颗粒细胞瘤相对常见，占所有卵巢肿瘤的2% ～ 3%，好发于40 ～ 70岁女性，70%以分泌雌激素为主，仅有10%分泌雄激素。其他少见类型包括Sertoli细胞瘤、Leydig细胞瘤，以绝经后女性多发，但在儿童也有报道，以分泌雄激素为主。总体上，性索间质肿瘤的恶性潜能较低，通常为单侧卵巢受累。

19. 筛查卵巢性索间质肿瘤应选择何种影像学手段？

对于怀疑卵巢肿瘤的患者，首选超声作为筛查，具有经济、方便、无电离辐射等优势，同时可评估子宫内膜情况。经阴道超声较经腹超声具有更好的成像效果。CT和MRI能同时评估盆腔淋巴结情况，协助判断占位的性质，但在筛查小肿瘤上是否优于超声证据不多。对于超声或CT/MRI未能发现的体积较小的肿瘤，FDG-PET可能具有更高的敏感性，但主要限于个案报道。对于上述影像学检查仍然未能明确，但高度怀疑卵巢肿瘤的患者，可能需要手术探查才能明确诊断。

20. 卵泡膜细胞增殖症有何临床特点？

卵泡膜细胞增殖症主要见于绝经后女性，表现为进展缓慢的高雄激素血症。大多数病例合并胰岛素抵抗和/或代谢综合征。由于高睾酮水平向雌激素转化，子宫内膜增生和癌变的风险均有增加。睾酮水平通常升高较明显［＞5.2nmol/L（1.5ng/ml）］，而FSH和LH不被负反馈抑制，DHEAS不高。超声可见双侧卵巢增大（5 ～ 10ml），但几乎不可见卵泡。

21. 卵泡膜细胞增殖症如何治疗，必须手术吗？

卵泡膜细胞增殖症是一种卵巢的良性疾病，传统治疗首选是双侧卵巢切除，一方面去除异常雄激素的来源，另一方面是为了进一步除外较小的卵巢肿瘤。但对于部分拒绝手术或不具备手术条件的患者，也可考虑应用长效GnRH类似物控制高雄激素水平。GnRH类似物直接作用于垂体，降低LH和FSH的水平，在这类患者中也见到了睾酮和雌激素的下降，提示其睾酮的分泌受到垂体LH和FSH的调节。单次注射标准剂量（如亮丙瑞林3.75mg）的长效GnRH类似物，可以在数月内将睾酮控制在正常范围内，部分患者单次药效甚至可以维持半年至1年，可用于长期治疗。但在随诊中需要监测卵巢影像的改变，警惕隐匿的卵巢肿瘤发展。

22. 哪些药物可以导致高雄激素血症？

主要包括各种含有雄激素类的药物，如口服的十一酸睾酮、甲睾酮、脱氢表雄酮（可见于保健品和补充剂中）；外用的睾酮、双氢睾酮凝胶或贴剂（配偶外用后如未完全吸收，皮肤接触即可引起）；注射类的合成类固醇（常见于健身人群）。此外，治疗其他疾病的药物，包括达那唑、干扰素、丙戊酸钠可引起高雄激素血症或多毛。多种免疫抑制剂可引起多毛，包括麦考酚酯、他克莫司、环孢素等，但通常不伴有睾酮升高，鉴别诊断时亦需要考虑。

23. 库欣综合征导致高雄激素血症的机制是什么？

库欣综合征当中高雄激素血症较为显著的类型主要见于异位ACTH综合征及肾上腺皮质癌。前者由于异位肿瘤分泌大量ACTH，刺激肾上腺网状带分泌过多雄激素，引起临床高雄激素血症的表现。后者由于肿瘤同时分泌皮质醇和雄激素，引起相应临床表现。库欣病由于ACTH通常升高不明显，因而睾酮在正常高值或轻度升高。而单纯分泌皮质醇的肾上腺皮质腺瘤，以及其他罕见类型的ACTH非依赖性库欣综合征（原发性色素性结节性肾上腺皮质病/异常增生、双侧大结节性肾上腺增生），ACTH降低，故肾上腺雄激素水平低。当库欣综合征导致明显胰岛素抵抗时，也可同时合并类似多囊卵巢综合征的病理生理改变，但此时难以做出PCOS的诊断。

24. 有没有异位肿瘤引起的女性高雄激素血症？

在肾上腺及性腺以外的肿瘤异位分泌雄激素的病例非常罕见，仅在极特殊的情况下才做考虑，包括起源于异位肾上腺的肿瘤。此类肿瘤通常在肾上腺附近，少数在生殖系统附近，如女性的子宫阔韧带。而其他部位的肿瘤则仅限于个案报道，曾经报道过的部位包括肺、脊髓、脑、胃。

四、推荐阅读

[1] ELHASSAN YS，IDKOWIAK J，SMITH K，et al. Causes，patterns，and severity of androgen excess in 1205 consecutively recruited women [J]. J Clin Endocrinol Metab，2018，103（3）：1214-1223.

[2] MARKOPOULOS MC，KASSI E，ALEXANDRAKI KI，et al. Hyperandrogenism after menopause [J]. Eur J Endocrinol，2015，172（2）：R79-91.

[3] NISHIYAMA S，HIROTA Y，UDAGAWA Y，et al. Efficacy of selective venous catheterization in localizing a small androgen-producing tumor in ovary [J]. Med Sci Monit，2008，14（2）：CS9-12.

[4] YANCE VRV，MARCONDES JAM，ROCHA MP，et al. Discriminating between virilizing ovary tumors and ovary hyperthecosis in postmenopausal women：clinical data，hormonal profiles and image studies [J]. Eur J Endocrinol，2017，177（1）：93-102.

[5] SARFATI J，BACHELOT A，COUSSIEU C，et al. Impact of clinical，hormonal，radiological，and immunohistochemical studies on the diagnosis of postmenopausal hyperandrogenism [J]. Eur J Endocrinol，2011，165（5）：779-788.

[6] 戴好，卢琳，邢小平，等. 中剂量地塞米松雄激素抑制试验在女性高雄激素血症中的诊断价值 [J]. 中华医学杂志，2018，98（26）：2073-2077.

[7] BAPTISTE CG，BATTISTA MC，TROTTIER A，et al. Insulin and hyperandrogenism in women with polycystic ovary syndrome [J]. J Steroid Biochem Mol Biol，2010，122（1-3）：42-52.

（王　曦）

病例41 性激素测定异常

一、病历摘要

例1 患儿，男性，10岁9个月。以“乳房增大2年”为主诉于2016年12月就诊。患儿在8岁时有双侧乳房一过性增大，并出现胡须、阴毛。近2年未有乳房进行性增大，无变声，无生长速度加快。查体：幼稚面容，身高128cm（-2SD，即低于同性别同年龄儿童平均身高2个标准差，下同），双乳B1，肌肉发达，阴毛P2，双侧睾丸约10ml。辅助检查：甲状腺功能正常，左旋多巴生长激素（GH）兴奋试验中GH max 13.7ng/ml（≥10ng/ml），IGF-1 441ng/ml（参考范围156～468ng/ml），FSH 4.6U/L，LH 2.4U/L，E_2 534.5pmol/L（参考范围18.6～176.2pmol/L），孕酮1.59nmol/L（参考范围0.95～3.17nmol/L），睾酮0.11nmol/L（参考范围0.05～0.10nmol/L），17α-羟孕酮（17a-OHP）1.8nmol/L［0.6ng/ml（参考值≤3.0ng/ml）］，癌胚抗原（CEA）、甲胎蛋白（APF）和人绒毛膜促性腺激素（β-HCG）正常。骨龄13岁。乳腺超声示双侧腺体厚0.5cm。垂体增强MRI未见异常。拟诊“中枢性性早熟，高雌激素血症”，给予促性腺激素释放激素类似物（GnRHa）亮丙瑞林3.75mg皮下注射，每月1次治疗。用药4个月后，测定LH 0.8U/L，FSH 2.1U/L，睾酮0.014pmol/L，E_2 334.0pmol/L；为降低E_2水平以延缓骨骺闭合，在家属签署知情同意书后，加用芳香化酶抑制剂（来曲唑）1.25mg每日1次。此后每月复查E_2水平仍偏高，逐渐增加来曲唑剂量到2.5mg每日2次。监测E_2仍在326～411pmol/L。为进一步排查是否存在分泌E_2的肿瘤，行全身PET-CT和睾丸彩超，均未见异常。为阻断E_2作用，于2017年11月30日加用雌激素受体阻断剂他莫昔芬5mg每日2次。此后多次复查E_2水平仍异常升高。

患儿于2018年7月26日（住院期间）将同一份血清分成6份，分别送各处检测E_2水平：不同科室的3台同型号仪器测定E_2浓度分别为318.40pmol/L、389.02pmol/L和348.65pmol/L，另外3台仪器的检测结果为E_2水平低于可测定值的下限（表41-1）。

例2 患儿，女性，10岁。以“身高增长迟缓3年”为主诉于2015年6月就诊。患者在7岁时发现身高较同龄儿童偏矮，每年身高增长4～5cm，无加速生长，无乳房发育和阴毛生长，无月经来潮。查体示营养良好，面部五官无畸形，发际不低，脊柱四肢无畸形，身高130.7cm（同龄同性别-1.5SD），双乳B1，阴毛P1，幼女外阴。辅助检查示IGF-1 187ng/ml（参考范围156～468ng/ml），GH 0.1ng/ml（参考值＜2ng/ml），

表41-1　病例1诊治过程中多次测定E_2情况

检测仪器编号	时间	年龄（岁）	E_2（pmol/L）	治疗方案调整*
仪器1	2016-11-30	10.8	521.14	GnRHa
	2017-3-8	11.0	367.00	GnRHa
	2017-4-6	11.1	333.97	GnRHa＋来曲唑1.25mg，每日1次
	2017-5-4	11.2	341.31	GnRHa＋来曲唑2.5mg，每日1次
	2017-6-28	11.3	326.63	GnRHa＋来曲唑2.5mg，每日2次
	2017-7-27～8-24	11.4	311.95/359.66	GnRHa＋来曲唑2.5mg，每日2次
	2017-11-30	11.7	411.04	GnRHa＋来曲唑2.5mg，每日2次＋他莫昔芬5mg，每日2次
	2017-12-28～2018-5-24	11.8～12.2	473/532/418/495/495	GnRHa＋来曲唑2.5mg，每日2次＋他莫昔芬5mg，每日2次
仪器1、2、3	2018-7-26	12.3	318/389/349	停用来曲唑和他莫昔芬
仪器4			＜36.7	
仪器5			＜18.4	
仪器6			＜73.4	

注：*均为E_2测定后调整的用药方案；GnRHa为亮丙瑞林微球缓释制剂，3.75mg，每月1次，皮下注射。

低血糖生长激素兴奋试验GH max＜5ng/ml（参考值≥10ng/ml），FSH 2.9U/L，LH 0.1U/L，E_2 664.3pmol/L（参考范围18.6～176.2pmol/L）。1个月后多次复查E_2 469.76～689.96pmol/L。骨龄11岁；肾上腺CT示双侧肾上腺无异常；垂体MRI示腺垂体体积较小，子宫附件超声示始基子宫，双侧卵巢未显示。

患儿于2015年8月1次取血，将血清分成4份，分别送不同检测仪器测定E_2水平，结果仪器1测定E_2浓度为689.96pmol/L，另3台仪器测定的E_2浓度均低于可测定值的下限（表41-2）。

表41-2　病例2诊治过程中多次测定E_2水平情况

检测仪器编号	时间	年龄（岁）	E_2（pmol/L）	用药情况
仪器1	2015-6	10.0	664	未用药物
	2015-7	10.1	470	
	2015-8	10.2	690	
仪器4			＜36.7	
仪器5			＜18.4	
仪器6			＜43	

二、病例分析

上述2例患者多次测定E_2均异常升高，但缺乏E_2升高的临床表现。例1中患儿过早出现第二性征，性腺轴提前启动，符合中枢性性早熟的表现；结合患者存在骨龄明显提前、乳房一过性增大的情况，患者初诊为中枢性性早熟合并高雌激素血症；但患者的雌激素水平远高于正常值，经检查未发现分泌雌激素的肿瘤，患者的雌激素来自何处？为了减轻性早熟及E_2升高对终身高的损害，初诊时给予了亮丙瑞林来抑制性腺轴的启动。5个月后复查，骨龄无进展、乳房无进行性增大，但是雌激素水平仍高达367pmol/L；进一步使用来曲唑抑制雌激素的合成，1个月后复查E_2仍高达341pmol/L；调整来曲唑的剂量，加用他莫昔芬后，E_2仍保持在很高水平。理论上，芳香化酶抑制剂可以将E_2压到很低、甚至测不出的状态。但是随访发现，治疗并未能够有效降低E_2水平。

例2，结合患儿身高增长迟缓以及低血糖生长激素兴奋实验等检查结果，可诊断为生长激素缺乏症；患者FSH/LH水平提示性腺轴尚未启动，但E_2水平异常升高；卵巢都没有发现分泌E_2的肿瘤，患儿无长期雌激素升高的临床表现，如骨龄提前和明显的乳房发育。但多次复查雌激素水平高。

这2个病例的共同特点是，E_2检测结果和临床表现明显不相符合。

在这种情况下，需要考虑到实验室的检查结果是否准确。首先采用不同平台检测方法，采集同一患者同一时间同一份血样分送不同的平台，比较多个平台的检测结果差异，判断原始的检查结果是否受到了内源性因素的干扰影响。例1在同一型号的3台仪器检测显示，雌激素水平远高于正常；但在另外3个不同平台的检测结果显示，E_2水平不高。例2多次在仪器1检测显示E_2水平远高于正常；但在另3个平台检测，结果提示E_2水平不高。多平台检测的结果证实：患者E_2水平的假性升高为检测错误所致。患者的血样标本在检测过程中，可能受到内源性物质的干扰，导致E_2检测出现了误差。

三、临床查房

1. 检测E_2主要有几种方法？

目前检测E_2的方法主要有两大类：基于抗原抗体反应的分析方法和基于质谱分析的方法。由于E_2是甾体类小分子，主要采用竞争性结合免疫测定法。根据标记物的不同，分为放射免疫测定法、酶联免疫测定法和化学发光免疫测定法。缺乏特异性和易于受到干扰，从而导致测量不准确，是基于抗原抗体反应方法的主要缺陷。基于质谱分析的方法，质谱法是通过被检测物的质荷比进行精确定量，与传统的免疫学检测方法相比，特异度更好，准确性更高，检测灵敏度也更高。但因为检验周期长、通量不够、成本高、对检测者水平要求高等原因，目前临床上应用仍较少。

2. 什么是竞争性结合免疫测定法?

竞争性结合是指样品中的待测物（如E_2）与试剂中的标记物（如标记的E_2）竞争结合蛋白上有限数量的结合位点。竞争性免疫测定的3个基本组成部分是抗体，标记的抗原和未标记的抗原。此方法的基本原理是标记的抗原，与未标记的抗原有相同的免疫活性，两者以竞争性的方式与抗体结合，形成标记抗原-抗体或未标记抗原-抗体复合物，在一定反应时间后达到动态平衡。由于抗体和标记抗原的浓度恒定，结合的标记抗原的量与竞争性未标记抗原的浓度成反比。通过比较未知样品产生的结合抗原的百分比与已知浓度的抗原产生的剂量反应曲线，得出样品中抗原的量的一种定量检测方法。

3. 什么是放射免疫测定法?

放射免疫测定法是一种竞争性结合免疫测定法，反应体系中的标记抗原是用放射性核素进行标记，利用放射性核素的高度灵敏度与抗原抗体反应的特异度相结合的，在液相内反应的微量物质定量测定方法。测定方法是分别在试管中加入一定量不同浓度的标准抗原（或未知样品），再在每管中加入等量的放射性标记抗原和一定量的抗体，在4℃或37℃保温至反应平衡后，选用适当的方法将结合的抗原-抗体与游离的抗原、抗体分离，测量放射性强度，由放射性强度比对抗原量绘制出标准曲线，即可从标准曲线上查出未知样品量的放射免疫法。因此种方法具有放射性，污染环境，近年来已很少使用。

4. 什么是酶联免疫吸附测定法?

酶联免疫吸附测定法是一种竞争性结合免疫测定法，反应体系中的标记抗原是用辣根过氧化物酶等进行标记。该方法将抗原或抗体吸附在固相载体表面，使抗原抗体反应在固相载体表面进行。以测定抗原为例，待检测抗原和酶标抗原竞争性与固相抗体结合，因此结合于固相的酶标抗原量与待检抗原的量成反比。测定方法是将特异抗体与固相载体连接，形成固相抗体。待测管中加受检标本和一定量酶标抗原的混合溶液，使之与固相抗体反应。受检标本中所含抗原与酶标抗原以同样的机会与固相抗体结合，竞争性地占去了酶标抗原与固相载体结合的机会，使酶标抗原与固相载体的结合量减少。参考管中只加酶标抗原，保温后，酶标抗原与固相抗体的结合可达最充分的量。加底物显色。参考管中由于结合的酶标抗原最多，故颜色最深。待测管颜色越淡，表示标本中抗原含量越多。

5. 什么是化学发光免疫测定法?

化学发光免疫测定法是一种竞争性结合免疫测定法，反应体系中的标记抗原是用吖啶酯等进行标记。化学发光免疫分析包含免疫反应和化学发光两个部分。化学发光是指化学发光物质经催化剂的催化或氧化剂的氧化，形成一个激发态的中间体，当这种激发态中间体回到稳定的基态时会释放等能级的光子，出现发光现象。化学发光免疫分析过程是先将发光物质标记在抗体上，抗原抗体特异性结合后，加入氧化剂，经氧化后，发生发光现象。由于化学检测体系中待测物浓度与体系的化学发光强度在一定条件下呈线性定量关系的原理，利用仪器对体系化学发光强度的检测，而确定待测物含量。目前临床上最常用的检测性激素的方法是化学发光免疫分析法。

6. 基于抗原–抗体反应的方法易受到哪些干扰物的影响？

基于抗原抗体反应的检测方法，易受到多种因素的干扰，所以检测过程中任何影响抗原抗体结合的物质（内源性干扰物）都可能对检测的结果产生影响。主要影响因素有自身抗体、抗动物抗体、异嗜性抗体、类风湿因子以及结构类似物等。

7. 化学发光免疫分析法是如何检测 E_2 的？

化学发光免疫分析法基于竞争法测定 E_2。需要先添加释放剂，释放出和性激素结合球蛋白结合的 E_2。图41-1为检测 E_2 的体系。E_2 的捕获抗体，被固定在这个体系的壁上，能够捕获 E_2。在体系中加入 E_2，可以占据 E_2 捕获抗体位点，剩下的位点被黄色的标记的 E_2 衍生物占据，这种衍生物可以和抗体结合，并且可以发光。通过探测发光的量就能推测红色 E_2 的量。也就是说，发光的水平和待测样本 E_2 的水平成反比。

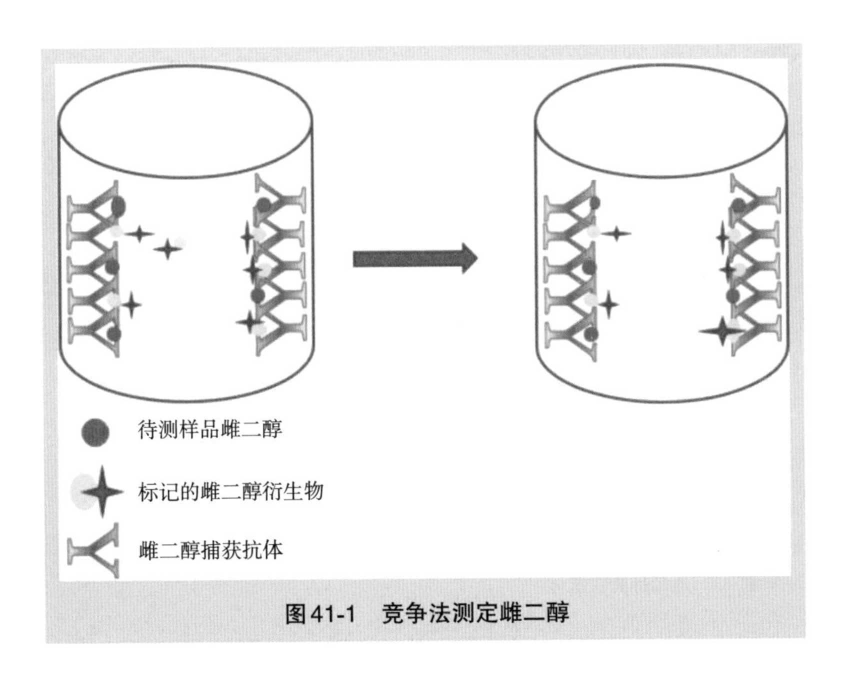

图41-1 竞争法测定雌二醇

8. 自身抗体、抗动物抗体、异嗜性抗体以及结构类似物是如何影响 E_2 测定的？

如果存在 E_2 的自身抗体，本应该和捕获抗体结合的 E_2 和自身抗体结合，游离在体系中，被洗涤掉，导致测量值假性降低（图41-2）。

目前使用的抗体都是动物种属来源的。如果曾经使用过动物相关血液制品或者接触过动物，体内就可能存在抗动物的抗体。蓝色的菱形是抗动物抗体，抗动物抗体冒充 E_2，占据结合位点。导致该发光的地方不发光，发光量减小，导致检测结果假性增高（图41-3）。

异嗜性抗原是一类与种属特异性无关的，存在于人、动物、植物、微生物组织间

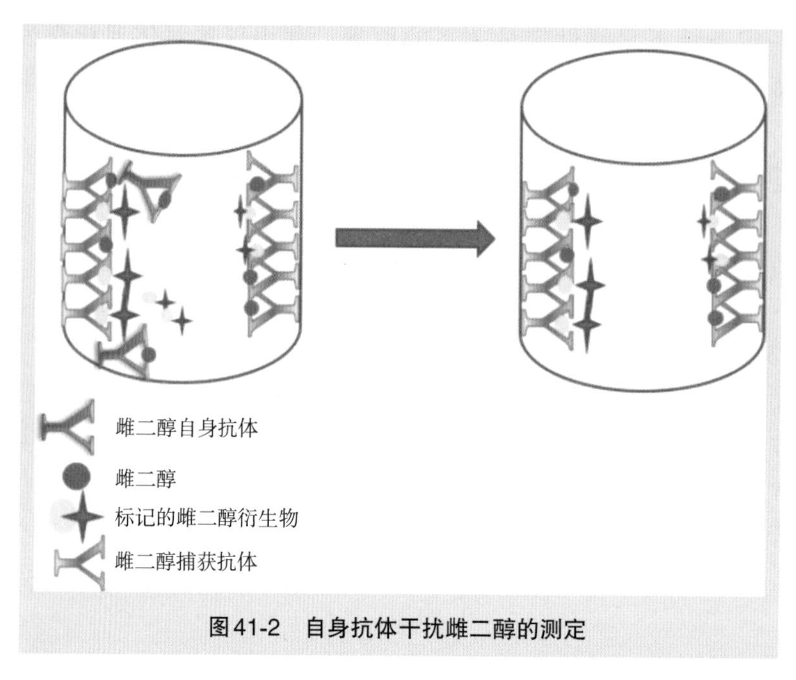

图41-2　自身抗体干扰雌二醇的测定

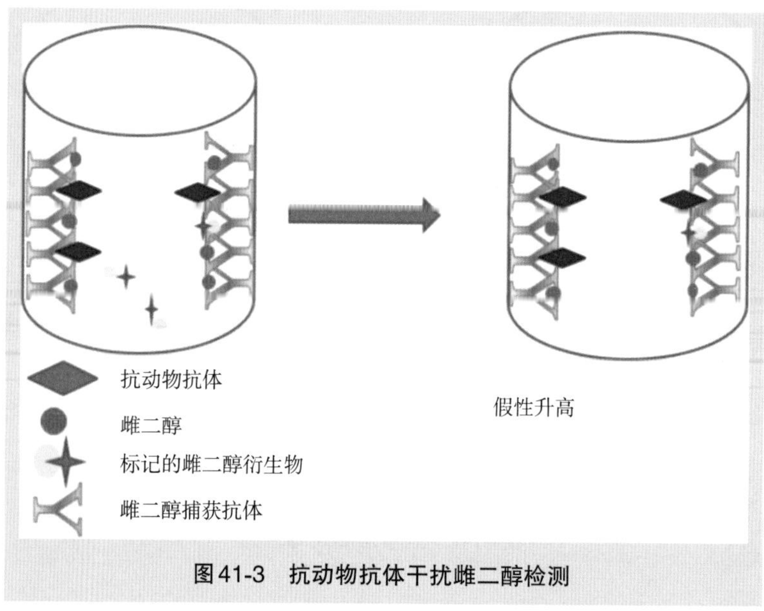

图41-3　抗动物抗体干扰雌二醇检测

的共同抗原；这种抗原刺激机体后可以产生低滴度的异嗜性抗体，这种低滴度的异嗜性抗体通过和E_2捕获抗体的结合来影响检测的结果；异嗜性抗体如何干扰检测结果呢？有两种情况可能发生：第一种情况，可能占据捕获抗体的结合位点，影响标记的E_2衍生物和抗体的结合，导致检测结果假性升高。图41-4上显示，本来应该有4个发光位点，只检测出了一个，那么检测结果假性升高。第二种情况，异嗜体抗体过多，占据结合位点的同时还可以和标记抗原结合形成复合物。这个复合物不会被洗涤掉，而且还可以发光，导致检测结果假性降低。

结构类似物是指和待测样品中的E_2有相似结构的物质，可以和捕获抗体结合，导致检测结果假性升高。例如，氟维司群是一种治疗乳腺癌的药物，其结构和E_2类似，如患者在使用这种物质，有可能导致E_2检测假性升高（图41-5）。

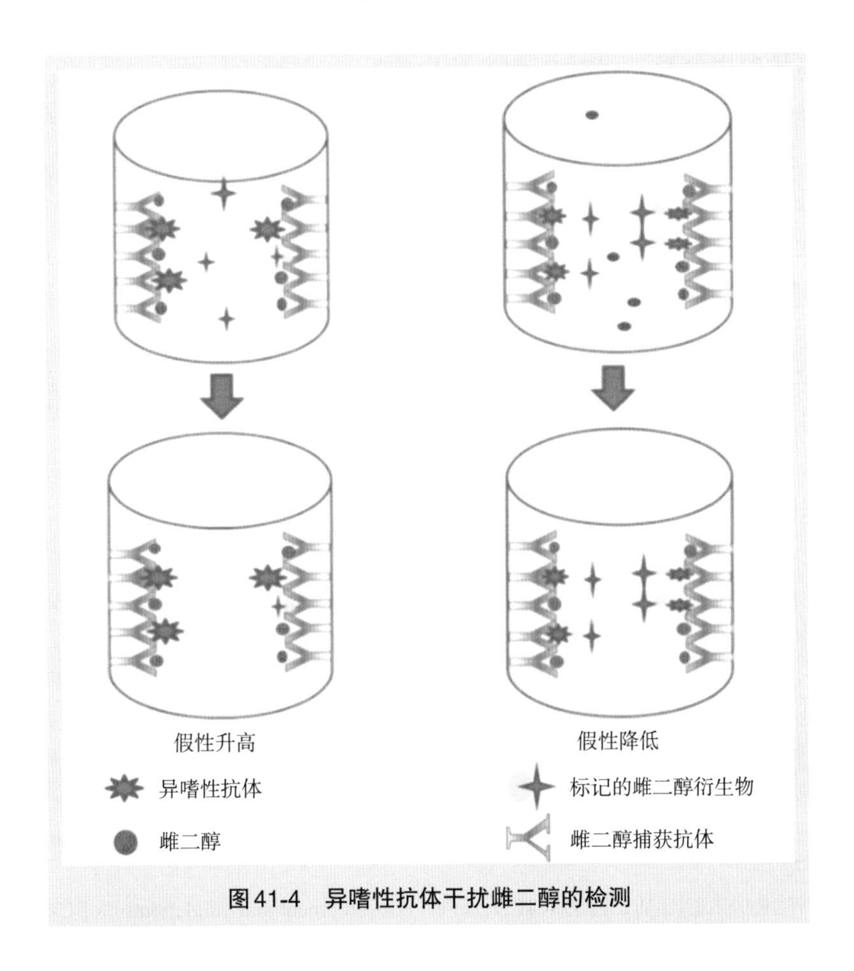

图41-4　异嗜性抗体干扰雌二醇的检测

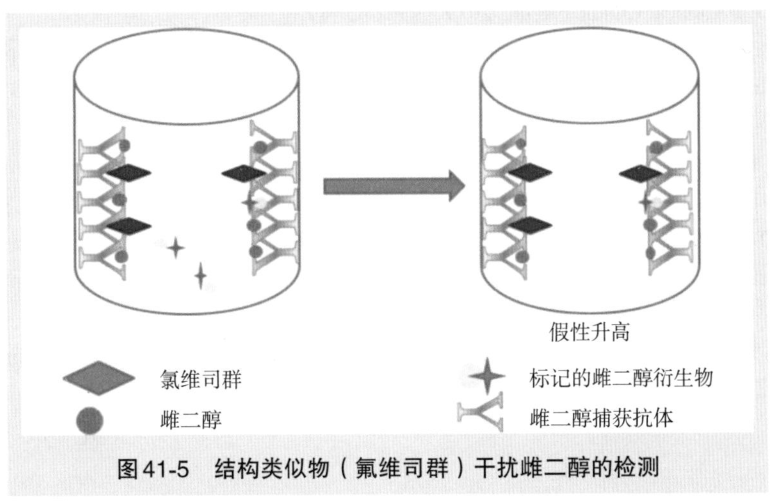

图41-5　结构类似物（氟维司群）干扰雌二醇的检测

9. 这两例患者E_2假性升高的原因可能是什么?

病例1在2岁时接触过兔子，体内可能存在抗兔的抗体。而仪器1为化学发光仪使用的是兔种属来源的抗体，可能是导致E_2假性升高的原因。在病例2中，没有追踪到相关动物接触的病史，推测可能是抗动物抗体、异嗜性抗体等导致的E_2假性升高。

10. 如何排除内源性干扰对E_2测定的影响?

干扰排除的方法有使用抗体封闭剂、PEG沉淀、利用基因工程重组单链抗体片段作捕获抗体、换种属来源的抗体进行检测。

11. 什么是HOOK效应?

在化学发光免疫分析法中，小分子物质一般使用竞争法检测，如E_2、睾酮等。而大分子激素如LH、FSH、β-HCG等，一般采用双抗体夹心法进行测定。HOOK效应指，在双抗体夹心法检测大分子物质的过程中，如果被测抗原过量，超过了检测的范围，出现测定结果较实际样本明显偏低的假阴性结果。遇到这种情况，可稀释待测样品，然后进行测定，可排除干扰。

四、推荐阅读

[1] 周帆，曲玉清，王先令，等. 嗜异性抗体干扰ACTH检测结果的4例临床病例分析并文献复习[J]. 国际内分泌代谢杂志，2019，39(2)：141-144.

[2] 司晨晨，徐步芳，樊为民，等. 不同稀释介质对化学发光免疫法测定雌二醇浓度的影响[J]. 诊断学理论与实践，2019，18(4)：448-453.

[3] 翟可可，蔡莉，陈雪松，等. 氟维司群可导致血清雌二醇检测的假阳性[J]. 临床与病理杂志，2016，36(6)：752-755.

[4] 蒋利君，黎宁，戴盛明. 异嗜性抗体对免疫测定干扰的研究进展[J]. 分子诊断与治疗杂志，2010，2(1)：68-72.

[5] DOWIS J，WORONIECKI W，FRENCH D，et al. Development and validation of a LC-MS/MS assay for quantification of serum estradiol using calibrators with values assigned by the CDC reference measurement procedure[J]. Clinical Chimica Acta，2019，492：45-49.

[6] CLERICO A，BELLONI L，MIGLIARDI M，et al. A Black Swan in clinical laboratory practice：The analytical error due to interferences in immunoassay methods[J]. Clin Chem Lab Med，2018，56(3)：397-402.

[7] LANGLOIS F，MORAMARCO J，HE G，et al. Falsely Elevated Steroid Hormones in a Postmenopausal Woman Due to Laboratory Interference[J]. Journal of the Endocrine Society，2017，1(8)：1062-1066.

[8] ANCKAERT E，PLATTEAU P，SCHIETTECATTE J，et al. Spuriously elevated serum estradiol concentrations measured by an automated immunoassay rarely cause unnecessary cancellation of in vitro fertilization cycles[J]. Fertil Steril，2006，85(6)：1822-1825.

[9] SPAN P N，GREBENCHTCHIKOV N，GEURTS-MOESPOT J，et al. Screening for interference in immunoassays[J]. Clinical Chemistry，2003，49(10)：1708-1709.

（聂　敏　李淑颖）

病例42 小阴茎、双侧隐睾

一、病历摘要

患儿，男性，14岁。因“小阴茎、双侧隐睾13年”入院。

（一）现病史

患儿第1胎第1产，足月顺产，出生时体重2.6kg，身长、Apgar评分不详，否认产伤、窒息史。母亲孕期平顺，否认放射线接触史、特殊用药史等。出生时为男性外生殖器，全身皮肤颜色较深，母乳喂养，无喂养困难、拒奶，无恶心、呕吐。出牙、说话、走路时间与同龄儿相仿。患儿1岁时父母发现其双侧隐睾、阴茎小，伴皮肤干燥、脱屑，就诊外院，B超提示“双侧睾丸下降不全伴发育不良”，皮肤干燥考虑“鱼鳞病”。4岁外院B超提示“双侧睾丸发育不良，均位于腹股沟区，左0.8cm×0.4cm，右0.8cm×0.3cm”。染色体核型：46,XY。

14岁就诊北京协和医院，完善性激素：LH 1.27U/L，FSH 1.25U/L，睾酮2.05nmol/L（0.59ng/ml）↓，E_2 132.09pmol/L（36.09pg/ml），孕酮4.50nmol/L（1.42ng/ml）↑，PRL 5.73ng/ml。曲普瑞林兴奋试验：LH（起始）1.34U/L，FSH（起始）1.20U/L；LH（60分钟）1.83U/L，FSH（60分钟）3.50U/L。阴囊超声：双侧阴囊内未见明确睾丸、附睾回声，左侧腹股沟区可疑低回声，1.2cm×0.7cm×0.5cm，右侧腹股沟区可疑低回声，1.3cm×0.6cm×0.6cm，可疑隐睾。肾上腺超声未见明显异常。垂体平扫+动态增强MRI：基本正常。骨龄14岁。同年行隐睾下降固定术，过程顺利，术后复查阴囊内有低回声，提示睾丸组织。起病以来，精神、体力、食欲、睡眠可，大小便正常，体重、身高匀速增长，每年增长2～3cm，无第二性征发育。否认嗅觉异常。自述协调能力较差，无法快跑，成绩、身高位于班级中等水平，无骨痛、骨折史。

（二）既往史

7岁时因双眼弱视、斜视、震颤、右侧上睑下垂，行“右侧眼睑提拉术”。否认吸烟、饮酒。

（三）家族史

父亲身高160cm，母亲身高155cm，第二性征发育均无异常。否认家族中类似疾病及鱼鳞病史，否认家族性精神病、肿瘤病、遗传性疾病病史。

（四）体格检查

身高168cm（＋0SD），体重73kg（＋1.5SD），BMI 25.9，BP 143/95mmHg，腰围90cm，指间距167cm，上部量84cm，下部量84cm。均匀肥胖体型，声音尖细。全身皮肤干燥，肤色偏深，腹部、双下肢可见灰褐色片状鳞屑，颈后、腋窝可见黑棘皮征。双乳发育Ⅲ期，无腋毛。双眼斜视，震颤明显，眼球遵嘱运动可，集合反射正常，视力减低。心肺腹无殊。阴毛Ⅰ期，阴茎长2cm，周径1.5cm，睾丸体积左1ml，右1ml。

（五）辅助检查

［**常规检查**］入院后完善血常规、尿常规、便常规＋OB、肝肾功未见明显异常。血脂：TG 2.29mmol/L，TC 3.92mmol/L，LDL-C 2.50mmol/L。UA 496μmol/L。

［**内分泌相关检查**］性激素：LH 1.19U/L，FSH 1.33U/L，睾酮2.39nmol/L（0.69ng/ml），E_2 65.88pmol/L（18.00pg/ml），孕酮2.73nmol/L（0.86ng/ml），PRL 5.07ng/ml。甲状腺功能：FT_4 13.29pmol/L（1.03ng/dl），FT_3 4.10pmol/L（2.66pg/ml），TSH 2.517mU/L。GH 0.3～0.4ng/ml，IGF-1 175～184ng/ml（参考范围220～972ng/ml）。血皮质醇（8am）207.28～239.02nmol/L（7.51～8.66μg/dl），ACTH（8am）17.6～40.3pmol/L（79.9～183.0pg/ml），24hUFC 20.68μg（尿量1100ml）。17α-OHP 0.70nmol/L（0.23ng/ml），硫酸脱氢表雄酮3.0μmol/L（115.0μg/dl）。PTH 30.9ng/L。总25（OH）D 35.8nmol/L［13.1ng/ml（参考范围25.0～50.0ng/ml）］。血钙2.40mmol/L，血磷1.53mmol/L，ALP 356U/L，游离钙（pH 7.4校正后）1.20mmol/L。24小时尿钙0.9mmol/L，24小时尿磷12.40mmol/L。

［**各科会诊**］行3小时葡萄糖耐量试验、胰岛素低血糖兴奋试验和左旋多巴兴奋试验，结果见表42-1、表42-2、表42-3。耳鼻喉科会诊：完全失嗅，听力检查无明显异

表42-1　患儿3小时葡萄糖耐量试验结果

指标	0	0.5小时	1小时	2小时	3小时
Glu（mmol/L）	5.2	9.3	8.3	7.9	6.7
Ins（mU/L）	29.15	260.87	211.96	218.67	129.68

表42-2　患儿胰岛素低血糖兴奋试验结果（共计应用胰岛素35U）

指标	0	0.5小时	1小时	1.5小时	2小时
Glu（mmol/L）	4.7	3.4	3.2	2.7	3.5
GH（ng/ml）	0.2	0.807	0.782	0.662	0.862
血皮质醇［nmol/L（μg/dl）］	227.42（8.24）	208.10（7.54）	468.37（16.97）	717.60（26.00）	704.63（25.53）

表42-3　患儿左旋多巴兴奋试验结果

指标	0	0.5小时	1小时	1.5小时	2小时
GH（ng/ml）	0.3	0.230	1.16	0.984	0.778

常。皮肤科会诊：建议筛查基因组学，寻常性鱼鳞病可能性大，板层性鱼鳞病不除外。眼科会诊：双外隐斜视，色觉大致正常。

［**影像学检查**］骨密度：股骨颈0.752g/cm^2（Z＝−0.2），全髋0.782g/cm^2（Z＝−0.3），腰1～腰4 0.712g/cm^2（Z＝−0.5）。肝胆胰脾肾超声提示脂肪肝。嗅神经薄扫MRI：双侧嗅球、嗅束、嗅沟发育不良，符合Kallmann综合征表现（图42-1）。

［**基因检测**］全外显子测序提示Xp22.31区域（chrX：5810838-9733877）3923kb片段缺失，缺失区域捕获到的基因有*GPR143*、*NLGN4X*、*VCX*、*PUDP*、*PNPLA4*、*STS*、*ANOS1*（图42-2）。

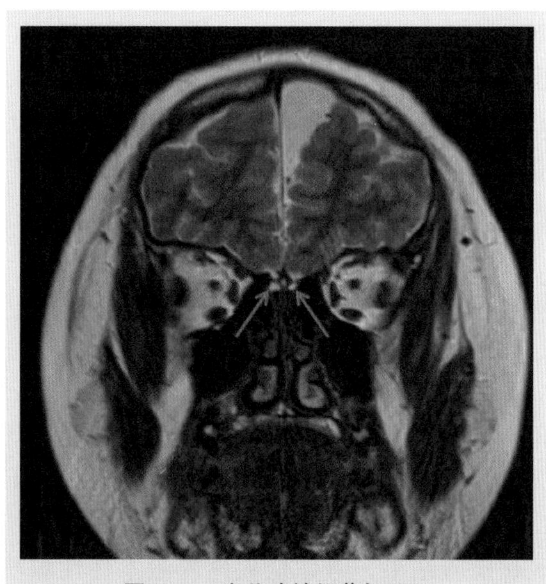

图42-1　患儿嗅神经薄扫MRI

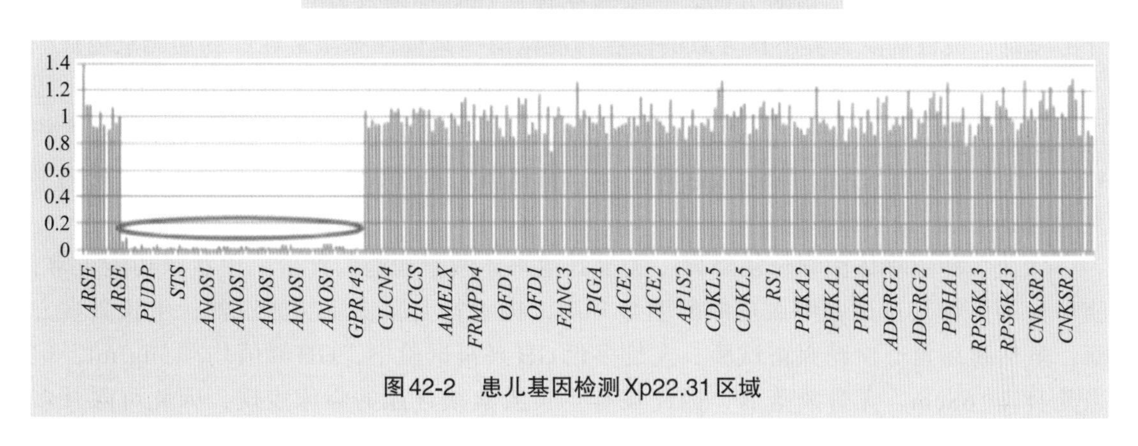

图42-2　患儿基因检测Xp22.31区域

（六）诊断

考虑Kallmann综合征、完全失嗅、双侧隐睾、双侧隐睾下降固定术后；鱼鳞病；生长激素缺乏症可能性大；高血压；高胰岛素血症；糖耐量异常；高脂血症；高尿酸血症；维生素D缺乏；双眼斜视，双眼水平震颤，右侧眼睑提拉术后。

（七）治疗与随访

Kallmann综合征方面，给予绒促性素（HCG）3000U隔日1次肌注，7次后复查β-HCG 106.7U/L，睾酮由1.74nmol/L（0.50ng/ml）上升至2.26nmol/L（0.65ng/ml）。这个结果提示睾丸产生雄激素的能力较差。因为患儿暂无生育需求，药物调整为十一酸睾酮胶囊40mg，每日2次，餐中服用。鱼鳞病方面，给予硅霜早晚外用，患儿皮肤干燥情况较前缓解。维生素D缺乏方面，给予胆维丁乳2ml口服补充维生素D。高胰岛素血症方面，给予盐酸二甲双胍0.5g每日3次口服。复查空腹胰岛素较前下降（40.67mU/L→19.18mU/L），监测空腹血糖5.4mmol/L，餐后2小时血糖4.5～7.6mmol/L。高尿酸血症方面，嘱患儿多饮水，给予碳酸氢钠1g每日3次口服碱化尿液。复查尿酸（672μmol/L→608μmol/L）。血压方面，入院监测患儿血压波动于（119～150）/（62～90）mmHg，嘱患儿积极控制体重（72.0kg→67.5kg），低盐低脂饮食，后监测血压波动于（123～141）/（68～84）mmHg。

二、病例分析

患儿为14岁男性，表现为第二性征无发育，隐睾和阴茎短小（＜2.5cm），无变声和阴毛发育。曾诊为鱼鳞病。骨龄片与13～14岁儿童相符。既往的曲普瑞林兴奋试验提示性腺轴未启动。耳鼻喉科会诊提示完全失嗅，嗅神经MRI提示双侧嗅球、嗅束、嗅沟发育不良。

根据以上临床表现和检验结果，考虑低促性腺激素性性腺功能减退症，Kallmann综合征诊断明确。鉴别诊断方面，主要包括体质性青春期发育延迟、多种腺垂体激素分泌障碍、慢性病及营养不良导致的性腺功能减退、高促性腺激素性性腺功能减退症。

（1）体质性青春期发育延迟：少数男孩青春期发育时间会延迟到14～18岁，甚至更晚；骨龄达到12岁时，曲普瑞林兴奋试验LH 60分钟≥12U/L，以及睾丸体积4～8ml均提示该诊断。该患儿曲普瑞林兴奋试验LH（60分钟）为1.83U/L，双侧睾丸均为1ml，不提示该诊断。

（2）多种腺垂体激素分泌障碍：关于其他垂体激素功能的评价，甲状腺功能正常；胰岛素低血糖兴奋试验中血皮质醇明显升高，提示肾上腺皮质功能正常；生长激素方面，虽然胰岛素低血糖兴奋试验、左旋多巴GH兴奋试验中，GH峰值均＜5ng/ml，但患儿身高168cm，无骨龄落后，因此没有生长激素缺乏症的临床表现，因此可除外多种腺垂体激素分泌障碍。

（3）慢性病及营养不良导致的性腺功能减退：该患儿无明显慢性病及营养不良的病史，辅助检查无相关提示，考虑可除外慢性病及营养不良导致的性腺功能减退。

（4）高促性腺激素性性腺功能减退症：该患儿性激素水平提示低促性腺激素性性腺功能减退症，考虑可除外高促性腺激素性性腺功能减退症。

患儿近期已完善双侧隐睾下降固定术，需评估患儿未来正常男性发育及生育功能。治疗方面包括：

（1）HCG兴奋试验，评估睾丸产生睾酮的功能。给予HCG 3000U隔日1次肌注，3～5次后复查β-HCG和睾酮水平。若睾酮＞3.47nmol/L（100ng/dl），提示睾丸内Leydig细胞储备功能良好。

（2）可试用GnRH泵（模拟正常生理脉冲性分泌GnRH），促睾丸发育。若睾酮＜3.47nmol/L，提示睾丸功能较差。

（3）若患儿无生育需求，可考虑应用口服十一酸睾酮，40mg，每日2次，与餐同服。或应用十一酸睾酮长效制剂250mg肌注，每月1次。此治疗方式可维持男性的第二性征，包括蛋白质合成、维持成年体力以及性生活，但无生精功能。需与患儿父母充分交代相关治疗方案及可能预后。

（4）鱼鳞病方面，既往病例报道Kallmann综合征合并类固醇硫酸酯酶缺陷症的患儿，SNP array发现Xp22.31～22.33发生小片段缺失。该患儿Xp22.31区域3923kb片段缺失，缺失片段包括基因*STS*和*ANOS1*。*ANOS1*基因缺失可导致Kallmann综合征，*STS*基因突变可导致X连锁类固醇硫酸酯酶缺陷性鱼鳞病。因此，本患儿可诊断为“X染色体短臂相关基因片段缺失导致的Kallmann综合征合并鱼鳞病”。

（5）其他疾病相关信息：特发性低促性腺激素性性腺功能减退症（idiopathic hypogonadotropic hypogonadism，IHH）可分为嗅觉正常的IHH（normosmic IHH，nIHH），或IHH伴嗅觉丧失即Kallmann综合征。IHH（伴或不伴嗅觉丧失）可表现为常染色体显性遗传、常染色体隐性遗传或X连锁遗传疾病。

（6）治疗方案主要有3种，包括睾酮替代、促性腺激素生精治疗和脉冲式GnRH生精治疗。方案可根据患儿下丘脑-垂体-性腺轴的功能状态以及患儿的需求进行选择，并可互相切换。雄激素替代治疗可促进男性化，使患儿能够完成正常性生活和射精，但不能产生精子；促性腺激素治疗可促进睾丸产生睾酮和精子；脉冲式GnRH治疗，通过促进垂体分泌促性腺激素而促进睾丸发育。

三、临床查房

1. 低促性腺激素性性腺功能减退症的定义、病因及分型如何？

低促性腺激素性性腺功能减退症（hypogonadotropic hypogonadism，HH）是指各种病因引起下丘脑-垂体病变，导致低促性腺激素性性腺功能减退。病因包括先天性或遗传、炎症、肿瘤和创伤等引起下丘脑和垂体的损伤。对于一些特殊的综合征，下丘脑和垂体功能减退可能是全身疾病的局部表现。常见病因：Prader-Labhart-Willi综合征、先天性肾上腺发育不良和低促性腺激素性性腺功能减退症（*DAX-1*基因突变）、体质性青春期发育延迟、继发性GnRH缺乏、腺垂体功能低减（炎症、肿瘤、外伤）、单独LH或FSH缺乏、高催乳素血症。IHH根据有无嗅觉异常可分为nIHH和合并嗅觉障碍的Kallmann综合征。

2. IHH的流行病学与发病机制如何?

IHH发病率为1/(8 000 ～ 10 000)；女性发病率远低于男性。

一些X染色体隐性遗传的Kallmann综合征，其GnRH神经元缺乏的机制已经得到阐明：在胚胎发育过程中，GnRH神经元前体应该从嗅上皮迁徙到下丘脑的基底区。但是，X染色体隐性遗传的Kallmann综合征患者，这种迁徙的过程发生障碍，GnRH神经元不能到达下丘脑区，因而不能分泌GnRH。

约1/3患者可找到突变基因。目前已明确20余种基因突变可导致IHH，如*ANOS1*、*FGFR1*、*FGF8*、*GnRH*、*GNRHR*、*PROK2*、*PROKR2*、*TAC3*、*TACR3*、*DAX1*、*NELF*、*CHD7*、*SEMA3A*、*SOX2*、*FEZF1*等。*KAL1*（*ANOS1*）突变以X染色体隐性遗传为主，而*FGFR1*和*PROKR2*突变以常染色体显性遗传为主。*FGFR1*突变患者可合并骨骼畸形和牙齿发育异常，*PROKR2*突变患者常伴随超重或肥胖，*KAL1*和*FGFR1*突变患者易出现隐睾。

3. IHH有哪些常见临床表现?

（1）第二性征不发育和配子生成障碍：男性表现为童声、小阴茎、无阴毛生长、小睾丸或隐睾、无精子生成；女性表现为乳腺不发育、幼稚外阴和原发闭经。

（2）骨骺闭合延迟，上部量/下部量 < 1，指尖距 > 身高，易患骨质疏松症。

（3）嗅觉障碍：因嗅球和嗅束发育异常，40% ～ 60% IHH患者合并嗅觉丧失，不能识别气味。

（4）其他表现：面中线缺陷，如唇腭裂；孤立肾；短指（趾）、并指（趾）；骨骼畸形或牙齿发育不良；超重和肥胖；镜像运动等。

4. 如何诊断IHH？

男性年龄超过18岁尚无第二性征出现和睾丸体积增大，睾酮水平低（≤3.47nmol/L或100ng/dl）且促性腺激素（FSH和LH）水平低或“正常”。女性到14岁尚无第二性征发育和月经来潮，雌二醇水平低且促性腺激素水平（FSH和LH）低或“正常”。且找不到明确病因者，拟诊断本病（图42-3）。

5. IHH有哪些鉴别诊断?

（1）多种腺垂体激素分泌障碍：除下丘脑-垂体-性腺轴功能受损外，同时存在一种或多种其他腺垂体激素分泌缺陷。因此需筛查PRL、GH-IGF-1轴、TSH-FT_4轴、ACTH-F轴功能。腺垂体发育不良、垂体柄中断综合征、垂体和下丘脑肿瘤以及其他鞍区病变，均可致腺垂体多种激素分泌不足。

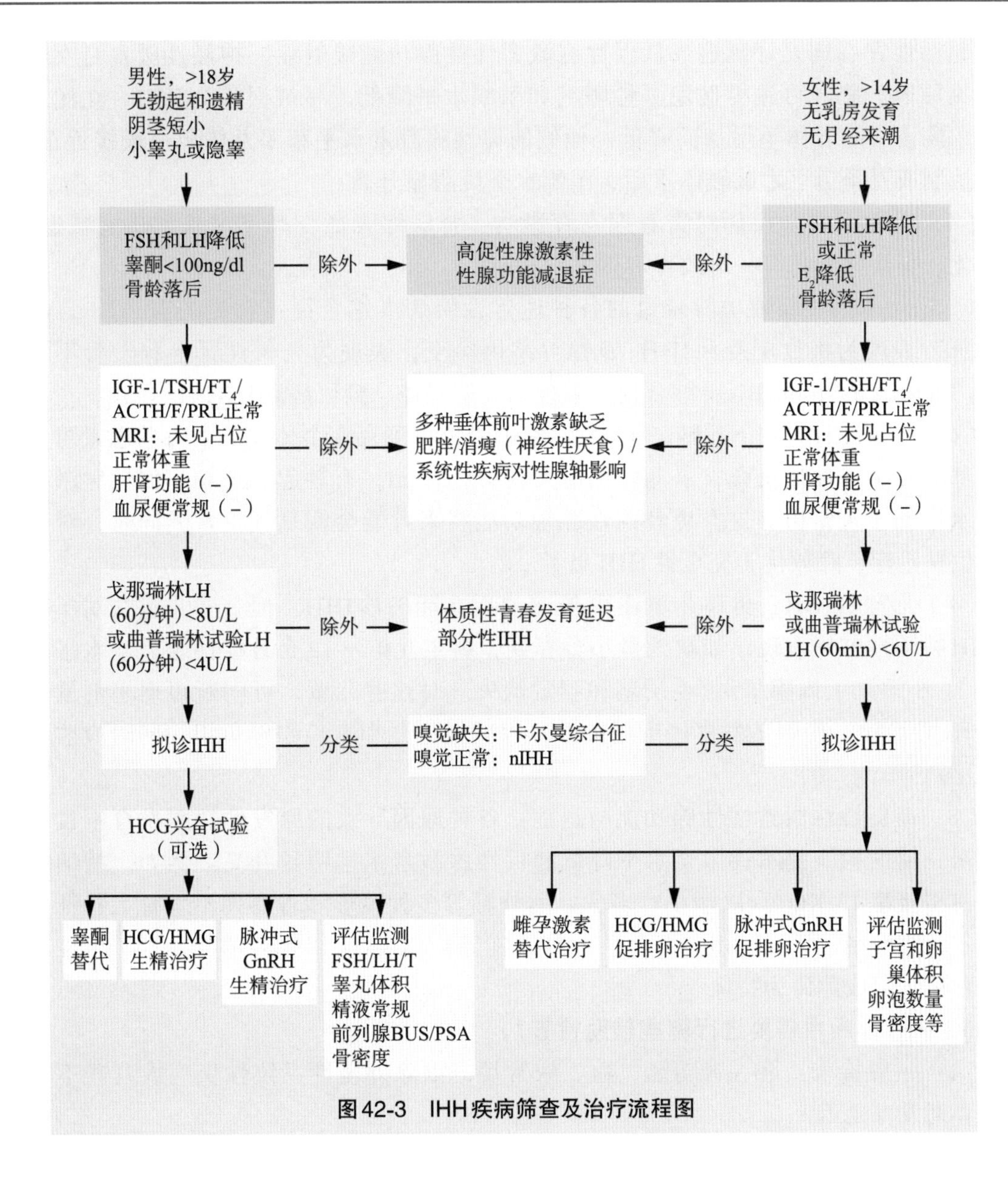

图42-3　IHH疾病筛查及治疗流程图

（2）体质性青春期发育延迟：又称为暂时性青春期发育延迟。绝大多数男孩在14岁之前出现青春期发育表现。有少数男孩，青春期发育时间会延迟到14～18岁，甚至更晚。虽然青春期发育较晚，但他们成年后身高、性腺轴功能和骨密度均正常。体质性青春期发育延迟可能和体型偏瘦或青春期发育延迟家族史有关。如患者在骨龄达到12岁时，戈那瑞林兴奋试验中LH（60分钟）≥8U/L，或曲普瑞林兴奋试验中LH（60分钟）≥12U/L，提示体质性青春期发育延迟的诊断。睾丸体积在4～8ml，也提示体质性青春期发育延迟的诊断。随访观察或小剂量睾酮补充，均为可选治疗方案。女性体质性青春期发育延迟少见。

（3）营养状态对青春期发育的影响：过度节食、长期腹泻等病因造成营养不良，会引起两性青春期发育延迟或低促性腺激素性性腺功能减退症。神经性厌食是女性闭经常见原因。肥胖可致男性隐匿性阴茎和睾酮水平降低，易被误诊为IHH。在肥胖患者，睾酮水平随着体重增加而降低，他们的促性腺激素水平和睾丸体积一般接近正常。饮食控制或胃肠道手术减轻体重后，睾酮水平可明显升高。

（4）慢性系统性疾病对青春期发育影响：肾病综合征、严重甲状腺功能减退症、肝硬化、炎症性肠病等，可致青春期发育延迟。

（5）合并有性腺轴功能减退的各种遗传性疾病或综合征：常见的有Prader-Willi综合征，表现为极度肥胖和IHH；*DAX-1*基因突变，表现为先天性肾上腺发育不全和IHH；Laurence-Moon-Biedl综合征，表现为极度肥胖、糖尿病和IHH。

（6）部分性IHH：下丘脑－垂体－性腺轴受损程度存在个体差异。有些患者可有自主性部分性第二性征发育，睾丸体积增大到4～10ml，有勃起和遗精，促性腺激素和睾酮水平低于正常值。这类患者的性腺轴功能将来可能会恢复到正常。同时，对他们进行生精治疗，疗效优于完全性IHH患者。

（7）儿童期IHH：男性儿童往往在18岁后才能确诊IHH。但一些儿童在幼年就呈现IHH特征性临床表现，如缺乏微小青春期（新生儿0～12个月促性腺激素水平异常降低）、小睾丸（或隐睾）、小阴茎和嗅觉缺失。对这些儿童，可间断短期小剂量雄激素或HCG治疗，使阴茎发育接近同龄人，以减轻患儿和家长心理负担，同时应监测骨龄变化。

（8）高促性腺激素性性腺功能减退症：各种原因导致的原发性性腺发育不良或功能衰竭，辅助检查提示性激素水平降低和促性腺激素水平明显升高。例如，特纳综合征（典型核型45,XO），以矮小、多痣、肘外翻等多种畸形和青春期不发育为特征；克兰费尔特综合征（Klinefelter综合征，典型核型47,XXY）以青春部分发育、男性乳腺发育和精子生成障碍为特征。

6. IHH诊断中需要进行哪些辅助检查？

（1）一般检查：肝、肾功能，血、尿常规，以除外慢性系统性疾病或营养不良导致青春期发育延迟。

（2）性激素：FSH、LH、睾酮、雌二醇、孕酮（女性）；重视基础状态LH水平，LH在0～0.7U/L，提示IHH；LH≥0.7U/L，提示青春期发育延迟或部分性IHH。

（3）其他相关激素：GH/IGF-1、PRL、ACTH/皮质醇（8am）/24小时尿游离皮质醇、FT_4/TSH。

（4）戈那瑞林兴奋试验和HCG兴奋试验（可选）。

（5）影像学检查：鞍区MRI，以除外各种垂体和下丘脑病变；骨密度、双肾超声和骨龄。

（6）嗅觉测试：若不能鉴别酒精、白醋、水和香波的气味，可拟诊Kallmann综合征。嗅觉诱发电位和嗅球嗅束薄层MRI（可选），可客观评价嗅觉损伤程度和嗅球嗅束的发育状态。

7. 如何判读IHH患者骨龄片？

骨龄是衡量生长发育的重要标尺，对疾病鉴别判断有重要价值。骨龄测定有多种方法，目前常用G-P图谱法：根据手掌和腕关节的骨骼形态来评定年龄，必要时加拍肘、踝、足跟和髂骨翼的X线片，用来帮助判断骨龄。正常男性骨龄达到12岁时，青春期发育自然启动。IHH患者或暂时性青春期发育延迟者，骨龄一般落后生物学年龄2～3年。暂时性青春期发育延迟者，骨龄达到12岁时就会开始青春期发育；若骨龄＞12岁甚至骨骺闭合时仍无青春期发育迹象，且LH、FSH和睾酮水平低下，可确诊IHH而非暂时性青春期发育延迟。

8. 什么是戈那瑞林兴奋试验？

静脉注射戈那瑞林100μg，分别测定起始和60分钟时患者LH水平，在男性，LH（60分钟）≥8U/L，提示下丘脑-垂体-性腺轴启动或青春期发育延迟；或曲普瑞林兴奋试验，肌注曲普瑞林100μg，测定起始和60分钟LH水平。对男性，LH（60分钟）≥12U/L提示下丘脑-垂体-性腺轴完全启动或青春期发育延迟；LH（60分钟）≤4U/L提示性腺轴未启动，可诊断IHH；LH（60分钟）在4～12U/L，提示性腺轴功能部分受损，需随访其变化。对女性，LH（60分钟）≥18U/L，提示性腺轴功能完全启动；LH（60分钟）≤6U/L提示性腺轴未启动，可诊断IHH；LH（60分钟）在6～18U/L，提示性腺轴功能部分受损。

9. 什么是HCG兴奋试验？

HCG兴奋试验（可选）用来评价睾丸间质细胞（Leydig细胞）功能，主要有两种方法。单次肌注HCG 2000～5000U，测定0、24小时、48小时和72小时血睾酮水平。或肌注HCG 2000U，每周2次，连续2周，测定第0、第4日、第7日、第10日和第14日睾酮水平。睾酮≥3.47nmol/L（100ng/dl）提示存在睾丸间质细胞，睾酮≥10.41nmol/L（300ng/dl）提示间质细胞功能良好。该试验可能存在假阴性，应慎重评估试验结果，必要时重复试验或试验性促性腺激素治疗3个月，观察睾酮水平变化。

10. 男性IHH患者如何进行睾酮替代治疗？

目前男性IHH患者治疗方案主要有三种，包括睾酮替代、促性腺激素生精治疗和脉冲式GnRH生精治疗。若患者暂无生育需求，睾酮替代治疗可促进男性化表现。初始口服十一酸睾酮胶丸40mg，每日1～3次；或十一酸睾酮注射剂125mg肌内注射，每月1次。6个月后增加到成人剂量：十一酸睾酮胶丸，80mg，每日2～3次，或十一酸睾酮注射剂250mg，肌内注射，每月1次。小于18岁而因小阴茎就诊患者，短期小剂量睾酮治疗（十一酸睾酮胶丸40mg，每日1～2次，3个月），有助于阴茎增大接近同龄人，一般不影响骨龄和成年终身高。用药6个月后可有明显男性化表现，2～3年后可接近正常成年男性化水平。

11. 男性IHH患者如何进行生精治疗？

（1）HCG/HMG联合生精治疗：适用于有生育需求的IHH患者。肌注HCG 2000～3000U和HMG 75～150U，每周2次，期间调整HCG剂量，使血睾酮维持在6.94～13.88nmol/L（200～400ng/dl）；间隔2～3个月随访1次，需监测血睾酮和β-HCG水平、睾丸体积和精液常规；70%～85%患者在联合用药0.5～2年内产生精子。

（2）脉冲式GnRH生精治疗：适用于有生育需求IHH患者，并且腺垂体存在足够数量的功能完整的促性腺激素细胞。GnRH（戈那瑞林）10μg/90min。带泵3天后，若血LH≥1U/L，提示初步治疗有效。若LH无升高，提示腺垂体促性腺激素细胞缺乏或功能严重受损，治疗预后不佳。此后，每月随访1次，监测FSH、LH、睾酮和精液常规，调整戈那瑞林的剂量和频率，尽可能将睾酮维持在正常中值水平，稳定后可3个月随访1次，依据患者的具体情况调整药物剂量。

12. 女性IHH患者的雌孕激素替代治疗如何？

无生育需求时，予周期性雌孕激素联合替代治疗，促进第二性征发育。有生育需求时，可行促性腺激素促排卵治疗或脉冲式GnRH治疗。尽量模拟正常青春期发育过程补充性激素。起始小剂量雌激素（戊酸雌二醇0.5～1.0mg，每日1次）6～12个月；然后增加雌二醇剂量（戊酸雌二醇2mg，每日1次）6～12个月；若乳腺发育和子宫大小（B超）接近或达到成年女性水平，随后可行周期性雌孕激素联合治疗（戊酸雌二醇2mg，每日1次，共11日；戊酸雌二醇2mg＋醋酸环丙孕酮1mg，共10日，停药期间可有撤退性阴道出血）；治疗的前2年，间隔2～3个月随访1次，观察乳腺和子宫大小变化。此后，应6～12个月随访1次。

13. 女性IHH患者的促排卵治疗如何？

脉冲式GnRH治疗，可诱导规律月经和排卵，获得妊娠机会。戈那瑞林10μg/90min；间隔2～3个月随访1次，监测促性腺激素、雌二醇、孕酮、子宫体积、卵巢体积和卵泡数目，警惕卵巢过度刺激和卵泡破裂风险；或在辅助生育专科医师指导下，行促性腺激素促排卵治疗，获卵子率近100%。

14. 如何监测药物副作用？

患有雄激素敏感肿瘤（如乳腺癌和前列腺癌）的患者，不宜行睾酮替代治疗。前列腺增生是雄激素替代治疗的相对禁忌证。前列腺肥大并且有症状的患者，需要在替代治疗前行前列腺手术或药物治疗。在治疗过程中，需每年行前列腺特异性抗原（PSA）浓度测定、经肛前列腺指诊和B超前列腺体积测量。雄激素还能通过促红素的作用，导致红细胞增多症（血细胞比容＞55%），所以一旦发现血细胞比容增高，需要考虑停止替代治疗。其他副作用包括可能加重睡眠呼吸暂停，通过转换成雌二醇增多导致乳房发育、水钠潴留和痤疮增多。虽然雄激素能够降低高密度脂蛋白和其他血脂成分，能够改善胰岛素敏感性，但是对心血管事件的长期效果，目前还没有定论。

15. 雄激素替代治疗有哪些益处和危险？

雄激素替代治疗的益处主要包括性欲和性活动增加，维持第二性征，肌肉体积和力量增加，机体脂肪组织和内脏脂肪减少，骨吸收下降，骨形成增加，维持骨密度，改善心境和情绪，提高生活质量，改善和防止认知功能的减退。

雄激素替代治疗的主要潜在危险包括痤疮，皮肤油腻，乳房增大，血细胞比容增高，呼吸睡眠暂停加重，降低高密度脂蛋白，降低高密度脂蛋白/总胆固醇的比值，可能加重良性前列腺增生和促进前列腺癌的发生。

16. 什么是Kallmann综合征合并鱼鳞病?

Kallmann综合征是一种异质性很高的疾病，它可以是常染色体显性、常染色体隐性或X连锁遗传。*ANOS1*是第1个被发现与Kallmann综合征相关的基因，位于Xp22.32，编码细胞外黏附蛋白Anosmin-1，介导GnRH神经元的黏附和轴突迁移。和*ANOS1*基因密切相邻的是*STS*基因。*STS*基因突变或缺失，会导致鱼鳞病，即一种皮肤过度角化的疾病。

一些X染色体短臂（Xp22）缺失的患者，因为同时丢失了*ANOS1*基因和*STS*基因，导致Kallmann综合征的临床表现，同时出现鱼鳞病的皮肤变化。因此，如果同时存在鱼鳞病和Kallmann综合征，可提示相应的基因病变类型。

四、推荐阅读

[1] BIANCO SD，KAISER UB. The genetic and molecular basis of idiopathic hypogonadotropic hypogonadism [J]. Nat Rev Endocrinol，2009，5（10）：569-576.

[2] KOTAN LD，HUTCHINS BI，OZKAN Y，et al. Mutations in FEZF1 cause Kallmann syndrome [J]. Am J Hum Genet，2014，95（3）：326-331.

[3] BARRAUD S，DELEMER B，POIRSIER-VIOLLE C，et al. Congenital hypogonadotropic hypogonadism with anosmia and Gorlin features caused by a PTCH1 mutation reveals a new candidate gene for Kallmann syndrome [J]. Neuroendocrinology，2020，111：99-114.

[4] BERGES-RASO I，GIMéNEZ-PALOP O，CAIXAS A，et al. Kallmann syndrome and ichthiosis：A case of contiguous gene deletion syndrome [J]. Endocrinol Diabetes Metab Case Rep，2017，2017（1）：EDM170083.

[5] BONOMI M，VEZZOLI V，KRAUSZ C，et al. Characteristics of a nationwide cohort of patients presenting with isolated hypogonadotropic hypogonadism（IHH）[J]. Eur J Endocrinol，2018，178（1）：23-32.

[6] BOUILLY J，MESSINA A，PAPADAKIS G，et al. DCC/NTN1 complex mutations in patients with congenital hypogonadotropic hypogonadism impair GnRH neuron development [J]. Hum Mol Genet，2018，27（2）：359-372.

[7] De CASTRO F，SEAL R，MAGGI R，et al. ANOS1：A unified nomenclature for Kallmann syndrome 1 gene（KAL1）and anosmin-1 [J]. Brief Funct Genomics，2017，16（4）：205-210.

[8] MAIONE L，DWYER AA，FRANCOU B，et al. Genetics in Endocrinology：Genetic counseling for congenital hypogonadotropic hypogonadism and Kallmann syndrome：New challenges in the era of oligogenism and next-generation sequencing [J]. Eur J Endocrinol，2018，178（3）：R55-R80.

[9] MAIONE L，PALA G，BOUVATTIER C，et al. Congenital hypogonadotropic hypogonadism/Kallmann Syndrome is associated with statural gain in both men and women：a monocentric study [J]. Eur J Endocrinol，2019，182（2）：185.

[10] Malone SA, Papadakis GE, Messina A, et al. Defective AMH signaling disrupts GnRH neuron development and function and contributes to hypogonadotropic hypogonadism [J]. ELife, 2019, 8: e47198.
[11] MARCOS S, MONNIER C, ROVIRA X, et al. Defective signaling through plexin-A1 compromises the development of the peripheral olfactory system and neuroendocrine reproductive axis in mice [J]. Hum Mol Genet, 2017, 26 (11): 2006–2017.
[12] MESSINA A, PULLI K, SANTINI S, et al. Neuron-derived neurotrophic factor is mutated in congenital hypogonadotropic hypogonadism [J]. Am J Hum Genet, 2020, 106 (1): 58–70.
[13] NAGAI K, SHIMA H, KAMIMURA M, et al. Xp22. 31 microdeletion due to microhomology-mediated break-induced replication in a boy with contiguous gene deletion syndrome [J]. Cytogenet Genome Res, 2017, 151 (1): 1–4.
[14] STAMOU M, NG SY, BRAND H, et al. A balanced translocation in Kallmann Syndrome implicates a long noncoding RNA, RMST, as a GnRH neuronal regulator [J]. J Clin Endocrinol Metab, 2020, 105 (3): e231–e244.
[15] STAMOU MI, GEORGOPOULOS NA. Kallmann syndrome: Phenotype and genotype of hypogonadotropic hypogonadism [J]. Metabolism, 2018, 86: 124–134.
[16] YOUNG J, XU C, PAPADAKIS GE, et al. Clinical management of congenital hypogonadotropic hypogonadism [J]. Endocr Rev, 2019, 40 (2): 669–710.

（马婉璐　伍学焱）

病例43 阴茎增大，阴毛生长、身高增长速度加快

一、病历摘要

患儿，男性，5岁。因“出现阴茎增大和勃起2年，伴阴毛生长和身高增长速度加快8个月”于2009年12月第1次就诊。

（一）现病史

患儿出生时阴茎大小未见异常。2007年（3岁）家长发现患儿阴茎明显长大伴间断勃起，每天4～8次，未诊治。2009年5月（4岁7个月）出现阴毛生长和生长速度加快。近8个月身高增长11cm。否认头痛，视力下降和夜尿增多。外院就诊查体身高115cm（同年龄同性别平均身高＋2SD），体重24kg，无肤色变黑，无皮肤咖啡牛奶斑，阴毛Tanner分期3期，阴茎长7cm，左/右侧睾丸体积为8/8ml，质地中等，未及明显结节。辅助检查：FSH 0（参考范围0～2.5U/L），LH 0（参考范围0～0.8U/L）。睾酮15.96nmol/L［460ng/dl（青春期前儿童0～30ng/dl）］，E_2 134.7pmol/L［36.8pg/ml（参考范围0～15pg/ml）］；静脉注射曲普瑞林100μg后60分钟测定血LH 0。ACTH 1.9pmol/L［8.7pg/ml（参考范围0～46pg/ml）］，17α-羟孕酮3.73nmol/L［1.23ng/ml（参考范围0.10～1.39ng/ml）］，硫酸脱氢表雄酮1.1μmol/L［40.4μg/dl（参考范围2.8～85.2μg/dl）］，IGF-1 298ng/ml（参考范围52～297ng/ml），AFP 0.9μg/L，CEA 0.57μg/L，β-HCG 0（参考范围0～5U/L）。鞍区MRI、肾上腺CT和睾丸B超未见占位病变，骨龄5岁。外院诊断“男性性早熟”，给予曲普瑞林长效制剂3.75mg，肌注，每月1次，共4次，用药后患儿身高增长速度无减缓，勃起次数未减少，复查T 14.23nmol/L（410ng/dl）。为进一步诊治，患儿于2009年12月（5岁2个月）到北京协和医院就诊。

（二）既往史

患儿母亲G2P2，35周因脐带绕颈行剖宫产，体重3.25kg，身高不详。出生时正常男性外阴。

（三）家族史

父亲身高170cm，14岁出现青春期发育。母亲身高158cm，12岁月经初潮，平时

月经规律。否认家族成员有类似疾病史。

（四）体格检查

身高125.9cm（同龄同性别平均身高＋3.3SD，计算生长速度为每年14cm），颜面多发痤疮，无肤色变黑，无皮肤咖啡牛奶斑，阴毛Tanner分期4期，阴茎长8cm，左/右侧睾丸体积为10/10ml，质地中等，未及明显结节。

（五）辅助检查

LH 0，睾酮601ng/dl，骨龄7岁。基因测序检测及结果：在其父母知情同意的情况下，采集患儿及父母的外周静脉血进行致病基因分析。采用DNA聚合酶进行PCR扩增并产物进行直接测序分析。发现患儿带有致病性*LHCGR*基因第11外显子杂合点突变，c1193 T→C（图43-1），导致第398位氨基酸由甲硫氨酸变为苏氨酸（M398T）。该氨基酸位于LH受体的第2跨膜区，突变可导致LHCGR受体持续激活（图43-2）。患儿母亲有与患儿一致的突变位点，患儿父亲为野生型。

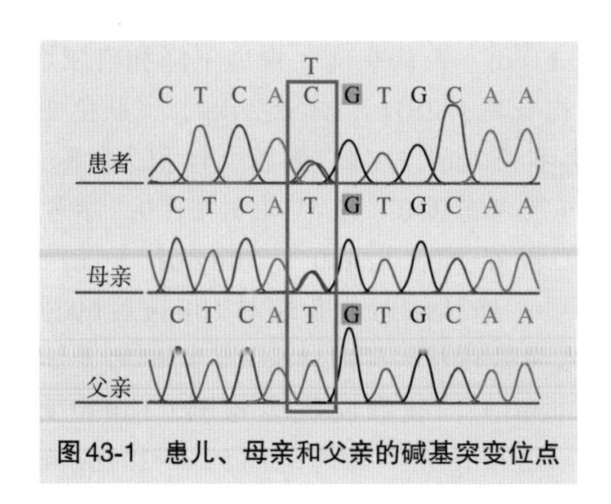

图43-1　患儿、母亲和父亲的碱基突变位点

（六）诊断

根据患儿的临床表现、治疗经过和检查结果，诊断家族性男性性早熟（familial male-limited precocious puberty，FMPP）。

（七）治疗和随访

来曲唑（Letrizole）2.5mg每日1次＋甲羟孕酮10mg每日1次治疗。用药后患儿勃起次数减少到每日1～2次，面部痤疮明显减少，无其他不适。用药3个月后复查身高126.8cm，血LH 0，FSH 0，E_2 55.6pmol/L（15.2pg/ml），睾酮4.62nmol/L（133ng/dl）。血常规和肝功能未见异常。

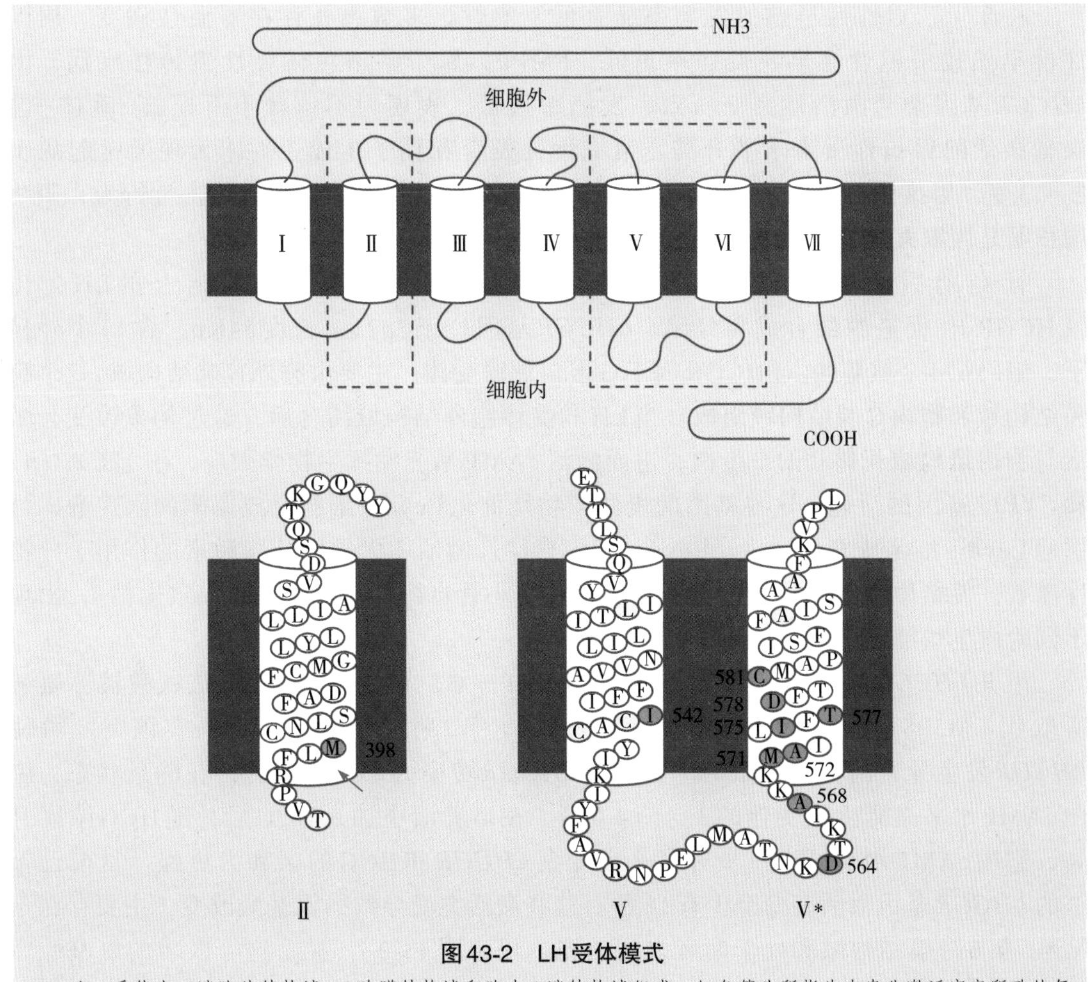

图43-2　LH受体模式

注：受体由N端胞外结构域、7跨膜结构域和胞内C端结构域组成。红色箭头所指为本患儿激活突变所致的氨基酸改变。

二、病例分析

患儿3岁时即出现阴茎增大和勃起，伴身高增长速度加快；左/右侧睾丸体积8/8ml；血睾酮水平明显升高，LH水平低且不被GnRH所兴奋，提示周围性性早熟。详细追问病史，排除外源性雄激素摄入史；血ACTH和17α-羟孕酮水平正常，排除肾上腺来源雄激素增多；血β-HCG水平不高，排除生殖细胞瘤导致性早熟；影像学检查未发现垂体、肾上腺和睾丸有占位性病变，且用GnRHa治疗无效，可排除中枢性性早熟及肿瘤所致的周围性性早熟；此外皮肤未见咖啡牛奶斑及纤维性骨结构不良，且未检测到McCune-Albright特异性*Gsα*致病基因的突变，可排除McCune-Albright综合征。患儿基因检测结果显示*LHCGR*基因致病性突变，因此明确诊断为FMPP。

临床上，男性性早熟的发病率显著低于女性，多数患儿存在器质性病变。周围性性早熟较中枢性性早熟发病率更低。FMPP，属于常染色体显性遗传性疾病，由*LHCGR*基因杂合激活性突变所致，发病率很低，表现为不依赖于下丘脑–垂体–性腺轴激活的男孩性激素水平升高、第二性征发育和精子生成。临床表现通常起病于2～3岁，男孩体格快速生长、性发育和骨骼成熟进展快速，常伴有攻击性行为，阴茎增长明显而睾丸容积与性发育水平不相称。

青春期后的男性，垂体分泌的LH，作用于睾丸Leydig细胞上的LH受体（LHCGR），促进睾酮合成和分泌。*LHCGR*基因位于2p21，长度54Kb，含11个外显子，编码674个氨基酸。LHCGR属于G蛋白偶联受体，主要由胞外N端结构域、7个跨膜结构域和胞内C端结构域组成。当LH和受体胞外结构域结合后，通过构象改变，激活与胞内结构域相偶联的G蛋白，进而激活cAMP系统发挥生物学效应，引起*CYP1A1*和*CYP17*基因的活化。这些基因的蛋白产物是催化Leydig细胞合成睾酮的限速酶，可引起Leydig细胞成熟和增生。Leydig细胞自律性激活（无须促性腺激素的作用）分泌性激素，使精原细胞能在无FSH刺激下生精（小管自律性发育及增殖以致生精），出现不同阶段生殖细胞，因此睾丸体积会增大。

患儿*LHCGR*基因存在杂合突变，c1193 T→C，导致398位的甲硫氨酸被苏氨酸所取代（M398T）。此突变位点发生在*LHCGR*第2跨膜结构域。已证实该突变可使*LHCGR*发生异常的持续性激活。突变型*LHCGR*转染的COS-7细胞，在静息状态，胞内cAMP水平是野生型受体的3.5～4.0倍。在培养液中加入HCG后，随HCG浓度升高，胞内cAMP水平可进一步升高。突变型*LHCGR*和HCG的亲和力更强。目前已报道的*LHCGR*基因激活突变至少有18种。这些激活突变导致的氨基酸改变，主要存在于第5、第6跨膜结构域和处于两者之间的胞内段（图43-2），提示这个区域的氨基酸序列改变对G蛋白异常持久激活起到了重要作用。

幼年早期暴露于高雄激素水平，需警惕骨骺过早闭合而影响终身高。此外，还需注意睾丸肿瘤/肿瘤样疾病、Leydig细胞结节样增生、少精/无精及生育问题风险。治疗方面，目前推荐的治疗方案是，联用芳香化酶抑制剂和抗雄激素制剂。由于FMPP患儿骨龄的加速源自睾酮在外周组织中的转化而来的雌二醇。因此，应用芳香化酶抑制剂可有效地减少雌二醇的产生，将体内雌激素抑制到青春期前水平，进而延缓骨骼成熟和闭合，最终增加患儿的成年身高。文献结果显示，药物可有效抑制骨龄快速进展，降低患儿的生长速度，改善终身高。用药依从性良好，未观察到明显不良反应。因此，在家属签署知情同意书后，选择第三代芳香化酶抑制剂来曲唑进行治疗。用药后患儿身高增长速度明显减缓，从每年14cm/y下降到约每年5cm，勃起次数明显减少。到目前为止，经过3个月短期治疗观察，尚未发现明显不良反应。

需要注意的是，长期露于高雄激素水平，可能继发中枢性性早熟，因此应密切随诊，观察LH水平变化。一旦发现患儿合并中枢性性早熟，应加用GnRHa进行治疗，抑制性腺轴的启动。

三、临床查房

1. 何为性早熟？

性早熟是指男童在9岁前、女童在8岁前，呈现明显的第二性征发育。按发病机制和临床表现，分为中枢性（促性腺激素释放激素依赖性）性早熟和周围性（非促性腺激素释放激素依赖性）性早熟，以往分别称真性性早熟和假性性早熟。

2. 何为中枢性性早熟和周围性性早熟？

中枢性性早熟具有与正常青春发育类同的下丘脑-垂体-性腺轴（hypothalamic-pituitary-gonadal axis，HPGA）发动、成熟的过程。由于HPGA功能提前启动，下丘脑提前分泌和GnRH，激活垂体分泌促性腺激素，进一步使性腺发育并分泌性激素，导致女孩8岁前、男孩9岁前出现内外生殖器官快速发育和第二性征呈现。一般多见于女孩。

周围性性早熟主要由于性腺、肾上腺等分泌性激素异常或外源性性激素所引起。它不依赖于下丘脑-垂体-性腺轴的启动。只有第二性征早现，不具有完整的性发育过程。其病因复杂多样，可为先天遗传性或获得性疾病所引起。引起周围性性早熟的重要病因有McCune-Albright综合征、孤立性卵巢囊肿、FMPP、先天性肾上腺皮质增生症、肾上腺肿瘤、分泌绒毛膜促性腺激素的肿瘤、卵巢肿瘤等。

3. 何为FMPP？

FMPP，属于常染色体显性遗传性疾病，由*LHCGR*基因发生杂合激活性突变所致的男性周围性性早熟。其不依赖于下丘脑-垂体-性腺轴激活。表现为男孩性激素水平升高、第二性征发育和精子生成。临床表现为通常起病于2～3岁，男孩体格快速生长、性发育和骨骼成熟进展快速，且常伴有攻击性行为，阴茎增长明显而睾丸容积与性发育水平不相称。

LH受体发生激活杂合突变的女性患儿，并没有性早熟的表现。因为女性卵泡的成长和成熟，需要FSH和LH的共同作用。仅仅LH升高或者LH受体发生激活突变，不会导致卵泡产生大量雌激素而导致性早熟的临床表现。因此，在本例患儿，其母亲存在女性LH受体杂合突变，属于携带者，所以没有出现性早熟的临床表现。

4. 男性性早熟的鉴别诊断如何？

中枢性性早熟：患儿出现阴茎阴毛生长、睾丸增大及生长加速。促性腺激素，LH和FSH水平升高。尤其是LH水平升高，提示性腺轴开始启动。

McCune-Albright综合征：皮肤咖啡牛奶斑、纤维性骨结构不良、甲亢和生长激素分泌过多，提示McCune-Albright综合征。

先天性肾上腺皮质增生症：17α-羟孕酮、促肾上腺激素释放激素、皮质醇测定，硫酸脱氢表雄酮，以及其他肾上腺激素的水平测定，有助于先天性肾上腺皮质增生症的诊断。

肿瘤所致周围性性早熟：β-HCG水平，腹部B超、肾上腺CT增强是否发现占位性病变，睾丸超声是否发现占位病变。

5. 在中枢性性早熟的治疗中，如何判定GnRHa的治疗效果？

确诊为中枢性性早熟后，可以给予GnRHa治疗。药物包括缓释曲普瑞林、缓释亮丙瑞林等。28～30天注射1次。在注射药物3个月后，在注射最后一针药物后的28～30天，监测FSH、LH和睾酮水平。如果LH水平下降到0～1U/L，睾酮降低到青春期前的水平，提示性腺轴的功能受到药物的抑制。GnRHa的药物效果都比较强，因此，性腺轴功能往往都能够被很好地抑制。曲普瑞林的作用更强，对LH和睾酮的抑制作用更强，发挥抑制作用的时间也常常超过30天。

6. 性早熟会促进腋毛生长吗？

性早熟的临床表现中，有生长速度加快，有阴毛生长，有勃起和遗精，有骨龄提前。但是，很少提到“腋毛出现”。因此，腋毛生长与否，和性发育是否启动没有相关性。性激素相关的毛发生长，包括胡须、胸毛和阴毛。乳房周围的长毛，和雄激素水平升高有关。但是，前臂外侧、大腿外侧、小腿胫前出现汗毛增多，和性激素的关系不密切。

7. FMPP有何治疗药物，有何不良反应？

目前的治疗药物可按药物按其作用机制以及作用部位通常分为4类：①雌激素受体阻断剂，如他莫昔芬；②雄激素受体阻断剂，如螺内酯、比卡鲁胺；③芳香化酶抑制剂，如来曲唑等；④P450酶抑制剂，能够减少雄激素的合成，如酮康唑等。

比卡鲁胺最常见的不良反应为男性乳腺增生和乳房疼痛。

酮康唑的不良反应包括肾上腺功能不全和肝毒性的风险，男性乳腺增生、恶心、腹泻。肝毒性可以表现为轻微的肝酶异常，也有少数可导致严重的肝损害。

长期应用来曲唑，由于减少了睾酮向雌二醇的转化，导致雌二醇水平降低，可能出现骨质疏松症。由于长期雌二醇降低，导致骨骺闭合明显减慢，有助于缓慢增加终身高。此药物几乎不引起肝肾功能的损伤。

8. *LHCGR*基因的激活性突变类型有哪些？有无突变热点？

迄今为止，所有已知的*LHCGR*基因的激活性突变都是由单个碱基替换造成的错义突变，共18种，具体包括L368P、A373V、M398T、L457R、I542L、D564G、D564V、A568V、M571I、A572V、I575L、T577I、D578Y、D578G、D578E、D578A、C581R及C617Y。这些突变均位于第11外显子中，1624～1741位碱基被认为是*LHCGR*基因激活性点突变的热点突变区。也就是说，绝大部分突变发生在第5和第6跨膜螺旋区或连接两者的胞质环，编码571～581的氨基酸。

在这些突变位点中，最常见的热点突变是，第6跨膜区的第578位的天冬氨酸被甘氨酸代替（D578G），该突变主要见于美国FMPP患者。而在中国的FMPP患者中，主要热点突变为M398T突变。突变位点不同，可能和种族差异有关。

9. FMPP是否伴随肿瘤风险？

由于LH受体发生激活突变，导致潜在的恶性肿瘤风险增加。有报道，患者成年后原位生殖细胞瘤、睾丸精原、细胞瘤等发生风险增加。因此，建议对患者的睾丸进行长期定期超声检查。一旦发现占位性病变，及时干预处理。

10. 来曲唑的应用，对身高增长有哪些好处？

来曲唑是芳香化酶抑制剂，能够有效降低雌二醇水平，但不会降低睾酮水平。通过延缓骨骺的闭合，从而延长患者的身高增长时间。目前根据文献报道以及协和医院内分泌科自身的用药经验，来曲唑每日1次，每次1.25mg，确实能够延缓骨骺关闭。长期用药，有助于改善患者的终身高。在用药过程中，生长速度并不加快。所谓长期用药，往往是1～3年。在用药期间，要注意骨质疏松的不良反应，避免剧烈的对抗性的碰撞运动，如足球和摔跤，防止发生骨折。将来停药后，骨密度可能会逐渐改善。

来曲唑治疗来改善性早熟患者的终身高，属于适应症外用药，需要非常慎重。如果应用，需要签署知情同意书。

11. *LHCGR* 会发生失活突变吗？有何临床表现？

LHRCGR 发生失活突变，导致睾丸间质细胞不能接受HCG和LH的刺激，引起间质细胞发育不良和睾酮产生减少。根据睾酮缺乏的严重程度，临床表现有所差异：严重缺乏者，表现为外生殖器女性化。轻度缺乏者，表现为小阴茎或尿道下裂。

在女性，可引起月经紊乱或闭经和不孕症。

12. 为什么用GnRHa治疗周围性性早熟无效？

应用GnRHa的长效制剂，通过抑制垂体分泌FSH和LH，从而降低睾丸来源的睾酮水平。但在周围性性早熟患者，因为本身LH和FSH水平就很低，所以不能通过进一步降低FSH和LH水平来减少睾丸来源的雄激素。

13. 短效和长效GnRHa的作用，有何区别？

短效GnRHa，对垂体产生一过性的刺激，因此主要作用是促进垂体分泌FSH和LH。可用来做兴奋实验，或者用来促排卵。而长效GnRHa，作用恰恰相反。因为对垂体产生持续刺激，导致垂体不能连续分泌促性腺激素。因此，长效GnRHa会抑制性腺轴的作用。主要用来治疗中枢性性早熟、子宫内膜异位症和男性前列腺癌。

14. 不同长效GnRHa，对性腺轴的抑制作用有无差异？

目前，市场常用的长效GnRHa有曲普瑞林和亮丙瑞林。对于体重超过40kg的个体，长效曲普瑞林，每个月肌内注射1次，每次3.75mg。或者长效亮丙瑞林，每个月皮下注射1次，每次3.75mg。两种药物的用药剂量相同。根据临床经验，虽然两种药物都能有效地抑制性腺轴功能，有效降低性激素水平至青春期前状态，但曲普瑞林似乎对性腺轴的抑制作用更强一些。用药后，患者的FSH和LH水平都被压低到0.1～0.2U/L的极低水平。而应用亮丙瑞林后，LH和FSH水平被压低到0.3～0.7U/L的水平。此外，曲普瑞林抑制性腺轴功能的作用时间似乎更长一些，有些患者可以35～45天用药1次。而亮丙瑞林的作用时间往往是28～32天。

15. 应用来曲唑后，需要注意哪些不良反应？

来曲唑通过抑制睾酮向雌二醇转化，从而降低体内雌二醇水平。雌二醇水平降低，对下丘脑-垂体的负反馈作用就减弱，导致垂体分泌FSH和LH水平明显增加。因此在男性，用药后导致睾酮水平明显增加，可达到正常成人睾酮水平的2～4倍。在女性，升高的FSH和LH水平，可能促进卵巢排卵，或导致卵巢过度刺激综合征。

在临床中，当医师看到一张化验单，性激素水平很高，同时LH和FSH也很高的时候，需要仔细询问病史，患者是否服用来曲唑类似的药物。

此外，长期服用来曲唑会导致骨质疏松症。因此，对于长期用药的成人，要定期监测骨密度，同时补充钙和维生素D。

四、推荐阅读

[1] 颜纯，王慕逖，主编. 小儿内分泌学[M]. 北京：人民卫生出版社，2006：325-328.

[2] 曾婷，苏喆，马华梅，等. 男性儿童同性性早熟78例病因及临床分析[J]. 中国实用儿科杂志，2011，26（9）：695-698.

[3] 王敏，李敏，刘悦笙，等. LHCGR基因突变（Asp578His）致家族性男性性早熟1例临床特点及基因分析[J]. 中国当代儿科杂志，2017，19（11）：1159-1164.

[4] 杨禄红，姚辉. 外周性性早熟药物治疗[J]. 中华实用儿科临床杂志，2016，31（20）：1591-1594.

[5] ASCOLI M，FANELLI F，SEGALOFF DL. The lutropin/choriogonadotropin receptor，a 2002 perspective [J]. Endocr Rev，2002，23（2）：141-174.

[6] KRAAIJ R，POST M，KREMER H，et al. A missense mutation in the second transmembrane domain of the luteinizing hormone receptor causes familial male-limited precocious puberty [J]. J Clinic Endocrin Metab，1995，80（11）：3168-3172.

[7] MEEHAN TP，NARAYAN P. Constitutively active luteinizing hormone receptors：Consequences of in vivo expression [J]. Mol Cell Endocrinol，2007，260-262：294-300.

[8] EVANS BAJ，BOWEN DJ，SMITH PJ，et al. A new point mutation in the luteinising hormone receptor gene in familial and sporadic male limited precocious puberty：Genotype does not always correlate with phenotype [J]. J Med Genet，1996，33（2）：143-147.

[9] LIU G，DURANTEAU L，CAREL JC，et al. Leydig-cell tumors caused by an activating mutation of the gene encoding the luteinizing hormone receptor [J]. N Engl J Med，1999，341（23）：1731-1736.

[10] AJAY S. BHATNAGAR. The discovery and mechanism of action of letrozole [J]. Breast Cancer Res Treat，2007，105：7-17.

[11] ÖZCABI B，TAHMISCIOğLU BUCAK F，CEYLANER S，et al. Testotoxicosis：Report of Two Cases，One with a Novel Mutation in LHCGR Gene [J]. J Clin Res Pediatr Endocrinol，2015，7（3）：242-248.

[12] MORTENSEN LJ，JENSEN MB，CHRISTIANSEN P，et al. Germ cell neoplasia in situ and preserved fertility despite suppressed gonadotropins in a patient with testotoxicosis [J]. J Clin Endocrinol Metab，2017，102（12）：4411-4416.

[13] SCHOELWER M，EUGSTER EA. Treatment of Peripheral Precocious Puberty [J]. Endocr Dev，2016，29：230-239.

[14] ELLIS AJ，HENDRICK VM，WILLIAMS R，et al. Selective estrogen receptor modulators in clinical practice：A safety overview [J]. Expert opinion on drug safety，2015，14（6）：921-934.

（茅江峰）

附　　录

附录1　内分泌检验项目参考范围与临床意义解读

附表1-1　内分泌检验项目参考范围与临床意义解读

项　　目	化验单参考范围	临床意义解读
C肽（C-P）	空腹：0.26～1.39nmol/L（0.80～4.20ng/ml）	空腹C肽＜0.33nmol/L（1.0ng/ml），胰高血糖素刺激后C肽峰值＜0.5nmol/L（1.5ng/ml）提示胰岛B细胞功能受损
三碘甲状腺原氨酸（T_3）	1.02～2.96nmol/L（0.66～1.92ng/ml）	升高提示甲状腺激素含量过多，或甲状腺结合蛋白升高；降低提示甲状腺激素含量不足，或甲状腺结合蛋白降低
甲状腺素（T_4）	55.5～161.3nmol/L（4.3～12.5μg/dl）	升高提示甲状腺激素含量过多，或甲状腺结合蛋白升高；降低提示甲状腺激素含量不足，或甲状腺结合蛋白降低
游离三碘甲状腺原氨酸（FT_3）	2.77～6.31pmol/L（1.80～4.10pg/ml）	升高提示甲状腺激素含量过多；降低提示甲状腺激素含量不足
游离甲状腺素（FT_4）	10.45～24.38pmol/L（0.81～1.89ng/dl）	升高提示甲状腺激素含量过多；降低提示甲状腺激素含量不足
促甲状腺激素（TSH）	0.380～4.340mU/L	升高支持原发甲减，降低支持原发甲亢；甲状腺癌患者术后抑制治疗期间，根据肿瘤风险分层，控制在2.0mU/L以下
甲状腺球蛋白抗体（TgAb）	＜115U/ml	升高提示自身免疫性甲状腺疾病可能，分化型甲状腺癌术后与Tg同时测定作为随访内容
甲状腺过氧化物酶抗体（TPO-Ab）	＜34U/ml	升高提示自身免疫性甲状腺疾病可能
甲状腺球蛋白（Tg）	1.40～78.00g/L	作为分化型甲状腺癌术后复发的监测指标
促甲状腺激素受体抗体（TRAb）	＜2.5U/L	升高支持Graves病
降钙素（CT）	＜10ng/L	＞100ng/L支持甲状腺髓样癌。在10～100ng/L，除外脓毒败血症后，动态增高，提示甲状腺髓样癌可能。MTC术后管理：＜150ng/L考虑颈部局灶残留，≥150ng/L考虑远处转移
血渗透压 尿渗透压	275～305mOsm/（kg·H_2O） 40～1400mOsm/（kg·H_2O）	当血渗透压高于正常上限时，尿渗透压应至少升高至血渗透压的2倍以上，否则考虑肾浓缩功能障碍，如尿崩症可能

续 表

项　目	化验单参考范围	临床意义解读
生长激素（GH）	＜2.0ng/ml	GH腺瘤诊断标准：口服葡萄糖GH抑制试验GH谷值≥1.0ng/ml GH腺瘤控制目标：血清GH下降至空腹或随机GH＜1.0ng/L。若GH≥1.0ng/L，需行口服葡萄糖GH抑制试验，OGTT试验GH谷值＜1.0ng/L 儿童生长激素激发试验： 完全缺乏，GH＜5ng/ml； 部分缺乏，5ng/ml≤GH＜10ng/ml； 正常GH≥10ng/ml
胰岛素样生长因子1（IGF-1）	参考与年龄和性别相匹配的正常范围（正常均值±2SD）	由出生至青春期逐渐升高，14～16岁达峰值，再逐渐下降 GH腺瘤控制目标：IGF-1控制在与年龄和性别匹配的正常范围内
催乳素（PRL）	成年女性：＜30.0ng/ml 成年男性：2.6～13.1ng/ml	如果PRL＞100～200ng/ml，并排除其他原因引起的高催乳素血症，则支持催乳素腺瘤的诊断；如PRL＜100ng/ml，须结合具体情况谨慎诊断；如果影像提示垂体大腺瘤，PRL正常或轻度升高，需考虑HOOK效应导致的PRL假性正常，应稀释100倍后重新测定
卵泡刺激素（FSH）	成年女性： 卵泡期＜10.00U/L 排卵期4.54～30.34U/L 黄体期1.65～9.66U/L 绝经期≥40.00U/L 成年男性：1.27～19.26U/L	青春期前：1～3U/L；青春期：3～5U/L
黄体生成素（LH）	成年女性： 卵泡期2.12～10.89U/L 排卵期19.18～103.03U/L 黄体期1.20～12.86U/L 绝经期10.87～58.64U/L 成年男性：1.24～8.62U/L	青春期前，0.1～0.3U/L；青春期，0.5～3U/L。曲普瑞林兴奋试验（女性）：青春期前＜6U/L，青春期启动6～18U/L，明显发育＞18U/L；曲普瑞林兴奋试验（男性）：青春期前＜4U/L，青春期启动4～12U/L，明显发育＞12U/L
雌二醇（E_2）	成年女性： 卵泡期81～421pmol/L（22～115pg/ml） 排卵期117～1892pmol/L（32～517pg/ml） 黄体期135～900pmol/L（37～246pg/ml） 绝经期＜92pmol/L（25pg/ml） 成年男性： ＜117pmol/L（32pg/ml）	青春期前或绝经后：E_2＜55pmol/L（15pg/ml）

续 表

项 目	化验单参考范围	临床意义解读
睾酮（TES）	成年女性：0.35 ～ 2.60nmol/L（0.10 ～ 0.75ng/ml） 成年男性：12.1 ～ 27.1nmol/L（3.50 ～ 7.81ng/ml）	成年男性总睾酮下限参考中国《男性迟发性性腺功能减退专家共识（第2版）》（2018） HCG兴奋试验：＞3.5nmol/L（1.0ng/ml）提示睾丸间质细胞功能正常
孕酮（PRG）	成年女性： 卵泡期1.20 ～ 7.22nmol/L（0.38 ～ 2.28ng/ml） 排卵期2.95 ～ 7.07nmol/L（0.93 ～ 2.23ng/ml） 黄体期16.36 ～ 92.75nmol/L（5.16 ～ 29.26ng/ml） 绝经期＜2.47nmol/L（0.78ng/ml） 成年男性：0.32 ～ 2.66nmol/L（0.10 ～ 0.84ng/ml）	
β人绒毛膜促性腺激素（βHCG）	血清浓度＜5U/L	
17α-羟孕酮（17α-OHP）	0.94 ～ 6.58nmol/L（0.31 ～ 2.17ng/ml）	ACTH兴奋试验＞30nmol/L（10ng/ml），考虑CAH可能 21-OHD控制目标：育龄期＜30nmol/L（10ng/ml），成年男性不伴TART＜75nmol/L（25ng/ml）
促肾上腺皮质激素（ACTH）	0 ～ 10.1pmol/L（0 ～ 46.0pg/ml）	非ACTH依赖库欣综合征＜2.2pmol/L（10pg/ml），ACTH依赖库欣综合征＞4.4pmol/L（20pg/ml）；岩下窦静脉取血＋DDAVP兴奋试验：基线状态中枢/外周≥2和/或刺激后中枢/外周≥3提示库欣病
血皮质醇	110.4 ～ 615.5nmol/L（4.00 ～ 22.30μg/dl）	0am安静入睡正常值＜50nmol/L（1.8μg/dl）；0am清醒状态正常值＜207nmol/L（7.5μg/dl）；LDDST：服药后8am＜50nmol/L(1.8μg/dl）提示正常被抑制；HDDST：服药后8am＜50%基础值提示可被抑制
24尿游离皮质醇（24hUFC）	12.3 ～ 103.5μg	LDDST：服药后UFC＜正常下限或血皮质醇＜50nmol/L（1.8μg/dl），提示正常被抑制；HDDST：服药后小于服药前50%提示可被抑制
血浆肾素活性（PRA）	卧位：0.05 ～ 0.79μg/（L·h） 立位：0.93 ～ 6.56μg/（L·h）	ARR（血浆醛固酮与肾素活性比值）作为原醛症最常用的筛查指标，当醛固酮单位为ng/dl，最常用的切点是30，即ARR＞30，需要考虑行确诊试验
血管紧张素Ⅱ（ATⅡ）	卧位：16.2 ～ 64.2ng/L 立位：25.3 ～ 145.3ng/L	
醛固酮（ALD）	卧位：163 ～ 482pmol/L（5.9 ～ 17.4ng/dl） 立位：180 ～ 820pmol/L（6.5 ～ 29.6ng/dl）	

续　表

项　　目	化验单参考范围	临床意义解读
3-甲氧基去甲肾上腺素（NMN）	＜0.9mmol/L	超过正常值上限，需考虑嗜铬细胞瘤或副神经节瘤可能
3-甲氧基肾上腺素（MN）	＜0.5nmol/L	超过正常值上限，需考虑嗜铬细胞瘤或副神经节瘤可能
24小时尿去甲肾上腺素（24h尿NE）	16.69～40.65μg	超过正常值上限，需考虑嗜铬细胞瘤或副神经节瘤可能
24小时尿肾上腺素（24h尿E）	1.74～6.42μg	超过正常值上限，需考虑嗜铬细胞瘤或副神经节瘤可能
24小时尿多巴胺（24h尿DA）	120.93～330.59μg	超过正常值上限，需考虑嗜铬细胞瘤或副神经节瘤可能
血无机磷（P）	成人参考范围： 0.81～1.45mmol/L	儿童正常值：＜1岁 1.55～2.65mmol/L；1～3岁 1.23～2.10mmol/L；4～11岁 1.19～1.81mmol/L；12～15岁 0.94～1.74mmol/L；16～19岁 0.87～1.51mmol/L
血钙（Ca^{2+}）	2.13～2.70mmol/L	在判断血钙水平时需采用血白蛋白进行校正，公式：校正［Ca^{2+}］＝实测［Ca^{2+}］（mmol/L）＋0.02×［40－白蛋白测定值（g/L）］ 当［Ca^{2+}］＞2.65mmol/L时，PTH最大抑制，当［Ca^{2+}］＜1.88mmol/L时，PTH最大刺激，通常为5～10倍升高
碱性磷酸酶（ALP）	成人：35～100U/L 儿童：42～390U/L	骨形成指标，正常儿童ALP水平高于成人
游离钙（iCa）	1.08～1.28mmol/L	原发性甲旁亢患者，游离钙的升高可能早于血总钙的升高，对疾病诊断更为敏感
甲状旁腺素（PTH）	12.0～68.0ng/L	血Ca^{2+}高于正常范围，PTH无明显下降，即考虑甲旁亢；血Ca^{2+}低于正常范围，PTH无明显升高，即考虑甲旁减
总25羟维生素D［T-25（OH）D］	缺乏：＜50nmol/L（20ng/ml） 不足：50～75nmol/L（20～30ng/ml） 充足：＞75nmol/L（30ng/ml）	
1型胶原氨基端延长肽（P1NP）	女性绝经前：15.1～58.6g/L	
β-胶原降解产物测定（β-CTX）	女性绝经前：0.21～0.44g/L	
骨钙素	1.8～8.4g/L	
1,25双羟维生素D［1,25（OH）$_2$D］	19.6～54.3g/L	

续 表

项　目	化验单参考范围	临床意义解读
24小时尿钙	未提供	儿童尿钙正常值：4 ～ 6mg/（kg·d）；成人 2.5 ～ 7.5mmol/d
24小时尿磷	未提供	血P＜0.64mmol/L（2mg/dl）时，仍有尿磷排出，提示尿磷排出增多（肾磷阈降低）
肾小管最大磷吸收/肾小管滤过率（TMP/GFR）	0.8 ～ 1.35mmol/L	下降提示尿磷排出增加
肾小管磷吸收率（TRP）	85% ～ 95%	下降提示尿磷排出增加

注：甲状腺相关激素参考范围，仅适用于北京协和医院目前所采用的检验平台，仅适用于普通成年患者。特殊生理阶段，如妊娠、婴幼儿时期，不能参照本范围。

附录2　内分泌功能试验

一、口服葡萄糖生长激素抑制试验

1. **目的**　高血糖可抑制生长激素（GH）分泌，用于判断有无GH自主分泌亢进，适用于GH腺瘤的诊断，也可用于治疗后病情的评估。

2. **方法**　前1天晚餐后即开始禁食，当天早晨空腹状态下进行试验。口服葡萄糖粉75g（做法同OGTT），于0、30分钟、60分钟、90分钟、120分钟抽血测GH，需同时抽血测血糖和胰岛素。

3. **结果判读**

（1）糖负荷后GH谷值＜1ng/ml，判断为被正常抑制；若GH谷值≥1ng/ml则判断为不能被抑制，提示体内有GH自主分泌，需进一步行定位检查。

（2）GH腺瘤治疗目标：中国肢端肥大症指南（2020版），血清GH下降至空腹或随机GH＜1.0ng/L。若GH≥1.0ng/L，需行口服葡萄糖生长激素抑制试验，OGTT试验GH谷值＜1.0ng/L。

二、左旋多巴生长激素兴奋试验

1. **目的**　判断GH分泌功能是否正常。

2. **方法**

（1）禁食至少8小时，次日8am静脉留置针穿刺后，空腹取血后口服左旋多巴。左旋多巴的剂量见附表2-1。

附表2-1　左旋多巴生长激素兴奋试验使用剂量

体重	＜15kg	15～30kg	＞30kg
左旋多巴剂量	0.125g	0.25g	0.5g

（2）于0、30分钟、60分钟、90分钟、120分钟抽血测GH。

3. **结果判读和注意事项**

（1）儿童GHD诊断标准

1）正常：GH峰值＞10ng/ml。

2）部分GHD：GH峰值5～10ng/ml。

3）完全GHD：GH峰值＜5ng/ml。

（2）诊断儿童GHD需要两项GH激发试验结果的支持，肥胖可降低GH反应性，应该结合IGF-1水平提高诊断的准确性。

（3）部分患者口服左旋多巴后出现恶心、呕吐。

三、胰岛素低血糖生长激素兴奋试验

1. **目的** 判断GH分泌功能是否正常。

2. **方法**

（1）禁食12小时，次日8am静脉留置针穿刺后，空腹取血后静脉注射普通胰岛素0.1～0.15U/kg。

（2）分别于0、30分钟、60分钟、90分钟、120分钟抽血测血糖及GH，同时测指血血糖。

（3）目标：血糖下降至2.2mmol/L或较基线下降＞50%，若未达到标准可加大胰岛素剂量至0.15U/kg。

（4）床旁备血糖仪及高糖溶液，密切观察患者的血压及脉搏，随时询问并记录有无发热、出汗、头晕、嗜睡、饥饿、心悸和无力等症状，并注意神志的变化。

（5）血糖下降达目标值后，需口服糖溶液或静脉推注葡萄糖，按原计划完成抽血。

（6）禁忌证：癫痫、心脑血管病史、严重低血糖发作史、肝功能不全。

3. **结果判读** 儿童GHD诊断标准如下：

（1）正常：GH峰值＞10ng/ml。

（2）部分GHD：GH峰值5～10ng/ml。

（3）完全GHD：GH峰值＜5ng/ml。

四、精氨酸生长激素兴奋试验

1. **目的** 判断GH分泌功能是否正常。

2. **方法**

（1）禁食至少8小时，次日8am静脉留置针穿刺后，空腹取血后静脉输注精氨酸0.5g/kg（最大量30g）＋注射用水150～200ml，于30分钟内完成静脉输注。

（2）分别于0、30分钟、60分钟、90分钟、120分钟抽血测GH。

3. **结果判读和注意事项**

（1）儿童GHD诊断标准

1）正常：GH峰值＞10ng/ml。

2）部分GHD：GH峰值5～10ng/ml。

3）完全GHD：GH峰值＜5ng/ml。

（2）注意事项：部分患者可出现局部皮肤刺激等不良反应。

五、禁水加压素试验

1. 原理

（1）禁水试验：禁水后正常人和精神性多饮者尿量减少，尿渗透压和尿比重上升。尿崩症患者因精氨酸升压素（AVP）缺乏（中枢性尿崩症）或肾对其无反应（肾性尿崩症），在禁水后仍排出大量低渗透压、低比重尿，而血渗透压及血钠水平增高。

（2）加压素试验：明确尿崩症是由AVP缺乏（中枢性尿崩症）或肾对AVP无反应（肾性尿崩症）所致。

2. 方法

（1）试验前主动限水，特别是疑诊精神性多饮者，建议主动限水2周。

（2）试验前禁水时间：以6am向前推（患者平时能坚持不饮水小时数＋2）小时。6～18小时，病情严重者可缩至4小时，一口水也不喝，晨起不要刷牙及漱口。

（3）6am开始试验

1）6am、8am抽血，测血钠、血浆渗透压，此后按需抽血。

2）6am排空膀胱，后每小时收集尿液1次，分别测尿量、尿比重及尿渗透压。

3）6am起每小时记录体重、血压及心率。

（4）禁水试验

1）血渗透压＜295mOsm/(kg·H_2O)，尿渗透压＜600mOsm/(kg·H_2O)，继续禁水试验。

2）血渗透压＞295mOsm/(kg·H_2O)，尿渗透压＞800mOsm/(kg·H_2O)，非尿崩症，终止试验。

3）血渗透压＞295mOsm/(kg·H_2O)，可超过305mOsm/(kg·H_2O)，尿渗透压达平台期［相邻2次尿渗透压差＜30mOsm/(kg·H_2O)］时，终止禁水试验。若考虑为尿崩症患者，进一步完善加压素试验。

（5）加压素试验：肌内注射垂体后叶素3U，试验再继续2小时，每小时收集尿液1次，分别测尿量、尿比重及尿渗透压。

3. 注意事项

（1）试验前确认肾上腺皮质功能正常或已被纠正。

（2）试验前没有未控制的糖尿病、高血钙、低血钾、肾功能不全。

（3）密切观察患者精神状态、血压和体重，以免过度脱水；尤其儿童，禁水3～5小时内体重下降超过3%～5%时应终止试验。

（4）冠心病、高血压等老年患者应慎用垂体后叶素或酌情减量。

4. 结果判读

（1）正常人及精神性多饮：禁水后尿量减少，尿比重上升，尿渗透压升高［正常人通常＞800mOsm/(kg·H_2O)，精神性多饮者通常＞500～600mOsm/(kg·H_2O)］，而血渗透压、体重、血压及脉率变化不大。

（2）尿崩症：禁水后尿量减少不明显，尿比重、尿渗透压不升高，同时血浆渗透压升高［通常＞295mOsm/(kg·H_2O)，可超过305mOsm/(kg·H_2O)］。当尿渗透压＜血渗透压，诊断完全性尿崩症，而尿渗透压＞血渗透压，但＜600mOsm/(kg·H_2O)时，诊断部分性尿崩症。

（3）对于尿崩症患者，补充加压素后尿量减少，尿比重、尿渗透压增加者，可诊断为中枢性尿崩症，而注射加压素后尿渗透压仍不能升高，提示对垂体后叶素反应降低，诊断为肾性尿崩症。

六、溴隐亭敏感试验

1. **目的** 溴隐亭可抑制垂体分泌PRL和GH，用于判断垂体PRL腺瘤或GH腺瘤患者对溴隐亭治疗的反应。

2. **方法**

（1）前1天晚餐后禁食，8am空腹取血后口服溴隐亭2.5mg，此后患者可正常进餐。

（2）分别于0、2小时、4小时、6小时、8小时抽血测PRL或GH。

（3）常见不良反应：恶心、呕吐。

（4）注意事项：①抽血前几日避免服用镇静安眠、促进胃动力等影响PRL测定的药物；②实验过程中保持安静状态，避免剧烈运动、情绪激动等。

3. **结果判读** 服药后PRL或GH谷值与基线相比下降＞50%提示对溴隐亭治疗敏感。

七、奥曲肽敏感试验

1. **目的** 醋酸奥曲肽（善宁）可抑制垂体分泌GH或TSH，用于判断GH腺瘤或TSH腺瘤患者对生长抑素类似物（SSA）治疗的反应。可作为GH腺瘤患者采用长效SSA治疗前的常规评估、TSH不适当分泌综合征的鉴别诊断和TSH腺瘤患者采用SSA术前准备的疗效评估。

2. **方法**

（1）GH腺瘤患者，前1天晚餐后禁食，8am空腹抽血后皮下注射醋酸奥曲肽0.1mg，此后患者可正常进餐；分别于0、2小时、4小时、6小时、8小时抽血测GH。

（2）TSH腺瘤患者，前1天晚餐后禁食，8am空腹抽血查基线甲状腺功能，抽血后皮下注射醋酸奥曲肽0.1mg，每8小时1次，连续3天，分别于0、2小时、4小时、6小时、8小时、12小时、24小时、48小时、72小时取血查甲状腺功能。

3. **结果判读和注意事项**

（1）GH腺瘤患者，注射醋酸奥曲肽后GH谷值与基线相比下降＞50%提示对SSA

治疗敏感。

（2）TSH腺瘤患者，注射醋酸奥曲肽后TSH谷值比基线下降＞50%提示TSH瘤可能性大，FT_3、FT_4下降幅度与SSA疗效相关。

（3）注射醋酸奥曲肽后部分患者会出现胃肠道不适，如腹痛、腹泻等。

八、磷廓清试验/肾磷阈（TmP/GFR）

1. 原理 尿中无机磷含量几乎完全决定于饮食中的磷摄入量。磷主要在肾近曲小管被重吸收，肾小管存在一个理论上的最大重吸收磷阈值（tubular maximum of phosphate/glomerular filtration rate，TmP/GFR）。在正常情况下，TmP随肾小球的滤过率（GFR）而变化。因此，TmP/GFR是衡量肾脏磷重吸收的较好指标。

2. 方法

（1）试验当日6am空腹排空膀胱，喝蒸馏水200ml，8am测血肌酐和血磷，同时留尿记录尿量，测次尿的尿肌酐和尿磷。

（2）计算肾小管磷重吸收率（tubular reabsorption of phosphate，TRP）

1）TRP＝1−Cpi/Ccr＝1−（Scr×Upi）/（Spi×Ucr）（注：Scr＝血肌酐；Spi＝血磷；Upi＝尿磷；Ucr＝尿肌酐，单位保持一致）。

2）TRP正常值为84%～96%，平均为90.7%±3.4%。

（3）计算磷廓清指数＝TmP/GFR。根据血磷和TRP在Walton-Bijvoet图上测得TmP/GFR（附图2-1）[1]。

3. 结果判读 TmP/GFR正常值0.80～1.35mmol/L。

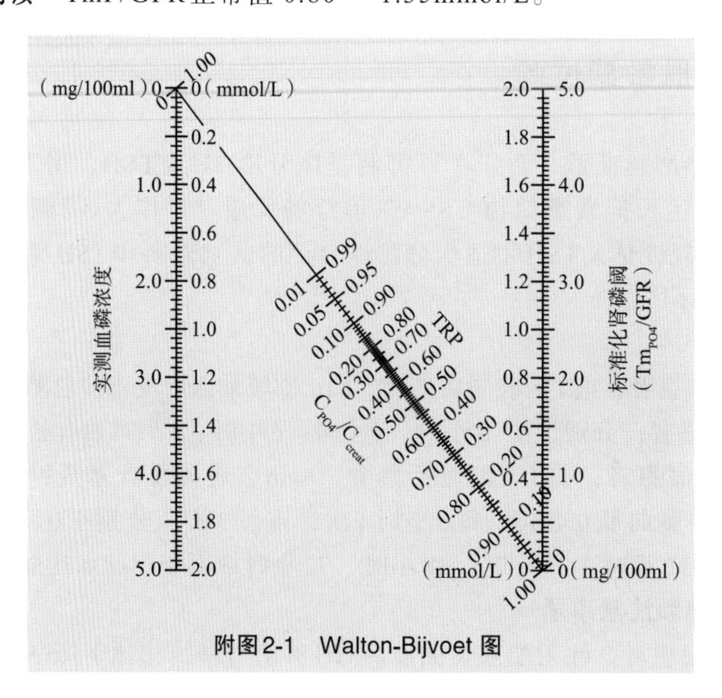

附图2-1 Walton-Bijvoet 图

九、中性磷负荷试验

1. **原理** 口服中性磷溶液后测血液和尿中磷的水平，以了解肠磷吸收情况，多种原因所致低磷血症患者均有肠磷吸收减少和肾小管漏磷的现象，故此试验对低血磷性佝偻病或骨软化症的诊断有一定帮助。

2. **方法**

（1）患者空腹过夜，试验日晨禁食、禁水，试验前排空膀胱，将尿弃去。

（2）服磷1.5g（相当于北京协和医院配方中性磷192ml），于2分钟内喝完，然后饮水15ml，去除口腔内苦味。

（3）于服磷前，服磷后30分钟、60分钟、90分钟、150分钟、210分钟分别测血测磷（共6次）。

（4）服磷后210分钟（3.5小时）排空膀胱，收集尿标本，记录尿量，测尿磷。见附图2-2。

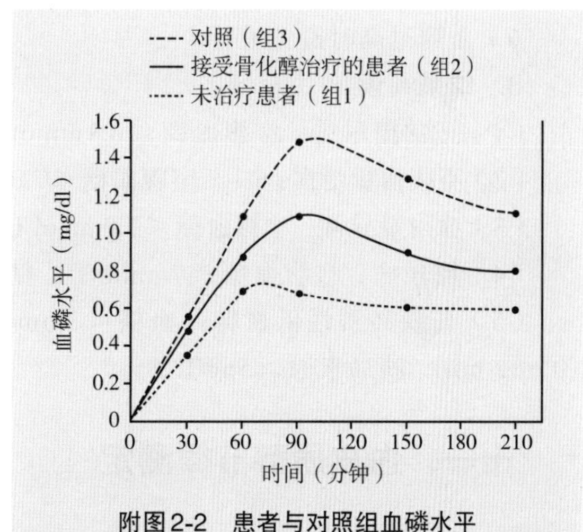

附图2-2 患者与对照组血磷水平

注：家族性和非家族性低磷血症成人患者口服磷酸盐溶液（6.9g磷酸钠溶于200ml蒸馏水）后血磷水平随时间升高的平均值。

3. **结果判读**[2]

（1）正常人服磷后血磷水平于90分钟增高最明显，升高的最大值为(0.48±0.14) mmol/L [(1.57±0.46) mg/dl]，尿排磷(281±34) mg/3.5h。

（2）未经诊疗的家族性或非家族性低血磷患者，血磷升高的最大值为(0.24±0.04) mmol/L [(0.78±0.13) mg/dl]，尿排磷(118±52) mg/3.5h。

十、口服葡萄糖耐量（OGTT）试验

1. **目的** 口服葡萄糖，血糖水平升高，刺激内源性胰岛素分泌，可以诊断糖代谢状态、评估胰岛功能及胰岛素抵抗水平。

2. **方法**

（1）口服葡萄糖粉75g（做法同OGTT），于0、30分钟、60分钟、120分钟、180分钟（用于鉴别低血糖病因时可以酌情延长到5～7小时）抽血测血糖、胰岛素、C肽、（胰岛素原、胰高糖素）。

（2）注意事项

1）空腹（7am～9am）取血（空腹8～10小时后），取血后于5分钟内服完溶于

300ml水内的无水葡萄糖75g（如用1分子结晶水葡萄糖，则为82.5g，儿童OGTT的标准葡萄糖负荷是1.75g/kg，最大剂量为75g）。

2）试验过程中不喝茶和咖啡、不吸烟、不做剧烈运动，无须卧床。

3）试验前3天每日碳水化合物不低于150g。

4）停用干扰药物3～7天：避孕药、利尿剂或苯妥英钠。

5）从服糖第一口开始计时，前臂采血，血标本尽早送检。

6）血糖过高时避免进行。

3. 结果判读

（1）正常糖耐量：空腹血糖＜6.1mmol/L，糖负荷后2小时血糖＜7.8mmol/L。

（2）空腹血糖受损：6.1≤空腹血糖＜7.0mmol/L，糖负荷后2小时血糖＜7.8mmol/L。

（3）糖耐量异常：空腹血糖＜7.0mmol/L，7.8≤糖负荷后2小时血糖＜11.1mmol/L。

（4）糖尿病：空腹血糖≥7mmol/L，糖负荷后2小时血糖≥11.1mmol/L。

（5）高胰岛素性低血糖：血糖＜3mmol/L，胰岛素＞3uIU/ml，C肽＞0.2nmol/L（0.6ng/ml），胰岛素原＞5pg/L。

十一、血皮质醇节律测定

1. 目的 血浆皮质醇系肾上腺皮质束状带分泌的糖皮质激素，正常人血浆皮质醇的分泌受ACTH调节，具有一定的昼夜节律，一般于午夜分泌最少，凌晨4时分泌开始增加，至6am～8am分泌达到峰值。该检测可评价皮质醇的昼夜节律是否存在，用于库欣综合征的定性诊断。

2. 方法 需测定8am、4pm和0am的血清皮质醇水平，午夜皮质醇采血时应尽量保持患者于安静睡眠状态。

3. 结果判读

（1）正常人血皮质醇节律存在，8am为全天最高，4pm降至8am血皮质醇的50%左右，0am降至全天谷值，推荐正常人安静睡眠状态0am血清皮质醇的切点为50nmol/L（1.8μg/dl）。

（2）注意事项：应激、感染、抑郁症、酗酒、神经性厌食、过度劳累等可导致血皮质醇节律消失，尤其是午夜皮质醇水平增高。

十二、过夜1mg地塞米松抑制试验

1. 目的 库欣综合征中，因HPA轴具有自主性，外源性糖皮质激素对内源性皮质醇分泌的抑制作用减弱或消失。该检查用于库欣综合征的定性诊断。

2. 方法 第1天8am取血（对照）后，于次日0am口服地塞米松1mg，8am再次取血（服药后）测定血清皮质醇水平。该试验流程见附图2-3，服药后血皮质醇抑制切点的敏感性与特异性见附表2-2。

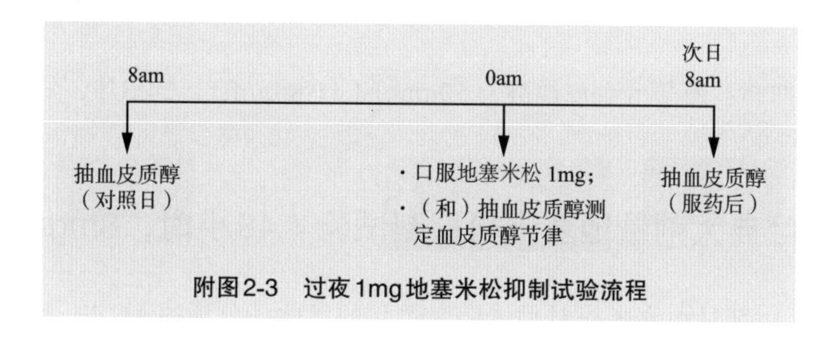

附图2-3　过夜1mg地塞米松抑制试验流程

附表2-2　服药后血皮质醇抑制切点的敏感性与特异性

服药后血皮质醇抑制切点	敏感性	特异性
50nmol/L（1.8μg/dl）	＞95%	80%
138nmol/L（5μg/dl）	85%	＞95%

3. **结果判读**

（1）正常：在服药后血皮质醇＜50nmol/L（1.8μg/dl）。

（2）不被抑制：在服药后血皮质醇≥50nmol/L（1.8μg/dl）。

十三、经典小剂量地塞米松抑制试验（48小时，2mg/d）

1. **原理**　地塞米松（人工糖皮质激素），通过负反馈抑制垂体前叶ACTH释放，进一步使肾上腺皮质醇分泌减少，用于库欣综合征的定性诊断。

2. **方法**　口服地塞米松0.5mg，每6小时1次，共2天。于服药前及服药第2天留24小时尿测定尿游离皮质醇，也可于服药前及服药后8am抽血测定血皮质醇（附表2-3）。

附表2-3　经典小剂量地塞米松抑制试验方法及结果判读

指标	第1天	第2天（服药第1天）	第3天（服药第2天）	第4天（服药后）	抑制切点血皮质醇	抑制切点24hUFC
24hUFC	√	×	√			＜正常值低限
皮质醇		√	×	√	＜50nmol/L（1.8μg/dl）	
地塞米松0.5mg 每6小时1次	×	√	√			

注：体重＜40kg儿童，地塞米松剂量30μg/(kg·d)，分4次服用。

3. **结果判读**

（1）正常：服药后血皮质醇＜50nmol/L（1.8μg/dl），24hUFC被抑制至正常值范围低限以下。

（2）不被抑制：服药后血皮质醇≥50nmol/L（1.8μg/dl），24hUFC在正常值范围低限以上。

十四、经典大剂量地塞米松抑制试验（48小时，8mg/d）

1. **原理** 大剂量地塞米松对垂体病变引起的库欣病分泌的ACTH会有一定抑制作用，使皮质醇分泌也相应减少。但对异位ACTH肿瘤分泌的激素抑制作用小，皮质醇分泌不能相应减少，用于鉴别库欣综合征的病因。

2. **方法** 口服地塞米松2mg，每6小时1次，共2天。留尿、查血方法同经典小剂量地塞米松抑制试验（附表2-4）。

附表2-4 大剂量地塞米松抑制试验方法及结果判读

指标	第1天	第2天（服药第1天）	第3天（服药第2天）	第4天（服药后）	抑制切点血皮质醇	抑制切点24hUFC
24hUFC	√	×	√			对照值的50%
皮质醇		√	×	√	对照值的50%	
地塞米松2.0 mg 每6小时1次	×	√	√			

注：体重＜40kg儿童，地塞米松剂量120μg/(kg·d)，分4次服用。

3. **结果判读** 若服药后24hUFC或血皮质醇水平被抑制到对照值的50%以下则提示为库欣病，反之提示为异位ACTH综合征或非ACTH依赖性库欣综合征。但某些分化较好的类癌导致的异位ACTH综合征患者其结果可能与库欣病类似。而肾上腺性库欣综合征的皮质醇分泌为自主性，故大剂量地塞米松抑制试验也不被抑制。

十五、联合法——小及大剂量地塞米松抑制试验

1. **原理** 同经典小剂量和大剂量地塞米松抑制试验。

此外，在病理诊断明确的病例中两种地塞米松抑制试验准确性比较结果显示：联合法和经典法地塞米松抑制试验诊断准确性一致[3]。

2. **结果判读** 同经典小剂量和大剂量地塞米松抑制试验（附表2-5）。

附表2-5 小及大剂量地塞米松抑制试验方法及结果判读

指标	第1天	第2天	第3天	第4天	第5天	第6天	24hUFC抑制切点
24hUFC(μg)	√	√	×	√	×	√	
地塞米松0.5mg每6小时1次			√	√			正常值下限
地塞米松2.0mg每6小时1次					√	√	对照值的50%

（1）联合法小剂量地塞米松抑制试验判读

1）正常：服药后血皮质醇＜50nmol/L（1.8μg/dl），24hUFC被抑制至正常值范围低限以下。

2）不被抑制：服药后血皮质醇≥50nmol/L（1.8μg/dl），24hUFC在正常值范围低限以上。

（2）联合法大剂量地塞米松抑制试验判读

1）24hUFC抑制到＜对照值的50%，支持库欣病。

2）24hUFC抑制到＞对照值的50%，支持异位ACTH综合征，ACTH非依赖性库欣综合征也不被抑制。

十六、中剂量地塞米松抑制试验

1. **目的** 地塞米松抑制ACTH分泌→肾上腺分泌的17α-羟孕酮和雄激素等明显减少，用于伴有高雄激素血症的先天性肾上腺皮质增生症（21-OHD和11β-OHD）和性腺来源的雄激素分泌过多、肾上腺或性腺雄激素分泌瘤所致女性男性化及多毛症鉴别。

2. **方法（1日法）** 口服地塞米松0.75mg，每6小时1次，共1天，于服药前对照日和服药后第2天测定血17α-羟孕酮和睾酮等水平（附图2-4）。

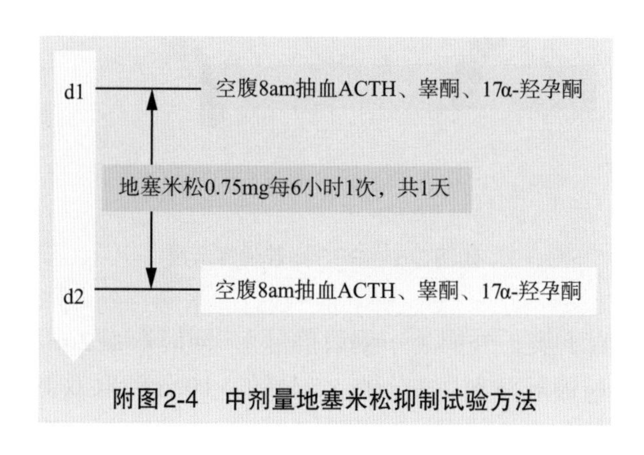

附图2-4 中剂量地塞米松抑制试验方法

3. **结果判读** 据北京协和医院的研究，回顾性分析了55例CAH、10例分泌雄激素肿瘤和20例多囊卵巢综合征，证明在CAH患者中，1日法和5日法中剂量地塞米松抑制试验的17α-羟孕酮抑制率无明显差异，两种方法均可用于CAH的诊断。此研究进一步计算了1日法中剂量DAST诊断CAH 的诊断效能，血睾酮和17α-羟孕酮最佳抑制率分别为61.2%和87.1%，应用睾酮和17α-羟孕酮抑制率来作为判断标准，灵敏度和特异度都能超过90%。

十七、岩下静脉窦取血（IPSS）＋DDAVP兴奋试验

1. **原理** IPSS＋CRH/DDAVP兴奋实验是诊断库欣病的金标准，用于鉴别库欣病与异位ACTH综合征，适用于ACTH依赖性库欣综合征临床、生化、影像学结果不一致时，如大剂量地塞米松抑制试验不被抑制、垂体动态增强MRI阴性或者术后或放疗后，复发或未缓解者。禁忌用于生命体征不稳定、严重感染、凝血功能异常、出血倾向、严重精神异常的患者。

2. **方法**

（1）当天晨起空腹（禁食6～8小时），取平卧位。

（2）双侧股静脉入路，X线透视下，插管至双侧颈内静脉→乙状静脉→双侧岩下窦（附图2-5）。

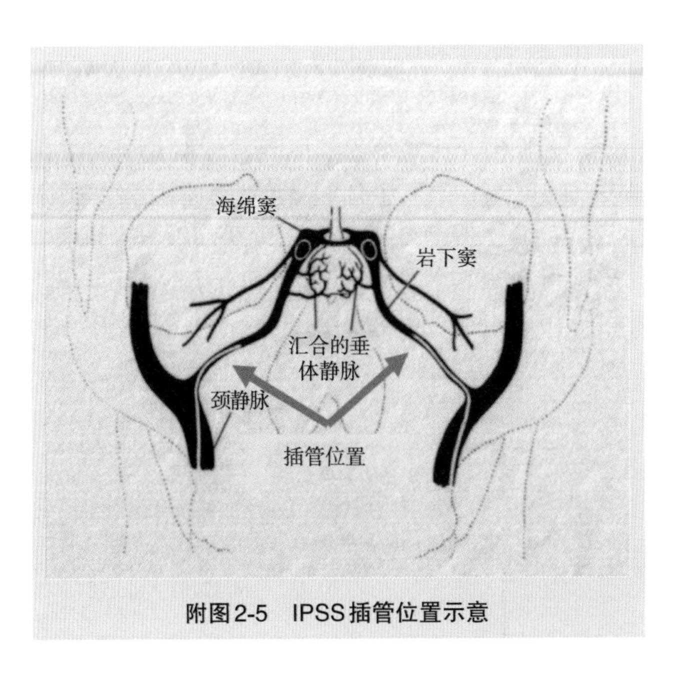

附图2-5 IPSS插管位置示意

（3）基线：双侧岩下窦、外周（一侧股静脉），同时取血2ml，测ACTH。

（4）DDAVP 10μg静脉注射，3分钟、5分钟、10分钟取双侧岩下窦静脉血和外周静脉血测ACTH。

（5）注意事项

1）有创性血管内介入检查，应在经验丰富的医疗中心进行。

2）应在皮质醇水平升高时进行，避免在周期性库欣静止期进行。

3）尽量避开月经期。

4）术中需监测患者症状（头痛）、血压、心率、血氧等。

5）术后下肢制动4小时，注意观察穿刺点情况。

6）标本应专人用冰壶快速送检检验科。

3. **结果判读** 双侧岩下静脉窦取血（BIPSS）是确诊库欣病病因的金指标，岩下窦与外周血浆ACTH比值在基线状态≥2和刺激后≥3则提示库欣病，反之则为异位ACTH综合征。

十八、卡托普利试验

1. **原理** 卡托普利是一种血管紧张素转换酶抑制剂，可抑制血管紧张素Ⅰ向Ⅱ转化，从而减少醛固酮的分泌，是原发性醛固酮增多症的确诊试验之一。

2. **方法**

（1）当日上午患者坐位或者站位至少1小时后，口服卡托普利25mg。

（2）服药前和服药后2小时抽血测定PRA、ATⅡ、Ald和皮质醇水平，在试验过程中，患者保持坐位。

（3）在同一天查血钾、钠水平及24小时尿钾、钠排泄量，并测定服药前、后血压。

3. **结果判读和注意事项**

（1）在正常人或原发性高血压患者，服用卡托普利后血浆醛固酮水平通常下降大于30%，肾素活性升高。

（2）原发性酮固酮增多症患者的血浆醛固酮不被抑制，服药后醛固酮肾素比值（ARR）高于46，卡托普利试验后的ARR对原发性醛固酮增多症诊断的敏感性和特异性见附表2-6。

附表2-6 卡托普利试验ARR的敏感性与特异性

CCT后ARR	敏感性	特异性
10	100%	32.0%
20	97.9%	56.4%
30	92.5%	71.6%
40	88.9%	80.0%
46	88.7%	84.4%
50	83.5%	85.6%
60	76.4%	86.8%
70	69.6%	89.6%
80	64.4%	92.0%

（3）注意事项：检查前需尽可能将血钾浓度纠正到正常水平，并进行正常钠、钾饮食。在患者血压状况允许并保证患者安全的情况下，建议停用醛固酮受体阻断剂、阿米洛利、排钾利尿剂、甘草制剂至少4周，停用β受体阻滞剂、中枢性α_2受体激动剂、非甾体抗炎药物、血管紧张素转换酶抑制剂、血管紧张素Ⅱ受体阻断

剂、肾素抑制剂、二氢吡啶类钙离子拮抗剂2周。

十九、曲普瑞林兴奋试验

1. **目的** 曲普瑞林（GnRH类似物）可刺激垂体前叶促性腺激素细胞分泌LH、FSH，评估促性腺细胞储备功能，可用于判断青春期发育是否启动、评估HPG轴（储备）功能。

2. **方法**

（1）注射药物前抽血测LH、FSH。

（2）肌注曲普瑞林0.1mg（非缓释剂型）。

（3）60分钟抽血测LH、FSH。

3. **结果判读** 需要结合病情和骨龄，以60分钟LH峰值作为判断指标。

（1）曲普瑞林兴奋试验（男性）LH峰值临床意义：青春期前＜4U/L；青春期启动或部分低促性腺激素性性腺功能减退症为4～12U/L；明显发育＞12U/L。

（2）曲普瑞林兴奋试验（女性）LH峰值临床意义：青春期前＜6U/L；青春期启动6～18U/L；明显发育＞18U/L。

参考文献

[1] WALTON RJ，BIJVOET OL. Nomogram for derivation of renal threshold phosphate concentration [J]. Lancet，1975，2（7929）：309-310.

[2] CONDON JR，NASSIM JR，RUTTER A. Defective intestinal phosphate absorption in familial and non-familial hypophosphataemia [J]. Brit Med J，1970，3（5715）：138-141.

[3] 卢琳，曾正陪，陶红，等. 联合法与经典法地塞米松抑制试验诊断Cushing综合征价值的比较 [J]. 中国实用内科杂志，2006，26（22）：1784-1787.

附录3 本书常用缩略词表

附表3-1 本书常用缩略词表

缩略语	英文全称	中文全称
17α-OHP	17α-hydroxyprogesterone	17α-羟孕酮
21-OHD	21-hydroxylase deficiency	21-羟化酶缺陷症
24hUFC	24-hour urinary free cortisol	24小时尿游离皮质醇
ACEI	angiotensin converting enzyme inhibitors	血管紧张素转换酶抑制剂
ACTH	adrenocorticotrophin	促肾上腺皮质激素
ADH	antidiuretic hormone	抗利尿激素
ADHR	autosomal dominant hypophosphatemic rickets	常染色体显性遗传低血磷性佝偻病
ADMH	autosomal dominant moderate hyperparathyroidism	常染色体显性温和性甲状旁腺功能亢进症
AFP	α-fetoprotein	甲胎蛋白
AGL	amyloglucosidase	淀粉葡萄糖苷酶
AGL	acquired generalized lipodystrophy	获得性全身性脂肪萎缩
AHA	anti-heart antibody	抗心肌抗体
AIA	anti-insulin antibody	抗胰岛素抗体
Alb	albumin	白蛋白
ALD	aldosterone	醛固酮
ALP	alkaline phosphatase	碱性磷酸酶
ALT	alanine aminotransferase	丙氨酸转氨酶
AMA	anti-mitochondrial antibody	抗线粒体抗体
ANA	anti-nuclear antibody	抗核抗体
ANCA	anti-neutrophil cytoplasmic antibody	抗中性粒细胞胞质抗体
anti-GADA	anti-glutamic acid decarboxylase antibody	抗谷氨酸脱羧酶抗体
anti-ICA	anti-islet cell antibody	抗胰岛细胞抗体
anti-TGAb	anti-thyroglobulin antibody	抗甲状腺球蛋白抗体
anti-TPOAb	anti-thyroid peroxidase autoantibody	抗甲状腺过氧化物酶自身抗体
ANuA	anti-nucleosome antibody	抗核小体抗体
APL	acquired partial lipodystrophy	获得性部分性脂肪萎缩
APS	autoimmune polyendocrine syndrome	自身免疫性多内分泌腺病综合征
APTT	activated partial thromboplastin time	活化部分凝血活酶时间
ARB	angiotensin Ⅱ receptor blockers	血管紧张素Ⅱ受体阻滞剂
ARHR	autosomal recessive hypophosphatemic rickets	常染色体隐性遗传低血磷性佝偻病
ARR	aldosterone to renin ratio	血浆醛固酮/肾素浓度比值

续　表

缩略语	英文全称	中文全称
ART	antiretroviral therapy	抗反转录病毒治疗
AST	aspartate transaminase	天门冬氨酸氨基转移酶
AT-Ⅱ	angiotensin Ⅱ	血管紧张素Ⅱ
AVP	arginine-vasopressin	精氨酸血管升压素
BIPSS	bilateral inferior pertrosal sinus sampling	双侧岩下窦静脉取血
BMI	body mass index	体质指数
BP	blood pressure	血压
BUN	blood usea nitrogen	血尿素氮
CA125	carbohydrate antigen 125	糖类抗原125
CA15-3	carbohydrate antigen15-3	糖类抗原15-3
CAH	congenital adrenal hyperplasia	先天性肾上腺皮质增生症
CDI	central diabetes insipidus	中枢性尿崩症
CEA	carcinoembryonic antigen	癌胚抗原
CGL	congenital generalized lipodystrophy	遗传性全身性脂肪萎缩
CK	creatine kinase	肌酸激酶
CKD	chronic kidney disease	慢性肾脏病
CPL	congenital partial lipodystrophy	遗传性部分性脂肪萎缩
Cr	creatinine	肌酐
CRH	corticotropin releasing hormone	促肾上腺皮质激素释放激素
CRP	C reactive protein	C反应蛋白
CT	computed tomography	计算机体层扫描
cTnI	cardiac troponin I	肌钙蛋白I
DBil	direct bilirubin	直接胆红素
DDAVP	1-deamino-8-D-arginine vasopressin	1-脱氨基-8-D-精氨酸血管升压素
DHEAS	dehydroepiandrosterone sulfate	硫酸脱氢表雄酮
DKA	diabetic ketoacidosis	糖尿病酮症酸中毒
DLBCL	diffused large B-cel lymphoma	弥漫性大B细胞淋巴瘤
DSD	disorder of sex development	性发育异常
ds-DNA	anti-double-stranded DNA	双链DNA
E_2	estradiol	雌二醇
EIAS	exogenous insulin autoimmune syndrome	外源性胰岛素自身免疫综合征
ELISA	enzyme-linked immunoadsordent assay	酶联免疫吸附试验
ENA	extractable nuclear antigens	可提取性核抗原
ESR	erythrocyte sedimentation	血沉

续 表

缩略语	英文全称	中文全称
ESR	erythrocyte sedimentation rate	红细胞沉降率
FBD	Fanconi bone disease	范科尼骨病
Fbg	fibrinogen	纤维蛋白原
FFA	free fatty acid	游离脂肪酸
FGF-23	fibroblast growth factor 23	成纤维细胞生长因子-23
FHH	familial hypocalciuric hypercalcemia	家族性低尿钙性高钙血症
FIHPT	familial isolated primary hyperparathyroidism	家族性孤立性原发性甲状旁腺功能亢进症
FIPA	familial isolated pituitary adenoma	家族性孤立性垂体腺瘤
FL	follicular lymphoma	滤泡性淋巴瘤
FMPP	familial male-limited precocious puberty	家族性男性性早熟
FSH	follicle-stimulating hormone	卵泡刺激素
FT_3	free triiodothyronine	游离三碘甲腺原氨酸
FT_4	free thyroxine	游离甲状腺素
GDM	gestational diabetes mellitus	妊娠期糖尿病
GFR	glomerular filtration rate	肾小球滤过率
GGT	gamma glutamyl-transpeptidase	γ-谷氨酰转肽酶
GH	growth hormone	生长激素
GHRH	growth hormone releasing hormone	生长激素释放激素
GLP-1	glucagon-like peptide 1	胰高血糖素样肽-1
GnRH	gonadotropin releasing hormone	促性腺激素释放激素
GPT	glutamic-pyruvic transaminase	谷丙转氨酶
GSD	glycogen storage disease	糖原贮积症
Hb	hemoglobin	血红蛋白
HbA1c	glycosylated hemoglobin	糖化血红蛋白
HBS	hungry bone syndrome	骨饥饿综合征
HDDST	high dose dexamethasone suppression test	大剂量地塞米松抑制试验
HDL	high density lipoprotein	高密度脂蛋白
HDL-C	HDL-cholesterol	高密度脂蛋白胆固醇
HE	Hemotoxin and Eosin	苏木精－伊红
HHC	hereditary hemochromatosis	遗传性血色病
HH	hypogonadotropic hypogonadism	低促性腺激素性性腺功能减退症
HHRH	hereditary hypophosphatemic rickets with hypercalciuria	遗传性低血磷高尿钙性佝偻病
HIV	human immunodeficiency virus	人类免疫缺陷病毒
HJV	hemojuvelin	铁调素调节蛋白

续 表

缩略语	英文全称	中文全称
HLA	human leukocyte antigen	人类白细胞抗原
HPGA	hypothalamic-pituitary-gonadal axis	下丘脑-垂体-性腺轴
HPT-JT	hyperparathyroidism-jaw tumor syndrome	甲旁亢-颌骨肿瘤综合征
HR	heart rate	心率
HRCT	high resolution computerized tomography	高分辨率计算机体层扫描
HRHPT	hypophosphatemic rickets complicated with hyperparathyroidism	低血磷性佝偻病合并甲状旁腺功能亢进症
hs-CRP	high sensitive C reactive protein	超敏C反应蛋白
IA-2A	insulinoma-associated antigen-2	蛋白酪氨酸磷酸酶抗体
IAA	insulin auto-antibody	胰岛素自身抗体
IAS	insulin autoimmune syndrome	胰岛素自身免疫综合征
ICI	immune checkpoint inhibitors	免疫检查点抑制剂
IFG	impaired fasting glucose	空腹血糖受损
IFN	interferon	干扰素
IGF-1	insulin-like growth factor 1	胰岛素样生长因子-1
IGT	impaired glucose tolerance	糖耐量减低
IHH	idiopathic hypogonadotropic hypogonadism	特发性低促性腺激素性性腺功能减退症
INH	isonicotinyl hydrazide	异烟肼
IRA	insulin receptor antibody	胰岛素受体抗体
irAE	immune related adverse events	免疫相关不良反应
IRS	insulin receptor substrate	胰岛素受体底物
IS	iron saturation	铁饱和度
ITT	insulin tolerance test	胰岛素耐量试验
LCDD	light chain deposition disease	轻链沉积症
LCH	Langerhans cell histiocytosis	朗格汉斯细胞组织细胞增生症
LDDST	low dose dexamethasone suppression test	小剂量地塞米松抑制试验
LDH	lactic dehydrogenase	乳酸脱氢酶
LDL	low density lipoprotein	低密度脂蛋白
LDL-C	LDL-cholesterol	低密度脂蛋白胆固醇
LH	luteinizing hormone	黄体生成素
LHOP	Leber hereditary optic neuropathy	Leber遗传性视神经病变
LOCAH	late onset congenital adrenal hyperplasia	迟发性先天性肾上腺皮质增生症
MALT	mucosa-associated lymphoma tissue	黏膜相关组织淋巴瘤
MAS	McCune-Albright syndrome	McCune-Albright综合征

续　表

缩略语	英文全称	中文全称
MCT	medium chain triglyceride	中链甘油三酯
MEN	mutiple endocrine neoplasia	多发性内分泌腺瘤病
MGUS	monoclonal gammopathy of undetermined significance	意义未明的单克隆高球蛋白血症
MIDD	maternally inherited diabetes and deafness	母系遗传性糖尿病伴耳聋
MM	multiple myeloma	多发性骨髓瘤
MODY	maturity-onset diabetes of the young	青少年起病的成人型糖尿病
MRI	magnetic resonance imaging	磁共振成像
MRP2	multidrug resistance protein 2	多药耐药蛋白2
MSH	melanocyte stimulating hormone	促黑素细胞激素
NDI	nephrotic diabetes insipidus	肾性尿崩症
NDM	neonatal diabetes mellitus	新生儿糖尿病
NHPT	neonatal hyperparathyroidism	新生儿甲状旁腺功能亢进症
NICTH	non-islet-cell tumor hypoglycemia	非胰岛细胞肿瘤性低血糖
NSE	neuron specific enolase	神经元特异性烯醇化酶
NSHPT	neonatal severe hyperparathyroidism	新生儿重症甲状旁腺功能亢进症
NT-proBNP	N-Terminal pro-brain natriuretic peptide	N末端B型钠尿肽原
OATP	organic anion-transporting polypeptide	有机阴离子转运多肽
OB	occult blood	隐血
ODS	osmotic demyelination syndrome	渗透性脱髓鞘综合征
OFC	osteitis fibrosa cystica	纤维囊性骨炎
OGTT	oral glucose tolerance test	口服葡萄糖耐量试验
OI	osteogenesis imperfacta	成骨不全症
ONDST	overnight dexamethasone suppression test	过夜地塞米松抑制试验
P	pulse	脉搏
P1NP	procollagen type 1 N-terminal propeptide	Ⅰ型胶原氨基端肽原
PCOS	polycystic ovary syndrome	多囊卵巢综合征
PCR	polymerase chain reaction	聚合酶链反应
PEG	polyethylene glycol	聚乙二醇
PET	positron emission tomography	正电子发射体层显像
PET-CT	positron emission tomography computed tomography	正电子发射体层显像计算机体层扫描
PHPT	primary hyperparathyroidism	原发性甲状旁腺功能亢进症
PLO	pregnancy and lactation-associated osteoporosis	妊娠哺乳相关骨质疏松症
PLT	platelet	血小板
PMT	phosphaturic mesenchymal tumor	磷酸盐尿性间叶组织肿瘤

续 表

缩略语	英文全称	中文全称
PNDM	permanent neonatal diabetes mellitus	永久性新生儿糖尿病
PNET	primitive neuroectodermal tumor	原始神经外胚层肿瘤
PPGL	pheochromocytoma/paraganglioma	嗜铬细胞瘤/副神经节瘤
PRA	plasma renin activity	肾素活性
PRL	prolactin	催乳素
PSA	prostate specific antigen	前列腺特异性抗原
PT	prothrombin time	凝血酶原时间
PTH	parathyroid hormone	甲状旁腺激素
PTL	primary thyroid lymphoma	原发性甲状腺淋巴瘤
RANKL	receptor activator of NF-κB ligand	NF-κB受体激活蛋白配体
RBC	red blood cell	红细胞
Ret	reticulocyte	网织红细胞
RNP	ribonucleoprotein	核糖核蛋白
rRNP	ribosomal P protein	核糖体P蛋白
RTA	renal tubular acidosis	肾小管酸中毒
RTH	resistance to thyroid hormone	甲状腺激素抵抗
SHBG	sex hormone binding globulin	性激素结合球蛋白
SIADH	syndrome of inappropriate secretion of antidiuretic hormone	抗利尿激素不适当分泌综合征
SSA	Sjogren syndrome A antigen	干燥综合征A抗原
SSA	somatostatin analogue	生长抑素类似物
T	testosterone	睾酮
T1DM	type 1 diabetes mellitus	1型糖尿病
T2DM	type 2 diabetes mellitus	2型糖尿病
T_3	triiodothyronine	三碘甲腺原氨酸
T_4	thyroxine	甲状腺素
TBG	thyroxine binding globulin	甲状腺结合球蛋白
TBil	total bilirubin	总胆红素
TC	total cholesterol	总胆固醇
TEBG	testosterone-estradiol binding globulin	睾酮雌二醇结合球蛋白
TfR-2	transferring receptor 2	转铁蛋白受体2
TG	triglyceride	甘油三酯
Tg	thyroglobulin	甲状腺球蛋白
TgAb	thyroglobulin antibody	甲状腺球蛋白抗体

续 表

缩略语	英文全称	中文全称
THAAb	thyroid hormone autoantibodies	甲状腺激素自身抗体
TIBC	total iron-binding capacity	总铁结合力
TIO	tumor-induced osteomalacia	肿瘤性骨软化症
TmP/GFR	tubular maximum of phosphate/glomerular filtration rate	磷廓清指数
TNDM	transient neonatal diabetes mellitus	暂时性新生儿糖尿病
TNF-α	tumor necrosis factor-α	肿瘤坏死因子-α
TPO-Ab	antithyroid peroxidase antibody	甲状腺过氧化物酶抗体
TRAb	thyroid stimulating hormone receptor antibody	促甲状腺激素受体抗体
TRH	thyrotropin-releasing hormone	促甲状腺素释放激素
TRP	tubular reabsorption of phosphate	肾小管磷重吸收率
TSAb	thyroid stimulating hormone receptor- stimulating antibody	促甲状腺激素受体刺激性抗体
TSH	thyroid stimulating hormone	促甲状腺素
TT_3	total triiodothyronine	总三碘甲腺原氨酸
TT_4	total thyroxine	总甲状腺素
UA	uric acid	尿酸
WBC	white blood cell	白细胞
WM	Waldenström macroglobulinemia	华氏巨球蛋白血症
X-LAG	X-linked acrogigantism	X连锁肢端肥大性巨人症
XLH	X-linked dominant hypophosphatemic rickets	X连锁显性低血磷性佝偻病
ZnT8A	zinc transporter 8 autoantibody	锌转运体-8自身抗体
β-HCG	β-human chorionic gonadotropin	β-人绒毛膜促性腺激素